医学影像诊断与放射技术

Medical Imaging Diagnosis and Radiology Technology

主编　霍学军　杨俊彦　付　强　刘玉奇
　　　高红梅　王　旭　李　涛

中国海洋大学出版社
·青岛·

图书在版编目（CIP）数据

医学影像诊断与放射技术 / 霍学军等主编. —青岛：
中国海洋大学出版社，2021.8
ISBN 978-7-5670-2926-2

Ⅰ．①医… Ⅱ．①霍… Ⅲ．①影象诊断 Ⅳ.
①R445

中国版本图书馆CIP数据核字（2021）第181159号

出版发行	中国海洋大学出版社		
社　　址	青岛市香港东路23号	邮政编码	266071
出 版 人	杨立敏		
网　　址	http://pub.ouc.edu.cn		
电子信箱	369839221@qq.com		
订购电话	0532-82032573（传真）		
策划编辑	韩玉堂		
责任编辑	韩玉堂	电　　话	0532-85902349
印　　制	朗翔印刷（天津）有限公司		
版　　次	2021年10月第1版		
印　　次	2021年10月第1次印刷		
成品尺寸	185 mm×260 mm		
印　　张	22.25		
字　　数	541千		
印　　数	1～1000		
定　　价	109.00元		

发现印装质量问题，请致电0535-5651533，由印刷厂负责调换。

前 言
FOREWORD

医学影像学是现代医学的重要分支,随着 PET-CT、分子影像等众多新技术和新方法的出现,医学影像学获得了迅猛发展,并在临床诊疗活动中起着举足轻重的作用。由于医学影像学既能够提供适时、三维、动态的大体影像解剖学信息,又能够反映疾病分子水平的功能和代谢状态,因此在辅助诊断、计划治疗和随访疗效方面占据重要地位;同时,随着科学技术的飞速发展,核医学治疗、介入放射技术等也日益成为重要的微创性治疗手段。因此,让广大临床医务工作者充分了解现代医学影像学,合理利用各种影像诊疗手段,是医学教育与临床培训中不可忽视的重要任务。基于此,我们特组织具有丰富临床影像诊断经验的专家共同编写了《医学影像诊断与放射技术》一书,旨在反映医学影像学的发展现状,紧跟国际医学影像学发展趋势,强调临床影像诊断思维的培养。

本书的编写充分考虑了当前影像学发展趋势,具有较强的实用性和可操作性。首先,本书从基础内容入手,介绍了 X 线成像、CT 成像、磁共振成像、超声诊断基础;随后,本书以临床常见疾病的影像学表现为核心内容,介绍了临床常用影像技术在疾病诊断中的应用。本书融合了医学影像学中核医学、放射学和超声医学这三个主要分支的新技术、新进展和新成果,坚持实用和适用的原则,可供各级医院广大影像科医师和技师阅读使用,同时也可作为临床医师选择影像检查方法、学习疾病影像表现的参考书。

由于编者的水平和经验有限,书中不足之处在所难免,敬请读者批评指正,以便我们再版时做出修正和改进。

《医学影像诊断与放射技术》编委会
2021 年 5 月

目 录
CONTENTS

第一章　X 线成像基础 ·· （1）

　　第一节　X 线成像的基本原理 ·· （1）

　　第二节　X 线成像的主要检查方法 ·· （5）

第二章　CT 成像基础 ··· （9）

　　第一节　CT 成像的基本原理 ·· （9）

　　第二节　CT 成像的适应证与禁忌证 ·· （16）

　　第三节　CT 成像的检查方法 ·· （17）

第三章　磁共振成像基础 ··· （21）

　　第一节　磁共振成像的基本原理 ·· （21）

　　第二节　磁共振成像的适应证与禁忌证 ······································ （32）

第四章　超声诊断基础 ·· （37）

　　第一节　超声波的反射和透射 ·· （37）

　　第二节　超声波的生物效应 ··· （41）

　　第三节　人体组织超声成像 ··· （44）

　　第四节　多普勒效应 ··· （50）

第五章　核医学成像 ··· （52）

　　第一节　核医学成像概述 ·· （52）

　　第二节　常用放射性药物的特点及来源 ······································ （58）

　　第三节　核医学辐射防护 ·· （62）

　　第四节　神经系统疾病核医学成像 ·· （64）

　　第五节　循环系统疾病核医学成像 ·· （69）

第六节　运动系统疾病核医学成像 ……………………………………………………（81）

第六章　胸部疾病 X 线诊断 …………………………………………………………（87）

第一节　胸膜疾病 X 线诊断 ……………………………………………………………（87）

第二节　食管疾病 X 线诊断 ……………………………………………………………（90）

第三节　气管与支气管疾病 X 线诊断 …………………………………………………（96）

第四节　肺实质性病变 X 线诊断 ………………………………………………………（101）

第五节　胸部感染性疾病 X 线诊断 ……………………………………………………（105）

第七章　运动系统疾病 X 线诊断 ……………………………………………………（122）

第一节　运动系统基本病变 X 线表现 …………………………………………………（122）

第二节　骨关节创伤 X 线诊断 …………………………………………………………（123）

第三节　骨关节化脓性感染 X 线诊断 …………………………………………………（125）

第四节　慢性骨关节病 X 线诊断 ………………………………………………………（126）

第五节　骨关节肿瘤 X 线诊断 …………………………………………………………（127）

第八章　五官疾病 CT 诊断 …………………………………………………………（129）

第一节　眼部常见疾病 CT 诊断 ………………………………………………………（129）

第二节　耳部常见疾病 CT 诊断 ………………………………………………………（137）

第三节　鼻部常见疾病 CT 诊断 ………………………………………………………（142）

第四节　口腔颌面部常见疾病 CT 诊断 …………………………………………………（145）

第九章　颈部疾病 CT 诊断 …………………………………………………………（148）

第一节　咽部常见疾病 CT 诊断 ………………………………………………………（148）

第二节　喉部常见疾病 CT 诊断 ………………………………………………………（151）

第三节　甲状腺及甲状旁腺常见疾病 CT 诊断 …………………………………………（152）

第十章　呼吸系统疾病 CT 诊断 ……………………………………………………（158）

第一节　胸壁疾病 CT 诊断 ……………………………………………………………（158）

第二节　硅沉着病 CT 诊断 ……………………………………………………………（174）

第三节　肺癌 CT 诊断 …………………………………………………………………（180）

第十一章　泌尿生殖系统疾病 CT 诊断 ……………………………………………（197）

第一节　肾脏疾病 CT 诊断 ……………………………………………………………（197）

第二节　膀胱疾病 CT 诊断 ……………………………………………………………（206）

第三节　输尿管疾病 CT 诊断 ………………………………………………… (208)

第四节　前列腺疾病 CT 诊断 ………………………………………………… (211)

第五节　子宫疾病 CT 诊断 …………………………………………………… (213)

第六节　卵巢疾病 CT 诊断 …………………………………………………… (216)

第十二章　神经系统疾病 MR 诊断 ………………………………………… (220)

第一节　脑血管疾病 MR 诊断 ………………………………………………… (220)

第二节　颅脑外伤 MR 诊断 …………………………………………………… (225)

第三节　颅脑肿瘤 MR 诊断 …………………………………………………… (227)

第四节　神经系统先天性疾病 MR 诊断 ……………………………………… (237)

第十三章　乳腺疾病 MR 诊断 ……………………………………………… (243)

第一节　乳腺脂肪坏死 MR 诊断 ……………………………………………… (243)

第二节　乳腺脓肿 MR 诊断 …………………………………………………… (245)

第三节　乳腺纤维腺瘤 MR 诊断 ……………………………………………… (246)

第四节　乳腺脂肪瘤 MR 诊断 ………………………………………………… (251)

第五节　乳腺大导管乳头状瘤 MR 诊断 ……………………………………… (252)

第六节　乳腺癌 MR 诊断 ……………………………………………………… (254)

第十四章　循环系统疾病 MR 诊断 ………………………………………… (258)

第一节　胸主动脉疾病 MR 诊断 ……………………………………………… (258)

第二节　心肌病 MR 诊断 ……………………………………………………… (261)

第三节　缺血性心脏病 MR 诊断 ……………………………………………… (264)

第十五章　运动系统疾病 MR 诊断 ………………………………………… (269)

第一节　软组织与骨关节外伤 MR 诊断 ……………………………………… (269)

第二节　骨关节感染性疾病 MR 诊断 ………………………………………… (278)

第三节　骨坏死 MR 诊断 ……………………………………………………… (281)

第四节　退行性骨关节病 MR 诊断 …………………………………………… (283)

第五节　骨肿瘤 MR 诊断 ……………………………………………………… (284)

第六节　软组织肿瘤 MR 诊断 ………………………………………………… (286)

第十六章　肝胆疾病超声诊断 ……………………………………………… (291)

第一节　肝囊性病变超声诊断 ………………………………………………… (291)

第二节　肝弥漫性病变超声诊断 …………………………………………………………（295）

第三节　胆囊炎超声诊断 ……………………………………………………………………（311）

第四节　胆囊结石超声诊断 …………………………………………………………………（313）

第十七章　妊娠期超声诊断 ………………………………………………………………（315）

第一节　孕早期超声诊断 ……………………………………………………………………（315）

第二节　孕中、晚期超声诊断 ………………………………………………………………（321）

第十八章　介入放射技术 …………………………………………………………………（330）

第一节　经导管血管栓塞术 …………………………………………………………………（330）

第二节　经皮腔内血管成形术 ………………………………………………………………（336）

第三节　经皮穿刺活检术 ……………………………………………………………………（341）

参考文献 ……………………………………………………………………………………（346）

第一章

X线成像基础

第一节 X线成像的基本原理

一、X线影像信息的传递

（一）摄影的基本概念

1.摄影

将光或其他能量携带的被照体的信息状态二维形式加以记录,并可表现为可见光学影像的技术。

2.影像

反映被照体信息的不同灰度（或光学密度）及色彩的二维分布形式。

3.信息信号

由载体表现出来的单位信息量。

4.成像过程

光或能量→信号→检测→图像形成。

5.成像系统

将载体表现出来的信息信号加以配制,就形成了表现信息的影像,此配制称为成像系统。即从成像能源到图像形成的设备配置。

（二）X线影像信息的形成与传递

1.X线影像信息的形成

由X线管焦点辐射出的X线穿过被照体时,受到被检体各组织的吸收和散射而衰减,使透过后X线强度的分布呈现差异;到达屏-片系统（或影像增强管的输入屏）,转换成可见光强度的分布差异,并传递给胶片,形成银颗粒的空间分布,再经显影处理成为二维光学密度分布,形成光密度X线照片影像。

2.X线影像信息的传递

如果把被照体作为信息源、X线作为信息载体,那么,X线诊断的过程就是一个信息传递与转换的过程。下面以增感屏-胶片体系作为接受介质，说明这一过程的五个阶段。

第一阶段：X线对三维空间的被照体进行照射，形成载有被照体信息成分的强度不均匀分布。此阶段信息形成的质与量，取决于被照体因素（原子序数、密度、厚度）和射线因素（线质、线量、散射线）等。

第二阶段：将不均匀的X线强度分布，通过增感屏转换为二维的荧光强度分布，再传递给胶片形成银颗粒的分布（潜影形成）；经显影加工处理成为二维光学密度的分布。此阶段的信息传递转换功能取决于荧光体特性、胶片特性及显影加工条件。此阶段是把不可见的X线信息影像转换成可见密度影像的中心环节。

第三阶段：借助观片灯，将密度分布转换成可见光的空间分布，然后投影到人的视网膜。此阶段信息的质量取决于观片灯的亮度、色温、视读观察环境及视力。

第四阶段：通过视网膜上明暗相间的图案，形成视觉的影像。

第五阶段：最后通过识别、判断做出评价或诊断。此阶段的信息传递取决于医师的资历、知识、经验、记忆和鉴别能力。

二、X线照片影像的形成

X线透过被照体时，由于被照体对X线的吸收、散射而减弱。含有人体密度信息的射线作用于屏-片系统，经加工处理后形成了密度不等的X线照片。

X线照片影像的五大要素：密度、对比度、锐利度、颗粒度及失真度，前四项为构成照片影像的物理因素，后者为构成照片影像的几何因素。

（一）光学密度

1.透光率

透光率指照片上某处的透光程度。在数值上等于透过光线强度与入射光线强度之比，用 T 表示：$T=$ 透过光线强度/入射光线强度 $=I/I_0$。

T 值的定义域为：$(0,1)$，透光率表示的是照片透过光线占入射光线的百分数，T 值大小与照片黑化的程度呈相反关系。

2.阻光率

阻光率指照片阻挡光线能力的大小。在数值上等于透光率的倒数，用 O 表示：$O=1/T=I_0/I$。O 的定义域为：$(1,\infty)$。

3.光学密度

照片阻光率的对数值称作照片的光学密度值，用 D 表示：$D=\lg O=\lg(I_0/I)$。光学密度也称黑化度。密度值是一个对数值，无量纲。

（二）影响X线照片密度值的因素

1.照射量

在正确曝光下，照射量与密度成正比，但在曝光过度或不足时，相对应的密度变化小于照射量变化。这说明影像密度的大小不仅取决于照射量因素，还取决于X线胶片对其照射量的反应特性。

2.管电压

管电压增加使X线硬度增强，使X线穿透物体到达胶片的量增多，即照片的密度值增加。由于作用于X线胶片的感光效应与管电压的 n 次方成正比，所以当胶片对其响应处于线性关系时,密度的变化则与管电压的 n 次方成正比例。管电压的变化为 $40 \sim 150$ kV 时,n 的变化从 4 降到 2。

3.摄影距离

X线强度的扩散遵循平方反比定律,所以作用在 X 线胶片上的感光效应与摄影距离(FFD)的平方成反比。

4.增感屏

胶片系统在 X 线摄影时,增感屏与胶片组合使用,其相对感度提高,影像密度增大。

5.被照体厚度、密度

照片密度随被照体厚度、密度的增高而降低。肺脏不能单以厚度来决定其吸收程度,吸气程度不同,从而对照片密度的影响也不同。肺的吸气位与呼气位摄影要获得同一密度的影像,X 线量差 $30\% \sim 40\%$。

6.照片冲洗因素

X线照片影像密度的变化,除上述因素之外,与照片的显影加工条件有密切关系,如显影液特性、显影温度、显影时间、自动洗片机的显影液、定影液的补充量等。

(三)照片影像的适当密度

符合诊断要求的照片密度应适当,一般在 $0.20 \sim 2.00$。

三、X 线对比度

(一)概念

1.X 线对比度的定义

X线照射物体时,如果透过物体两部分的 X 线强度不同,就产生了 X 线对比度 K_X,也称射线对比度。

$$K_X = \frac{I}{I'} = \frac{I_0 e^{-\mu d}}{I_0 e^{-\mu' d'}} = e^{\mu' d' - \mu d}$$

式中:I_0 为入射线量,I、I' 为不同部位的透过 X 线强度,μ、μ' 为物体不同部位的吸收系数,d、d' 为物体不同部位的厚度。

2.X 线对比度按指数规律变化

从表达式看 K_X 只与 $d'(\mu' - \mu)$ 有关系,但实际上围在 $\mu' d'$ 周围的 μd 滤过板的作用,使 X 线质变硬;另外,μd 产生散射线,使对比度受到损失。

3.影响 X 线对比度的因素

影响 X 线对比度的因素有 X 线吸收系数 μ、物体厚度 d、人体组织的原子序数 Z、人体组织的密度 ρ、X 线波长 λ。

4.人体对 X 线的吸收

人体对 X 线的吸收按照骨、肌肉、脂肪、空气的顺序而变小,所以在这些组织之间产生 X 线对比度。而在消化道、泌尿系统、生殖系统、血管等器官内不产生 X 线对比度,无法摄出 X 线影像,但可以在这些器官内注入原子序数不同或者密度不同的物质(对比剂),即可形成 X 线对比度。

(二)X 线对比度指数

在 $K_X = e^{d'(\mu' - \mu)}$ 表达式中的指数 $(\mu' - \mu)$,即吸收系数之差是形成 X 线对比度的原因,把

$(\mu'-\mu)$称为对比度指数。

对比度指数特点:管电压上升,对比度指数下降,软组织之间的对比度指数亦变小。软组织的对比度指数在管电压为 40 kV 时仅是 0.07,30 kV 时上升到 0.14。若管电压下降,指数上升很快。肺组织的对比度指数在管电压上升时下降很快,但在 60～80 kV 之间,对比度指数几乎不变化。

(三)X 线对比度观察法

1.透视法

通过荧光板,将波长为(0.1×10^{-8})～(0.6×10^{-8})cm 的 X 线转换成波长为(5×10^{-5})～(6×10^{-5})cm 的可见影像。

2.摄影法

胶片接受 X 线照射形成潜影,通过显影处理而成为可见影像的方法。但胶片感光膜对 X 线的吸收很少,99％的 X 线穿过胶片,因而需将 X 线通过荧光物质制成的增感屏转变为荧光,使胶片感光(医用 X 线摄影几乎都用这个方法)。

四、X 线照片的光学对比度

(一)概念

1.定义

X 线照片上相邻组织影像的密度差称为光学对比度。照片对比度依存于被照体不同组织吸收所产生的 X 线对比度以及胶片对 X 线对比度的放大结果。

X 线胶片由双面药膜构成,所以观察到的对比度是一面药膜对比度的 2 倍。

2.照片上光学对比度(K)与 X 线对比度(K_X)的关系

光学对比度是依存于被照体产生 X 线对比度 K_X 的。利用胶片特性曲线可以得出:$K=D_2-D_1=\gamma\lg I_2/I_1=\gamma\lg K_X=\gamma(\mu_1 d_1-\mu_2 d_2)\lg e$,式中,$\gamma$ 表示 X 线胶片特性曲线的斜率,μ_1、μ_2、d_1、d_2 分别表示被照体两部分的线性吸收系数和厚度。

(二)影响照片对比度的因素

主要为胶片 γ 值、X 线质和线量以及被照体本身的因素。

1.胶片因素

胶片的反差系数(γ 值)直接影响着照片对比度,因 γ 值决定着对 X 线对比度的放大能力,故称其为胶片对比度。应用 γ 值不同的胶片摄影时,所得的照片影像对比度是不同的,用 γ 值大的胶片比用 γ 值小的胶片获得的照片对比度大。

此外,使用屏-片系统摄影,与无屏摄影相比,增感屏可提高照片对比度。同样,冲洗胶片的技术条件也直接影响着照片对比度。

2.射线因素

(1)X 线质的影响:照片对比度的形成,实质上是被照体对 X 线的吸收差异,而物质的吸收能力与波长(受管电压影响)的立方成正比。在高千伏摄影时,骨、肌肉、脂肪等组织间 X 线的吸收差异减小,所获得的照片对比度降低;在低千伏摄影时,不同组织间 X 线的吸收差异大,所获得的照片对比度高。

(2)X 线量(mAs)的影响:一般认为 mAs 对 X 线照片的对比度没有直接影响,但随着线量的增加,照片密度增高时,照片上低密度部分影像的对比度有明显好转。反之,密度过高,把线量适当减少,也可使对比度增高。

（3）灰雾对照片对比度的影响：由X线管放射出的原发射线，照射到人体及其他物体时，会产生许多方向不同的散射线，在照片上增加了无意义的密度，使照片的整体发生灰雾，造成对比度下降。

灰雾产生的原因：胶片本底灰雾；焦点外X线和被检体产生的散射线；显影处理。

3.被照体本身的因素

（1）原子序数：在诊断放射学中，被照体对X线的吸收主要是光电吸收。特别是使用低kV时，光电吸收随物质原子序数的增加而增加。人体骨骼由含高原子序数的钙、磷等元素组成，所以骨骼比肌肉、脂肪能吸收更多的X线，它们之间也就能有更高的对比度。

（2）密度：组织密度愈大，X线吸收愈多。人体除骨骼外，其他组织密度大致相同。肺就其构成组织的密度来讲与其他脏器相似，但活体肺是个充气组织，空气对X线几乎没有吸收，因此肺具有很好的对比度。

（3）厚度：在被照体密度、原子序数相同时，照片对比度为厚度所支配，如胸部的前、后肋骨阴影与肺部组织形成的对比度不一样，原因是后肋骨厚于前肋骨。另外，当组织出现气腔时相当于厚度减薄。

（王　旭）

第二节　X线成像的主要检查方法

X线的检查方法可分为普通检查、特殊检查和造影检查三类。普通检查包括透视和X线摄影，是X线检查中最早应用和最基本的方法。后来，在普通检查方法的基础上又创造了多种特殊摄影和各种造影检查方法，特别是近些年来更为突出，从而为人体各部位的结构和器官显影开辟了新的途径。

一、普通检查

（一）荧光透视

荧光透视简称透视，是一种简便而常用的检查方法。透视时，需将检查的部位置于X线管和荧光屏之间。除观察形态外还可观察器官的活动，如呼吸运动，心脏和大血管的搏动，胃肠道的蠕动和排空等。

一般透视在荧光屏上所显示阴影的亮度不够强，较轻微和细致的结构或改变不易显示，较厚和较密实的部位则因基本不易透过而显影不清，所以透视最适用于胸部以观察肺、心脏和大血管。在骨骼系统一般限于观察四肢骨骼的明显病变如骨折、脱位等；对颅骨、脊柱、骨盆等均不适用。对腹部病变，除观察膈下积气和胃肠道梗阻，积气、积液以及致密的异物外，一般不做透视，但在进行胃肠钡餐检查和钡剂灌肠时就必须用透视。

透视的优点在于比较经济方便，而且当时即可得出初步结果，还可以直接观察器官的运动功能。其主要缺点为不能显示轻微改变和观察较厚的部位，而且不能留有永久的记录以供随时观察或复查时比较。

一般透视工作在暗室中进行，故在工作开始前应充分做好眼的暗适应，否则轻微改变会被遗漏。暗适应需时 11 min 左右。使用影像增强装置,荧光屏亮度大大提高,透视可不在暗室中进行。

在检查前,应简单告诉被检查者透视的步骤和目的,并尽量脱去有扣子或较厚的衣服,除去一切外物(如饰物、膏药、敷料等),以免产生混淆阴影引起误诊。

(二)摄影

摄影也是一种常用的主要检查方法。摄影时,需将受检部分置于 X 线管与胶片之间,并贴近胶片,固定不动。胸部和腹部摄片时需停止呼吸,否则会导致影像模糊。摄片时,也须将外物(如饰物和敷料等)除去,以免造成混淆的阴影。

摄影可用于人体任何部位。常用的投照位置为正位,其次为侧位;在不少部位如四肢和脊柱等,需要同时摄正、侧位,其他的投照位置包括斜位、切线位和轴位等。摄影的优点在于能使人体厚、薄的各部结构较清晰地显示于 X 线片上,并可作永久记录,以便随时研究或在复查时对照、比较,以观察病情的演变。缺点是检查的区域受限于胶片大小,不能观察运动功能而且费用较大。

在实际工作中,透视和摄影是相互辅助而应用的,一方的优点即是另一方的缺点,因此,常常两者并用,取长补短,以使诊断更为全面正确。

二、特殊摄影检查

(一)体层摄影

普通 X 线照片是 X 线投照路径上所有影像重叠在一起的总和投影。感兴趣层面上的影像因与其前、后影像重叠,而不能清晰显示。体层摄影则可通过特殊的装置和操作获得某一选定层面上组织结构的影像,而不属于该选定层面的结构则在投影过程中被模糊掉。体层摄影常用于明确平片难以显示,重叠较多和处于较深部位的病变,多用于了解病变内部结构有无破坏、空洞或钙化,边缘是否锐利以及病变的确切部位和范围,显示气管、支气管腔有无狭窄、堵塞或扩张;配合造影检查以观察选定层面的结构与病变。

(二)荧光缩影

荧光缩影是将被检查部位的阴影显示于荧光屏上,再以照相机将屏上的影像摄成缩小的照片。在荧光屏上产生明亮的影像需要毫安较大的 X 线机(100～500 mA)。缩影片大小可为 35 mm、70 mm 和 100 mm。在 35 mm 和 70 mm 的小片上,不易看到细节,须用适当的放大设备来观察。在缩影片上发现问题,还需摄大片详细研究。荧光缩影最常用于大量的肺部集体检查,这种方法可以代替常规透视检查,包括医院和诊疗机构中的胸部透视。它不仅比透视的效率高,使被检查者和工作人员所受的射线量远为减少,并且还可留作记录。

(三)放大摄影

放大摄影是根据投影学原理,将检查部位和 X 线片之间的距离增加,使投照的影像扩大,但较模糊失真。应用小的 X 线管焦点(0.3 mm),可以减少 X 线束的扩散作用,使扩大的阴影比较清晰。摄片时,X 线管同胶片的距离为 100～150 cm,检查部位同胶片间距依所需要的放大率而定。放大率可以列公式计算:

$$放大率=靶片距/靶物距$$

这种放大摄影可用于显示细致结构,从而观察有无早期和细微的改变。

（四）记波摄影

常规 X 线摄片只能记录器官某一瞬间的状态,而不能显示其活动情况。记波摄影的目的是使器官的活动如心脏大血管的搏动、膈的升降、胃的蠕动等在片上成为波形而加以观察。记波摄影的特殊装置是一个由许多横行宽铅条所组成的格栅,每个铅条宽12 mm,中间隔有0.4 mm的裂隙(木条)。将此格栅置于身体和胶片之间,摄片时胶片在格栅后等速均匀向下移动 11 mm 距离,这时格栅前的器官活动如心脏大血管的搏动,在每裂隙间都呈现为锯齿状波记录在 X 线片上。这种方法称为阶段性记波摄影,常用于心脏大血管的检查。对胃肠蠕动、膈运动也可应用。

另一种记波方式是胶片固定而格栅移动,称为连续性记波摄影。它所记录的波形为不同时期不同点综合而成。因此,不能用以观察同一点在不同时期的改变。

（五）高千伏摄影

高千伏摄影是用高于 120 kV 的管电压进行摄影,常为 120～150 kV。需用高电压小焦点 X 线管,特殊的滤线器和计时装置。由于 X 线穿透力强,能穿过被照射的所有组织,可在致密影像中显示出隐蔽的病变。

（六）软 X 线摄影

软 X 线摄影是用钼靶、铜靶或铬靶 X 线管,用低的管电压以产生软 X 线进行摄影。由于波长长,软组织的影像分辨率高,软 X 线摄影多用于女性乳腺摄影,显影效果好。

（七）硒静电 X 线摄影

硒静电 X 线摄影又称干板摄影,是利用半导体硒的光电导特性进行摄影;用充电的特制硒板代替胶片,然后进行摄影;用特制的显影粉显影,再转印在纸上,加温固定,即于纸上出现与 X 线片上影像相似的影像。在观察软组织方面具有优势,例如乳腺。由于手续繁,不稳定,受辐射线量大且效果不如胶片,而未被推广使用。

（八）立体 X 线摄影

立体 X 线摄影是应用两眼同时视物而产生立体感的原理来摄一对照片,再通过立体镜进行观察。应用较少。

三、造影检查

普通 X 线检查是依靠人体自身的天然对比,而造影检查则是将对比剂引入器官内或其周围,人为地使之产生密度差别而显影的方法。造影检查显著地扩大了 X 线检查的范围。

对比剂可分两类:①易被 X 线透过的气体,常称之为阴性对比剂;②不易被 X 线透过的钡剂和碘剂,常称之为阳性对比剂。对比剂引入人体的途径与方法有直接引入和生理积聚两种。

（一）直接引入

除胃肠钡餐造影可以口服外,大多需要借助工具,如导管、穿刺针等,将对比剂引入管道或空腔脏器中。例如,经气管内导管将碘剂注入支气管内,以行支气管造影;经尿道内导尿管将碘水剂注入膀胱中以行膀胱造影;经肛管将钡剂注入结肠中,以行钡剂灌肠;经心室内导管注入碘水剂以行心血管造影;穿刺血管或向血管内插入导管注入碘水剂以行血管造影;穿刺脑室,注入对比剂以行脑室造影;行腰穿,向脊柱蛛网膜下腔中注入对比剂以行脊髓造影等。

（二）生理积聚

生理积聚是对比剂在体内的生理吸收与排泄,也就是将碘剂通过口腔或经血管注入体内后,使其选择性地从一个器官排泄,暂时存其实质或其通道内而显影。经静脉肾实质或肾盂造影、口服胆囊造影和静脉胆管造影是常用的利用生理积聚的造影方法。

四、X 线检查方法的选择和综合应用

X 线检查方法繁多,如何选择和综合应用以达到诊断目的十分重要。检查方法选择的原则应以临床要求和检查部位为依据,一般是先简单、后复杂,但也有灵活性,根据具体情况综合应用。透视是最简单的方法,如胸部检查可首先采用。又如肠梗阻,往往需要透视与摄片结合采用。在厚度大的部位,如颅骨、脊椎等,应该摄片。特殊摄影应在其他检查方法的基础上作进一步研究时应用,如胸部体层摄影。

某些疾病仅作普通检查(透视或摄片)即可做出诊断,如长骨骨折;另一些疾病则需采用特殊检查或造影检查才能达到诊断目的,如检查胆囊需作胆囊造影。有时需采用特殊检查与造影检查相结合,如胆囊造影时,并用体层摄影。在选择检查方法和综合应用时,必须从实际出发,既要解决诊断问题,又要减少患者负担,诊断一经确定,就无须再做多种检查。

(王　旭)

第二章

CT成像基础

第一节 CT成像的基本原理

一、CT成像基本原理

计算机断层扫描(CT)是根据人体对X线吸收率不同,使用计算机重建方法得到人体二维横断面图像的影像设备。CT是计算机和X线相结合的一项影像诊断技术,主要特点是密度分辨率高,能准确测量各组织的X线吸收衰减值,通过计算进行定量分析。

CT成像的基本过程为:X线→人体→采集数据→重建图像→显示图像。CT球管产生的X线经准直器校准后,穿过具有密度差异的被检体组织,部分能量被吸收,衰减后带有组织的信息由探测器接收,通过数据采集系统进行模数转换,数据转换后由计算机重建成横断面图像,最后由显示器显示图像(图2-1)。

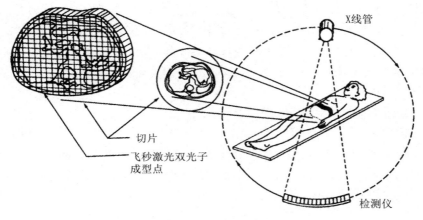

图 2-1 CT成像原理

因此,CT成像是以X线为能源,以X线的吸收衰减特性为成像依据,以数据重建为成像方式,以组织的密度差为CT成像的基础,以数据采集和图像重建为重要环节的X线成像技术。

（一）数据采集

单层 CT 图像数据采集的基本原理如图 2-2 所示，CT 球管与探测器成对称排列，每排探测器由500～1 000 个探测器单元组成。当 X 射线以扇形束的形式穿过患者横断面时被检体衰减，每个探测器单元会接收透过该层面的 X 射线并测量其衰减后的强度。单个探测器单元在每个角度每条射线上探测到的 X 射线信号强度可通过衰减定律方程进行计算：

$$I = I_o \cdot e^{-\mu d}$$

式中，I_o 代表 X 线在空气或未进入物体前的初始强度，I 为衰减后 X 线强度，d 为物体厚度，μ 为物体的线性衰减系数，e 是自然对数的底。

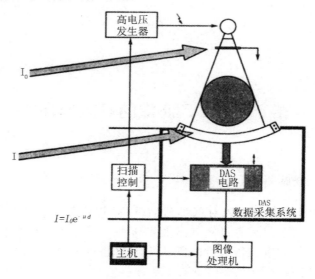

图 2-2　CT 数据采集

单层 CT 图像重建多采用滤波反投影法，利用平行线束几何学原理进行断层图像重建，要求在图像重建前要把所获的扇形线束投影数据转换为平行线束投影数据。在滤波反投影法的应用中，"重建函数核"代表对投影的高通滤波法，它决定图像的锐利度和噪声。重建图像用像素的数字矩阵来代表（通常像素为 512×512），每个像素代表被 X 线束透射的体内欲成像层面的衰减系数。每个像素的 X 线束衰减系数需要转换为 Hounsfield(Hu)单位。范围从 −1 024 到 3 071，作为以灰阶或彩色阶代表图像的基础。

（二）图像重建

CT 图像重建的基本算法可分为三种。

1.直接反投影法

直接反投影法又称总和法，是将众多的投影近似地复制成二维分布的方法。其基本原理是把与各向投影强度成正比的量沿投影反方向投影回矩阵里，并将它们累加起来，组成该物体的层面图像。该方法是 CT 成像算法的基础。

2.迭代法

迭代法又称近似法，是将近似重建所得图像的投影同实测的层面进行比较，再将比较得到的差值反投影到图像上，每次反投影之后可得到一幅新的近似图像。通过对所有投影方向都进行上述处理，一次迭代便可完成；再将上一次迭代的结果作为下一次迭代的初始值，继续进行迭代。

迭代重建技术有三种方法:联立迭代重建法(SIRT)、代数重建法(ART)和迭代最小二乘法(IL-ST)。该方法图像较为真实准确,但耗时较多,现已不采用。

3.解析法

解析法是目前CT图像重建技术中应用最广泛的一种方法,它利用傅里叶转换投影定理。主要有三种方法:二维傅里叶转换重建法、空间滤波反投影法和褶积反投影法。其中褶积反投影法目前应用最多,其无需进行傅里叶转换,速度快,转换简单,图像质量好。解析法的特点是速度快,精度高。

普通CT每个探测器单元的宽度、焦点的大小、每转的投影数决定图像的空间分辨率,患者长轴的扇形束厚度则决定图像层厚及长轴的空间分辨率。普通CT只支持一排探测器单元,球管每旋转一圈只扫描一层,扫描时探测器获得的是平面投影数据,而每一层的投影数据是一个完整的闭合环。

二、单层螺旋CT成像原理

螺旋CT扫描是在球管-探测器系统连续旋转的基础上,患者随检查床一起纵向连续运动,CT球管连续产生X线,探测器同步采集数据的一种CT检查方法。螺旋CT采用滑环技术,去除了CT球管与机架相连的电缆,球管-探测器系统可连续旋转,使扫描速度加快。由于螺旋CT扫描时检查床连续单向运动,球管焦点围绕患者旋转的运行轨迹类似一个螺旋管形(图2-3),故称为螺旋扫描。扫描时,螺旋CT探测器采集到的不是某一层面的数据,而是一个部位或一个器官的容积数据,故又称为容积扫描。

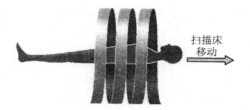

图2-3 螺旋扫描

滑环技术和检查床连续运动技术的应用是单层螺旋CT在硬件上的重要改进,使用热容量大于3 M的CT球管,可满足进行较大范围的容积扫描。

用滑环代替电缆传递信号的方法,称为滑环技术。螺旋CT扫描机架内有多组平行排列的滑环和电刷,CT球管通过电刷和滑环接触实现导电。X线球管的滑环部分根据传递电压的不同,分为高压滑环和低压滑环。前者传递高压发生器输出的电压为几万伏,高压发生器安置在扫描机架外;后者为几百伏,高压发生器安置在扫描机架内。高压滑环上的高压经铜环和碳刷摩擦传递进入转动部分时,易发生高压放电,产生高压噪声,影响数据系统采集,进而影响图像质量。低压滑环的X线发生器需与X线球管一起旋转,增加了旋转部分重量。因而要求X线发生器体积小、重量轻。现在的螺旋CT普遍采用低压滑环技术。螺旋CT的高压发生器体积小,可安装在机架内,并可产生80~140 kV的高压。

单层螺旋CT与非螺旋CT相比有以下优点:①扫描速度快,检查时间短,对比剂利用率高;②一次屏气可完成一个部位检查,克服了呼吸运动伪影,避免了小病灶的遗漏;③利用原始数据,可进行多次不同重建算法或不同层间距的图像重建,提高了二维和三维图像的质量。螺旋CT

扫描无明确层厚概念,扇形线束增宽,使有效扫描层厚增大。

（一）基本原理

CT 图像重建的理论基础是二维图像反投影重建原理,该原理要求被重建的一幅二维图像平面上的任意点,必须采用 360°的全部扫描数据。螺旋扫描是在检查床移动过程中进行的。数据采集系统获得的信息为非平面数据。由于只有平面数据才能重建无伪影的二维图像,为了消除伪影,螺旋 CT 常采用线性内插的数据预处理方法把螺旋扫描的非平面数据合成平面数据,再采用非螺旋扫描的图像重建方法重建一幅螺旋扫描的平面图像。线性内插(LI)是指螺旋扫描数据段上的任意一点可采用相邻两点的扫描数据进行插补。数据内插的方式有 360°线性内插和 180°线性内插两种。360°线性内插法采用 360°扫描数据向外的两点,通过内插形成一个平面数据,优点是图像噪声较小,缺点是实际重建层厚比标称层厚大 30%～40%,导致层厚响应曲线(SSP)增宽,图像质量下降。180°线性内插法则采用靠近重建平面的两点扫描数据,通过内插形成新的平面数据。180°线性内插与 360°线性内插的最大区别是前者采用第二个螺旋扫描数据,并使第二个螺旋扫描数据偏移 180°,从而能够更靠近被重建的数据平面。180°线性内插法重建改善了层厚响应曲线,图像分辨率较高,但噪声增加。

（二）成像参数

由于螺旋 CT 与普通 CT 的扫描方式不同,产生了一些新的成像参数,如扫描层厚与射线束宽度、床速、螺距、重建间隔与重建层厚等。

1.扫描层厚与射线束宽度

扫描层厚是 CT 扫描时被准直器校准的层面厚度,或球管旋转一周探测器测得 Z 轴区域的射线束宽度。单层螺旋 CT 使用扇形 X 线束,只有一排探测器,其射线束宽度决定扫描的厚度,扫描层厚与准直器宽度一致。

2.床速

床速是 CT 扫描时扫描床移动的速度,即球管旋转一圈扫描床移动的距离,与射线束的宽度有关。若扫描床移动的速度增加,则射线束宽度不增加,螺距也增大,图像质量下降。

3.螺距

螺距是扫描旋转架旋转一周,检查床移动的距离与层厚或准直宽度的比值。公式为:

$$Pitch = TF/W$$

式中,TF 是扫描旋转架旋转一周检查床移动的距离,单位是 mm;W 是层厚或准直宽度,单位是 mm;螺距是一个无量纲。

单层螺旋 CT 的准直器宽度与层厚一致,其螺距定义为球管旋转一周扫描床移动的距离与准直器宽度的比值。若单层螺旋 CT 的螺距等于零时,扫描方式为非螺旋扫描。通过被检体的 X 射线在各投影角相同,可获得真实的横断面图像数据;螺距等于 0.5 时,球管旋转 2 周扫描一层面,类似于重叠扫描;螺距等于 1 时,数据采集系统(DAS)可获取球管旋转一周的扫描数据;螺距等于 2 时,DAS 只获取球管旋转半周的扫描数据。扫描剂量恒定不变时,采用大螺距扫描,探测器接收的 X 线量较少,可供成像的数据相应减少,图像质量下降。采用小螺距扫描,探测器接收的 X 射线量较多,成像数据增加,图像质量得到改善。常规螺旋扫描的螺距用 1,即床速与层厚相等;如病灶较小,螺距可小于 1;病灶较大,螺距可大于 1。

三、多层螺旋CT成像原理

普通CT和单层螺旋CT的球管-探测器系统围绕人体旋转一圈只获得一幅人体断面图像,而多层螺旋CT的球管-探测器系统围绕人体旋转一周,能同时获得多幅横断面原始图像(图2-4),故称为多层螺旋CT(MSCT)。由于多层螺旋CT探测器在Z轴上的数目由单层CT的一排增加到几十排至几百排,故又称为多排CT(MDCT)。多层螺旋CT是指2层及以上的螺旋CT扫描机,目前临床普及机型为16层,16层以上的有64层、256层、320层等。

多层螺旋CT使用锥形线束扫描,采用阵列探测器和数据采集系统(DAS)获取成像数据。锥形线束和阵列探测器的应用,增宽了每次扫描的线束覆盖范围,实现了多排探测器并行采集多排图像的功能,降低了采集层厚,增加了采集速度,为复杂的影像重组奠定了基础。多层螺旋CT的优势是薄层(高分辨)、快速、大范围扫描。

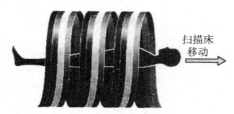

扫描床移动

图2-4 多层螺旋扫描

(一)数据采集

多层螺旋CT与单层螺旋CT相比,X线束由扇形改为锥形,线束宽度在Z轴方向从1 cm增加到几厘米。探测器在Z轴方向从单层CT的一排增加到几排至几百排。探测器排列有两种类型,一种是Z轴方向上所有探测器的宽度一致,即探测器宽度均等分配的等宽型(对称型);另一种是探测器宽度不均等分配的非等宽型(非对称型)。探测器的绝对宽度决定多层螺旋CT容积覆盖范围,探测器单元的大小决定图像的层厚。探测器单元越小,获得的图像分辨率越高。16层以上CT的采集单元可达0.625 mm,实现了"各向同性"的数据采集。各向同性是指Z轴分辨率与XY轴的分辨率一致或相近,体素为一正方体,任意重建平面(冠、矢状位)的图像质量保持高度一致。

多层螺旋CT主要是采用多排探测器和多个数据采集系统,探测器排数大于图像层数。如4层螺旋CT探测器排数最少为8排,最多可达32排。DAS的数目决定采集获得的图像数目,探测器的组合通过电子开关得以实现,目前DAS系统有4组、16组、64组、256组和320组,选择合适的层厚可获得与DAS对应的图像数。

Siemens 64层CT采用的Z-Sharp技术又称Z轴双倍采样技术,球管周围的偏转线圈无极调控偏转电子束,灵活改变X线焦点大小和在Z轴方向上的位置;每一个焦点投影可读出2×32层图像数据;每两个32层投影融合得到一个在Z轴采样距离0.3 mm的64层投影;每150°旋转应用自适应多平面重建(AMPR)方法可重建64层图像。Z-Sharp技术的特点在于Z轴飞焦点使到达每一个探测器单元的X线投影数加倍,两次相互重叠的投影导致Z轴方向上的重叠采样,即Z轴双倍采样。GE使用的共轭采集技术是根据系统设置最佳螺距,在插值求解某重建标准层面上不同投影角位置的数据时,自动根据当前的扫描数据结果,动态采集所需的插值数据点。

(二)图像重建

多层螺旋CT的重建原理是用多列探测器的数据来重建一个标准层面的图像。若在Z轴某位置重建图像,则把与此重建位置同一投影角的 Z 轴上相邻两个探测器阵列的数据用于插值,并以此作为重建标准层面的投影数据,最后用二维反投影重建算法(2DBP)进行图像重建。

多层螺旋 CT 使用锥形线束扫描,在图像重建前,需要对扫描长轴方向的梯形边缘射线进行必要的修正。多层螺旋 CT 图像重建预处理是线性内插的扩展应用,4 层以下的 CT 大部分采用不考虑锥形线束边缘的图像预处理。常用的图像重建预处理方法有以下几种。

1.优化采样扫描

优化采样扫描是通过扫描前的螺距选择和调节缩小 Z 轴间距,使直接成像数据与补充数据分开,故又称为扫描交迭采样修正。

2.Z 轴滤过长轴内插法

Z 轴滤过长轴内插法是在扫描获得的数据段内选定一个滤过段,并对该段内所有扫描数据作加权平均化处理。滤过段的范围称为滤波宽度(Fw),滤波参数、宽度和形状可影响图像质量。

3.扇形束重建

扇形束重建是将锥形束射线平行分割模拟成扇形束后,再使用扇形束算法进行图像重建的方法。16 层以上 CT 则都已将锥形线束边缘的射线一起计算,各生产厂家采用不同的图像重建预处理方法。常用的方法有以下几种。

(1)自适应多平面重建(AMPR)法:是将螺旋扫描数据中两倍的斜面图像数据分割成几部分,采用各自适配螺旋的轨迹和 240°螺旋扫描数据,并辅以适当的数据内插进行图像重建。

(2)加权超平面重建法:是将三维的扫描数据分成二维的系列,采用凸起的超平面做区域重建的方法。

(3)Feldkamp 重建法:是沿扫描测量的射线,把所有测量的射线反投影到一个三维容积,并以此计算锥形束扫描射线的方法。

(4)心脏图像重建方法:多层螺旋 CT 心脏图像重建方法主要有单扇区重建法(CHR)和多扇区重建法(MSR)。单扇区重建法(CHR)是用回顾性心电门控获得螺旋扫描原始数据,利用半重建技术进行影像重建。多扇区重建法(MSR)是利用心电门控的同期信息,从不同的心动周期和不同列的检查器采集同一期相,但不同角度半重建所需的原始数据来进行影像重建。单扇区与多扇区重建的主要区别是单扇区重建的时间分辨率仅由 X 线管的旋转速度决定,而多扇区重建的时间分辨率不仅受 X 线管的旋转速度的影响,同时也受心率的影响。

四、电子束 CT 成像原理

电子束 CT(EBCT)由大功率的电子枪产生电子束,电子束通过电磁偏转打击固定于机架上的靶环产生 X 射线,实现 CT 扫描。由于没有机械运动,电子束 CT 一次曝光扫描的时间可以达到 50 ms。

EBCT 从 1982 年开始应用于冠状动脉疾病的诊断成像。现在仍在使用的 EBCT 有两排探测器和四排钨靶阳极,对受检者的不同检查部位进行 8 层图像数据的扫描采集。在采用"容积模式"进行扫描时,可以在 300～400 ms 的成像周期内只需曝光 50～100 ms 就可以获得 8 幅图像。在进行钙化积分、冠状动脉 CT 成像或者心功能评价时,EBCT 采用"电影模式"或"流动模式"进行扫描成像,这两种扫描模式分别采用单排探测器(C-150/C-300)和双排探测器的采集方式。电影模式的曝光时间是 50 ms,以每秒 17 次的扫描频率对同一解剖结构进行扫描;流动模式是在扫描时,根据心跳周期时相对同一解剖结构曝光50～100 ms进行扫描采集。由于EBCT的扫描模式是非螺旋的,因此,要在受检者一次屏住呼吸的情况下完成整个心脏的扫描,扫描层厚受到了限制。当采用单层数据采集模式(C-150/C-300)时,图像厚度是3 mm,采用双层数据采集模式时,成像厚度是1.5 mm。进行钙化积分时,EBCT的纵轴分辨率是足够的,但要实现冠状动脉的三维可视化显示则纵轴分辨率还不够。

EBCT扫描过程由电子束及四个钨靶环的协同作用完成,避免传统CT的X线球管、探测器(扫描机架),甚至扫描床的机械运动。电子束CT的成像原理与常规CT的主要区别在于X线产生的方式不同。由于电子束CT采用电子束扫描技术代替X线球管的机械运动,消除了X线球管高速旋转运动产生的离心力,使扫描速度大为提高,将扫描速度缩短为50 ms或更短(17～34幅/秒),成像速度是普通CT的40倍、螺旋CT的20倍(需500 ms),从而减少了呼吸和运动伪影,有利于运动脏器的检查。

当然,目前高档的多层螺旋CT扫描机的扫描速度和扫描范围取得了很大进步,在某些方面甚至超过了电子束CT的成像水平,促使电子束CT扫描机需要在扫描速度、图像信噪比和空间分辨率等方面进一步提高。

五、双源CT成像原理

双源CT(DSCT)采用双球管和双探测器系统,扫描速度为0.33 s,时间分辨率达到83 ms,使心脏CT成像不受心率约束;两个球管的管电压设置不同时,可做功能性CT检查。

(一)球管与探测器系统

双源CT配置了两个球管和与之对应的探测器,这两套数据获取系统(球管-探测器系统)放置在旋转机架内,互呈90°排列(图2-5)。CT球管采用电子束X线管,单个球管的功率为80 kW,扫描速度0.33 s,最大扫描范围200 cm,各向同性的空间分辨率≤0.4 mm,使用高分辨率扫描时可达到0.24 mm。

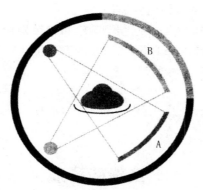

图2-5 双源CT示意图

两套探测器系统中,一套探测器系统(A)覆盖整个扫描野(直径50 cm FOV),另一套探测器系统(B)主要用于覆盖扫描中心视野(直径26 cm FOV)。每组探测器各有40排,中间部分准直为32排宽度0.6 mm;两边各有4排探测器,准直是8排宽度1.2 mm。在机架等中心处,两组探测器的Z轴覆盖范围都是28.8 mm。通过对采集信号数据的正确组合,两组探测器都可以实现32×0.6 mm或24×1.2 mm的扫描。

（二）数据采集

通过 Z 轴飞焦点技术，32 排 0.6 mm 准直宽度的探测器能同时读取 64 层的投影数据，采样数据的空间间隔是等中心的 0.3 mm。通过使用 Z-Sharp 技术，双源 CT 机架旋转一周。每组探测器都能获取相互重叠的 64 层 0.6 mm 的图像数据。

双源 CT 扫描系统内，两组呈 90°排列的互相独立的数据获取系统（球管-探测器系统），只需同时旋转 90°，就可以获得平行于射线投影平面的整个 180°图像数据，这 180°的图像数据由两个 1/4 的扫描扇区数据组成。由于机架只需旋转 1/4 的扫描扇区，扫描时间只有机架旋转时间的 1/4，即获得半圈扫描数据的时间分辨率只有机架旋转时间的 1/4；而机架的旋转时间是 0.33 s，那么数据采集的时间分辨率就是 83 ms，和受检者的心率无关，在一次心跳周期内就可以完成单扇区数据的采集。

（三）图像重建

双源 CT 的基本扫描重建模式是单扇区重建，这是双源 CT 和单源 CT 最主要的区别。双源 CT 也可采用双扇区重建方法来进一步提高时间分辨率，在采用双扇区重建的方法时，每组探测器采集的 1/4 扫描扇区数据来自相邻连续的两个心跳周期，在每个心跳周期内采集的扇区数据都小于 1/4 扫描扇区数据，这和传统单源多层 CT 的双扇区重建方法相似。双源 CT 在使用双扇区重建方法时，时间分辨率是心率的函数，随着心率的变化而变化，机架旋转时间为 0.33 s 时，在某些特定心率条件下，时间分辨率可以达到 42 ms。由于心率的小变化都会引起时间分辨率的大变化，在双扇区重建的条件下，时间分辨率的平均值是 60 ms。在考虑进行高级的心功能的评估时，可以考虑使用双扇区重建扫描方式，比如在评价异常的心肌运动或者是计算射血分数的峰值时。在进行冠状动脉的检查或者进行心脏功能大体评估时，单扇区重建扫描模式就已能够在临床任何心率条件下提供足够的时间分辨率。

双源 CT 在进行常规 CT 检查时，可以只运行一套 X 线系统，方法与普通 64 层 CT 相同。特殊临床检查，如心脏扫描、心电门控血管成像，全身大范围全速扫描，以及双能量减影成像等，则需使用两套射线/探测器系统的双源组合。

两套 X 线系统由球管和一体化高压发生器组成，可以分别调节相应的 kV 和 mAs。由于每个球管的 kV 都可独立设置为 80 kV、100 kV、120 kV 和 140 kV，当两个球管的管电压不一致时，如一个球管设置为 80 kV，另一个球管设置为 140 kV，双源 CT 就可以实现双能量扫描，从而获得双能量的扫描数据。

（霍学军）

第二节   CT 成像的适应证与禁忌证

一、适应证

CT 图像由于密度分辨率高、组织结构无重叠，有利于病变的定位、定性诊断，在临床上应用十分广泛。可用于全身各脏器的检查，对疾病的诊断、治疗方案的确定、疗效观察和预后评价等具有重要的参考价值。

(一)颅脑

CT对颅内肿瘤、脑出血、脑梗死、颅脑外伤、颅内感染及寄生虫病、脑先天性畸形、脑萎缩、脑积水和脱髓鞘疾病等具有较大的诊断价值。多层螺旋CT的脑血管三维重组可以获得精细清晰的血管三维图像,对于脑血管畸形的诊断有较大诊断价值。

(二)头颈部

对眼眶和眼球良恶性肿瘤、眼肌病变、乳突及内耳病变、鼻窦及鼻腔的炎症、息肉及肿瘤,鼻咽部肿瘤尤其是鼻咽癌、喉部肿瘤、甲状腺肿瘤以及颈部肿块等均有较好的显示能力;多平面重组、容积重组等后处理技术可以从任意角度、全方位反映病变密度、形态、大小、位置及相邻组织器官的改变,对外伤、肿瘤等病变的显示可靠、清晰、逼真,可以更有效地指导手术。

(三)胸部

CT对肺肿瘤性病变、炎性病变、间质性病变、先天性病变等均可较好地显示。对支气管扩张诊断清晰准确。对支气管肺癌,可以进行早期诊断,显示病灶内部结构,观察肺门和纵隔淋巴结转移;对纵隔肿瘤的准确定位具有不可取代的价值。可显示心包疾患、主动脉瘤、大血管壁和心瓣膜的钙化。冠状动脉CT血管造影可以清晰显示冠状动脉的走行、狭窄,对临床评价冠心病和进行冠脉介入治疗的筛查有重要的价值。

(四)腹部和盆腔

对于肝、胆、脾、胰、肾、肾上腺、输尿管、前列腺、膀胱、睾丸、子宫及附件,腹腔及腹膜后病变的诊断具有一定优势。对于明确占位性病变的部位、大小以及与邻近组织结构的关系、淋巴结有无转移等亦有重要的作用。对于炎症性和外伤性病变能较好显示。对于胃肠道病变,CT能较好显示肠套叠等,亦可较好地显示肿瘤向胃肠腔外侵犯的情况,以及向邻近和远处转移的情况。但目前显示胃肠道腔内病变仍以胃肠道钡剂检查为首选。

(五)脊柱和骨关节

对椎管狭窄,椎间盘膨出、突出,脊椎小关节退变等脊柱退行性病变,脊柱外伤、脊柱结核、脊椎肿瘤等具有较大的诊断价值。对脊髓及半月板的显示不如MRI敏感。对骨关节病变,CT可显示骨肿瘤的内部结构和肿瘤对软组织的侵犯范围,补充X线片的不足。

二、禁忌证

妊娠妇女不宜进行CT检查。急性出血病变不宜进行增强或CT造影检查。CT检查时应注意防护生殖腺和眼睛。

（霍学军）

第三节 CT成像的检查方法

一、CT检查前准备

为使CT检查取得较好的效果,扫描前的准备工作必不可少。检查前的主要准备有以下几个方面。

（一）了解病情

扫描前应详细询问病史,了解患者携带的有关影像学资料和实验室检查,以供扫描时定位及诊断时参考。

（二）解释说明

对患者耐心做好扫描说明解释工作,以消除其顾虑和紧张情绪。

（三）胃肠道准备

进行腹部、盆腔、腰骶部检查者,扫描前一周,不进行胃肠道钡剂造影,不服含金属的药物,如铋剂等。扫描前两日少吃多渣食物。腹部检查前 4 h 禁饮食,扫描前口服对比剂,使胃肠道充盈。盆腔检查前晚口服甘露醇等泻剂清洁肠道,若行清洁灌肠更佳。扫描前 2 h 口服对比剂充盈肠道(图 2-6)。

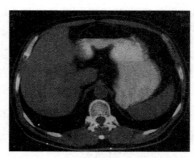

图 2-6　CT 扫描胃肠道内对比剂

（四）制动

根据不同检查部位的需要,确保检查部位的固定,是避免漏扫及减少运动伪影的有效措施。另外,胸腹部检查前应做好呼吸训练,使患者能根据语音提示配合平静呼吸或吸气、屏气;腹部检查前可口服或肌内注射山莨菪碱注射液 20 mg 以减少胃肠道蠕动;喉部扫描时嘱患者不要做吞咽动作;眼部扫描时嘱患者两眼球向前凝视或闭眼不动;儿童或不合作的患者可口服 10% 水合氯醛 0.5 mL/kg(不超过10 mL)以制动。

（五）除去金属物品

摆位时去除扫描范围内患者穿戴及携带的金属物品,如钥匙、手机、发卡、耳环、项链、金属拉链、义齿、带金属扣的皮带、硬币、带金属的纽扣等,以防伪影产生。

（六）增强扫描及造影检查准备

行增强扫描及血管造影检查的患者检查前 4 h 禁食、水,以防发生变态反应时发生呕吐或呛咳将胃内容物误吸入肺;检查前应询问有无过敏史,并做碘过敏试验,试验阴性者请患者或家属在碘对比剂检查说明书上签名。少数低渗型非离子型对比剂变态反应发生率极低,不需做变态反应,但应在增强或造影过程中严密监控,以防意外。

（七）注意监护

危重患者检查时,需请临床科室的医护人员陪同并监护。

（八）防尘

患者更衣、换鞋或穿着鞋套进入扫描室,以防灰尘带入机房,进入机器内部。

（九）注意患者家属防护

患者家属非特殊情况下不要滞留在扫描室内,以避免辐射线损伤。

二、CT 检查步骤

(一)对患者的接待与登记

仔细审查 CT 检查申请单是否填写完整,检查部位是否明确和符合要求,并根据病情的轻、重、缓、急和本部门的工作流程合理安排患者的检查时间。给患者做好解释和说明工作以便做好配合,通知患者做好检查前准备。由专门人员进行检查项目的登记和归档。

(二)输入患者的一般资料与扫描相关信息

将患者的姓名、性别、出生年月、CT 号等资料输入 CT 机。有放射科信息系统(RIS)和图像存储与传输系统(PACS)的医院,输入患者资料由工作列表完成。选择扫描方向和患者的体位;如果是增强扫描,要注明 C+,其他特殊扫描方式,必要时也注明。

(三)患者体位的处置

根据检查的要求确定是仰卧还是俯卧,头先进还是足先进;根据检查的需要采用适当的辅助装置,固定检查部位;按不同检查部位调整检查床至合适位置,开启定位指示灯,将患者送入扫描孔内。

(四)扫描前定位

定位就是确定扫描的范围,通常先进行定位像扫描,即球管与探测器位置不变,曝光过程中,检查床载患者匀速移动,扫描图像类似高千伏摄影平片。在该定位像上制订扫描计划,确定扫描范围、层厚、层距等。定位较明确的部位(如颅脑),也可利用定位指示灯直接从患者的体表上定出扫描的起始位置,该方法节省时间,缺点是定位不如通过定位像定位准确。

(五)扫描

选择扫描条件,设计扫描程序,按下曝光按钮。在整个扫描过程中,要密切观察每次扫描的图像,必要时调整扫描的范围或作补充扫描,如肺内发现小病灶,最好加扫小病灶部位的高分辨力 CT。

(六)照相和存储

根据不同的机器情况,可自动照相或手工照相。自动拍摄是指在 CT 机上可预先设置,扫描完毕 CT 机会自动根据设置依次将所有扫描的图像拍摄完成。手工拍摄是扫描完成后,由人工手动照相。一般扫描完毕的 CT 图像都暂存于 CT 机的硬盘上,如需永久存储,可选择磁带、光盘等存储介质。

三、CT 检查注意事项

主要注意事项有以下几个方面。

(1)CT 检查必须注意放射线的防护,要正确、合理地应用 CT 检查,避免不必要的曝光。对育龄妇女及婴幼儿更应严格掌握适应证,非特殊必要,孕妇禁忌 CT 检查。CT 机及机房本身结构需达到防护标准,以减少被检者、工作人员和与 CT 机房相邻地区人员的 X 线辐射剂量。重视个人防护,减少被检者、工作人员的受照剂量。

(2)应认真了解病史、其他检查结果及既往影像检查资料,借以指导本次检查,以免检查范围或扫描参数设置不当。

(3)增强扫描使用的碘对比剂量较大,注射速度快,有引起不良反应,甚至变态反应的可能,碘过敏试验阳性者禁忌增强扫描。过敏体质的患者可选用非离子型对比剂以减少不良反应,使用过程中要严密观察,一旦出现变态反应应及时处理、抢救,否则可能危及生命。为避免迟发型变态反应的发生,检查后应让患者留 CT 室观察 30 min 后再离开。CT 室应常备必需的急救药品、器械,以备抢救之用。注意药品的有效期,定时添补更新。

　　(4)危重患者,过多搬动有生命危险者,临床应先控制病情,可待病情较为稳定后再作 CT 检查。对危重患者的搬动及检查应迅速、轻柔,检查以满足诊断需要为标准,不宜苛求标准延误抢救时间。

(霍学军)

第三章

磁共振成像基础

第一节　磁共振成像的基本原理

　　生物体组织能被电磁波谱中的短波成分（如 X 线）穿透，但能阻挡中波成分如紫外线、红外线及微波。令人惊异的是，人体组织允许磁共振产生的长波成分如无线电波穿过，这是磁共振能用于临床的基本条件之一。

　　磁共振（MR）实际上是指核磁共振（NMR）。由于害怕"核"字引起某些人的误解与疑惧，目前通称为磁共振（MR）。核子自旋运动是自然界的普遍现象，也是核磁共振的基础。1946 年美国科学家 Bloch 与 Purcell 几乎同时独立地完成了核磁共振试验，这一科研成果获得了 1952 年诺贝尔物理学奖。自从揭示了"化学位移"现象以来，磁共振学迅速发展起来。1967 年 Jasper Jackson 在活的动物身上首次获得 MR 信号，1972 年 Lautebru 利用水模成功地获得了氢质子二维的 MR 图像，从 20 世纪 80 年代开始 MR 进入了医学临床应用阶段。

　　根据 19 世纪的 Gauss 学说，电与磁是一回事，可统称为电磁。电荷沿一导线运动或质子沿轴自旋即可产生磁场，而导线切割磁力线又可产生电流。自然界任何原子核的内部均含有质子与中子，统称核子，都带正电荷。核子像地球一样具有自旋性，并由此产生自旋磁场。具有偶数核子的许多原子核其自旋磁场相互抵消，不能产生核磁共振现象。只有那些具有奇数核子的原子核在自旋中才能产生磁矩或磁场，如 ^1H（氢）、^{13}C（碳）、^{19}F（氟）、^{31}P（磷）等。因此，可被选用为核磁共振成像术中的靶子，而氢原子更是其中的佼佼者。氢原子是人体内数量最多的物质，原子核中只含 1 个质子而不含中子，最不稳定，最易受外加磁场的影响而发生核磁共振现象，所以，现阶段临床应用的磁共振成像主要涉及氢质子。氢质子带 1 个正电荷，又能自旋，其周围自然形成一个小磁场，整个氢原子核实际上是一个自旋的小磁体。"核"的意思是指核磁共振成像主要涉及原子核（尤其是氢原子核），与核周围的电子层关系不大。"磁"有两个含义：①磁共振过程发生在一个巨大外磁体的孔腔内，它能产生一个恒定不变的强大的静磁场（B_0）；②在静磁场上按时叠加另外一个小的射频磁场以进行核激励并诱发核磁共振（B_1），还要叠加一个小的梯度磁场以进行空间描记并控制成像。"共振"是借助宏观世界常见的自然现象来解释微观世界的物理学原理。例如，一个静止的音叉在另一个振动音叉的不断作用下即可能引起同步振动，先决条件是两个音叉固有的振动频率相同。核子间能量的吸收与释放亦可引起共振,处于低能级的氢质子吸收的能量恰好等于能级差即跃迁到高能级水平,释放的能量恰好等于能级差又可跌落回低能级水平,核子这种升降波动是在一个磁场中进行的,故称之为"核-磁共振"(图 3-1)。

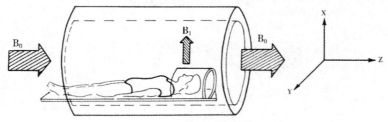

图 3-1　磁共振示意图

从人体进入强大的外磁场(B_0),到获得清晰的 MR 图像,人体组织与受检部位内的每一个氢质子都经历了一系列复杂的变化。①氢质子群体的平时状态:在无外磁场 B_0 的作用下,平常人体内的氢质子杂乱无章地排列着,磁矩方向不一,相互抵消;②在外加磁场中的氢质子状态:人体进入强大均匀的外加磁场 B_0 中,体内所有自旋的混乱的氢质子,其磁矩将重新定向,按量子力学规律纷纷从杂乱无章状态变成顺着外磁场磁力线的方向排列,其中多数与 B_0 磁力线同向(处于低能级),少数与 B_0 磁力线逆向(处于高能级),最后达到动态平衡;③通过表面线圈从与 B_0 磁力线垂直的方向上施加射频磁场(RF 脉冲),受检部位的氢质子从中吸收了能量并向 XY 平面上偏转;④射频磁场(RF 脉冲)中断后氢质子放出它们吸收的能量并回到 Z 轴的自旋方向上;⑤释出的电磁能转化为 MR 信号;⑥在梯度磁场(由梯度线圈发出)辅助下 MR 信号形成 MR 图像。

一、氢质子群体的平时状态

某些原子核(如氢原子核)可以看成是一个具有自旋能力的小星球,因为它带有电荷,自旋进动必然产生磁矩声,$\vec{U}$ 代表着该原子核周围小磁场的大小与方向。由这种磁偶极产生的小磁场颇似一个旋转着的小磁棒(图 3-2)。平时人体内的氢原子核处于无规律的进动状态,无数的氢原子核杂乱无章地进动着,漫无方向地排列着,其磁矩与角动量相互抵消,整个人体不显磁性(图 3-3A)。

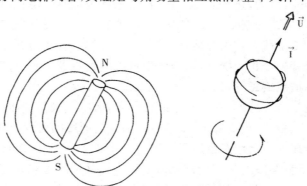

图 3-2　磁偶极产生的小磁场示意图

二、在外加静磁场中的氢质子状态

人体进入强大均匀的磁体空腔内,在外加静磁场 B_0 的作用下,原来杂乱无章的氢原子核一齐按外磁场方向排列并继续进动,整个人体组织处于轻度磁化状态(图3-3B)。由于氢质子的自旋量子数 $I=1/2$,只有两种基本的排列方向,一是顺向排列(向上自旋),二是逆向排列(向下自旋),前者与静磁场磁力线方向相同,相应的磁化量子数 $m=+1/2$,处于低能级状态;后者与静磁场磁力线方向相反,相应的磁化量子数 $m=-1/2$,处于高能级状态。在静磁场中氢质子自旋矢量的方位角 $\theta = \mathrm{arc}\,\mathrm{Cos}\,m\sqrt{I(I+1)}$。

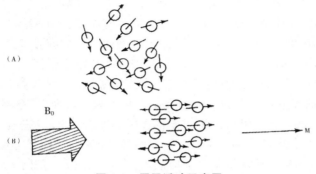

图 3-3 原子活动示意图

在静磁场中自旋(磁动量)矢量有一个转矩或电偶,它们环绕静磁场的纵轴进动,其速率可用 Larmor 公式算出:

$$f = \omega/2\pi = \gamma B_0/2\pi$$

式中,f 为共振频率(Hz),ω 为每秒的角频率(弧度),γ 为旋磁比,B_0 为静磁场。对每一种原子核来说 γ 是一个常数。

一大群原子核在静磁场中进动,每一个原子核的磁矩其位相是杂乱无章的。也就是说,它们在进动的圆环中其磁化矢量的顶端处于不同的位置,但联合起来可形成一个总的磁矩 $\vec{M}$。这个净磁矩 $\vec{M}$ 是接收线圈产生 MR 信号的根据。

对 MR 成像作用最大的核子是质子,尤其是氢质子。因为它在人体内数量最大,其重量小而磁动量大,在水溶液中氢原子核的数量级为 $10^{23}/cm^3$,其中半数以上与静磁场 B_0 的磁力线方向相同,处于低能级状态。每个氢原子核磁矩的总矢量(Σ)可用以下公式计算:

$$\vec{M} = \Sigma Pi\mu i$$

式中,$\vec{M}$ 为净磁矩,μi 为氢原子核的磁矩,Pi 为氢原子核的数量。由于能量差极小,因此在两个能级状态中自旋 $=1/2$ 的氢原子核数目基本相等。例如,在 1.5 T 的静磁场中处于同向低能级状态的氢原子核比处于逆向高能级状态者仅多 1×10^{-5}。

在低能级与高能级状态之间根据静磁场场强大小与当时的温度,势必要达到动态平衡,称为"热平衡"状态。此时,从低能级转入高能级的氢原子数恰好等于从高能级转入低能级的氢原子数,最后的磁化状态 M,称为"平衡"状态或"静息"状态。

三、施加射频(RF)脉冲后的氢质子状态

MR 信号的产生分两个步骤,一是磁共振的激励过程,二是磁共振的弛豫过程。如前面所述,氢质子是一群处于一定能量级与方向上不断自旋进动的微粒,它们类似于一般磁体,具有磁性、角动量与旋转性。在 MR 扫描机的孔腔内,人体内所有的氢质子小磁体都将顺着强大静磁场 B_0 的方向排列,其中较多的氢质子其磁矩方向与静磁场 B_0 相同(处于低能级),较少的氢质子

其磁矩方向与静磁场 B_0 相反(处于高能级)。人体内大量氢质子的小磁极相加,形成一个微弱的小磁场,其总磁化矢量 M 仅为静磁场 B_0 的几百万分之一,但方向相同。在常温的"热平衡"状态下顺静磁场 B_0 排列的氢质子数毕竟比逆向排列者多 10^6 倍,因此人体磁化矢量 M 与静磁场 B_0 方向一致。

通过射频(RF)线圈中的电流对 MR 孔腔中的人体组织施加一个垂直方向的交变磁场 B_1,诱发氢质子产生核磁共振,这就是磁共振的激励过程。交变磁场 B_1 是由射频线圈发出的,所以 B_1 又称为射频磁场。B_1 交变地发出与中断,按磁共振所需要的频率工作,所以又称为射频脉冲。射频磁场 B_1 与静磁场 B_0 有两点不同:①B_1 十分微弱,为 B_0 的万分之一,例如,B_0 的场强为 1.0T,而 B_1 仅为 0.000 1T 即足以诱发核磁共振;②静磁场 B_0 不仅强大,而且恒定,其磁力线方向与 MR 扫描机的孔腔平行。B_1 磁场迅速交变,其磁力线方向总是与静磁场方向垂直。

B_1 磁场的交变振动频率具有严格的选择性,必须准确地选择 B_1 磁场的频率,使之相当于 Larmor 共振频率,才能诱发受检组织内氢质子的磁共振现象。Rabi 发现,在静磁场 B_0 的垂直方向上施加一个交变磁场 B_1,只有在 Larmor 频率时,交变磁场的能量才会突然大量地被吸收,这种现象称为共振吸收现象。按照量子力学理论,氢质子在磁场中只能采取两种能级状态:高能级与低能级(图 3-4)。通过原子间的热运动相互碰撞,能量相互传递,氢质子可在 2 个能级间跃迁;通过吸收电磁场的光子氢质子也能从低能级跃迁到高能级,因为光子只能整个地被吸收,所以在一定的场强下能级差也是一定的,射频磁场 B_1 发射的电磁能(射频能量)必须恰好等于能级差才会被处于低能级状态的氢质子吸收,并借助于这个射频能量跃迁到高能级状态。在一定的场强条件下射频磁场的交变频率必须符合 Larmor 频率,它所发出的射频电磁能才恰好等于能级差。

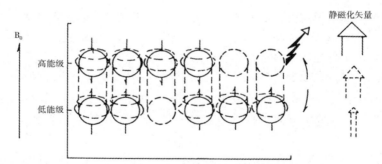

图 3-4　高能级与低能级示意图

所谓核磁共振就是指氢质子在两种能级上相互转换,当按照 Larmor 频率施加射频能量时,迫使氢质子的磁矩从 m＝＋1/2 低能级跃迁到 m＝－1/2 高能级状态。二者的能级差 E1/2－E－1/2＝rhB_0,rhB_0(＝h/2π)是一个常数。

磁共振的能量吸收只能在垂直于静磁场 B_0 的横向上查出来。因为横向上的磁化矢量 M_{XY} 具有时间依赖性,按照法拉第感应定律,M_{XY} 在进动过程中切割静磁场 B_0 的磁力线,可在接收线圈上感应出相应的电压。与此相反,在热运动平衡状态下的纵向磁化矢量是静止的,它不切割磁力线,因而不产生感应电流。当施加射频(RF)磁场 B_1 时,随着氢质子自旋进动的同步旋转,即会产生横向磁化矢量(图 3-5)。射频磁场 B_1 垂直于静磁场 B_0,其作用是旋转磁化矢量 M 偏离静息状态,M 在纵向上逐渐缩短,在横向上逐渐延长。如果射频磁场 B_1 施加的时间足够长,净磁化矢量 M 可俯垂90°,在横向上垂直于静磁场 B_0 而不断转动。旋转角度 θ 称为 RF 偏转角,

$\theta = \gamma B_1 T_2$，该公式中 B_1 是射频磁场的大小，T 是施加的时间。由此可见，RF 偏转角度可通过 B_1 磁场的强弱与施加时间加以控制。

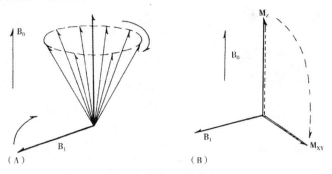

图 3-5 磁化矢量示意图

从图 3-5(B)可以看出，在射频磁场 B_1 的作用下，磁化矢量 M 开始转动，随着时间的延长 M 在横向上逐渐增大，从原来的 Z 轴上向 XY 平面贴近(图 3-6)。

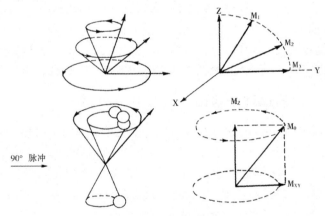

图 3-6 磁场形成示意图

(1)射频磁场 B_1 是以无线电波的频率提供的，所以又称为射频脉冲。施加射频脉冲会使氢质子旋转在同一相位上，称为同步。同步化可以看做净磁化矢量 M 在静磁场 B_0 中的相对性同步转动。

(2)控制射频磁场 B_1 的幅度与时限，可准确地控制 M 与静磁场 Z 轴(纵轴)的夹角，使之转至 90°、180°或其他角度(图 3-7)。

(3)使磁化矢量 M 产生 90°或 180°转动的射频脉冲分别称为 90°脉冲或 180°脉冲。

(4)磁化矢量的转动角度可以通过 Larmot 公式加以计算，即 $V_1 = \dfrac{1}{2\pi}\gamma \cdot B_1$。这个公式说明在激发脉冲后磁化矢量的进动过程，$V_1$ 是旋进的频率，B_1 是射频脉冲的幅度。在单位时间内 (tp)磁化矢量转动的周数为 $rB_1 tp$，每周 360°，所以磁化矢量的转动角度为 $\theta = \dfrac{\gamma}{2\pi}B_1 tp \cdot 360°$。根据标准射频频率的理论，一个长度为 t 的射频脉冲可以覆盖其频率范围的 1/2，也就是说，100 μs 脉冲可以覆盖 5 kHz。

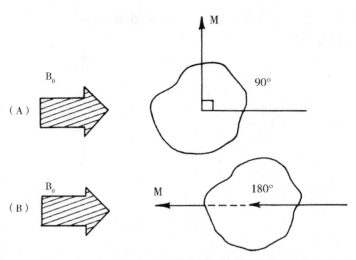

图 3-7　磁场形成示意图

　　总之,施加 90°、180°或其他角度的射频脉冲后,人体组织内受检部位的氢质子因接收了额外的电磁能,其磁化矢量偏离了静磁场的方向而转动 90°或 180°,部分处于低能级的氢质子因吸收了能量而跃迁到高能级状态。这一接收射频磁场电磁能的过程就称为磁共振的激励过程。在激励过程中氢质子吸收了额外的电磁能,由低能级升入高能级,从而进入了磁共振的预备状态。

四、射频脉冲停止后的氢质子状态

　　一旦射频(RF)磁场 B_1 停止,净磁化矢量 M 就仅受静磁场 B_0 的作用,并环绕着 B_0 进动。如果在静磁场 Y 轴方向上安置一个线圈,净磁化矢量 M 在盘旋转动时必将在该线圈中感应出一个 AC 电压,$V = M_{XY}° Cos \omega t_2$,该公式中 $M_{XY}°$ 是 90°射频脉冲中止时横向上的磁化矢量,t 是从 90°盘旋转动至电压测量时的间隔,由此引起的信号强度是一个余弦,其大小与磁化矢量呈正比,其频率相当于 Larmor 频率。当横向磁化矢量从缩短至消失,信号也衰减至零,这种衰减呈指数衰减,需要恒定的时间 $t_2 *$,与此同时线圈上测出的电压也递减至零。因此,感应电压比较准确的表达公式应为:$V = M_{XY}° e^{-t/t_2 *} Cos \omega t_2$。上述现象称为“自由感应衰减”或称 FID 信号。无论吸收或释放电磁能,都必须在 Larmor。共振频率的特殊条件下才能进行。氢原子核等在 Larmor 共振频率条件下这种电磁能的吸收与发射过程,就是核磁共振。

　　如果知道静磁场 B_0 的场强大小,即可计算出 Larmor 共振频率,Larmor 方程式为 $\omega_0 = \gamma B_0$,即共振频率(MHz)=γ·静磁场场强(T),式中,ω_0 为共振频率(MHz);B_0 为静磁场场强(T);γ 为一个常数,称为旋磁比,氢原子核的旋磁比为 42.58 MHz/T_2。以超导型 MR 扫描机为例,当静磁场场强为 0.5 T 时,$\omega_0 = 42.58 × 0.5 = 21.3$ MHz;当场强为 1.0 T 时,$\omega_0 = 42.58 × 1.0 = 42.58$ MHz;当场强为 1.5 T 时,$\omega_0 = 42.58 × 1.5 = 63.9$ MHz。上述频率非常接近于自动电话机与民用无线电收音机的波频,因此通常称 B_1 磁场为射频磁场,称产生这一波频的线圈为射频(RF)线圈。

　　对 MRI 来说,Larmor 方程有以下实用价值。

　　(1)静磁场场强的大小决定了 MR 扫描机工作时所需要的射频频率,静磁场场强与共振频率之间呈线性关系(表 3-1)。

表 3-1 氢原子核在不同静磁场中的共振频率

MR 扫描机的场强（T）	共振频率（MHz）
0.15	6.4
0.3	12.8
0.5	21.3
0.6	25.5
1.0	42.6
1.5	63.9
2.0	85.3

（2）除氢核子外还有某些核子亦可产生核磁共振，但其旋磁比有所不同（表 3-2）。

表 3-2 某些顺磁性物质的旋磁比

原子核	旋磁比 γ（MHz/T）
^1H	42.58
^{19}F	40.05
^{31}P	17.23
^{23}Na	11.26
^{13}C	10.76

（3）静磁场的微小变化将使共振频率发生相应的微小变化，梯度线圈产生的微小磁场叠加在静磁场上，会引起频率与时相的微小变化，通过频率编码与相位编码，可以确定每一个像素的空间位置，这是 MR 成像的基础。

当射频磁场 B_1 中断时，激励过程即告完成，弛豫过程随之开始，受激励的氢质子将释放出它们吸收的能量，重新回到静磁场原先排列的平衡位置上。在回返过程中转动的净磁化矢量 M 将感应出一个电磁波，通过接收线圈检测出来，就是呈指数衰减的 MR 信号。

总而言之，激励的氢质子释放能量并回返原先排列方位的过程就称为弛豫。释放的能量以无线电磁波的形式发射出来，是 MR 成像的基础（图 3-8）。

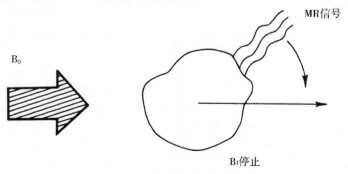

图 3-8 MR 成像的基础

弛豫过程伴随着能量释放，只有在发射频率与吸收频率相同的条件下，即在 Larmor 共振频率时吸收的能量才能释放出去。能量释放会伴发下列情况：①射频线圈可兼做天线接收器（接收线圈），释放的能量以无线电波的形式发射，被接收线圈接收并记录成 MR 信号；②能量不可逆性地散布于人体周围组织"晶格"中，化为热量或诱发分子运动（T_1 弛豫）；③能量可逆性地转移到其他正在共振的氢质子上，使其相位的一致性丧失（T_2 弛豫）。

　　射频线圈（接收线圈）只能记录与静磁场 B_0 方向垂直的能量成分；与静磁场 B_0 平行的能量成分因变化太慢，不能在 RF 线圈内诱发出有意义的 MR 信号。受检部位每个小的组织体素（容积）所发出的 MR 信号均有细微的差异，利用梯度磁场的频率编码与相位编码方法，足以破译出 MR 信号的细微差异，通过傅立叶转换，可将组织内每个 MR 信号的位置及强度计算出来，并重建成电视屏幕上的亮点，信号越强则亮点越白。

　　净磁化矢量 M 回返的过程由两个时间常数所决定，分别称为 T_1 弛豫时间与 T_2 弛豫时间。净磁化矢量先从静磁场 B_0 的垂直面上开始衰减，称为横向弛豫（T_2 弛豫）；继之逐步返回静磁场 B_0 的方向，称为纵向弛豫（T_1 弛豫）。

　　净磁化矢量 M 在弛豫过程中是不断转动的，在垂直于静磁场 B_0 的 XY 平面上转动的半径越来越短（T_2 弛豫），在平行于静磁场 B_0 的 Z 轴上逐渐延长（T_1 弛豫）。

　　在 MR 技术中仍然沿用横断面（轴面）、冠状面及矢状面代表人体的三维空间。Z 轴代表静磁场 B_0 的磁力线方向，人体进入磁体圆孔腔内，组织形成的净磁化矢量 M_0 与 Z 轴平行，这一过程需时几秒钟。施加 90°射频脉冲后，净磁化矢量 M 偏转 90°，在 XY 平面上转动（M_0）。90°脉冲中断后弛豫开始，此后随着弛豫时间的延长 M_{XY} 缩短，而 M_Z 延长，如图 3-9，图 3-10 所示。

　　弛豫过程中纵向磁化矢量的增长（T_1 延长）与横向磁化矢量的缩短（T_2 缩短）均呈指数函数关系，在一定的静磁场中 T_1 与 T_2 是两个时间常数。

$$T_1（纵向弛豫）\cdots\cdots M_2 = M_0(1 - e\frac{t}{t_1})$$

$$T_2（横向弛豫）\cdots\cdots M_{XY} = M_0 e\frac{t}{t_2}$$

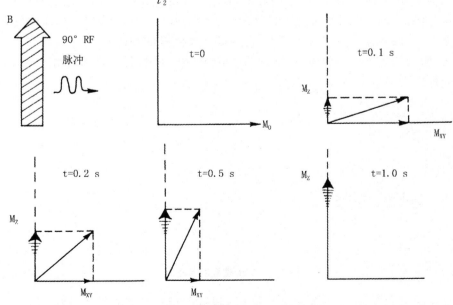

图 3-9　弛豫过程中 M_{XY}、M_Z 与时间的关系

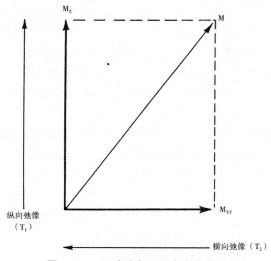

图 3-10 T_1 弛豫与 T_2 弛豫的方向

90°脉冲后净磁化矢量 M 与静磁场 B_0 呈 90°，此时 M_1（M_z）成分为 0；纵向弛豫开始后 M 矢量偏转，并回返至平衡状态，此时 M_1（M_z）最长并与静磁场 B_0 的方向平行。M_1（M_z）方向上的纵向弛豫过程呈指数增长曲线，其特征性的时间常数 T_1 在磁共振学上被定义为从零增长到 $1-1/e$ 所需要的时间，即从零到达其最终最大值 63％所需要的时间。

T_2 弛豫代表 90°脉冲之后在均一静磁场 B_0 中共振氢质子脱离相位（丧失相位一致性）所需要的时间。90°脉冲中断的瞬间，M 矢量的 M_z（M_{XY}）成分最大，弛豫开始后横向上的 M_z（M_{XY}）成分向零递减，达到平衡状态时横向磁化矢量 M_z（M_{XY}）不复存在，此刻共振质子间的相位一致性丧失殆尽。M_z（M_{XY}）递减过程也是一个指数递减曲线，其特征性的时间常数 T_2 在磁共振学上被定义为最大值递减至 $1/e$ 所需要的时间，即从最初最大值到达 37％所需要的时间（图 3-11）。

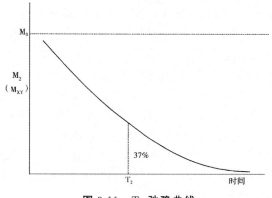

图 3-11 T_2 弛豫曲线

T_1 弛豫方向平行于外磁场 B_0 方向，在此过程中能量从共振氢核向周围晶格中散失。T_2 弛豫方向垂直于外磁场 B_0，在此过程中不涉及从共振氢核向周围晶格的能量散失，共振质子失去相位的一致性，共振核之间有彼此的能量交换，但无能量丢失。T_1 与 T_2 弛豫过程是理解人体组织 MR 成像的关键。目前 MR 成像中常见的 T_1 与 T_2 加权像即表现了组织的 T_1 与 T_2 弛豫特征。

　　T_1 弛豫即纵向弛豫,又称为"自旋-晶格弛豫"。RF 脉冲使氢原子核吸收能量而处于激励状态;激励的氢原子核必须将它们吸收的过多的能量逸散于周围的环境即分子晶格中,才能重新回返原来的平衡状态,所以这一弛豫过程称为"自旋-晶格弛豫"。回返到平衡状态也需要一个激发的射频磁场,引起自旋-晶格弛豫的射频磁场是由周围环境中的原子核晶格提供的,又称为晶格磁场。晶格磁场最常见的来源是周围组织中磁核产生的偶极磁场,例如在水分子中有 2 个氢原子核,其中一个氢核产生一个小磁场,并影响邻近的另一个氢质子,这就是一个偶极磁场(图 3-12)。晶格磁场的波动频率必须与激励氢质子的进动频率相一致,也就是在 Larmor 共振频率的条件下才能激发氢质子释放它们吸收的能量,从而回返到原来的平衡状态。在液体中晶格磁场的波动是由分子盲目的热运动(布朗运动)引起的。

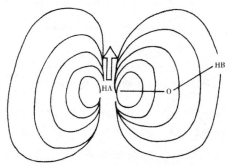

图 3-12　偶极磁场示意图

　　分子重新定向的平均速率与分子的大小有关。小分子(如水)比大分子(如脂质)重新定向要快得多,巨大分子(如蛋白质或 DNA)重新定向则十分缓慢。在适当的 MR 场强中,中等大小的分子如脂肪分子,其转动频率最接近于 Larmor 进动频率,因此脂肪质子的弛豫比水分子要弛豫得快;而水分子的平均转动频率远远大于氢质子的进动频率,所以水分子弛豫相当缓慢。巨大分子如蛋白质的转动频率比氢质子的进动频率缓慢得多,所以蛋白分子弛豫得相当缓慢。进动频率与外加静磁场的场强成正比,所以,T_1 弛豫时间还具有场强依赖性。

　　分子弛豫快其 T_1 弛豫时间就短,例如,脂肪的 T_1 为几百毫秒,而纯水的 T_1 为 3 s。在共振频率(ω_0)中弛豫率与晶格磁场的场强成正比,因此,Larmor 频率的变化势必改变组织的弛豫时间。外加静磁场场强增大会使共振频率 ω_0 增大,组织的弛豫时间也随之延长(长 T_1)。

　　游离水弛豫缓慢(长 T_1 与长 T_2),但生物组织中的水却弛豫得相当快,T_1 弛豫时间仅为几百毫秒。为了解释这一现象,有人认为组织中的部分水分子吸附在蛋白质分子的表面上,形成结合水(图 3-13)。由于蛋白大分子的牵扯结合水的运动速度缓慢下来,比较接近于 Larmor 进动频率,因而弛豫增快,T_1 值得以缩短。正常组织中的游离水与结合水处于一种快速的动态平衡状态,在病理情况下这种快速动态平衡发生紊乱,例如肿瘤及邻近的水肿区,其结合水释放,游离水增加,因而呈长 T_1 与长 T_2 信号。

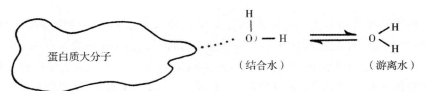

图 3-13　组织中水分子的两种形式:游离水与蛋白结合水

表 4-3 列出了在 1.4 T 场强中各种组织的弛豫时间,从中可见胼胝体、白质的 T_1 值明显短于脑灰质;因为白质中的含水量明显低于灰质。

表 3-3 场强为 1.4T 时各种脑组织的弛豫时间

脑组织	T_1 值(ms)	T_2 值(ms)
壳核	747±33	71±4
尾状核	822±16	76±4
丘脑	703±34	75±4
皮层灰质	871±73	87±2
胼胝体	509±39	69±8
半卵圆中心白质	515±27	74±5
内囊	559±18	67±7
脑脊液(侧脑室)	190±353	250±3

T_2 弛豫即横向弛豫,在此过程中不存在能量从氢原子核向周围晶格中的转移,但激励氢核与静息氢核之间彼此交换能量,也就是说,处于静息状态的氢核吸收了激励氢核释放的能量。横向磁化矢量丧失的速率决定着 T_2 弛豫时间的长短。横向磁化矢量之所以丧失,是由于氢核之间相互作用使其磁动量丧失了位相上的一致性。在一个理想的均匀磁场中,所有氢核的进动频率应当相同并保持位相的一致性。但外加静磁场都不够均匀,人体组织的固有晶格小磁场也不够均一,这就导致了磁场的不均匀性,后者使氢核以略有差异的速率进动,共振频率的差异会越来越大,必然引起位相一致性的丧失及横向磁化矢量的丧失。T_2 弛豫时间就是指人体局部小磁场横向磁化矢量丧失所需要的时间,它主要与人体组织的固有小磁场有关。大分子比小分子的 T_2 弛豫快,因为大分子重新定向比较缓慢。结合水(与巨大分子如蛋白质紧密结合)的进动速度接近于 Larmor 共振频率,所以 T_2 弛豫快,但比 Larmor 共振频率慢得多的巨大分子其 T_1 弛豫慢。与 T_1 相比 T_2 对外磁场的大小不那么敏感。在生物组织中 T_2 的波动范围为50～100 ms。游离水的 T_2 值比结合水长得多,病灶处 T_2 值延长显然与游离水/结合水比率增大有关,肿瘤、梗死、炎症及其水肿区内游离水比例高,所以呈长 T_2 高信号。

如果不检测自由感应衰减,可以另外观测"自旋回波"。众所周知,在一个 90°脉冲之后一定的时间(T_2)内,MR 信号应衰减殆尽,这段时间即所谓自旋-自旋弛豫时间,或称为横向弛豫时间。但实际上横向磁化矢量的衰减速度比自由感应衰减速度快得多,即 $T_2 *$ 值比 T_2 值短得多,$T_2 *$ 就是所谓的实际横向弛豫时间。造成横向弛豫速度加快的主要原因是外加静磁场的空间不均匀性。由于静磁场场强在空间上不太均匀,人体不同部位的氢质子实际上是在略有差异的不同的场强条件下自旋,其进动频率自然也会略有差异。这样一来,必然加速自旋氢质子丧失其位相上的一致性,因而横向磁化矢量的实际缩短速度比单纯的 T_2 弛豫速度要快。世界上迄今尚未制造出理想的完全均匀的静磁场,为了克服磁场空间不均匀性带来的弊端,物理学家在 MR 技术中创用了 180°射频脉冲。在 90°脉冲后一定时间内(t),再施加一个 180°射频脉冲,在 t(ms)后(即所需时间 t=90°脉冲后 2t)可以重建位相的一致性(重聚焦),这样一来,因静磁场空间不均匀而失去位相一致性的核,又回到彼此一致的位相上,并能从这一过程中记录下 MR 信号,故称为回波。2t 也称为回波延迟时间(TE)。

为了更好地理解这一物理过程,可以参看图 3-14。A 代表 90°脉冲后即刻的横向磁化矢量

$(t_1=0)$,B 代表 $t_1=t$ 时的横向磁化矢量。此时该矢量已进动了许多圈,并呈扇形散开于不同的方位上,有的进动快(F),有的进动慢(S),此时围绕着 Y 轴施加一个 180°射频脉冲,企图将脱离位相一致性的各个横向磁化矢量驱赶到镜面像的位置上,这样一来进动快的横向磁化矢量 F 又回过头去尾随进动慢的横向磁化矢量 S,向相反的方向进动。显然,再经过 t(ms)那些自旋进动快的氢质子(F)会追上那些自旋进动慢的氢质子,同时回返到 90°脉冲后一致的位相上(C),这是人为创造的一个"自旋回波"(SE)。从 90°脉冲开始至回波完成之间的时间间隔就是所谓"回波时间"(TE)。

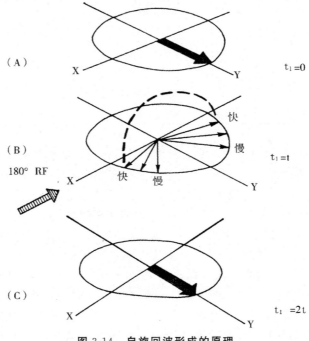

图 3-14　自旋回波形成的原理

自旋回波形成的过程像一场独出心裁的赛马。$t_1=0$ 相当于比赛开始,所有的参赛马都排列在起跑线上。比赛开始后 $t_1=t$,每匹马按自己的速度拉开了距离,快马(F)跑得远,慢马(S)跑得近。此时一声回跑令,马匹均按原速回返,$t_1=2t$ 时快马慢马几乎同时回到起跑线。

(霍学军)

第二节　磁共振成像的适应证与禁忌证

磁共振扫描主要使用强磁场与射频脉冲,目前使用的磁场强度为 0.15～2.0 T,相当于 1 500～20 000 Gauss。使用强磁场的目的是使人体组织内的原子核磁化。使用射频脉冲的目的是给予磁化的原子核一定的电磁能。人体原子核接受了电磁能在弛豫过程中又释放出来,并形成磁共振信号,电子计算机将 MR 信号收集起来,按强度转换成黑白灰阶,按位置组成二维或三维的形状,灰阶与形状最终组成 MR 图像,供临床诊断与分析。由此可见,磁共振检查不像 CT 扫描那样要受到 X 线的辐射损伤,它是一种崭新的无创性的影像学检查手段,对患者既安全又可靠,不会造成任何损害。

一、患者受检前的准备

在进入强磁场检查室之前,医生应对患者做适当的解释工作,以消除其思想顾虑。

(1)详细询问现病史与既往史,结合申请单上临床医师查出的症状、体征、实验室检查及拟诊,确定扫描部位及层面选择,以便有的放矢地查出病变的部位、范围与性质。

(2)询问并检查患者是否有心脏起搏器、神经刺激器、人工心脏瓣膜、眼球异物及动脉瘤夹,发现这些物品者不要进行检查。

(3)进入检查室以前取下患者身上的一切金属物品,如假牙、发卡、戒指、耳环、钥匙、钢笔、手表、硬币等,这些物体会造成金属伪影,影响成像质量。信用卡、磁盘、磁带也应取下,否则会发生去磁损坏。检查眼部前应洗掉眼影等化妆品,检查盆腔应取出妇女卫生巾及避孕环,否则也会因伪影而影响诊断。

(4)幼儿、烦躁不安与幽闭恐惧症患者应给予适量镇静剂,如水合氯醛、地西泮等。

(5)使患者尽量舒适地平卧在检查台上,盖上棉毯以保持温暖。

(6)预先向患者解释检查过程中的一些现象,如梯度场启动会有噪声,使患者能安心静卧,平稳呼吸,如有不适可用话机与医生交谈。

(7)中风、脑瘤伴颅内高压者应先采取降颅内压措施,否则患者仰卧会因喷射性呕吐而造成窒息与吸入性肺炎。由于检查时间较长,为预防意外,可侧卧位扫描。

二、安全性问题

由于磁共振采用强磁场,在使用过程中需特别注意以下几个问题。

(1)医用磁共振扫描仪的场强均在 2.0 T 以下,对人体并无有害的生物学效应。虽然梯度磁场引起的场强变化可使受激励组织发生生物电流感应,但电流强度十分微弱,远远低于能够刺激心脏、神经细胞与肌肉纤维所需要的强度。目前认为,外磁场强度应限制在 2.0 T 以下,启动梯度磁场应限制在 3.0 T/s 以下,射频脉冲的功率应限制在 0.4 W/kg 以下。

(2)即使微弱的磁场也足以造成心脏起搏器及神经刺激器失灵,因此带有上述装置者禁止进入磁共振室。

(3)在强磁场内的射频脉冲可使受检组织与植入体内的金属物体温度轻微上升。较大的金属物,如人工髋关节与哈氏棒,具有导电性,温度可上升 1 ℃～2 ℃。

(4)动脉瘤夹含镍量较高,在强磁场中会产生较大的扭矩,有导致动脉瘤破裂的危险。

(5)迄今尚未发现医用磁共振设备引起人体基因的变异或婴儿发育障碍,但检查妊娠期妇女应十分慎重,一定要做磁共振者应尽量减少射频次数及发射时间。

(6)心电监护仪、人工呼吸机、心脏起搏器等抢救设备不能进入强磁场的检查室,因此危重患者应避免在抢救期受检。

(7)超导型 MR 扫描仪采用液氦与液氮制冷,密封管道一旦漏气,氦气上升,氮气下沉,使正常空气层逐渐变窄,影响患者的氧供,应随时注意检查。

三、中枢神经系统磁共振检查的适应证

中枢神经系统位置固定,不受呼吸、心跳、胃肠蠕动及大血管搏动的影响,运动伪影很少,而

磁共振又无骨质伪影的干扰,所以 MR 对脑与脊髓病变的效果最佳。总起来说,中枢神经系统的器质性病变往往都有相应的磁共振特征,有的表现为形态学改变,有的表现为信号异常,有的形态与信号均有改变,结合病史、临床改变与化验检查,大多数病例可以做出定位与定性诊断。

（一）脑血管病变

(1)缺血性中风如动脉粥样硬化性脑梗死、腔隙性脑梗死、分水岭脑梗死等,MR 均比 CT 敏感而特异。MR 对显示出血性梗死有独特的价值。

(2)出血性中风如大灶性脑出血、小灶性脑出血、脑叶出血、蛛网膜下腔出血、硬膜外血肿、硬膜下血肿等,MR 均可显示。在高场强条件下 MR 能显示血肿内含氧血红蛋白、脱氧血红蛋白、正铁血红蛋白、含铁血黄素等生化改变,能将血肿进行准确的分期诊断。

(3)双重性中风,既有脑出血又有脑梗死,在 MR 上显示得最清楚。

(4)脑动脉瘤、动静脉畸形均表现为流空血管影。MR 能显示 DSA 与 CT 均不显影的隐性血管畸形,尤其是海绵状血管瘤。

(5)静脉窦血栓形成在 MR 上可以确诊。

（二）感染与炎症

各种细菌、病毒、真菌性脑炎与脑膜炎,结核性脑膜炎与肉芽肿在 MR 上均可显示,注射顺磁性对比剂 Gd-DTPA 对定性诊断更有价值。对弓形体脑炎、脑囊虫病、脑棘球蚴病可做定性诊断,并能分期分型。

（三）脑部退行性病变

MR 显示皮质性、髓质性、弥漫性脑萎缩优于 CT。MR 能诊断原发性小脑萎缩与橄榄桥脑小脑萎缩。MR 能显示动脉硬化性皮层下脑病、阿尔茨海默病与鞘磷脂沉积病、亨廷顿舞蹈病、肝豆状核变性、亚急性坏死性脑脊髓病、CO 中毒、霉变甘蔗中毒、甲状旁腺功能减退及 Fahr 氏病。MR 能显示帕金森氏综合征、Shy-Drager 综合征、运动神经元病的异常铁沉积。

（四）脑白质病变

MR 对诊断多发性硬化、视神经脊髓炎、Balo 同心圆性硬化、弥漫性硬化有重要价值。MR 可确诊异染性脑白质营养不良、肾上腺皮质营养不良等髓鞘发育障碍。

（五）颅脑肿瘤

脑瘤在 MR 上有形态学与异常信号两种改变,除占位效应外多数脑瘤呈长 T_1 与长 T_2 信号。脂肪瘤与含三酸甘油酯的胆脂瘤、畸胎瘤内有特征性的短 T_1 高信号。恶性黑色素瘤有特征性的短 T_1 短 T_2 信号。MR 显示肿瘤内出血尤为敏感。注射 Gd-DTPA 可分辨胶质瘤的恶性程度,并能分辨瘤组织与水肿区。

（六）颅脑外伤

脑挫裂伤内的软化坏死与出血灶在 MR 上泾渭分明。外伤性脑内血肿、蛛网膜下腔出血、硬膜外或硬膜下血肿在 MR 上显影清晰且持时长久。

（七）脑室与蛛网膜下腔病变

MR 能显示室间孔与中脑导水管,因而易于分辨梗阻性或交通性脑积水。MR 显示蛛网膜囊肿、室管膜囊肿、脑室内肿瘤、脑室内囊虫、蛛网膜下腔囊虫等均很敏感。

（八）颅脑先天性发育畸形

MR 是显示发育畸形最敏感而准确的方法,如大脑或小脑发育不良、脑灰质异位症、胼胝体发育不良、神经管闭合障碍、Dandy-Walker 综合征、Chiari 畸形、结节性硬化、神经纤维瘤病等。

（九）脊髓与脊椎病变

从矢状面、轴面与冠状面上直接显示脊髓与脊椎（包括椎间盘）是 MR 的突出贡献。脊椎骨折、椎间盘损伤与脊髓受累的关系在 MR 上一目了然。MR 能对颈椎病进行分期与分型诊断。MR 显示椎管狭窄、腰椎间盘病变、脊髓结核与转移瘤相当清楚。MR 直接显示脊髓空洞、脊髓动静脉畸形、髓内出血、硬膜下或硬膜外血肿、蛛网膜囊肿均很清晰。MR 显示髓内与髓外肿瘤均优于 CT，还可显示肿瘤性脊髓空洞、瘤内出血与囊变，增强 MR 可勾画出肿瘤侵犯的具体范围。

四、体部磁共振检查的适应证

磁共振对软组织的分辨力明显优于 CT，能直接显示血管结构，能显示铁质等顺磁性物质，能分辨脂质与含水组织，这是它在体部脏器与骨骼关节肌肉系统得以推广应用的基本优势。附加呼吸门控与心脏门控技术使磁共振可以检查肺脏与心脏，并提高腹部脏器的分辨力。但磁共振扫描时间长，检查腹部脏器时胃肠运动伪影造成的干扰较大。为提高肺脏与心脏的分辨率需加用较为复杂的门控技术以抑制运动伪影。因而腹部 MR 扫描在某些方面并不比 CT 扫描优越。

（一）五官与颈部病变

由于 MR 的软组织分辨力高，可进行矢、冠、轴多方位扫描，又无骨质伪影的干扰，在检查眼部、鼻窦、内耳、鼻咽、喉与颈部病变方面比 CT 优越；但在显示上述部位的骨质受累方面不如 CT。

（二）肺与纵隔病变

肺与纵隔的磁共振检查需加呼吸与心脏门控。由于 MR 可行冠状与矢状面扫描，因而具备了常规 X 线的优点。由于 MR 可行轴面扫描，因而具备了 CT 扫描的优点。像 CT 一样，MR 擅长显示肺与纵隔内的肿瘤与淋巴结肿大，MR 还可直接分辨纵隔内的大血管与淋巴结。肺内炎症、结核、纤维化、肺大疱、胸腔积液、支气管扩张等病变，在 MR 上均可显示。

（三）心脏与大血管病变

心脏与大血管磁共振检查需加心电门控。由于快速流空效应，心腔与大血管均呈无信号黑影，其内的肿瘤呈软组织影，其内的血栓呈正铁血红蛋白独特的高信号。MR 可直接显示主动脉瘤、主动脉夹层动脉瘤等大血管病变。MR 能直接显示肥厚性心肌病、充血性心肌病、缩窄性心肌病、心包积液及室壁瘤。急性与慢性心肌梗死区呈长 T_1 与长 T_2 异常信号。MR 能显示风湿性心脏病瓣膜改变，并能显示前负荷与后负荷增加所致的继发性改变。对各种先天性心脏病变如室间隔或房间隔缺损、法洛氏四联症、马方综合征等病理改变在 MR 上必须选择适当的层面才能显示。

（四）肝胆系统病变

MR 能诊断肝囊肿、肝海绵状血管瘤、肝癌、肝转移癌。MR 对鉴别海绵状血管与肝癌（包括转移癌）有特别重要的价值，少数 CT 增强动态扫描难以确诊的海绵状血管瘤在 MR 重 T_2 加权像上可以与肝癌明确地加以鉴别。MR 诊断肝硬化可以借用 CT 的所有标准，但 MR 可以直接显示食道与胃的静脉曲张。MR 在显示急性肝炎方面优于 CT，但诊断脂肪肝却不如 CT，因为脂肪肝内脂肪成分与含水成分的化学位移信号相互抵消，使信号变化反而减弱。

MR 诊断急慢性胆囊炎可以借用 CT 的诊断标准，T_1 加权像与 CT 所见雷同。MR 可鉴定胆囊浓缩胆汁的能力,有助于鉴别急性与慢性胆囊炎。MR 显示胆囊癌与 CT 类似。MR 诊断胆石症似不如 CT 敏感,CT 上胆石呈高密度,而 MR 上胆石呈低信号。

MR 显示梗阻性黄疸的作用与 CT 相同,也能区分梗阻的部位,从而区分出低位梗阻性黄疸与高位梗阻性黄疸。胆道扩张在 CT 上呈低密度,在 MR 上呈长 T_1 长 T_2 异常信号。对肝内胆管扩张 MR 优于 CT,因为 CT 上扩张的胆管与肝内静脉皆呈低密度,而在 MR 上肝内静脉呈流空低信号,而淤滞的胆管呈长 T_1 长 T_2 信号。

（五）胰脏病变

胰脏是 MR 检查中比较薄弱的环节,由于 MR 扫描时间长,胃肠蠕动伪影的干扰较大。胰脏周围为脂肪,其后有大血管,其前有含气肠腔,因而化学位移伪影的干扰也比较大。MR 可以沿袭 CT 的标准显示胰腺癌、胰岛细胞瘤、急性胰腺炎、慢性胰腺炎与胰腺假性囊肿,但并不比 CT 的影像清晰。

（六）肾脏与泌尿系统病变

肾脏周围为脂肪,后者呈短 T_1 高信号。肾脏为含水脏器,在与脂肪的交界面上因化学位移伪影,可勾画出肾脏的轮廓,在冠状面上尤其清晰。MR 可以显示肾脏的肿瘤、囊肿、肾盂积水等 CT 可以显示的病变。MR 显示输尿管与膀胱病变与 CT 雷同,但显示结石并不优于 CT。

（七）盆腔病变

MR 显示男性盆腔与女性盆腔病变均略优于 CT,因盆腔脏器不受运动伪影的干扰,MR 又能直接区分流空的血管与肿大的淋巴结,因而盆腔肿瘤、炎症均显影清晰。

（八）关节肌肉病变

MR 显示关节肌肉系统的病变明显优于 CT,对关节软骨与韧带损伤的显示更为其他影像学检查所无法比拟,因此关节肌肉病变的 MR 检查日益普及。

五、磁共振检查的禁忌证

磁共振采用高场强扫描成像,为防止发生意外,下列情况应视为禁忌证:①带有心脏起搏器及神经刺激器者;②曾做过动脉瘤手术及颅内带有动脉瘤夹者;③曾做过心脏手术,并带有人工心脏瓣膜者;④有眼球内金属异物或内耳植入金属假体者。

下述情况检查时应慎重对待:①体内有各种金属植入物的患者;②妊娠期妇女;③危重患者需要使用生命支持系统者;④癫痫患者;⑤幽闭恐惧症患者。

（霍学军）

第四章

超声诊断基础

第一节　超声波的反射和透射

超声波从一种介质传播到另一种介质时,若在界面上介质声阻抗突变或界面的线度远大于声波波长和声束直径,那么在界面上一部分能量反射回来(形成反射波),另一部分能量透过界面在另一种介质中传播(形成透射波),在界面上,声能(声压、声强)的分配和传播方向遵循一定的变化规律。

一、超声波垂直入射到平面界面上的反射和透射

当超声波垂直入射到足够大的光滑平面时,将同时发生反射和透射,如图 4-1 所示。反射波和透射波的声压(声强)由声压反射率(声强反射率)和声压透射率(声强透射率)表示。

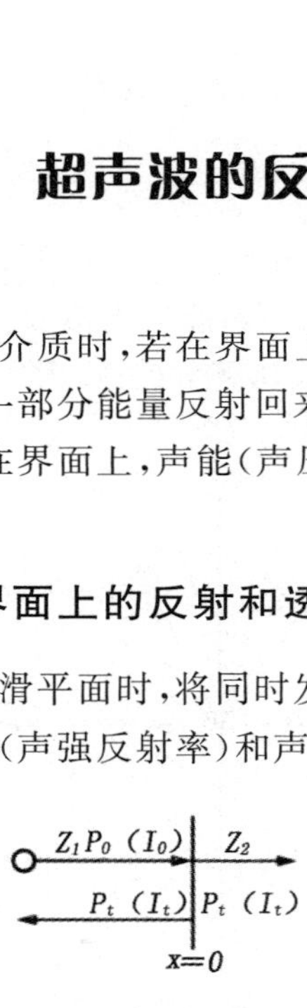

图 4-1　超声波垂直入射到平面界面上的反射和透射

设入射波的声压为 p_0(声强为 I_0),反射波的声压为 p_r(声强为 I_r),透射波的声压为 p_t(声强为 I_t)。界面上反射波的声压 p_r 与入射波声压 p_0 之比为界面的声压反射率,用 r 表示:

$$r = \frac{p_r}{p_0} = \frac{Z_2 - Z_1}{(Z_2 + Z_1)}$$

式中,Z_1 为介质 1 的声阻抗,Z_2 为介质 2 的声阻抗。

界面上反射波的声强 I_r 与入射波声强 I_0 之比为界面的声强反射率,用 R 表示:

$$R = \frac{I_r}{I_0} = \frac{\left(\frac{p_r{}^2}{2Z_1}\right)}{\left(\frac{p_0^2}{2Z_1}\right)} = \frac{p_r{}^2}{p_0^2} = r^2 = \left[\frac{(Z_2 - Z_1)}{(Z_2 + Z_1)}\right]^2$$

界面上透射波的声压 p_t 与入射波声压 p_0 之比为界面的声压透射率,用 t 表示:

$$t = \frac{p_t}{p_0} = \frac{2Z_2}{(Z_2 + Z_1)}$$

界面上透射波的声强 I_t 与入射波声强 I_0 之比为界面的声强透射率,用 T 表示:

$$T = \frac{I_t}{I_0} = \frac{(\frac{p_t^2}{2Z_2})}{(\frac{p_0^2}{2Z_1})} = \frac{Z_1}{Z_2} \times \frac{p_t^2}{p_0^2} = \frac{4Z_1 Z_2}{(Z_2 + Z_1)^2}$$

可知, $R + T = 1$。在理想情况下,超声波垂直入射到界面上时,声压和声强的分配与界面两侧介质的声阻抗有关,下面将进一步讨论。

(1)当 $Z_2 > Z_1$ 时,r>0,反射波声压与入射波声压同相位,界面上反射波与入射波叠加,类似驻波,合成声压振幅增大为 $p_0 + p_r$。

(2)当 $Z_2 < Z_1$ 时,r<0,即反射声压与入射声压相位相反,反射波与入射波合成声压振幅减小为 $p_0 + p_r$。

(3)当 $Z_2 \ll Z_1$ 时,声压反射率趋于 -1,透射率趋于 0,即声压几乎全反射,无透射。在超声诊断时,探头与患者皮肤之间的空气将阻碍超声波传入人体。为获得高质量的图像,需要用液性传导介质来连接探头与患者体表,同时超声波不能检测含气组织。

(4)当 $Z_2 \approx Z_1$ 时,$r \approx 0$,$t \approx 1$,超声波几乎全透射,无反射(图 4-2)。

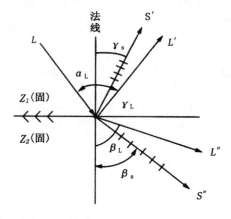

图 4-2　超声波倾斜入射到平界面上的反射和折射

二、超声波倾斜入射到平面界面上的反射和透射

(一)波形转换

当超声波斜入射到界面时,在反射波和透射波中除了与入射波同类型的成分外,还会产生不同类型的波成分,这种现象即为波形转换。

(二)反射、透射定律

反射、透射定律(斯涅尔定律)可通过以下特征描述。

(1)反射、透射波线与入射波线分别在法线的两侧。

(2)任何一种反射波或透射波所对应角度的正弦与相应的声速之比恒等于一个定值。

(3)同种波形的反射角与入射角相等。发生透射时,声速大的介质,对应的角度也较大。

（三）临界角

超声波由声速较慢的第一介质向声速较快的第二介质入射时，使第二介质中的透射角等于 90°的入射角称为临界角，此时声波完全不能透射（全反射）。若第二介质为固体，则在固体中出现透射的纵波和横波。使纵波透射角为 90°的入射角称为第一临界角，使横波透射角为 90°的入射角称为第二临界角。实际中，超声探头的探测角度一般不超过$-24°\sim24°$，这样既保证了一定的信号强度，也可避免全反射。

（四）反射率与透射率

超声波纵波斜入射到声阻抗为 Z_1 和 Z_2 两种介质的界面上，声压反射率为：

$$r=\frac{p_r}{p_0}=\frac{(Z_2\cos\alpha_L-Z_1\cos\beta_L)}{(Z_2\cos\alpha_L+Z_1\cos\beta_L)}$$

声压透射率为：

$$t=\frac{p_t}{p_0}=\frac{2Z_2\cos\alpha_L}{(Z_2\cos\alpha_L+Z_1\cos\beta_L)}$$

$$R=\frac{I_r}{I_0}=\frac{(Z_2\cos\alpha_L-Z_1\cos\beta_L)}{(Z_2\cos\alpha_L+VZ1\cos\beta_L)^2}$$

声强透射率为：

$$T=\frac{I_t}{I_0}=\frac{4Z_1Z_2\cos\alpha_L\cos\beta_L}{(Z_2\cos\alpha_L+Z_1\cos\beta_L)^2}$$

且 $R+T=1$。界面声阻抗差越大，反射波幅度越大。

三、超声波在曲面界面上的反射和透射

超声波入射在曲面界面上时会发生聚焦或发散现象，其取决于曲面形状和界面两侧介质的声速。一般而言，曲面的凹凸形状以第二介质的界面形状为基准。

（一）反射波

当界面为球面时，具有焦点，反射波波阵面为球面。凹球面上的反射波好像是从实焦点发出的球面波，凸球面上的反射波好像是从虚焦点发出的球面波。界面为柱面时，具有焦轴，反射波波阵面为柱面。凹柱面上的反射波好像是从实焦轴发出的柱面波，凸柱面上的反射波好像是从虚焦轴发出的柱面波，如图 4-3 所示。

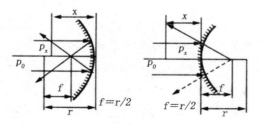

图 4-3　平面波在曲面界面上的反射

（二）透射波

透射波产生聚焦还是发散，不仅与曲界面的凸、凹有关，而且与两种介质的声速 c_1 和 c_2 有关。由折射定律知，平面超声波入射到 $c_1<c_2$ 的凹曲面和 $c_1>c_2$ 的凸曲面上时，其透射波将聚焦；平面超声波入射到 $c_1>c_2$ 的凹曲面和 $c_1<c_2$ 的凸曲面上时，其透射波将发散，如图 4-4 所示。

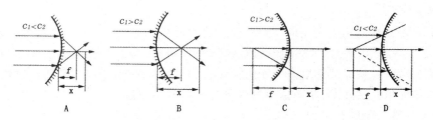

图 4-4　平面波在曲面界面上的透射

当界面为球面时,透射波波阵面为球面,透射波好像是从焦点发出的球面波;界面为柱面时,透射波波阵面为柱面,透射波好像是从焦轴发出的柱面波。

四、超声波多层透射与声耦合

(一)声耦合

在超声医学应用中,超声换能器与被探测对象之间存在空气界面,如图 4-5 所示,由于空气声阻抗很小,这时,$r=-1$,$t=0$,产生全反射,难以使超声波进入组织。因此需要用适当的耦合介质来填充这些空气,这样,探头、耦合剂与人体构成了一个多层声波传播介质。

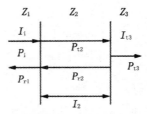

图 4-5　超声波在多层介质中的反射与透射

(二)超声波垂直入射到多层平面界面上的反射及透射

应用超声波垂直入射到单一平面界面上反射和透射的公式,可知透射入第三层介质中的超声声强透射系数:

$$T_{t3}=\frac{I_{t3}}{I_{t1}}=\frac{4Z_3Z_1}{[(Z_3+ZV_1)^2\cos^2 k_2 l_2+(Z_2+\frac{Z_1Z_3}{Z_2})^2\sin^2 k_2 l_2]}$$

式中,l_2 是中间层厚度,$k_2=2\pi/\lambda$。根据中间层厚度 l_2 与波长 λ 的关系,可知:

(1)如果 $l_2\ll\lambda$,无耦合剂时,且探头表面与体表紧密接触

$$T_{t3}\approx\frac{4Z_3Z_1}{(Z_3+Z_1)^2}$$

(2)如果 $l_2=n\lambda/2$(半波长的整数倍)

$$T_{t3}\approx\frac{4Z_3Z_1}{(Z_3+Z_1)^2}$$

(3)如果 $l_2=(2n+1)\lambda/4$(四分之一波长的奇数倍)

$$T_{t3}\approx\frac{4Z_3Z_1}{(Z_2+\frac{Z_1Z_3}{Z_2})^2}$$

当超声耦合剂声阻抗 $Z_2 = \sqrt{(Z_1 + Z_3)}$ 时,可以推得 $T_{t3} = 1$。此时,所有超声波能量可全透入人体组织内。所以,当耦合剂厚度为 $\lambda/4$ 的奇数倍且声阻抗 $Z_2 = \sqrt{(Z_1 + Z_3)}$ 时,效果最佳。

（三）超声波斜入射到多层平面界面上的反射与透射

当 $Z_1 = Z_3$ 时,求得的声强透射系数 T_{t3} 为:

$$T_{t3} = \frac{I_{t3}}{I_{t1}} = \frac{4}{\left[4\cos^2\alpha_2 l_2 + \left(\frac{1}{Z} + Z\right)\sin^2\alpha_2 l_2\right]}$$

式中,$\alpha_2 = k_2\cos\theta_2$,$k_2 = 2\alpha/\lambda$,$Z = Z_2\cos\theta_1/Z_1\cos\theta_2$,$\theta_1$ 为超声波从第一介质入射到第二介质的入射角,θ_2 为超声波从第一介质入射到第二介质的折射角。

同样,当超声耦合剂声阻抗 $Z_2 = \sqrt{(Z_1 + Z_3)}$ 时,可以推得 $T_{t3} = 1$。此时,所有超声波能量可全透入人体组织内。

（高红梅）

第二节 超声波的生物效应

一、超声生物效应的产生机制

超声波的安全性,一直是人们关注的热点。近年来,国内外学者对超声波生物效应的机制和安全性进行了大量的研究。目前认为,超声波生物效应的机制主要是热效应、空化作用和应力机制。

（一）热效应

当超声束通过组织介质时,超声波使介质中的分子振动,而产生摩擦力,在此过程中部分声能被吸收并转换成热能。产生的热量决定于产热和散热的平衡。发射超声的振幅、介质的声阻特征和声波的吸收系数控制产热的量,散热则取决于局部血流的灌注。

控制超声产热的因素包括热耐受、声学参数和组织特征。

引起产热的声学参数有探头的发射能量、发射频率、脉冲重复频率和聚焦等。组织对产热的影响主要是吸收和衰减系数。假设骨质的吸收系数为 3 Np/cm,探头频率为 3 MHz,中等程度的血流灌注,发射声能为 30 mW/cm² 时,骨质的温度可升高 1 ℃。

人体在不同的生理环境下对温度升高有一定的耐受力。然而,动物试验表明,在迅速复制和分化细胞形成器官期间,胚胎和胎儿组织易于受到热损伤。温度升高 2.5 ℃～5 ℃时,可能导致发育畸形和胎儿死亡。温度升高 <1 ℃,持续时间很短时,对胎儿一般无任何损害。

（二）机械效应

声波在介质内传播时,会产生振动、辐射压和空化作用,影响作用于生物组织即产生机械效应。空化效应是超声在液体中引起的特殊的物理现象,在不同声场条件下,空化气泡的运动形式也各不相同。一般来说,在线性声场中,气泡随声场频率做小振幅波的球形脉动,这通常称为"稳态空化"。而在有限振幅波声场中,气泡进行多模式的复杂运动:随着声强的增加,首先会依次产生二次以上的高阶谐波;在声强达到一定阈值时,还会依次产生 1/2 次分谐波等;当声强更高时,气泡会发生剧烈压缩乃至泡壁完全闭合,此即为"瞬态空化"。此时,气泡将在瞬间产生各种局部极端效应(高压、高温、发光、放电、射流、冲击波等)可能造成生物组织的最大损伤。所以,在考虑与安全性相关的问题时,机械效应实际上主要是指空化效应。

与机械效应密切相关的声学参量主要是声压负压峰值,机械指数(MI)则是评价空化效应发生可能性和影响程度的主要参数,在声波频率不太高时,MI与声波发射频率基本呈线性关系。

空化阈值是指液体出现空化现象的负压临界值。纯净不含气体的液体的空化阈取决于液体分子之间的内聚力所形成的结构强度,常温下水的结构强度为-100 MPa。若液体内部存在气体(微小气泡,即空化核)时,空化阈值大大下降。在生物组织内,空化阈值还受许多因素影响而难以简单计算。现有资料表明,无空化核的状态下,人体软组织中的空化阈值约为8 MPa,有空化核时约为1 MPa。

近年来,随着超声造影技术的发展,高分子聚合物包膜微泡造影剂已经广泛应用于临床。这种微泡可作为空化核降低液体的空化阈值,为超声诊断安全带来新的隐患。幸好目前研究认为,这种微泡和以往的无包膜微泡(自由微泡)在声场下的行为有很大不同,安全性较高。这种现象产生的原因可能是因为高聚物包膜具有较好的弹性,要使其发生瞬态崩解需要很强的声压才行。

二、超声生物效应的影响

(一)对细胞结构和功能的影响

近年来研究表明:低强度超声通过空化产生的微流使细胞膜通透性增加,促进离子和代谢产物的跨膜扩散,引起细胞电生理和生化方面的改变,从而调节细胞信号传递、基因表达。在此基础上,采用超声破坏微泡的方法,其空化效应在瞬间产生的振动波使细胞膜表面出现可逆性小孔,大幅度增加细胞膜的通透性(声孔效应),外源基因因此能较容易地经细胞膜上的小孔进入细胞内,从而增强外源基因的摄取、转染和表达。

此外,超声波能够促进或者抑制细胞增殖,也可以诱导细胞凋亡,超声辐照剂量是主要影响因素。一般情况下,小剂量超声可以促进细胞增殖,大剂量则会出现抑制效应。而超声诱导凋亡可能有两种机制。①热效应:低强度超声被组织吸收后可产生少量热能,使其在不破坏酶的同时通过增强对温度变化敏感的酶的活性,促进细胞代谢;而较高剂量超声使组织细胞过热导致酶的活性破坏,抑制细胞代谢,从而影响基因表达,导致细胞凋亡。②空化效应:较高强度超声通过空化效应使细胞膜、DNA和其他细胞结构损伤,抑制细胞增殖,诱导细胞凋亡。

(二)对生物大分子和细胞的效应

超声对生物大分子的影响已被证实,主要是超声被大分子吸收所引起。分子量$>10^4$的大分子只记录到去极化作用,而没有腔化作用的发生。分子量$<10^4$的大分子,只观察到腔化作用。分子量越大,越容易发生去极化作用。超声强度为$3\sim5$ W/cm^{2}时,显示水溶性的碱基发生降解。可能的机制是释放的自由基作用于碱基。在溶液中,20 mW/cm^{2}的声强可以使DNA发生降解。根据超声照射条件的不同,溶液中的酶可以被激活或失活。

培养基中的细胞和微生物,在声波的作用下,可以显示细胞从功能失调到细胞破坏的全过程。细胞死亡的主要机制似乎是空化作用和热效应。在细胞分裂期细胞最易受损。超声照射同样可改变细胞表面的电荷、增加细胞膜对钾离子的通透性,并可引起细胞膜的结构崩解。声波作用诱发的超微结构的损伤可累及内质网、线粒体、溶酶体、微管和微丝。这些作用的最大可能的机制是空化作用、热效应和剪切力作用的结果。

（三）对组织、器官和各系统的影响

1.对眼睛的作用

动物试验超声所致的眼损伤包括晶状体浑浊、虹膜水肿、眼内压增高、玻璃体溶解、视网膜萎缩、视神经受损等。损伤的类型、部位和范围由多种因素决定,其中包括声强、时间-强度关系、照射的频率和超声的方式,如连续波和脉冲波等。这些作用的机制似乎是热效应。

2.对肝脏的作用

在哺乳动物的肝脏,实验性声波作用可产生多方面的损伤。这些损伤包括细胞的损害、超微结构的崩解,如线粒体的损害、DNA 的减少、RNA 的增加、脂肪的降解、葡萄糖的损耗等。重庆医科大学王智彪等经研究证明高强度超声照射动物肝脏,聚焦区可出现肝组织块状坏死。

3.对肾脏的作用

声强在 1 W/cm² ,频率为 880 kHz～6 MHz,照射时间为 1 s 至 20 min,对肾脏的损害包括肾小球和肾小管的功能改变、出血、水肿和肾脏体积缩小等。热效应机制可能是其主要因素。

4.甲状腺

动物甲状腺在 0.8 MHz 频率,0.2～2 W/cm² 声强的作用下证实其摄碘率减低、滤泡减小和甲状腺素水平降低。

5.中枢神经系统

动物试验表明脉冲波超声可引起神经系统损伤和出血。哺乳动物的胚胎神经组织和白质较成年动物的神经组织和灰质易于受损。较低的声强和较长时间的照射可产生热效应,空化作用在高声强和短时间照射时产生。0.5 W/cm² 声强的连续波可以引起神经系统传导速度和动作电位的变化。

6.血液

足够的声强可以影响所有的血细胞,离体超声照射时其形态出现改变、水肿和聚集。红细胞经高声强照射后,显示红细胞功能减低、膜的通透性发生改变、表面抗原的丢失和氧合血红蛋白离解曲线的位移。白细胞则表现为吞噬细菌、溶解细菌和氧的利用能力下降。

7.胎儿发育的影响

许多学者对诊断用超声对胎儿发育的影响进行了研究,发现由于超声强度较小,无明显的不良反应,未导致胎儿生长迟缓、流产、胎儿畸形(骨、脑和心脏)和行为异常等。重庆医科大学经试验研究证明:治疗用的高强度超声照射猴的妊娠子宫,可引起流产。

（四）生物学效应的流行病学研究

总的看来,诊断用超声的频率高,功率很小,在 15 mW/cm² 左右,且为断续发射,每次脉冲持续时间仅 5～7 ms,检查时间短,一般为 10 min 左右,故对组织无任何影响。这已被不少研究者的动物试验所证实。美国超声医学学会生物效应委员会(AIUM)对此问题曾提出如下的意见:"强度低于100 mW/cm² 的几兆频率的超声,目前未证实对哺乳动物组织有明显的生物效应。超声辐射时间短于 500 s,只要强度与辐射时间的乘积<50 J/mm² ,即使再高的强度亦未见明显影响。"因此,多数学者认为超声检查是一种无痛苦、无损伤的检查方法。

所谓诊断超声的安全阈值剂量主要是指产科超声诊断的安全阈值剂量问题。这个问题自20 世纪80 年代以来变得十分重要而引人注目,其背景之一是目前诊断超声在产科的应用范围迅速扩大,用于产科的超声诊断仪,一般声强为零点几毫瓦至几十毫瓦(mW/cm²),用于腹部扫描的探头频率为 3～5 MHz,腔内探头为 5～7.5 MHz,随着近年对仪器分辨力要求的提高,仪器功率有增大的趋势,并出现了超宽频带探头。其次是诊断超声设备输出的瞬态声强有时竟可能高达 1 000 W/cm² 以上。这样高的声强足以能够在那些含有空化核的生物体内产生空化。Carstensen 指出:"空化引起的效应可能是很局部的,只损伤其周围的几个细胞。对于人体大部分器官或生物流体而言,损伤少量细胞不会影响到健康。但唯一例外的是涉及人体的生殖细胞,或处于发育敏感时期的胚胎或胎儿,在这种情况下,即或是损伤几个细胞,人们也是难以接受的"。因此,诊断超声安全阈值剂量标准的建立,应该是基于对产科临床超声诊断大量的科学研究,而这正是国际上研究的空白。西安医科大学巩岩等率先在国内完成了首例临床研究,其研究结果引起了国际医学超声界的积极反响。近 5 年来,研究成果的一个重要突破,是把研究内容从诊断超声辐照对胎儿发育环境(如绒毛组织)的影响,进而深入对胎儿本身某部分器官的影响。从这些研究结果中,大体上可以得到如下的安全阈值剂量提示:对于现有的多数超声诊断设备,其输出超声的定点辐照时间如超过20 min,即会对胚胎的发育环境(如绒毛组织)乃至胎儿本身造成损伤。个别研究甚至表明,定点辐照胎儿眼球 5 min 即可导致角膜的局部水肿。

鉴于此,我国学者冯若指出,在产科使用超声诊断技术应认真坚持积极而谨慎的科学态度。具体而言,应遵循如下各点。

(1)只有在特定的医学指征条件下,才可进行妊娠期的超声检查。

(2)妊娠期的超声检查应严守使用最小剂量的原则,即在保证获取必要诊断信息的前提下,使用的声强尽量小,辐照时间尽量短。

(3)以商业或教学为目的胎儿超声成像,以及为鉴别胎儿性别的胎儿成像,应严加杜绝。

(4)对于 3 个月以内的妊娠早期除非有特殊需要,一般不宜进行超声检查。即使对孕龄＞3 个月的胎儿脑、眼、骨髓及心脏等部位,如必要做超声检查时,超声辐照时间亦应控制在 3～5 min之内。

(5)对每一位从事临床超声诊断的医师进行业务培训时,其培训内容应包括有关超声生物效应及超声安全诊断剂量的知识。

(高红梅)

第三节　人体组织超声成像

超声在人体组织中的传播,回声的强弱取决于两种介质的声阻之差、入射超声与界面的角度,并与组织成分有关。

现代超声诊断仪显示实时动态图像,二维超声显示动态切面图、M 型显示实时幅度-时间曲线、频谱多普勒显示实时频移-时间曲线。

一、二维超声成像

二维超声包括线阵、凸阵或相控阵(扇形)等为电子扫描,每秒成像 30 帧以上。探头发射多数扫描线,入射人体,快速扫描被检部位,每条扫描线遇不同声阻的组织界面产生反射、散射回声,由浅入深的回声按序显示在监视器上即成二维图像(图 4-6)。

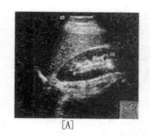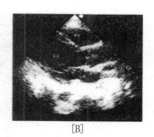

[A]　　　　　　　　　　　　　　　[B]

图 4-6　二维超声成像示意图

（一）正常人体组织及脏器的结构与回声规律性

正常人体组织从声学特性上分为 3 类：①人体软组织的声学特性（声速、声衰减等）与水近似属一类；②骨骼；③空气。

1.皮肤及皮下组织的回声规律

均为实性软组织，皮肤深部依次为皮下脂肪、肌肉；胸、腹部深层为胸、腹膜壁层及胸腹腔间隙；四肢及外周则深部为骨膜及骨骼。超声束在经过皮肤-皮下脂肪-肌肉-胸、腹膜壁层-胸、腹腔间隙等上述两种组织间的界面时，产生强弱不等的反射与散射，在声像图上显示界面回声，在一种组织内部根据组织声阻均匀性，决定回声的强弱。

2.实质性组织或脏器的回声规律

实质性脏器如肝、脾、肾、甲状腺、子宫、脑等脏器，表面均有致密的结缔组织包膜，内部结构均匀一致的组织回声弱，如脑及神经组织、淋巴结等；内部结构不均匀的各有一定结构特点，如肝脏呈楔形，外有包膜，内以肝细胞为主，有汇管区、门静脉、肝静脉、肝动脉、胆道各自成树枝状有序分布；超声束经腹腔间隙-肝包膜-肝实质-肝内管道之间的各个界面反射，肝内细小结构间有散射，显示肝声像图。肾脏声像图显示低回声的肾脂肪囊，较强回声的细线状肾包膜，低回声的肾皮质、锥体，较强回声的肾盏及肾盂与肾门。横纹肌由肌纤维、肌束组成，肌束外均有肌膜包裹，形成无数声阻不同的界面，回声明显不均匀。

3.含液体脏器的回声规律

含液脏器如眼球、胆囊、膀胱、心脏、血管等，结构特点为有实性组织为壁，壁厚薄不一，正常脏器壁整齐，腔内液体各脏器密度不一，尿液密度小，依次为胆汁、眼玻璃体（1.010 g/cm³）、血液（1.055 g/cm³）。胆囊、膀胱壁，由外向内为浆膜、肌层及黏膜层，腔内为声阻均匀的胆汁、尿液。经腹超声束先经腹壁各层-肝脏前-肝后缘-胆囊前壁-胆汁-胆囊后壁，声像图上分别显示各界面回声，腔内为无回声区（图 4-7）。心脏壁较厚，有特定的结构，腔内血液为较黏稠液体。超声束经前胸壁-胸腔间隙-右室前壁（心外膜-心肌-心内膜）-血液-室间隔-血液-心后壁，各界面均有回声，血液通常为无回声，灵敏度高的仪器可显示血液中的极低回声。

4.含气脏器的回声规律

含气脏器如肺，肺表面有包膜、肺泡壁，肺泡内充气，超声束经胸壁、胸膜到达肺泡壁与气体交界处，因声阻相差悬殊，两者的声强反射系数为 0.998 9，即 99.89% 的能量被反射，几乎无能量进入肺内。回声能量在探头-空气之间往返反射多次，反射波在组织中传播能量逐渐衰减，声像图中显示距离相等（胸壁）的多次反射，回声强度逐渐减弱（图 4-8）。即超声不能穿透肺内气体，不能显示正常肺内结构及被正常肺遮盖的深部结构与病变。同理，胃、肠胀气时，超声亦无法显示胃肠深部组织。

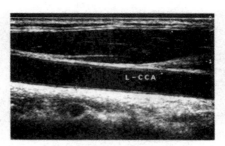

图 4-7　含液脏器声像图

正常左颈总动脉(L-CCA)显示动脉壁及腔内无回声区

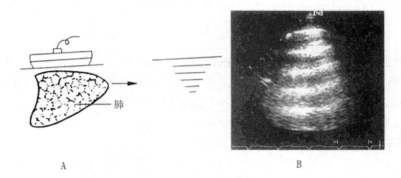

A　　　　　　　　　　　　　　　　　　B

图 4-8　含气脏器的超声成像

图 A 为正常肺的多次反射示意图;图 B 为声像图

5.正常骨骼回声规律

正常骨由骨密质构成骨板,含钙质多,与周围肌肉声阻相差数倍,超声束经软组织-颅骨界面声强反射系数为 0.32,即 32% 的能量被反射,二维图上显示强回声。骨板下为骨松质,由骨小梁交织排列成海绵状,超声进入骨松质后在海绵状结构中来回反射、折射,能量被吸收衰减,不能穿透骨骼(除头颅颞侧骨板最薄处外),骨骼后方无超声,称声影(图 4-9)。即超声不能显示骨组织的内部结构及骨髓腔,也不能显示骨骼后方的组织或脏器。

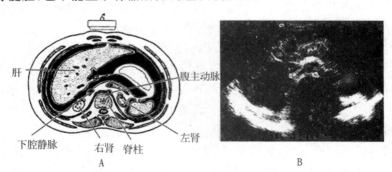

肝　　　　　　　　　　　　　　　　　腹主动脉

下腔静脉　　　　右肾　脊柱　　　左肾

A　　　　　　　　　　　　　　　B

图 4-9　骨骼超声成像示意图

图 A 为骨组织结构示意图;图 B 为骨回声及声影的声像图

(二)病理组织的声学特性与回声规律

病理组织的声学特性可分为液性、实质性、钙化、气体。同一疾病在病程中不同时期的声学特性可不同,回声亦不相同,但不同疾病在病程中某一时期可能出现声学特性类似的病变,如肝脓肿早期炎症为实质性占位病变表现,声像图相似,肝脓肿化脓期为肝内液性占位病变,肝癌巨块型中心可液化、坏死、出血,超声图像显示亦为肝内液性占位病变。

1.液性病变

液性病变包括囊肿、积液、脓肿、液化等。单纯囊肿通常液体稀,壁薄、光滑,二维超声显示清晰无回声区,边界清楚,伴有光滑、较强线状回声,呈圆形或椭圆形(图4-10)。积液可为浆液、黏液、血性液或脓液,为清晰或不清晰的无回声区,形状与所在部位有关。脓液与坏死液化如坏死完全为无回声区,坏死不完全则无回声区内常有多少不等的低回声,边界多不整齐,形态不规则。

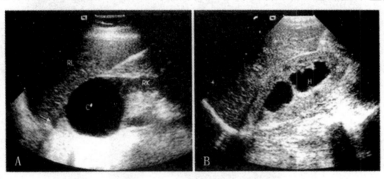

图 4-10　肾液性病变声像图

图 A 为肾上极囊肿;图 B 为中量肾积水。

RL:肝右叶;RK:右肾;C:囊肿;H:肾积水;箭头示侧壁声影

2.实质性病变

实质性病变,病理上可有水肿、炎性浸润、纤维化、瘢痕、肿瘤、结石、钙化、血栓、斑块等,可以发生在各种组织或脏器内。

(1)水肿:局部组织或脏器水肿,声像图显示局部组织增厚或脏器各径增大,内部回声较正常部位低。

(2)炎性浸润:轻度或慢性炎症超声图像可无异常,急性炎症常局部肿大,炎症局限时如脓肿早期,局部回声增多、增强伴分布不均匀。

(3)纤维化:纤维组织较致密,含胶原较多,声阻较大,在其他组织中有纤维组织增生或局部纤维化,声像图显示局部回声增强,但无声影。

(4)瘢痕:为胶原纤维组织收缩成瘢痕,超声显示局部斑块状强回声。大的瘢痕后方可有声影。

(5)肿瘤:占位性病变,有良性、恶性之分,多呈圆形。良性肿瘤多有包膜,内部结构多较均匀。超声显示有线状包膜回声,表面规则,内部回声多均匀。恶性肿瘤生长快,多无包膜,向周边浸润生长,小肿瘤多为实质性,稍大肿瘤内部有坏死、出血,超声显示肿瘤边界不平或有伪足样伸展,小肿瘤内部多为低回声,稍大者内部回声强弱不一。含液脏器如胆囊、膀胱壁发生肿瘤,多突向腔内(图4-11)。

(6)结石:结石以胆道系统及泌尿系统多见,多含钙盐,超声显示强回声伴后方声影(图4-12)。

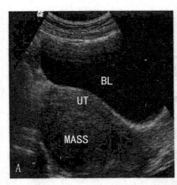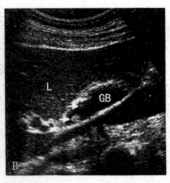

图 4-11　实性肿物声像图

图 A 为子宫内圆形实性肿物,内部回声均匀,图中 BL 为膀胱,UT 为子宫,MASS 为肿物;图 B 为胆囊内实性小突起(箭头所示),分别来自前、后壁,表面光滑。图中 L 为肝,GB 为胆囊

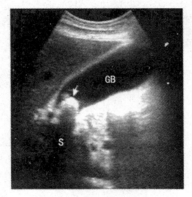

图 4-12　胆囊结石声像图

胆囊(GB)颈部有一强回声团(↓),边界清楚,其旁有数个小团,伴后方声影(S)

(7)钙化:钙盐沉积常可见于结核病灶、风湿性瓣膜病、肿瘤内、动脉粥样硬化斑块中。声像图表现局部回声明显增强并伴后方明显声影。

(8)血栓:可发生在心腔及血管内,由于血栓发生时间不同,内部组成成分不一,声像图显示早期新鲜血栓为很低回声,不易发现,陈旧血栓内有纤维增生或机化,回声明显增强。

(9)斑块:发生于动脉粥样硬化的血管壁,声像图显示斑块回声强弱不一(与组成成分有关),并向腔内突起(图 4-13)。

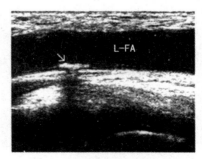

图 4-13　动脉斑块声像图

左股动脉(L-FA)后壁强回声为钙化斑块,伴后方声影

3.含气病变

(1)含气脏器内病变:肺内任何病变,位于肺边缘,表面无正常肺遮盖者超声均能显示,如肺脓肿、肿瘤等。肺外病变如大量胸腔积液将肺压缩萎陷,超声可穿过少气或无气(实变)的肺组织检查病变。胃内空腹时有气体影响检查,可饮水充盈胃腔后检查观察全胃,肠管亦可充液驱气后检查,不仅可显示胃、肠壁病变,还可显示胃肠后方的胰腺、腹膜后组织及输尿管等病变。

(2)含气脏器穿孔、破裂:胃肠穿孔,胃肠内气体逸出至腹腔,积存在腹腔的高位处,仰卧位可进入肝前间隙,左侧卧位进入肝右间隙,超声检查局部各肋间均显示气体,无肝脏回声,但在低位或改变体位后检查,肝位置正常,表明腹腔有游离气体,超声十分敏感。肺泡破裂,气体进入胸膜腔,超声无法与肺内气体回声区分。含气病变如巨结肠,肠管内充满气体,压力大,触诊似实性肿块,超声从前方(高位)或侧方检查均为强烈气体回声。

4.骨骼病变

骨骼(除颅骨颞侧外)诊断超声无法穿透。骨折即骨组织折断,即使是裂缝骨折超声可从裂缝中穿过,显示骨折线。骨质因病变被破坏如化脓性骨髓炎、骨肿瘤等,超声可显示病变的大小及声学性质及周围软组织受侵犯情况。

二、M型成像

(一)M型超声

以单声束经皮肤-皮下组织-胸膜腔-心包-心室壁-血液-室间隔-血液-二尖瓣-血液-心脏后壁,在两种结构界面处产生反射,自前向后形成一纵列回声点,随心脏的收缩、舒张而前后运动,此列在监视器上自左向右等速移动,使这列回声随时间展开成为曲线。

(二)正常M型曲线

正常心脏各部位结构如主动脉、心房壁、心室壁、室间隔、二/三尖瓣、主/肺动脉瓣等运动曲线各有其特点,形态、幅度、速度不同,各曲线间的距离随心脏运动时相而变化。心脏收缩期右室前壁及室间隔向后运动,左室后壁向前运动,上述各曲线间距离变小,舒张期则相反。正常二、三尖瓣前叶呈细线样曲线,舒张早期开放最大,形成尖峰,随心室充盈迅速后退至半关闭状态,心房收缩又略开放并迅即关闭,形成第二峰(图4-14A)。

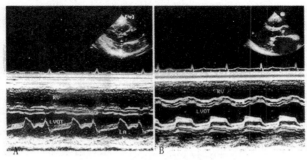

图4-14 正常与异常M型超声心动图

图A为二尖瓣平面取样,正常M型曲线;图B为二尖瓣狭窄M型
曲线。RV:右室;IVS:室间隔;LVOT:左室流出道;LA:左房

(三)病理性曲线

各种心脏疾病受累的部位不同。风湿性心脏病常使瓣膜受损,增厚,纤维化,弹性明显减退,

活动僵硬等。M 型超声显示二尖瓣曲线增粗，舒张期尖峰消失呈平顶、城墙样改变（图 4-14B）。心肌缺血时心室壁回声曲线幅度降低，速度下降；心脏扩大时室间隔与室壁间距离增大等。

三、超声多普勒成像

超声多普勒接收血流中细胞的散射信号频率，减去发射波频率，获得差频（频移），显示血流（血细胞）运动速度（由频移转换成的），称速度显示，以频谱曲线（PWD、CWD，一维）或彩色多普勒血流成像（CDFI，二维）方式显示。接收血细胞散射的能量成像，显示能量多普勒成像（PDI，二维）。

（一）正常血流显示

（1）速度显示：正常心脏及动、静脉内各部位血流速度有一定测值范围。超声多普勒可显示心脏、血管内血流速度、血流方向（动脉系统为离心性、静脉系统为向心性）、血流性质（层流），血流速度频谱曲线分析，心动周期中瞬间血流速度、加速度、减速度、血流持续时间等参数。

（2）能量显示：低速血流敏感性高，主要用于显示小血管、迂曲血管、正常脏器血管树及外周微小血管，不能显示血流方向。

（二）病理性血流显示

（1）血流方向异常：各瓣膜口反流、先天性心内外分流及动静脉瘘、窃血（为血管闭塞致远侧血流逆向）。

（2）血流性质异常：湍流产生于血流通过异常狭窄口，如瓣口狭窄、反流、分流、血管腔狭窄，PWD 频谱曲线呈充填型，CDFI 呈多彩镶嵌。涡流产生于血管腔突然膨大的部位，如动脉瘤及假性动脉瘤等，局部血流呈漩涡状。

（3）血流速度异常：频谱多普勒可显示在上述反流、分流及重度狭窄部位远侧血流速显著加快。在狭窄部位近侧血流速度缓慢，静脉血栓形成的远侧血流速度极慢。

（4）能量显示：可显示肿瘤内微小血管。

（张远媛）

第四节　多普勒效应

当声源与反射界面或散射体之间存在相对运动时，接收到的声波信号频率与入射波频率存在差别（产生频移），频差的幅值与相对运动速度成正比，这一现象称为多普勒效应。

在生物医学超声学中，常遇到运动脏器的反射界面，如心脏房室壁或散射体（如红细胞）运动。设反射界面以速度 v 向着或背离发射器运动，与声束发射方向成夹角 θ（多普勒角），用同一换能器作为发射器和接收器测得的多普勒频移为：

$$f_D = \pm \frac{2v\cos\theta f V_0}{Vc} \text{ 或 } v = \pm \frac{cfV_D}{2\cos\theta f_0} = kf_D$$

式中，k 为常数。由此可见，频移的幅值与相对运动速度成正比，只要测出多普勒频移 f_D，就可计算出反射界面运动速度 v 及方向，这正是医学超声多普勒测血流的原理。

正常生理情况下，通过心室腔、瓣膜口的血流中，各红细胞流速及流向相近，产生同正负的多普勒频移，音调平稳，称为层流。由于疾病使心内血流受干扰，各红细胞流速及流向产生较大差异,产生的多普勒频移有正有负,且频谱波动范围很大,出现频谱较宽,音调粗糙,即为湍流。 这些生理现象均可利用多普勒效应进行方便的检测(图 4-15)。

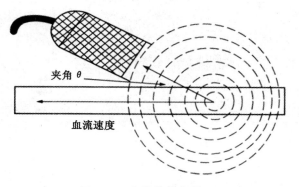

图 4-15 **多普勒效应原理**

应用多普勒测量时,频谱是重要的信息载体,其重要参数如下。

(1)以频谱图中央基线为零位,基线以上的频移信号为正值,表示血流方向朝向探头;基线以下的频移信号为负值,表示血流方向背离探头。

(2)频谱宽度(频谱离散度)为频移在频谱垂直方向上的宽度,表示某瞬间取样容积中粒子运动速度的分布范围。

(3)频谱幅度用纵坐标的数值表示,代表血流速度的快慢。

(4)频谱相位用横坐标的数值表示。

(5)频谱辉度(亮度)反映了取样容积内具有相同运动速度的粒子数量的多少,数量越多频谱辉度越亮。

(张远媛)

第五章

核医学成像

第一节 核医学成像概述

随着医疗技术的快速发展,医学临床实践已经从感官(视、触、叩、听)主导的传统诊疗模式进入到以解剖影像(X线影像)为主导的现代诊疗模式,并将进入到以分子影像技术为主导的未来诊疗模式。多排螺旋快速 CT、高磁场强 MRI、快速高清 PET/CT、SPECT/CT 以及 PET/MRI 等先进医学影像技术,目前已经进入现代医学从诊断到治疗等各个层面,全方位改变人类对疾病发生、发展的认识,并成为现代医学临床实践必不可少的重要工具。

核医学成像是一种通过放射性核素进行特异性靶分子标记(分子探针),并利用所标记放射性核素释放出来的 γ 射线进行成像的一种分子影像技术,是分子影像的一个重要组成部分。核医学影像技术通过对特异性靶分子在生物机体内的分布,以及特异性靶分子在疾病发生、发展过程中作用的显示,从而指导临床对疾病进行有效诊断和治疗。因此,当我们在临床实践中选择核医学诊断技术时,不仅需要知道如何应用特异性靶分子的成像技术,而且需要知道特异性靶分子在某种疾病的病理生理过程中的变化,然后才能够正确解读和理解核医学图像。

一、核医学成像技术

核医学分子影像技术的目的就是对期望的人体内部特定分子靶点进行特异性标记成像。分子影像技术至少有 2 个关键部分,即分子探针和高灵敏的探测技术。分子探针能与体内特异性分子靶点结合,使之显现并被探测,是实现分子影像的首要条件。分子探针的构建决定着分子影像的特异性,基本要求包括:①与靶分子有高度的特异性与高亲和力;②能够穿过人体内相关的生理屏障,高效、高浓度到达靶细胞,并实现信号放大;③具有生物相容性及稳定性,并能参与人体相应的生理代谢、免疫或受体结合、基因表达等相互作用及反应性过程。分子探针的构建是分子影像学研究的关键环节,涉及多个学科领域,是该领域最热点、最前沿的问题,也是最变化莫测、最能展现突破的研究课题,更是转化医学最为基础的应用工具。

核医学分子影像第 2 个关键部分是高灵敏的探测技术,目前常用的分子影像探测设备,主要是核医学的 SPECT/CT 和 PET/CT,可以对放射性核素释放出来的 γ 射线进行断层显像。放射性核素可以标记参与人体活动所需的代谢底物(如葡萄糖、嘌呤或嘧啶、脂肪酸、氨基酸等)、特异性抗体或受体的配体或寡核苷酸等分子化合物构建特异性探针。当此类探针引入人体后,可利用成像设备实时定量观察一定时间内核素标记的相应分子在体内的分布、代谢、排泄等动态变化。根据核医学分子成像设备的不同,以及特异性分子探针在生物机体中代谢模式或疾病病理生理过程中作用的不同,核医学基本成像技术可以分为以下几种类型。

(一)单光子成像和正电子成像

根据显像设备和图像采集原理的不同,核医学成像技术可以分为单光子成像和正电子成像。

1.单光子成像

主要指通过 γ 相机或 SPECT 显像设备对放射性核素释放的 γ 射线进行采集处理的成像技术。目前,在单光子成像中应用最普遍的放射性核素是^{99m}Tc,其释放的 γ 射线能量约为 140 keV。

2.正电子成像

主要指通过 PET 或双探头 SPECT 显像设备及符合采集原理,对发生正电子衰变的放射性核素经过湮灭辐射产生能量为 511 keV 的一对 γ 射线进行同时采集的成像技术。由于发生正电子衰变的放射性核素多为生物体组成的基本元素如碳、氮、氧等元素,能够真实地反映生物体的生理、生化过程。因此,正电子显像技术在生命现象的研究中具有非常重要的价值。目前,在正电子成像中应用中最为普遍的放射性核素是^{18}F 和^{11}C。

(二)平面显像、断层显像和全身显像

1.平面显像

平面显像即二维成像,是指通过成像设备(如 γ 相机或 SPECT)对靶器官单一方向所有释放的 γ 射线进行采集的成像技术。目前,平面显像在临床核医学中的应用仍是相当普遍。平面显像可以简单快捷地反映靶器官的功能表现。但是,平面显像对单一方向前后位置的放射性γ射线并不能在图像中进行甄别。在临床应用中,根据显像目的一般还需要进行多方位平面显像。

2.断层显像

断层显像是一种三维成像技术,是指通过成像设备(包括 SPECT、PET)对靶器官所释放的 γ 射线进行多平面采集,并应用计算机对所获得多平面采集信息进行投影、重建等图像处理技术进行处理,不仅可以获得靶器官的横断面、冠状面和矢状面等三维断层图像,还可以通过图像处理获得任意方向断层图像及三维立体图像,可以更为清晰、细微显示靶器官或靶病灶的功能。由于断层显像需要进行多平面采集,因此采集时间相对平面显像要长,对计算机的运行速度要求也更高。

3.全身显像

全身显像是指通过成像设备对引入机体内的放射性核素所释放的 γ 射线进行全身采集的成像模式。全身显像也是一种连续位置平面图像采集处理后图像,在核医学中应用较为普遍,如全身骨显像、全身肿瘤显像等。其优势是可以通过一次成像了解放射性药物在全身的分布情况。

(三)阳性显像和阴性显像

1.阴性显像

阴性显像,又称"冷区"显像。核医学图像中病灶显示为特定放射性药物摄取减低或缺损的一种成像方法。主要应用于显示功能减低或失去正常功能的局部组织。特定的靶向性放射性药物能够被正常功能的组织器官摄取,在图像中表现为高放射性背景;而功能减低或失去正常功能的组织不能摄取特定放射性药物,在图像中表现为冷区。目前,阴性显像主要应用在反映脏器功能和血流灌注等方面。

2.阳性显像

阳性显像,又称"热区"显像。核医学图像中病灶显示为特定放射性药物摄取增加的一种成像方法,主要应用于显示病变组织。特定的靶向性放射性药物被病灶组织摄取,在图像中表现为热区;而病灶周围的正常组织或器官并不能摄取特定放射性药物,在图像中表现为低放射性或无放射性背景。目前,阳性显像主要应用在反映具有异常功能的病灶。

(四)静态显像、动态显像和门控显像

1.静态显像

静态显像指通过成像设备在一个时间点对靶器官所有释放的 γ 射线进行采集的成像技术。静态显像选择的时间点一般是在特定的靶向放射性药物被靶器官或靶病灶摄取达到高峰或相对稳定,且与非靶器官或靶病灶组织的放射性药物摄取比值(靶本比)达到足以在图像中清晰显示病灶的时候。由于静态显像可以根据需要采集足够的放射性计数,图像较为清晰,分辨率较高。

2.动态显像

动态显像指通过成像设备对靶器官所有释放的 γ 射线进行连续时间点采集的成像技术。动态显像是核医学成像的一个优势,可以反映特定放射性药物被靶器官随着时间变化进行摄取和洗脱的动态变化过程,非常适用于脏器功能的判断。而且,通过建立数学模型,还可以对动态显像数据进行定量分析。

3.门控显像

门控显像是指通过机体生理信号触发模式采集进行门控。例如通过心电图的 R 波触发 R-R 间期内等时进行采集。这种门控采集一般需重复采集数百次,将各次采集到的相同时间的信息都按像素贮存,当计数足够时停止采集,从而重建出具有门控信息的图像。门控采集可以减少生理运动所带来的伪影,增加图像分辨率,并可以通过计算获得功能参数。如通过心脏门控采集可以在了解心肌缺血的同时,获得左心室射血分数等参数。

(五)早期和延迟显像

1.早期显像

早期显像指靶向放射性药物引入体内后的第一个时间点进行图像采集的成像方式。显像的时间点与放射性药物的显像原理密切相关。

2.延迟显像

延迟显像是相对早期显像而言,是指在靶向放射性药物引入体内第一个时间点进行显像后,经过一定时间后再次进行图像采集的成像方式。延迟显像的目的主要是改善早期显像对于病灶性质判断的不足。

(六)静息和负荷显像

1.静息显像

静息显像是指基础状态下,通过成像设备对靶器官所有释放的 γ 射线进行采集的成像技术。核医学大部分成像方法均是在静息显像。

2.负荷显像

负荷显像也称为运动显像,是指在运动或药物介入状态下采集靶器官放射性分布的成像方式。一般与静息显像联合使用。负荷显像主要用于脏器储备功能的检查,可以检测静息显像时不能发现的病变。

二、核医学图像处理与分析

随着技术的发展,核医学图像目前已经成为一种集解剖、形态、功能、代谢等信息为一体影像学方法。通过对图像的分析,既可观察到靶器官的形态、位置、大小和放射性的分布状况,又可通过定量分析计算靶向放射性药物在靶器官的摄取、洗脱等动态信息,获取反映脏器血流、功能和代谢状况的参数。真实而清晰的核医学图像是进行准确分析和定量的基础,也是实现核医学成像准确进行临床诊断的基础。包括对显像目的的分析,患者显像前的准备、显像药物的选择、图像采集参数的选择以及合适的图像处理参数的选择等。

(一)显像目的分析

核医学显像是一种特异性的显像技术。患者显像目的直接决定着选择哪一种类型的核医学成像技术。如一位冠心病患者,如果需要评价心肌是否存在缺血,可以选择血流灌注显像;如果需要评价心肌是否存活,则可以选择心肌代谢显像;如果需要评价心肌功能,还可以选择心脏受体显像。因此,在对患者进行显像前,我们必须对患者所患疾病的发生过程和状态进行充分的了解,然后选择合适的核医学成像技术,这样才能真正满足临床诊断需求。

(二)检查前准备

核医学显像是一种功能性的显像技术,可以在靶器官发生结构改变之前就显示出来。核医学显像前准备可以排除生理或病理干扰因素,获得满意的图像。因此,对于核医学显像前患者的准备非常重要。如临床应用葡萄糖代谢显像对肿瘤病灶进行判断时,为了使病灶能够更多地摄取放射性药物^{18}F-FDG,则需要空腹 4～6 h 保持血糖在正常水平。如果应用葡萄糖代谢显像对心肌存活进行判断时,显像前则需要进行胰岛素负荷,从而使心肌细胞可以更多地摄取放射性药物^{18}F-FDG。

(三)显像药物的选择

核医学显像是分子水平的显像技术,特异性的放射性药物是核医学成像的基本条件。选择合适的放射性显像药物也是核医学成像能够进行临床诊断的关键。一般而言,应选择具有适宜的 γ 射线能量,靶/非靶比值高、具有稳定的靶组织滞留时间的显像药品。如^{201}Tl 和^{99m}Tc-MIBI均可以进行心肌灌注显像,但由于^{201}Tl 能量较低,半衰期较长,获得的心肌灌注图像清晰程度较^{99m}Tc-MIBI 图像质量明显要低。因此,目前临床进行心肌灌注显像时,主要采用^{99m}Tc-MIBI。

(四)图像采集参数的选择

采集足够的放射性计数是实现优质核医学图像的关键因素之一。选择合适的图像采集参数对于提高图像信噪比,减少图像伪影具有重要意义。图像采集参数主要包括准直器的选择、能窗和能峰的选择、矩阵的选择、采集时间和采集速度的选择等。如应用^{99m}TcO$_4$进行甲状腺平面显像时,根据甲状腺的大小和^{99m}TcO$_4$进入甲状腺组织的速度,一般认为选择低能高分辨准直器,20％的能窗,128×128 的矩阵,总计数达到 500 k 以上可以获得优质的甲状腺图像。

(五)图像处理参数的选择

图像处理与分析参数的选择对实现优质核医学图像也是非常重要。平面图像处理过程主要包括图像重新采样、图像空域处理、图像平滑、图像锐化以及图像频域处理等因素。动态图像处理包括对动态图像显示、定量分析处理和参数图像产生等因素。断层图像处理包括图像重建、图像切层以及衰减校正等因素。一般而言,临床需要根据图像采集所获得的放射性计数、靶器官的大小和显像类型对图像处理参数进行优化,从而获得一幅优质的核医学图像。

（六）图像分析参数的选择

图像获取后，如何对图像进行分析也是有效进行临床诊断的基础。目前，图像分析方法主要包括视觉分析法、半定量分析法以及绝对定量分析法。

1.视觉分析法

视觉分析是最简单的方法，主要指临床医师通过目测观察核医学图像中靶器官或靶病灶摄取放射性药物的分布，以及与周围组织的对比情况。由于主观性太强，并不适用于需要客观定量评估方法的临床试验。

2.半定量分析法

半定量分析方法主要是利用感兴趣区技术对靶器官或靶病灶的放射性摄取程度进行分析。包括靶病灶/非靶组织的放射性药物摄取比值（T/NT）和标准摄取值（standardized uptake value，SUV）两种方式。其中标准摄取值是目前 ^{18}F-FDG PET 显像临床应用最为广泛的半定量分析法。

3.绝对定量分析法

根据放射性药物在体内的清除特征，建立房室模型和进行动态采集，可以在体内进行组织内示踪剂的放射性活度绝对测量，灵敏度高，能够在很短的时间内对放射性分布的变化进行准确定量，获得显像剂反映的生化、生理和药理特征。如葡萄糖类似显像剂 ^{18}F-FDG 在体内清除规律符合三房室四参数模型，通过动态采集后可以获得靶器官的绝对葡萄糖代谢率，并能够观察葡萄糖代谢的不同环节，如葡萄糖转运、磷酸化与去磷酸化等。但由于绝对动态定量分析需要动态采集模式，显像所能够覆盖病灶的区域也仅仅一个床位（15～20 mm），还需要有创采集动脉血样，因此，目前在临床实践中受到限制。

三、与其他影像技术比较

核医学影像与 X 线、CT、MRI 和超声成像的基本原理与方法不同，但最终都是以图像分析达到诊断和鉴别诊断疾病的目的。因此，了解各种其他影像技术的优势，对于综合应用影像学技术对疾病最终诊断具有非常现实的临床意义。

核医学成像是一种通过放射性核素进行特异性靶分子标记（分子探针），并利用所标记放射性核素释放出来的 γ 射线进行成像的一种分子影像技术。因此，核医学显像是一种特异性的显像技术。核医学影像可以显示放射性药物流经或选择性聚集在靶器官内的动态和（或）静态分布状况，显示器官或组织的功能和生理生化方面的变化并提供有关脏器和病灶的功能、血流和代谢情况，因此，核医学影像又是一种功能性显像技术。另外，核医学影像能够通过动态采集技术和定量分析技术，获得定量或半定量诊断参数，这些数值能客观地评价病灶部位的放射性变化，更为精确地分析病变性质。因此，核医学显像又是一种定量显像技术。核医学影像所使用的 ^{11}C、^{13}N、^{15}O 及 ^{18}F 等放射性药物，多为生物体组成的基本元素。可以反映组织细胞内分子水平的化学及代谢改变，从分子水平的角度解释图像和诊断病变。因此，核医学影像是一种分子水平的显像技术。目前，分子影像、精准影像、定量影像已经成为医学影像发展的重要方向。

X-CT 显像技术是以不同组织密度对 X 线的衰减为基础。其基本原理是通过高压电流冲击球管产生一束高度准直的 X 线穿透人体的靶器官进行采集。因此，X-CT 显像是一种透射型显像技术。由于人体靶器官的各个组织的密度不同，对透过的 X 线的能量的吸收亦不相同，通过计算机处理后可以计算出靶器官内不同部位和深度的各个点的 X 线吸收系数值，形成靶器官的横断层解剖结构图像,其分辨力较核医学影像明显要高。因此,X-CT 显像也是一种结构性成像技术。

MRI 是利用原子核固有的自旋特性,在射频场的作用下产生磁共振。各种器官组织及病变组织均具有一定纵向弛豫时间（T_1）、横向弛豫时间（T_2）和质子密度（P）的差别,可获得多参数成像和多方向切层成像。磁共振在分子影像中的优势在于高空间和时间分辨率,可同时获得三维解剖结构及生理、病理、代谢、血流灌注等信息。MRI 不仅可以组织的多种物理、生理特性作为成像对比的依据,而且,MRI 可以在 MRI 图像上可显像的特殊分子作为成像标志物,对这些分子在体内进行定位,从而达到分子水平的诊断。而与核医学影像相比,其分辨率较高,但受到灵敏度的限制。

MR 分子成像主要为临床前研究,少数试用于临床,包括凋亡显像、肿瘤血管生成、神经递质递送和干细胞移植检测等。MR 显微成像技术利用小型高场或超高场磁共振设备成像,可显示活体代谢过程。MRS 能提供组织及病变内生化代谢信息的无创性检测方法,可测量细胞内外一系列重要生物物质的浓度,未来可能用于区分良恶性脑肿瘤,鉴别肿瘤类型,了解恶性肿瘤的分级和预后,观测肿瘤的治疗反应等。PET/MRI 融合设备的问世,将 MRI、MRS 和放射性核素成像结合为一体,能更特异性地精确显示疾病的病理生理过程,未来将可能成为最具发展前景的分子影像设备。

超声影像是应用超声波在组织中传播时,与机体不同形态、结构作用后的声学信息,经计算机处理后获得的声像图。各种器官组织及病理组织都有其特定的声阻抗和衰减特性,可获得不同类型和特点的声像图,为诊断提供信息。超声影像应用相对简单,分辨率高,在小器官的诊断以及筛查方面具有优势。近年来靶向性微泡造影剂及纳米级微粒造影剂已成为该领域的热点,并试用于心血管、肿瘤等的靶向诊断,血栓、动脉粥样硬化斑块等的治疗和药物基因的输送等。

光学分子成像具有无创伤、无辐射、高敏感、可实时成像等优点,对浅表软组织分辨高,可凭借软组织对光波的不同吸收与散射识别不同成分,获得功能影像信息。主要包括弥散光学断层成像、共聚焦成像、表面聚焦成像、表面加权成像、近红外线光学断层成像及双光子成像等。但因组织穿透能力较低,目前主要用于小动物的分子影像研究,评价抗原和抗体结合、转基因以及基因表达等。

四、分子影像技术的融合——多模式显像将成为趋势

上述分子影像技术各有优势,但也存在相应的局限性,而彼此优势的融合已成为当今分子影像设备发展的潮流。最成功的应用是 SPECT/CT 和 PET/CT 一体机,有效解决了 PET 及 SPECT 对代谢与功能异常部位的精确解剖定位不足;同时通过 CT 的衰减校正,明显提高了 PET 及 SPECT 图像质量与定位精确性,使之成为新世纪当之无愧的革命性技术,在临床肿瘤、心血管以及神经系统和精神疾病等领域的诊断和治疗指导中产生了不可替代的作用。

但是,PET/CT 仍有其明确的缺陷,即难以实时采集两种图像及 CT 的大剂量辐射等,而 MRI 比 CT 具有更好的软组织对比度及功能和代谢显像能力,并具有进行全身同步显像的技术潜力,可以说,PET/CT 是真正的双模式显像,而 PET/MR 则可能成为最具潜力的多模式显像技术,因为它将结合 PET 的功能、代谢、分子显像以及 MR 的功能解剖显像,如血氧水平依赖（BOLD）MRI 成像,MRI 功能成像,MR 弥散成像,MR 灌注成像,MR 弥散张量成像以及活体磁共振能谱（或称 MR 波谱成像）等。并且临床同步全身扫描 PET/MR 显像技术将全面开发解剖

性 MRI 技术在软组织高分辨率方面的潜能。随着它在探测仪器、分辨率、灵敏度上的不断改进，相信在不久的将来，不断改进与完善的临床型 PET/MR 将应用于临床。

此外，核医学 SPECT，PET 作为分子影像中最重要的设备，将可能与 CT，MRI，超声（US），光学显微图像（OI）、荧光显像和生物发光显像等显像技术顺序或同步的互补信息和影像融合，为在体研究提供更多更重要的实时立体化信息。如 SPECT 和 PET，PET 和 OI 或 MRI，或三种及四种设备融为一体，实现真正意义上的多模式实时分子显像设备。

（李　涛）

第二节　常用放射性药物的特点及来源

一、放射性药物及主要种类

作为示踪剂应用于诊断和治疗的开放性放射性核素及其化合物和制剂称为放射性药物。核医学显像中的放射性药物用量非常小，不依靠普通药物所具有的药理作用，而是依靠所荷载的放射性核素起到诊断作用。

诊断用放射性药物有体内和体外使用两种类型。

显像用放射性药物供体内使用，包括离子类放射性药物（如 $Na^{99m}TcO_4$、$Na^{131}I$、$Na^{18}F$ 等）、放射性胶体和颗粒（如 ^{99m}Tc-硫胶体、^{99m}Tc-大颗粒聚合白蛋白等）、放射性标记化合物（如 ^{131}I-马尿酸、^{99m}Tc-DTPA、^{99m}Tc-HIDA、^{99m}Tc-MDP 等）。

供体外使用的主要是体外诊断试验所用的放射性试剂，包括体外放射分析法所需要的一些放射性试剂（如 ^{125}I-T_3、^{125}I-胰岛素等）。

治疗用放射性药物主要包括组织选择性治疗药物和放射性胶体，如治疗甲状腺功能亢进症的 ^{131}I、治疗慢性白血病或真性红细胞增多症的 ^{32}P 等。

二、放射性药物的主要特点

放射性药物的特点可从"放射性"和"药物"两方面来理解。

（一）放射性核素的特点

1.物理半衰期

半衰期在数十分钟至数天之间的放射性核素最适合显像使用。过长的半衰期一方面会增加患者内照射的时间，使其接受较大的辐射剂量；另一方面还会带来放射性废物处理上的困难以及患者的活动所带来的环境污染问题。

对治疗用放射性药物而言，其在体内的有效半衰期必须足够长，使病灶能浓聚足够的放射性药物，而核素的半衰期直接影响放射性药物的有效半衰期。

2.射线的种类和能量

显像用 γ 射线的能量在 $100\sim400$ keV 最佳。能量太低时，射线易被机体所吸收，使探测效率降低；能量太高则探测器的准直效果不好，影响仪器的空间分辨率。显像放射性核素最好不发射或少发射 β 射线以及内转换电子或俄歇电子等，以减少对患者的辐射剂量。发射纯 γ 射线的同质异能素(如^{99m}Tc)在核医学显像中有着最广泛的用途。

对治疗放射性药物,射线的种类和能量决定了射线在组织中电离密度和射程,射线射程短、电离密度高(如α粒子、β粒子和俄歇电子)的核素,杀伤病变细胞的能力强。

3.放射性比活度

放射性比活度简称比放,是单位质量或体积内的放射性活度。比放太低时,放射性药物的制备和使用都难以进行。

(二)药物的特点

放射性核素和它们的初始制备形态往往不能直接用于核医学治疗和显像,需要通过物理的、化学的或生物学的方法,将放射性核素的原子引入特定的化合物的分子结构中,制成放射性核素的标记化合物,才能应用。因此,对"放射性药物",可以理解为主要是指应用于核医学中的各类放射性核素及其标记化合物。

核医学显像放射性药物在"药物"方面的特点如下。

1.显像和示踪性能

显像剂在引入体内之后,在靶组织(即被显像的组织)有特异性浓聚,靶组织的摄取是相邻的非靶组织的5倍以上。血液清除时间短,能尽快通过各种途径进入靶组织,并在靶组织有合适的停留时间。显像剂在靶组织的正常组织与病变部位之间的摄取率有较大的差异。

2.制备特性

常选择易于制备的药物。制备方法多是"一步法"标记,即预先将标记过程中所需的除放射性核素以外的物质通过简单混合或使其产生预反应而制成放射性药物的半成品药盒,标记时只需将放射性核素加入,即可一步标记成功。已有许多不同种类的半成品药盒作为商品供临床应用。

3.稳定性

放射性药物的稳定性包括化学稳定性、辐射稳定性、标记稳定性和体内稳定性。

化学稳定性指其具有确定的、较为稳定的化学结构,使其在制备放射性药物的过程中和药物贮存过程中不易发生分解、氧化、还原等化学变化,生成复杂的副产物而影响药物的使用性能和有效使用期。

辐射稳定性指药物对自身辐射作用的耐受能力。辐射自分解是影响显像药物辐射稳定性的一个重要因素。辐射直接作用于放射性药物,引起分子的还原或断键降解,产生放射化学杂质或化学杂质,称为初级分解;溶剂吸收了射线能量而产生具有很强的化学反应性的游离基,通过这些游离基再与药物分子作用而使其发生分解,称为次级分解,其对显像药物辐射稳定性影响更大。

标记稳定性指放射性核素的原子或基团与化合物结合的牢固程度。显像药物多是标记牢固,不易因时间、温度、介质等条件的影响而脱落的标志物。一般说来,通过化学键的结合比其他形式的结合稳定。而在化学键结合中,键能越大越稳定。

体内稳定性指药物引入机体后,不会因为介质条件的改变或生物活性物质(如酶等)的作用而发生分解、变性或标记核素的脱落。

4.比活度

要有适宜的比活度,若比活度太低,则要加大用药体积才能获得足够的放射活度,但无限增大用药体积是不允许的。比活度也不是越高越好,比活度过高时,在满足使用总放射活度尽可能低的前提下,则会导致使用药物的化学量太低,不足以引起药物特定的生理生化作用。

三、放射性药物的来源

首先要获得合适的放射性核素,然后通过各种途径制备适合核医学使用的放射性核素标记化合物。

（一）放射性核素的生产

核医学中所使用的放射性核素几乎都是人工放射性核素,生产方式主要有反应堆生产和加速器生产两种。而在核医学科室中常用的放射性核素发生器,可以认为是一种特殊的放射性核素运输、存储和提取装置。

1.核反应堆生产放射性核素

核反应堆是实现可控制的重核裂变链式反应的装置。铀（U）、钍（Th）和镤（Pa）等重核皆能发生裂变,只要裂变时的中子增殖系数 $K>1$,即可实现裂变的链式反应。例如 ^{235}U 的核吸收一个中子后发生裂变,又放出两三个中子,除去消耗,至少还有一个中子能引起另一个 ^{235}U 核发生裂变,使裂变自行地进行下去。

有两种方式从反应堆中生产放射性核素,一是中子活化,二是分离提取。

链式反应使中子大量增殖,因而核反应堆是一个巨大的中子源。如果将适当的靶物质放入反应堆中,用中子照射,就能引起靶物质的活化,生产放射性核素。这种方式主要利用 (n,γ) 核反应,即靶物质原子核俘获一个中子,放出 γ 光子,生成一种新的放射性核素,如 ^{51}Cr、^{99}Mo 等。也可由 (n,γ) 反应的产物经过一个半衰期较短的 β 衰变或轨道电子俘获而产生,如 ^{131}I、^{125}I 等。

利用反应堆生产的放射性核素皆具有过多的中子,核内的过多中子会通过 β^- 衰变转化为质子,因而反应堆生产的放射性核素多是 β^- 衰变核素。

除利用反应堆的中子照射外,还可以从核燃料的裂变产物中分离提取出所需放射性核素。例如,^{235}U 的慢中子裂变产物有三百种以上,质量数 $72\sim162$,原子序数 $30(Zn)\sim65(Tb)$。核医学显像常用的 43 号元素锝不存在天然同位素,制备这种元素的有效途径就是从裂变产物中提取,一吨天然铀在辐照 300 天,再冷却 100 天后,大约可以分离出 25 g 锝。裂变产物的化学分离和提纯过程比较复杂。

利用反应堆生产的放射性核素皆具有过多的中子,核内的过多中子会通过 β^- 衰变转化为质子,因而反应堆生产的放射性核素多是 β^- 衰变核素。

2.加速器生产放射性核素

加速器是一种加速带电粒子的设备,它不仅是研究原子核结构的重要设备,同时也广泛地应用于其他部门,在医学上,它被用于肿瘤的治疗和医用放射性核素的生产。

加速器有各种不同的类型,其结构和原理也不尽相同。目前在核医学中用来制备放射性核素的加速器主要是回旋加速器。一台回旋加速器由 4 个系统组成:①能够形成 $1\sim2$ T 磁场的常导磁体;②可将气压控制在 10^{-5} Pa 以下的真空系统;③可提供峰值电压为 40 kV 的高频系统（约 40 MHz）;④将氢原子离子化为自由质子以及氘和 α 粒子的离子源。

回旋加速器使带电粒子沿着螺旋形轨道回旋加速,即带电粒子被加速电极加速,同时在磁场的作用下做圆周运动,使其运动轨道成为螺旋形。粒子不断获得能量而加速,最后轰击到终端的"靶"上,引起核反应,产生放射性核素。

加速器加速的粒子主要是质子、氘核以及 α 粒子,因而生产的放射性核素缺乏中子,一般以正电子衰变或电子俘获的形式衰变,使核内质子转变为中子。

加速器生产的放射性核素半衰期都较短,正电子衰变或电子俘获中一般都发射 γ 射线,所以它们在核医学中有着广泛的用途。特别是像 ^{18}F、^{11}C、^{15}O 和 ^{13}N 这样的正电子衰变核素,它们的稳定同位素是机体的主要组成成分,因而用处很大。几种核医学中应用的加速器生产的放射性核素为:^{18}F,半衰期 110 min,$β^+$ 衰变;^{11}C,半衰期 20.3 min,$β^+$ 衰变;^{13}N,半衰期 10 min,$β^+$ 衰变;^{15}O,半衰期 123 s,$β^+$ 衰变。

3.放射性核素发生器

放射性核素发生器是一种能定期地从半衰期较长的母核中分离出其衰变产生的半衰期较短的子核的装置。要注意的是,虽然被称为放射性核素发生器,严格说来它并不是一种放射性核素生产装置,而仅仅是一种提取装置。核医学中所使用的放射性核素半衰期皆较短,运输和使用困难。放射性核素发生器以长寿命核素作为运输和保存形式,以短寿命核素为使用形式,结构简单、运输方便,在核医学中的应用广泛。各种放射性核素发生器特别是 ^{99}Mo-^{99m}Tc 发生器已成为核医学必不可少的装置。

^{99}Mo-^{99m}Tc 发生器中的 ^{99}Mo 的半衰期为 66 h,衰变后,87％成为亚稳态的 ^{99m}Tc,13％为基态的 ^{99}Tc;^{99m}Tc 的半衰期为 6 h,发射 140 keV 的 γ 射线;^{99}Tc 的半衰期为 $2.1×10^5$ 年,衰变转变为 ^{99}Ru。

^{99}Mo-^{99m}Tc 发生器按其母体核素 ^{99}Mo 的来源和装柱工艺的不同可分为裂变吸附色谱和凝胶色谱发生器两种。^{99m}Tc 放射性活度峰值发生在洗脱后 23 h,因此洗脱后 24 h 再次洗脱得到的 ^{99m}Tc 的放射性活度大约是前次洗脱的 80％。部分洗脱也是可行的,洗脱后 4.5 h ^{99m}Tc 的放射性活度可达峰值的 50％,洗脱后 8.5 h 则达 75％。

(二)放射性药物的制备

在获得合适的放射性核素后,要通过各种途径制备适合核医学使用的放射性核素标记化合物。放射性药物的制备,就是通过各种途径(化学的、物理的、生物的)产生适合核医学使用的放射性核素标记化合物。其原理和操作复杂而多样。标记所用的放射性核素多是微量、低浓度,例如活度为 $3.7×10^7$ Bq(1 mCi)的放射性核素 ^{99m}Tc,其质量仅有 0.19 ng。因而放射性药物的制备,要采用高产率、简便、快速的方法。在制备放射性核素标记化合物时,要对射线采取必要的安全有效的防护措施,如屏蔽、通风等。一般应在具有专门设备的放射化学实验室内进行。

制备放射性药物的方法有化学合成法、生物合成法、同位素交换以及热原子反冲标记法等。

化学合成法是一种应用化学反应的方法将放射性核素的原子引入所需的化合物分子结构中去的标记方法。化学反应种类多、机制多样,常见的反应类型如分解、化合、置换、加成、氧化还原,以及络合、沉淀等都可用于放射性核素的标记。因此这种方法具有应用范围广、产品比活度高、纯度好、标记位置容易确定的优点,是一种最重要和最常用的标记方法。其中的一些方法适宜于制成供一步法标记的放射性药物半成品药盒,例如核医学常用的 ^{99m}Tc 这种放射性核素,就有多种一步法标记半成品药盒。

(李　涛)

第三节　核医学辐射防护

一、核医学辐射特点

（1）对患者主要是内照射（即放射性核素进入人体内产生照射）；对医务人员主要是外照射（即放射性核素从人体外发射的射线对人体产生照射），但管理不当也可产生内照射。

（2）由于放射性药物在体内特殊的靶向分布，患者全身受照剂量小，个别器官、组织受照剂量高。

二、辐射防护目的

（1）保障放射工作人员、公众及其后代的健康与安全，保护环境不受污染，促进原子能事业的顺利发展。

（2）防止非随机效应（确定性效应）的发生，采取措施使个人剂量低于引起确定性效应的阈值。限制随机效应的总发生率，使其达到可接受的水平。

为了防止有害的确定性效应的发生，法规规定剂量当量限值，以保证工作人员和公众终身受到的照射，低于剂量阈值。

三、辐射防护原则

（一）实践正当化

要求产生电离辐射的实践给个人或社会带来的利益大于代价，抵偿其所造成的危害。

（二）放射防护最优化

放射防护最优化指用最小代价获得最大利益，避免一切不必要照射，使一切必要照射保持在可以合理达到的最低水平。

（三）个人剂量限制

在实践上述两原则时，要同时保证个人的当量剂量不超过规定限值。

四、辐射个人剂量国家标准

见表 5-1。

表 5-1　辐射个人剂量国家标准

器官和组织/剂量	剂量限值	
	公众	职业人员
有效剂量	每年 1 mSv	连续 5 年的平均剂量为每年 20 mSv
胚胎或胎儿的有效剂量	与公众成员所需防护水平相同	1 mSv
年当量剂量		
眼晶状体	15 mSv	150 mSv

续表

器官和组织/剂量	剂量限值	
	公众	职业人员
皮肤	50 mSv	500 mSv
四肢		500 mSv

五、外照射防护基本措施

见图 5-1。

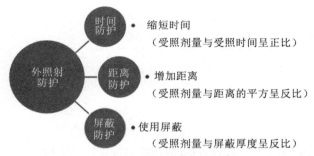

图 5-1 外照射防护的基本措施

六、放射性药物检查安全性

医用放射性药物非常安全。引起各种影像检查不安全因素主要包括以下两方面。

（1）药物化学成分影响，如变态反应和毒性反应。然而，由于核医学检测技术非常灵敏，核医学应用放射性药物中的化学成分微乎其微，几乎不会引起变态反应及毒性反应。

（2）放射性所致辐射，应用放射性药物会使患者全身或某些器官受到一定的辐射，但常规临床使用的放射性药物剂量小、半衰期短，人体接受或器官接受辐射剂量符合我国《放射卫生防护基本标准》规定，对人体无伤害，检查安全。

SPECT 用于检查的常用放射性核素锝（^{99m}Tc），其物理半衰期较短（6 h），能量低（141 keV）。患者行 1 次核医学显像所受辐射剂量远比胸部 CT 检查小，对周围人群的辐射就更小，因此对接受 SPECT 检查的患者无须特别防护（特殊人群如孕妇、婴儿除外）。如：^{99m}Tc-MAA 肺灌注显像辐射当量剂量是胸部 X 线检查的 0.55、胸部透视的 0.034；脑血流灌注显像辐射当量剂量是头部 CT 检查的 0.047、头颅 X 线检查的 0.78；肾动态、甲状腺显像辐射剂量则更小。患者进行核医学与放射检查辐射剂量比较见表 5-2。

表 5-2 核医学与放射检查辐射剂量比较

项目	有效辐射剂量（mSv）
核医学检查	2.2
X 线检查	
胸部	0.1~0.2
腹部	1.4
腰椎	19.64

续表

项目	有效辐射剂量(mSv)
性腺(骨盆)	5.82
CT 检查	
头部	177.53
甲状腺(头部 CT)	195.18
胸部	8.3
腹部	7.2
体部	56.51
造影	
泌尿道	2.5～5.0

（李　涛）

第四节　神经系统疾病核医学成像

一、局部脑血流断层显像

（一）原理

静脉注射能通过血脑屏障进入脑细胞的脂溶性显像剂,该显像剂进入脑实质后即转变成水溶性化合物,它不能再反向通过血-脑屏障,故可在脑内长时间滞留。显像剂进入脑细胞的量主要取决于局部脑血流量,且与之成正比,断层显像可显示脑组织局部血流量。局部脑血流量一般与局部脑细胞代谢和功能状况一致。

（二）适应证

(1)脑卒中的早期诊断(尤其是脑梗死 48 h 内诊断)及疗效观察。

(2)短暂性脑缺血发作(TIA)和可逆性缺血性脑疾病(PRIND)的早期诊断。

(3)局灶性癫痫(原发性与继发性)的定位诊断。

(4)痴呆病因的鉴别诊断。

(5)锥体外系疾病的定位诊断。

(6)脑血管畸形及其他脑内病变的定位诊断。

(7)判断脑肿瘤的血供,鉴别术后或放疗后复发和瘢痕。

(8)偏头痛的研究与诊断。

(9)精神和情感障碍性疾病的辅助诊断。

（三）显像剂

^{99m}Tc-HMPAO 或 ^{99m}Tc-ECD,放化纯度分别大于 80% 和 90%,活度均为 $740\sim1110$ MBq($20\sim30$ mCi)。

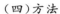

（四）方法

1. 患者准备

注射显像剂前 30 min,空腹口服过氯酸钾 400 mg,封闭脑室内脉络丛及甲状腺。

2. 给药方法

静脉注射显像剂前 5 min 戴眼罩和耳塞,直至注药后 5 min 方可取下。

3. 影像采集

(1)仪器条件:SPECT,低能高分辨平行孔准直器或低能通用平行孔准直器。

(2)受检者取仰卧位,头置于头托内,OM 线垂直于地面,探头尽量贴近头颅,以缩小探头旋转半径。

(3)采集条件:矩阵 128×128,窗宽 20%,矩形探头放大 1.6,圆形探头放大 1.0,探头旋转 360°,1 帧/5.6°×64 或 6.0°×60,每帧采集时间 10～30 s[每帧计数以(40～80)×10^3 为宜]。

4. 影像处理

(1)先行水平面影像重建,再行冠状面和矢状面影像重建。

(2)前滤波多用 Butterworth 滤波函数,截止频率 0.4,陡度因子 12～20。

(3)反投影重建用 Ramp 滤波,层厚 6～8 mm。

(4)衰减校正多用 Sorenson 法或 Chang 法,系数 $\mu=0.12\ cm^{-1}$。

(5)冠状和矢状断面重建,适用横断层影像制作。

(6)若采集影像时 OM 线与地面不垂直,影像重建前要通过转动影像,使 OM 线平行于 X 轴。

二、脑血-脑屏障显像

（一）原理

正常脑组织由于存在着血-脑屏障,血液中放射性药物不能进入脑细胞,脑实质呈放射性空白区。脑部病变若致血-脑屏障功能损害,放射性药物乃可进入病变区而聚集为浓影。

（二）适应证

(1)脑肿瘤的诊断。

(2)脑梗死的诊断。

(3)硬膜下血肿的诊断。

(4)病毒性脑炎的辅助诊断。

（三）显像剂

$^{99m}TcO_4$ 或 ^{99m}Tc-DTPA,剂量 740 MBq(20 mCi)。

（四）方法

1. 患者准备

注射显像剂前 30 min,空腹口服过氯酸钾 400 mg,封闭脑室内脉络丛及甲状腺。

2. 给药方法

口服 $^{99m}TcO_4$ 2 h 后或静脉注射 ^{99m}Tc-DTPA 30 min 后显像。

3. 影像采集

(1)仪器条件:γ 相机或 SPECT,低能通用准直器。断层显像方法同局部脑血流(rCBF)显像,仅需选择适当的滤波。

（2）体位：常规行前、后、侧位和顶位显像。

（3）采集条件：矩阵 128×128，能峰 140 keV，窗宽 20％，计数 500×10³，侧位显像时病侧按健侧的相同时间采集，探头与病侧的距离亦可与健侧相同。

（4）影像显示：本底扣除 10％，断层处理同 rCBF。

（五）显像分析

1.正常影像

（1）前位：头颅影像左右两侧基本对称，头颅外周的放射性增高带由头皮、颅骨板、脑膜血窦及颞肌内的放射性构成，顶部中央为矢状窦影像，眶以下因骨松质、鼻窦和口腔内的放射性很高而明显显影。两侧大脑半球呈椭圆形放射性空白区。

（2）侧位：头顶与颅底之间的空白区为脑半球。

（3）后位：整体图形与前位相似。

（4）顶位：外围带构成对称的椭圆形空白区，从前到后由上矢状窦将它分为左右两半球。总之，脑实质呈放射性缺损改变，矢状窦、横窦、乙状窦、窦汇等处有放射性聚集。断层影像亦表现为脑内呈空白区，外周有放射性显影。

2.异常影像

脑内局部放射性增高是最常见的异常影像，因疾病不同而有多种异常浓聚改变。脑内弥漫性放射性增加可见于病毒性脑炎和多发性脑脓肿，有时其放射性高于头颅外周，而使周边带显示不清。

脑内局部放射性减低常见于脑内囊肿。至少在两个互相垂直的平面影像的相应部位出现放射性增高才能确定为异常。

（六）临床意义

1.脑肿瘤的检测

表现为局部异常浓聚影，因 CT 和 MRI 对脑肿瘤定性和定位更可靠，故本方法已较少使用。

2.脑梗死的诊断

起病 2～8 周内阳性率较高，无明显优势。

3.硬膜下血肿的诊断

典型表现是前位影像上患侧脑外缘呈边界较为分明的月牙形放射性聚集影，侧位像无明显异常。

4.病毒性脑炎

单纯疱疹脑炎多表现为双侧或单侧颞部局灶性放射性增加，额叶和顶叶也可出现异常。本法在发生神经症状或体征的第 2 天呈阳性，较 CT 早且阳性率较 CT 高。本法对艾滋病的脑损害亦较 CT 发现早。

三、放射性核素脑血管造影

（一）原理

静脉"弹丸"式注射 $^{99m}TcO_4$ 后，立即用 γ 相机在头颈部以每 1～3 秒/帧的速度连续采集，即可显示显像剂在脑血管内充盈、灌注和流出的动态过程，从而了解脑血管的形态及血流动力学改变。

（二）适应证

（1）脑动静脉畸形的辅助诊断。

（2）烟雾病的辅助诊断。

（3）缺血性脑血管病的辅助诊断。

（4）脑死亡的诊断。

（三）显像剂

$^{99m}TcO_4^-$ 或 ^{99m}Tc-DTPA，活度 370 MBq(10 mCi)，体积<1 mL。

（四）方法

（1）患者无特殊准备。

（2）给药方法为"弹丸"式静脉注射。

（3）影像采集。①仪器条件：γ 相机，低能高分辨平行孔准直器。②体位条件：受检者取仰卧位，不用枕头，头部放正后固定；如观察大脑后动脉，可行后位采集。③采集条件：矩阵 64×64，能峰 140 keV，窗宽 20%，每 1～3 秒/帧动态采集，共采集 40～60 s。

（五）影像分析

正常所见：脑血管造影可分为三个时相。①动脉相：自颈内动脉显像起，两侧大脑前、中动脉、颅底 Willis 环陆续显影，呈两侧对称的五叉影像，历时约 5 s；②脑实质相（微血管相）：从五叉影像消失起，放射性在脑实质内呈弥漫性分布，历时约 2 s；③静脉相：自上矢状窦显影起，脑实质放射性逐渐减少，至再循环又有所上升，历时约 7 s。

（六）临床意义

1. 脑动静脉畸形（AVM）

AVM 多为先天性畸形，常称为动静脉瘘（AVF），单发或多发。常以癫痫或颅内出血的症状就诊。显像中可见动脉相局限性异常过度灌注，静脉相放射性消退迅速，硬脑膜窦提前出现。

2. 烟雾病（Moyamoya 病）

颈总动脉和颈内动脉显影良好，但放射性阻断在脑基底部，逐渐出现放射性向脑基底部轻度扩散，然后突然出现大脑前、中动脉影像，接着是正常的脑实质相和静脉相。

3. 缺血性脑血管病

大脑中动脉病变的阳性率最高，前动脉次之。观察椎-基底动脉需行后位显像，阳性率较低。脑血管狭窄或阻塞主要表现为动脉相灌注减低或缺少。部分病例病变处在动脉相呈过度灌注，静脉相病变处放射性由于消退减慢而较正常处反而增高。本法简便、快速，但无 rCBF 显像准确可靠。

4. 脑死亡

典型表现为在颈动脉显影的同时，大脑前动脉和中动脉不显影，硬膜窦不显影，仅有颈外动脉灌注至周边带显影。

四、脑池显影

（一）原理

将无刺激和不参与代谢的水溶性显像剂注入蛛网膜下腔，用 γ 相机跟踪显示显像剂随脑脊液循环的空间，即为蛛网膜下腔及各脑池的影像，根据各脑池影像出现的时间、形态、大小和消退的速度，可以了解脑脊液的循环路径和吸收过程是否正常。

（二）适应证

（1）交通性脑积水的诊断。

（2）脑脊液漏的诊断和定位。

（3）脑穿通畸形的辅助诊断。

（4）蛛网膜囊肿的辅助诊断。

（5）中脑和后颅凹肿瘤的辅助诊断。

（三）显像剂

^{99m}Tc-DTPA，活度 74～370 MBq(2～10 mCi)。

（四）方法

1.给药方法

严格无菌条件下常规行腰椎穿刺，用缓慢流出的脑脊液稀释显像剂至2～3 mL，再注入蛛网膜下腔，注入后去枕仰卧。

2.影像采集

（1）仪器条件：γ相机，低能通用平行孔准直器。

（2）体位：患者去枕仰卧，在注药后1、3、6、24 h分别行前、后及侧位头部显像，必要时加做48 h显像。

（3）采集条件：矩阵 64×64，能峰 140 keV，窗宽 20％。先采集前位影像，计数达 200×10³时，记录采集时间，其他各体位采集时间皆与前位像相同。

（五）影像分析

正常影像：3 h侧位影像最清晰，脊髓蛛网膜下腔影像过枕大孔后向后方凸起为小脑延髓池（枕大池）影像，向上延伸经小脑凸面至小脑脑桥角显示四叠体池影像，再向前上方延伸为胼胝体周池影像。从脊髓蛛网膜下腔影像向前上方延伸依次为桥池、脚间池、交叉池影像。胼胝体周池以下，交叉池后上方和四叠体池前方之间为脑室所在部位，呈放射性稀疏缺损改变，或在 24 h 内有一过性较强的放射性聚集影。3 h 前位出现典型的向上的三叉影像，以底部最浓，是小脑凸面与四叠体池、桥池、脚间池和交叉池等基底池从后往前的重叠影像，中间向上的放射性聚集影为胼胝体周池和大脑半球间池影像，两侧对称向外的放射性突起为外侧池影像。胼胝体周池与外侧之间的空白区为侧脑室所在。后位与前位影像相似。24 h 前位和后位呈伞状影像，伞柄为残留的基底池影像，伞杆为矢状窦影像，伞蓬为大脑凸面蛛网膜下腔的影像。侧位可见大脑凸面蛛网膜颗粒部较淡的团块样影像，脑室不显影。

（六）临床意义

1.交通性脑积水的诊断

交通性脑积水的常见病因有两类：一类是蛛网膜下腔因出血、炎症或损伤而粘连，或受外压而使脑脊液引流不畅。这部分患者早期脑室扩大并不十分明显，颅压多为正常，故被称为正常颅压性脑积水。本病的典型表现为持续性脑室显影，大脑凸面延迟显影，它既有脑室反流性持续显影，又有引流延迟。少数患者只表现为其中一种，或仅表现为脑室反流性持续显影，或仅表现为引流延迟。这三类影像提供形态和功能两种信息，特异性较高，对诊断很有帮助，而 X 线、CT 和 MRI 只能显示轻度扩大的脑室，不能提供功能方面的信息。另一类病因不十分明确，但无蛛网膜下腔的粘连，可以只是脑室和蛛网膜下腔局部明显扩大，颅压多正常。X 线检查见脑膜和蛛网膜下腔明显扩大，脑沟增宽，能提供较可靠的诊断依据，多不需进行脑池核素显像。

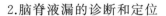

2.脑脊液漏的诊断和定位

放射性核素脑池显像时观察鼻腔内有无放射性是迄今最有效的诊断和定位方法。方法为在注入显像剂 2 h 后,在每一鼻孔内上、中、下鼻道放置棉球,尽量向后放,上鼻道的棉球尽量向上靠近筛板。2～4 h 后取出棉球,用井型 γ 闪烁计数器测量 10 min。有人测得在进行脑池显像时,正常鼻黏膜分泌物中也有少量放射性出现,但其放射性浓度仅为血浆浓度的 1/3,这可以作为诊断有无脑脊液鼻漏的值。此方法灵敏、可靠,但对漏口定位的精度尚不理想。

3.其他

非脑池部位异常放射性浓聚,根据其部位和形态可帮助诊断某些疾病,如在脑实质部位,以脑穿通畸形可能性大;在脑膜部位且呈囊状者,以蛛网膜囊肿可能性大;在脑膜部位而呈片状者,为蛛网膜下腔局部阻塞。某脑池不显影、延迟显影或影像扩大和放射性滞留,提示被邻近部位的占位病变压迫。这对诊断中脑和后颅凹肿瘤很有意义。

(李　涛)

第五节　循环系统疾病核医学成像

一、解剖与生理

（一）心脏的解剖

1.心脏结构

心脏位于胸腔内纵隔的前下部,约 2/3 位于身体正中线的左侧,1/3 在中线的右侧。心脏前面大部分由右心室和右心房构成,小部分为左心室和左心房,膈面主要为左心室,后面大部分为左心室,小部分为右心室,左侧面几乎全部由左心室构成。

心脏分为左心房、右心房、左心室、右心室四个心腔。心房与心室之间有房室口相通,两心房和两心室之间,分别有房间隔和室间隔分开,正常时互不相通。

心壁的主要组成部分为心肌,其外面覆有心外膜,里面为心内膜,心内膜与大血管的内膜相连,并构成心脏的瓣膜。心壁各部的厚度不等,左心室壁最厚,12～15 mm;右心室壁次之,5～8 mm;心房壁最薄,仅 2～3 mm。

2.心脏的血液供应

心脏的血液供应来自冠状动脉,冠状动脉分左、右两支,右冠状动脉起始于主动脉前窦,绕过右心缘至心脏膈面,绕行中分后降支和左心室后支,供应右心房、右心室大部,室间隔后 1/3 及左心室后上部血液,右冠状动脉阻塞时,常引起左心室下壁及右心室心肌梗死;左冠状动脉起始于主动脉左后窦,经左心耳与肺动脉根部之间向左行,随即分为前降支和左回旋支。前者供应左心室前壁,右心室前壁的一部分和室间隔前上 2/3 的血液,后者供应左心室外侧壁、左心室后壁的一部分和左心房的血液,前降支阻塞时,常引起左心室前壁和前间壁心肌梗死,左回旋支阻塞时,则引起左心室侧壁和后壁心肌梗死。心脏的血液供应主要在舒张期完成,因此心脏舒张功能正常与否和心肌供血关系更为密切。

3.心脏的传导系统

心脏的传导系统包括窦房结、房室结、房室束、左右束支和浦肯野纤维等,正常窦房结产生兴奋后,自右向左,自上向下传导,先激动两心房,并通过结间束迅速传导至房室结,激动在房室结内传导延缓,随后沿房室束、左右束支和浦肯野纤维迅速下传,几乎同时到达两心室的心内膜,再由心内膜传导至心外膜,使整个心室肌肉兴奋。心肌的电兴奋和机械收缩之间在时相上具有相关关系,相位分析即据此产生。

(二)心脏的生理

1.心室的泵功能

心脏有节律的收缩和舒张,类似于一个"动力泵",推动着血液不断地循环流动。反映心室泵功能的参数是心排血量(CO),CO 的大小和每搏量(SV)及心率(HR)成正比,即 $CO=SV×HR$。其中 SV 的大小又与心肌收缩力和心室舒张末期容积(EDV)呈正相关。因此维持正常的心排血量,需要有良好的心肌收缩力和适度的舒张末期容积,在心功能受损的早期,常通过提高心肌收缩力(心肌肥大)和增加 EDV(心脏扩大)进行代偿。射血分数(EF)综合反映了心肌收缩力和 EDV 的改变($EF=SV/EDV×100\%$),因此是反映心室泵功能的敏感指标。心室功能还与心脏舒张时间、心肌的顺应性、血液充盈速率和充盈容量有关。因此测定反映上述改变的心室舒张功能参数也是了解心室功能的另一重要方面。

2.心肌的自律性、传导性、兴奋性和收缩性

心脏传导系统的各部位具有自主兴奋的特性,以窦房结最强,房室结次之,房室束及以下的传导通路依次减弱。心肌产生的自主性兴奋可通过传导系统扩布于整个心肌,接受刺激后的心肌发生应激反应,产生机械性收缩。心肌以其自律性、传导性、兴奋性和收缩性保证了心脏的节律性收缩和舒张。

二、心肌灌注显像

(一)显像原理及适应证

正常心肌细胞对某些放射性核素或放射性标记化合物如$^{201}T1$、^{99m}Tc-甲氧基异丁基异腈(^{99m}Tc-MIBI)等有选择性摄取能力,其摄取量和冠状动脉血流量及心肌细胞活性相关,冠状动脉狭窄或阻塞致心肌缺血、梗死,或心肌炎、心肌病致心肌细胞变性坏死时,病变区摄取量减少或不摄取。显像表现为放射性稀疏或缺损,据此可对冠心病和心肌损伤性疾病进行诊断并确定病变的部位和范围。

其适应证如下。

(1)冠心病的诊断:①心肌缺血的诊断和鉴别诊断;②心肌梗死的诊断、鉴别和预后估价;③室壁瘤的诊断。

(2)冠心病手术或介入治疗前了解心肌细胞活性。

(3)评价冠心病的疗效。

(4)原发性心肌病的诊断。

(5)心肌炎的辅助诊断。

(6)肺心病和右心室梗死的辅助诊断。

(二)检查方法

1.显像剂

目前临床上常用的显像剂有 ^{201}Tl 和 ^{99m}Tc-MIBI 两种,心肌对 ^{201}Tl 的摄取可能是通过激活细胞膜上的 Na$^+$-K$^+$-ATP 酶,主动转运于细胞中,而 ^{99m}Tc-MIBI 的摄取可能是被动扩散的作用。

(1) ^{201}Tl: ^{201}Tl 的优点是注射后心肌摄取迅速,5 min 左右即达高峰,被称为初期分布。其在心肌内的分布量和冠状动脉血流量呈正比,初期显像一般在注射后 5~10 min 进行,反映冠状动脉供血情况。以后细胞膜内外的 ^{201}Tl 重新分布或称为再分布,一般在 3 h 达到平衡,此时显像为再分布显像。正常心肌摄取与清除 ^{201}Tl 迅速,故初期显像显影正常,再分布显像影像消失。缺血心肌摄取与消除均延缓,初期显像表现为稀疏、缺损,再分布显像显示"填充"。坏死心肌既无初期摄取又无再分布,故初期与再分布显像均不显影。根据 ^{201}Tl 的这一特性,一次注药进行运动—再分布显像,即可对缺血和梗死做出鉴别诊断。 ^{201}Tl 的缺点是物理半衰期长(73 h),不能大剂量应用,加之 γ 射线能量偏低,显像质量较差,另外 ^{201}Tl 系加速器生产,价格昂贵,不利于应用。

(2) ^{99m}Tc-MIBI: ^{99m}Tc-MIBI 是乙腈类显像剂中性能最好的一种,是一种脂溶性正一价的小分子化合物。静脉注射后通过被动扩散机制进入心肌细胞,再由主动转运机制浓聚于线粒体中。目前已广泛应用于临床。其优点是心肌摄取量高,注射 1 h 后,心/肺和心/肝比值分别为2.5和0.5。 ^{99m}Tc 的 γ 射线能量适中(140 keV),物理半衰期短(6.02 h),能够大剂量应用,显像质量较好,特别适合于断层显像。缺点是无再分布相,鉴别缺血和梗死时,需两次注药,分别做运动和静息显像。 ^{99m}Tc-MIBI 主要经肝胆系排泄,可于注射后服用脂肪餐以加速排泄,以减少肝影对左心室下壁影像的干扰。

2.显像方法

(1)静息显像:患者于检查前 24 h 停服 β 受体阻滞剂及扩张冠状动脉的药物,检查当日空腹。在静息状态下静脉注射 ^{99m}Tc-MIBI 55~92.5 MBq(1.5~2.5 mCi),10 min 后行心肌显像,或静脉注射 ^{99m}Tc-MIBI 555~740 MBq(15~20 mCi),1 h 后显像。由于狭窄冠状动脉具有一定储备能力,故静息显像对早期冠心病的检出率较低。

(2)介入试验。心肌灌注显像介入试验大致分为两类:一类是负荷显像,主要用于早期诊断冠心病,包括运动负荷显像与药物负荷显像,如踏车试验与潘生丁介入显像;另一类是介入显像,用于检测心肌梗死区的存活心肌,如硝酸甘油介入显像、再注射及再注射延迟显像。

运动负荷显像:运动负荷主要是通过体力活动增加心肌的耗氧量,以激发心血管系统的反应,用以评价冠状动脉血流的储备功能。正常冠状动脉运动负荷后明显扩张,血流量增加 3~5 倍,而狭窄的冠状动脉储备能力下降,运动后不能相应扩张,造成相对性心肌缺血。运动负荷显像的价值主要是提高早期冠心病的检出率。常用的运动方式有活动平板法和踏车法两种。以踏车法为例介绍其方法如下:运动前测量基础心率和血压,描记心电图并预置静脉通道。踏车时患者坐或半仰卧于踏车运动床上,按运动量分级方案逐级增加运动量,直到心率升至预期心率(190—年龄),或出现心绞痛、血压下降、心电图 ST 段降低 >1 mm 等,立即注入 ^{201}Tl 或 ^{99m}Tc-MIBI显像剂(用量同静息显像),并嘱患者继续运动 30~60 s,运动过程中连续监测心电图。应用 ^{99m}Tc-MIBI 时,于注射后 1 h 显像,如对照观察静息显像,需间隔 24 h 后再注射显像剂显像。应用 ^{201}Tl 时,注射后 5~10 min 做运动显像,延迟 4 h 后行再分布显像。

潘生丁介入显像：潘生丁是一种冠状动脉扩张药物，是间接地通过内源性腺苷起作用的。腺苷具有强有力的扩张小动脉作用，静脉注射大剂量潘生丁后正常冠状动脉明显扩张，血流增加4～5倍，由于狭窄的冠状动脉仅能轻微扩张或不扩张，故血流增加很少或不增加，使正常心肌与缺血心肌之间供血量差别增大，即所谓"窃血现象"。在此情况下注射显像剂，能提高早期冠心病的检出率，可用于代替运动试验或用于不能做运动负荷的患者。具体方法为：按 0.56 mg/kg 体质量的剂量计算出潘生丁的用量，用生理盐水稀释至 20 mL，在 4 min 内缓慢静脉注射完毕，3 min后注射^{201}Tl 或^{99m}Tc-MIBI，显像剂用量及显像时间同运动负荷显像。需要注意的是注射潘生丁后，一部分患者可出现心绞痛、血压下降等不良反应，静脉注射氨茶碱（用量 0.125 g）或舌下含化硝酸甘油即可缓解。

硝酸甘油介入显像：硝酸甘油具有扩张冠状动脉的作用，且这种扩张作用对于狭窄冠状动脉较正常冠状动脉更显著。此外，硝酸甘油还有增加缺血心肌侧支循环以及降低中心静脉压的作用。以上综合作用的结果使得缺血心肌血流量增加，心肌耗氧量减少。硝酸甘油介入显像的主要价值是用于缺血心肌（或称顿抑心肌、冬眠心肌）和坏死心肌的鉴别，有助于评价心肌细胞的活性。方法为常规显像呈不可逆缺损（运动、静息显像均为缺损）或只做静息显像呈缺损患者，24 h后舌下含化硝酸甘油 0.5 mg，即刻静脉注射^{201}Tl或^{99m}Tc-MIBI，前者注射后 5～10 min 显像，后者注射后 1～2 h 显像。显像剂用量和显像条件应与原运动－静息显像一致。原有的不可逆缺损区出现一定放射性填充时，表明有存活的心肌。

^{201}Tl 再注射显像及再注射延迟心肌显像：^{201}Tl 再注射显像也应用于评价心肌细胞的活性。如果常规^{201}Tl 运动－再分布显像呈不可逆缺损，则于延迟显像结束后，立即再注射^{201}Tl 37 MBq（1.0 mCi），15 min后按同样条件再次进行静息显像，如原缺损区出现放射性填充，即为存活心肌。再注射延迟心肌显像是在运动显像和再分布显像后，再行 18～24 h 的延迟显像，如延迟相原缺损区有放射性填充，提示心肌存活。

3.显像方式

心肌显像方式分为平面显像、断层显像。

（1）平面显像：静脉注射显像剂后，以静态采集的方式获取三个体位的显像即前后位、左前斜45°和左侧位。平面显像尽管采用多体位观察，但仍无法避免某些心肌节段相互重叠而难以分辨。临床上目前已较少应用，而多采用 SPECT 断层显像。

（2）断层显像：静脉注射^{201}Tl 或^{99m}Tc-MIBI 555～740 MBq（15～20 mCi），静脉注射 1 h 后显像。采用低能高分辨准直器，采集矩阵 64×64，zoom 1.0，能峰选用 140 keV，窗宽20％。受检者取仰卧位，双臂抱头并固定。探头贴近胸壁，视野包括整个心脏。探头从 RAO 45°至 LPO 45°顺时针旋转 180°，每间隔 6°采集一帧图像，每帧采集时间 20～30 s，总采集时间在20 min以内。运动及药物介入断层显像的条件和方式同上。采集结束后先进行均匀度校正，再用滤波反投影法进行图像重建。由于心脏的长短轴和人体躯干的长短轴方向不一致，故不能按人体长短轴的方向进行断层图像重建，而是用专门的计算机软件沿着心脏本身长短轴（心脏长轴为心尖到心基底部的连线，短轴为左心室间壁到侧壁的连线）的方向重建以下三个方向的断层图像。①短轴断面图像：垂直于心脏长轴，由心尖到心基底部的依次断层图像；②水平长轴断面图像：平行于心脏长轴由心脏膈面向上的依次断层图像；③垂直长轴断面图像：垂直于水平长轴断面，由左心室间壁到侧壁的依次断层图像（图 5-2）。各断层图像每一层面的厚度一般为6～9 mm。

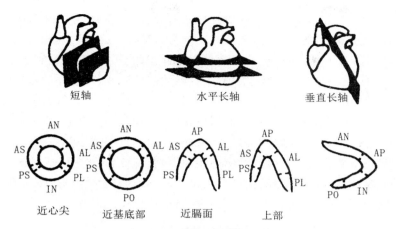

图 5-2　心肌灌注断层显像示意图

AN 示前壁，AL 示前侧壁，PL 示后侧壁，IN 示前间下壁，AS 示前间壁，PS 示后间壁，PO 示后壁，AP 示心尖

极坐标靶心图是经圆周剖面分析建立起来的一种定量分析图像，简称靶心图。在重建心肌短轴断层图像时，自心尖向心底部制成连续短轴切面，每一层面形成一个圆周剖面，按同心圆方式排列，圆心为左心室心尖部，从心尖到心底部的各层圆周剖面依次套在外周，形成左心室展开后的全貌平面图。以不同颜色或色阶显示各个室壁部位内的相对放射性百分比计数值，构成一幅二维式彩色或不同色阶的靶心图，通过负荷与静息显像靶心图的比较，显示心肌血流灌注异常的部位、范围与程度，并可进行定量分析。也可对单次显像的靶心图上各部位的放射性计数与正常值比较，以标准差为度量，以不同色阶表示，凡低于正常值 2 个标准差的病变部位则用黑色表示，称为变黑图。

靶心图对确定病变部位和范围更为直观。静息、负荷和延迟显像，均可得到各自的原始靶心图、标准差靶心图和变黑靶心图。靶心图的优点是：小范围的心肌病变在断层图上被分离显示，易漏诊，但在靶心图上则连成一片，容易识别且定位直观。缺点是：由于靶心图自中心向外周放大的程度不同，近心尖部层面被缩小，近基底部层面被扩大，因此用于估测病变区大小时受到限制。各扇形区的洗脱率，可显示为洗脱率靶心图，其临床应用价值尚在研究中。

（三）图像分析

心肌断层图像分析主要从以下四个方面进行观察：①心肌内放射性分布情况；②心肌形态；③心腔大小；④右心室心肌显影情况。

1.正常图像

正常静息图像只显示左心室心肌影像，右心室心肌不显影，主要与右心室肌肉薄、血流灌注较少有关。而负荷状态下右心室心肌血流量增加，可轻度显影，在左心室右侧呈弧形淡影。

（1）垂直长轴断层图像：起于室间隔至后外侧壁，形状为弧形，显示左心室前壁、心尖、下壁和后壁。下后壁放射性分布因为膈肌衰减，往往较前壁稀疏，前壁由于乳腺、胸肌等组织的衰减影响，可见不同程度的放射性减低区。膈肌与下壁的重叠关系因人而异，不同人下壁、后壁放射性分布稀疏的程度可有差异。

（2）水平长轴断层图像：自前壁至膈面或相反方向水平断层，切面形状为弧形，显示前、后间壁与前、后侧壁和心尖，后间壁影像为间壁膜部，间壁放射性较侧壁略低。由于膜部的影响，使间壁影像常短于侧壁，约半数正常人心尖部出现放射性减低区，乃该处心肌较薄所致。

（3）短轴断层图像：心尖部呈均匀性放射性分布，由此向后呈环状，中心部位为心腔，无放射性分布。环的上部为前壁，下部为下壁，至近心底部为后壁，环的左部为前、后间壁，右部为侧壁。正常心肌内放射性分布相对均匀，间壁放射性浓度略低于侧壁。间壁近基底部放射性分布稀疏，有时为缺损，此为室间隔膜部。下壁放射性分布一般较前壁稀疏，可能是被左半隔衰减所致。

（4）靶心图：图的中心为心尖，周边为基底部，右侧为前、后间壁，左侧为前、后侧壁，上部为前壁，下部为下、后壁。放射性分布与短轴断面图像相同。间壁、下后壁放射性分度较侧壁、前壁略低，间壁基底部呈放射性稀疏、缺损（膜部），有时心尖和前壁可出现小范围稀疏区，变黑靶心图上不出现变黑区。靶心图能直观显示冠状动脉的供血区（图 5-3 与图 5-4）。根据心肌灌注稀疏或缺损区所在心肌节段，可对冠状动脉病变进行定位诊断。但因冠状动脉解剖上存在个体差异，加上侧支循环的形成，使根据灌注缺损区判断冠状动脉病变部位的准确性受到一定影响。

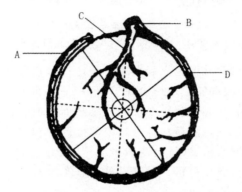

图 5-3　靶心图与冠状动脉供血的对应关系
A.右冠状动脉,B.左冠状动脉,C.左前降支,D.左回旋支

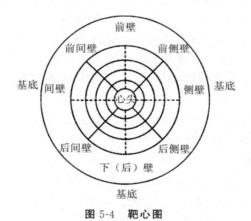

图 5-4　靶心图

2.异常图像

（1）放射性分布异常：除正常可见的放射性分布稀疏区外，在两种断面连续两个以上层面出现放射性稀疏、缺损区，变黑靶心图上表现为变黑区，即为放射性分布异常，常见以下几种类型。

可逆性灌注缺损：运动负荷或潘生丁介入显像出现局限性稀疏或缺损区（以稀疏区为主），延迟（或静息）显像该区显示放射性填充（再分布），为心肌缺血改变。

不可逆性灌注缺损：运动负荷或潘生丁介入显像出现局限性稀疏或缺损区（以缺损区为主），延迟（或静息）显像无变化（无再分布），为心肌梗死、瘢痕或其他原因引起的心肌坏死。严重的心肌缺血也可有此表现。

可逆加不可逆性灌注缺损：运动负荷或潘生丁介入显像出现局限性稀疏或缺损区（以缺损区伴周围稀疏区多见），延迟（或静息）显像原稀疏、缺损区范围缩小（部分再分布），见于心肌梗死伴缺血或严重缺血。

反向再分布：反向再分布是指运动负荷或潘生丁介入显像正常，延迟（或静息）显像出现放射性稀疏、缺损区，或负荷及延迟（或静息）显像均有稀疏、缺损区，但以后者较明显或范围增大。有关反向再分布的机制目前尚不清楚，对反向再分布的临床意义尚无肯定结论。

弥漫性放射性分布不均匀（或称花斑状改变）：心肌内放射性分布弥漫性不均匀，呈点、片状稀疏、缺损，个别区域呈过度放射性浓集，见于心肌炎和扩张型心肌病等。另外，在分析断层心肌显像图时，靶心图是个比较客观的方法。正常情况下，负荷与静息心肌显像的靶心图上的色阶或灰度无明显差异，但当发生心肌缺血时，负荷靶心图上病变部位放射性明显降低，而静息靶心图上可见到该部位放射性增浓，将两次显像图像相减时，可清晰地见到填充部位、程度和范围。

（2）心肌形态异常：某些病变，如心肌梗死、室壁瘤等，可使一些心肌节段显影缺如，造成心肌形态不完整或失去正常形态。

（3）心腔大小异常：扩张性心肌病心腔扩大，心壁变薄。肥厚性心肌病或高血压病心腔相对缩小，心壁增厚，前者以间壁增厚为主，后者为弥漫性增厚。

（4）右心室心肌显影异常：正常静息显像右心室心肌不显影，运动后可轻度显影。肺心病合并肺动脉高压时，右心室心肌肥厚，显影增浓。左心室大面积心肌梗死或左心肌供血明显减少时、右心室心肌供血相对增多，右心室亦可显影。右心室显影在短轴断面图像上最易分辨，位于左心室右侧呈"C"字形。

（四）临床应用及评价

1.冠心病的诊断

对冠心病的诊断是心肌灌注显像的主要适应证，其图像表现如前所述，即心肌缺血为可逆性灌注缺损，心肌梗死为不可逆性灌注缺损。其对冠心病诊断的具体价值如下。

（1）灵敏度和特异性：以冠状动脉造影显示管腔狭窄＞50％作为诊断冠心病的标准。负荷心肌显像对冠心病诊断的灵敏度达90％左右，特异性80％以上。靶心图的灵敏度高于断层图像，且具有确定病变的部位、范围和严重程度更为直观的优点。应用^{99m}Tc-MIBI和^{201}Tl对冠心病诊断的灵敏度和特异性相似。心肌灌注显像对冠心病诊断的灵敏度和冠状动脉受累的支数与冠状动脉狭窄程度有关。心肌灌注显像对冠心病诊断的灵敏度与血管狭窄的程度呈正比，即狭窄越严重检出率越高。冠状动脉造影是临床上公认的诊断冠心病的金标准。但必须明确的是冠状动脉造影主要是血管形态学的诊断，即反映冠状动脉管腔的变化，不能反映这种形态学异常引起的最终结果——心肌血流量的改变。而心肌灌注显像主要显示心肌供血和心肌细胞活性，因此二者相比，既有一定的可比性，即冠状动脉分支与其供血区域的关系，冠状动脉狭窄程度和心肌缺血的正相关性等，又有某些不一致性，如冠状动脉主干狭窄时，由于心肌各个节段缺血程度相近似，心肌灌注显像可显示为正常（放射性分布相对均匀）。另外，心肌内小动脉狭窄或阻塞时（即X综合征），冠状动脉造影可正常（冠状动脉造影主要显示主干和大分支的情况），而心肌灌注显像则显示出异常缺血区。心肌灌注显像与冠状动脉造影相比，还具有能评价心肌细胞活性、用于指导治疗、观察疗效以及非创伤性等优点。当然,由于技术原因或如前所述的射线衰减因素等可使心肌灌注显像产生假阳性结果。

(2)急性心肌梗死的诊断、预后判断和疗效评价:急性心肌梗死大多表现为可逆加不可逆性灌注缺损,即中心部位梗死伴周围缺血。根据心肌影像上异常节段的分布,可以推断是哪支或哪几支冠状动脉分支受累,因而可判断冠状动脉病变的部位,这对估价预后有重要参考价值。

(3)室壁瘤的辅助诊断:室壁瘤处心肌多为瘢痕组织,故不摄取显像剂,心肌灌注显像表现为不可逆性灌注缺损,范围和大小与瘤体一致。心肌灌注显像对室壁瘤诊断的灵敏度较高,但缺乏特异性,故不是诊断室壁瘤的首选方法。可结合门控心血池显像综合评价,灌注缺损部位在门控心血池图像上表现为室壁的反向运动。

2.评价心肌细胞活性

评价冠心病心肌细胞的活性,对指导治疗和判断预后有重要意义。运动—再分布(或静息)显像呈可逆性灌注缺损者,是心肌细胞存活的指征,而不可逆性灌注缺损者多为无活性心肌。但有低估存活心肌的情况,即部分呈不可逆性灌注缺损的节段,仍有活性心肌细胞存在。一些研究表明^{201}Tl再注射显像和硝酸甘油介入显像能提高存活心肌的检出率。硝酸甘油介入^{99m}Tc-MIBI显像与静息显像相比较,如果静息显像显示的放射性缺损区在硝酸甘油介入后被填充或部分填充,则可视为存活心肌。

3.评价冠心病的疗效

应用心肌灌注显像评价冠状动脉搭桥术、经皮冠状动脉腔内成形术(PTCA)、溶栓治疗以及其他治疗方法的疗效,是较为可靠且无创的方法。治疗后负荷心肌显像恢复正常,说明病变血管已再通。反之,则治疗失败。由于^{99m}Tc-MIBI没有再分布相,可于溶栓和PTCA前注入显像剂,待治疗后病情稳定时进行显像,仍可反映治疗前心肌血流和心肌细胞受损情况,数天后可再次注射^{99m}Tc-MIBI进行对照显像,以评价治疗效果。

4.原发性心肌病的诊断

扩张性心肌病为心肌细胞散在性退行性变,间质纤维化,因此心肌显像呈弥漫性分布不均匀,尤其以心尖、下后壁受累明显,有时甚至呈大面积稀疏、缺损。此外,伴有心腔扩大,心壁变薄等表现。肥厚性心肌病心肌显像显示间壁增厚,其厚度与后壁的比值大于3:1,并伴有心室腔的缩小。心肌灌注显像对原发性心肌病的诊断不具特异性,如心肌梗死伴心功能不全的患者心肌显像也可表现为扩张性心肌病的图像特征。可结合门控心血池显像进行鉴别,扩张性心肌病在门控图像上表现为弥漫性室壁运动低下,而心肌梗死多为节段性室壁运动异常(低下或无运动)。

5.心肌炎的辅助诊断

心肌炎是临床上常见的心血管疾病之一,好发于青少年,为继发于病毒感染后发生的非特异性间质炎症和心肌细胞变性、坏死等病理改变。目前临床上没有好的方法对心肌炎做出确切诊断,常用的心肌酶学检查因受病程影响而灵敏度较低。心电图检查常见ST段改变和各种心律失常,但不具特异性。心肌灌注显像对心肌炎的诊断也仅具有辅助诊断价值。弥漫性心肌炎表现为心肌内放射性分布弥漫性不均匀,呈点片状轻度稀疏,称"花斑状"改变。局灶性心肌炎表现为病变局部呈放射性减低,需与冠心病心肌缺血相鉴别。心肌灌注显像诊断心肌炎的灵敏度为80%左右,但因不具特异性,所以应结合病史、发病年龄及其他实验室检查进行综合分析评价。

6.右心室心肌显像的临床意义

正常显像右心室心肌多不显影,当右心室心肌肥厚或左心室心肌严重损伤时,右心室心肌方可显影,且显影程度与右心室心肌肥厚的程度或左心室心肌损伤程度成正比。有报道采用右心室心肌计数/左心室心肌计数比值法测定肺心病右心室肥厚的程度,发现该比值和平均肺动脉压呈显著正相关,对肺心病肺动脉高压的诊断具有较高的特异性。另有报道,采用屏蔽左心室而单独显示右心室心肌的显像方法,对右心室心肌梗死的诊断有一定意义。

三、门控心血池显像

应用放射性核素技术测定心脏功能是心血管核医学的一项重要内容,对心血管疾病的诊断、疗效观察、预后判断和手术适应证的选择均有重要意义。与其他方法相比,核素技术测定心功能具有全面、准确、无创伤等优点。以下主要介绍门控心血池显像。

（一）显像原理及适应证

静脉注射放射性示踪剂,当它首次通过心脏或经过一段时间在血中混合均匀达到平衡后,测定心室中放射性强度变化即反映心室容量变化,快速连续测定心动周期中每一瞬间心室内的放射性计数,绘制成时间-放射性曲线,即相当于一条心室容积曲线,对此曲线进行分析,可得到反映心室收缩和舒张功能的参数。同时对 SPECT 显像的图像进行特定处理,还可得到反映心室收缩和舒张功能的图像。其适应证如下。

（1）冠心病的早期诊断,预后和疗效观察:①怀疑早期冠心病,心电图或其他检查正常者;②急性心肌梗死的心功能变化和预后判断;③陈旧性心肌梗死的心功能变化和劳动力鉴定;④右心室心肌梗死的辅助诊断;⑤室壁瘤的诊断;⑥冠状动脉搭桥术,PTCA 以及药物治疗前后心功能的估价;⑦心肌活性的判断。

（2）原发性心肌病的诊断和鉴别诊断。

（3）瓣膜置换前后心功能估价。

（4）高危患者手术前心功能的估价。

（5）中老年人保健监测。

（6）室内传导异常疾病的诊断。

（7）慢性阻塞性肺疾病的右心功能估价。

（二）检查方法

1.静息显像

示踪剂一般采用 ^{99m}Tc-RBC 或 ^{99m}Tc-HSA。^{99m}Tc-RBC 的标记分为体内和体外两种,后者标记较复杂且费时,所以临床多采用体内标记法。具体方法为,先给患者静脉注射亚锡焦磷酸盐 20 mg(其中含亚锡离子 0.5～1 mg),30 min 后再注射 ^{99m}Tc 淋洗液 555～740 MBq(15～20 mCi)。^{99m}TcO$_4$ 离子经与亚锡红细胞复合物作用,由高价还原为低价,进而与红细胞内亚铁血红素结合,形成 ^{99m}Tc-RBC,血液中的 ^{99m}Tc-RBC 混合均匀达到平衡后(约在注射 ^{99m}Tc 淋洗液后 15 min)即可进行显像。患者取仰卧位,SPECT 探头于左前斜(LAO)30°～45°对位,观察左心室前壁时需加 RAO 30°对位,以门电路控制的方式进行显像,因此该检查方法又称为门控心血池平面显像。具体方法为以患者心电图的 R 波作为触发门电路的开门信号,控制 ECT 在一个心动周期内(R-R)等间隔快速连续显像,一般在一个 R-R 间期内采集16～32帧图像(多门显像法)。连续采集 300～500 个心动周期,将资料存入计算机内,经图像对应叠加,获得一个心动周期的系列图像。

2.运动显像

主要用于评价心肌的储备功能,具体方法是采用仰卧式踏车试验,功量计由200 kg/(m·min)始,每2 min增加一次,每次增加200 kg/(m·min),直到达到最大心率(190-年龄)或出现心绞痛发作,心电图ST段下降>1 mm等,立即采集图像,并嘱患者继续踏车至采集完毕(出现心绞痛或ST段下降1 mm时可终止运动进行显像)。运动时应注意体位保持不变动,以保证显像质量,显像方法同静息显像。

(三)数据和图像处理及结果分析

在原始采集的图像上,用光笔勾画出左、右心室舒张末期的ROI和本底ROI,由计算机自动处理并显示左、右心室的时间-放射性曲线,由于心室内放射性计数与心室内血容量成正比,因此,该曲线实际上相当于一条心室容积曲线(图5-5)。曲线分为下降段和上升段两部分。下降段为射血期,上升段为充盈期。充盈期又分为快速充盈期和房缩期两部分。曲线起始点的最大放射性计数(EDC),代表舒张末期容积(EDV),最低点计数(ESC)代表收缩末期容积(ESV)。对此曲线进行分析,可获得多项心功能参数。同时提取显像中的某一特定功能组分进行图像处理,还可得到反映心室功能的图像,即功能图。临床上常用的心功能参数及其计数方法和功能图的处理如下。

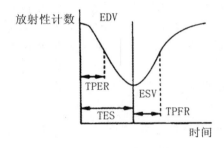

图 5-5　心室容积曲线

EDV 示舒张末期容积;ESV 示收缩末期容积;TPER 示峰射
血时间;TES 示收缩末期时间;TPFR 示峰充盈时间

1.反映整体心室功能的参数

(1)收缩功能参数:射血分数(EF)、峰射血率(PER)和峰射血时间(TPER)。

EF:EF 是最常用的反映心室收缩功能的参数,为每搏量占舒张末期容量的百分比,用计数法计算 EF 的公式如下:

$$EF=(EDC-ESC)/(EDC-BG)\times100\%$$

其中 BG 为本底计数。

EF 正常值根据使用仪器不同,检查方法不同,可稍有差异。国际心脏病学会和世界卫生组织推荐的左心室 EF(LVEF)正常值为 62.3%±6.1%,正常下限为 50%。运动后升高大于 5%。右心室 EF(RVEF)正常值为 52.3%±6.2%,正常下限为 40%。

1/3EF:为前 1/3 射血期搏出血量占舒张末期容量的百分比。

$$1/3EF=(EDC-1/3ESC)/(EDC-BG)\times100\%$$

式中 1/3ESC 为射血期前 1/3 时间点对应的计数。1/3EF 的正常值为 21%±5%,临床研究认为,1/3EF 对心室收缩功能损伤的反映较整体 EF 更灵敏。

PER：为心室射血期单位时间的最大射血量，通过对心室容积曲线进行 dv/dt 运算求出，其单位为 EDV/s。参考正常值为（3.7±0.8）EDV/s。

TPER：为心室开始收缩至高峰射血的时间，单位为 ms。参考正常值为（186±49）ms。心室收缩功能受损时 EF、1/3EF、PER 降低，TPER 延长。

（2）舒张功能参数：峰充盈率（PFR）、峰充盈时间（TPFR）、快速充盈分数（RFF）和房缩分数。

PFR：为心室快速充盈期单位时间的最大充盈血量，计算方法同 PER，单位亦为 EDV/s。参考正常值为（3.3±0.6）EDV/s。

TPFR：为心室开始充盈到达高峰充盈的时间，单位为 ms，参考正常值为 160～240 ms。

RFF：为快速充盈期充盈血量占舒张期总充盈血量的百分比。RFF 的参考正常值大于 63%。

房缩分数（A）：为舒张期心房收缩射血量（ASF）占舒张期总充盈血量的百分比。ASF 反映心室被动充盈情况，当 RFF 降低时，ASF 代偿性增大，二者均与舒张期心肌的顺应性有关。ASF 的参考正常值为小于 34%。心室舒张功能受损时，PFR、RFF 降低，ASF 增大（代偿期），TPFR 延长。

（3）心室容量参数：舒张末期容积和收缩末期容积。

舒张末期容积（EDV）：为反映心室前负荷的参数，前负荷增加时，如充血性心力衰竭、瓣膜返流、冠心病等 EDV 增大。EDV 的计算方法有几何法和计数法两种。前者根据面积-长轴公式求得，因受心脏几何因素影响较大，准确性差；计数法系依据心室内计数与其容积成正比的原理求得，不受心脏几何形态影响，正确性较高。尤其采用断层显像，可减少心室相互重叠的影响，结果更为精确。缺点是需采取血样作为参照，操作较为烦琐。

收缩末期容积（ESV）：ESV 与心室负荷关系不大，主要与心室收缩与舒张功能有关，其计算方法为：

$$ESV = EDV - SV$$

为了计算简便，现多采用相对测量法计算 EDV 和 ESV。EDV 和 ESV 的参考正常值为（88.53±31.6）mL/m² 和（36.5±18.7）mL/m²。

2.局部室壁运动分析

（1）定性分析，包括心动电影显示和室壁边图。

心动电影显示：在计算机屏幕上显示心脏收缩与舒张的动态影像，可直接观察室壁运动情况。正常人左心室收缩幅度大于右心室，左心室心尖及游离壁的收缩幅度大于间壁。须注意多体位观察，以全面显示室壁各节段运动情况，心动电影只能做定性观察而无法定量分析。

室壁勾边图：将心室收缩末期和舒张期的影像勾边叠加，两边缘之间的间隙即为室壁运动幅度，观察室壁各节段该间隙的大小，即可评价其室壁运动情况。

（2）定量分析包括轴缩短率和局部 EF。

轴缩短率：用计算机将心室舒张末期（ED）和收缩末期（ES）影像勾边叠加。自左心室几何中心向四周作射线，将左心室分成若干扇形区。用下式可计算每个扇形区的轴缩短率：

轴缩短率（%）=（ED 轴长度－ES 轴长度）/ED 轴长度×100%

正常人轴缩短率＞20%。

局部 EF（REF）：将左心室分成 3～8 区，根据各区的 EDC 和 ESC（减本底后）计算 REF。

$$REF＝(REDC－RESC)/REDC×100\%$$

REF反映心室局部的收缩功能,和轴缩短率一样,也是定量分析节段性室壁运动的参数。三分区法REF的参考正常值如下:侧壁(LAT),73％±13％;心尖下壁(INF-AP),72％±9％;间壁(SEPTAL),43％±7％。

室壁运动分为四种类型,即正常、运动低下、无运动及反向运动(图5-6)。运动正常表现为ED和ES边缘间隙较宽,轴缩短率和REF正常。运动低下表现为ED和ES边缘间隙变窄,轴缩短率和REF减低。无运动为病变部位ED、ES边缘重叠,轴缩短率为零。

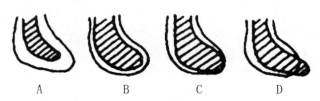

图5-6　室壁运动类型

A.正常运动,B.运动减弱,C.无运动,D.反向运动

反向运动为病变部位ES边缘突出至ED边缘之外,轴缩短率为负值。室壁运动异常分为弥漫性和局限性两种。前者多见于扩张性心肌病和心力衰竭时,后者主要见于冠心病。

3.功能图

应用计算机技术将某一心功能参数,经数据-图像转换后生成的图像即为功能图。如每搏量(SV)图是以像素为单位,用每一像素的EDC-ESC,求出其SV,然后用不同的灰度或色阶,表示不同大小的SV。SV大的像素用高灰度或色阶显示,反之显示为低灰度或色阶,以此构成的图像即为SV图。根据SV图上灰度或色阶的高低不同,可直观地显示心室局部的收缩功能。目前,临床上常用的功能图除SV图外,还有REF图、矛盾运动图等。它们均从不同方面显示了局部心肌的收缩功能。临床上也用于估价局部室壁运动,与轴缩短率、REF等联合应用,可提高探测局部室壁运动异常的准确性。

4.相位分析

相位分析是1979年Adam等提出的一种分析方法,其原理是对心血池显像所包含的每一像素在心动周期中形成的时间-放射性曲线进行正弦或余弦拟合,获取振幅因子和相位因子,振幅因子与每搏计数相关,表达该像素处心肌收缩的幅度。相位分析是一种显示心肌局部收缩功能、收缩协调性和激动传导过程的方法,对冠心病和室内传导异常疾病的诊断有重要价值。

相位因子为该像素在心动周期中开始收缩的时间。用不同的灰度或颜色代表不同大小的振幅和相位因子,显示在原像素区,即构成振幅图和相位图,同时还可获得相位直方图以及用相位电影的形式进行显示。

(1)振幅图:振幅图显示心肌各部位的收缩幅度。以不同的灰度和色阶显示,灰度和色阶高的区域表示收缩幅度大,反之收缩幅度小。正常振幅图左心室呈卵圆形,右心室为L形,左、右心房呈八字形位于两心室上方。正常左心室收缩幅度大于右心室,故灰度或色阶较右心室高。左心室心尖和游离壁收缩幅度最大,故灰度或色阶最高。局部室壁运动障碍处灰度或色阶减低。

(2)相位图:相位图显示心脏各部位的收缩时序。以不同的灰度或色阶显示,灰度或色阶高的区域代表开始收缩的时间晚,反之收缩发生早。正常相位图的形态与振幅图相似,由于正常左、右心室各部位的收缩基本同步,故两心室的灰度成色阶差别不大,以16种颜色显示的彩色相位图上,两心室的颜色相差不超过 3 个灰阶。由于心房与心室呈逆向运动,故房室间灰度或色阶相差较大。

(3)相位直方图:相位直方图为各像素区的相位频率分布图,其横坐标为相位角的度数(0°~360°),纵坐标为一定范围相位角的像素个数。正常相位直方图上有心室和心房大血管两个峰,心室大血管峰高而窄,心房大血管峰低而宽,二者均呈正态分布并相距 180°。对相位直方图可进行定量分析,计算心室峰的相角程(即心室峰底宽 VW)、相位标准差(SDP)和偏态(SK)等,这些参数均反映心室收缩的同步性。亦可分别计算左、右心室的上述参数,反映每一心室收缩的同步性。参考正常值为左心室相角程(LVW):44±4.06;左心室相位标准差(LVSDF):10.33±1.88;左心室偏度(LVSK):0.06°±0.18°。

(4)相位电影:根据心肌收缩与心电兴奋的对应关系,对心肌依次收缩的部位,用光点作标志,进行动态显示,直接观察心肌激动和传导的过程,即为相位电影。正常时,心肌兴奋始于右心房相当于窦房结处,继之向左、右心房扩布。向下传导至房室结时,由于兴奋在房室结内延缓,且房室结本身不具收缩性,故光点消失,经瞬间延搁后兴奋自房室结传出,光点再现,先出现于室间隔基底部右侧,然后沿着室间隔下行,迅速传导至左、右心室,最后消失于左心室或右心室基底部。本法对显示室内传导异常较为直观。

(李　涛)

第六节　运动系统疾病核医学成像

一、原理

(一)静态骨显像原理

骨骼组织主要是由无机盐羟基磷灰石晶体和有机质骨胶原、骨黏蛋白等构成。^{99m}Tc 或 ^{113m}In 标记的磷或磷酸盐化合物是通过化学吸附方式与晶体表面和有机质(骨胶原)结合而沉着在骨骼内,使骨组织聚集放射性而显像。骨骼各部位聚集放射性核素的多少与其血流灌注量和代谢活跃程度有关。当骨骼组织无机盐代谢更新旺盛,局部血流量增加,成骨细胞活跃和新骨形成时,可较正常骨骼聚集更多的趋骨性放射性药物,显像图上呈现异常放射性浓集区;当骨骼组织血液供应减少,或病变部位呈溶骨性变化时,骨显像剂聚集亦随之减少,可形成放射性稀疏区。

(二)三相骨显像原理

静脉注射显像剂后进行局部骨血流、血池和延迟三个时相的显像,可观察到病变部位动脉血流灌注、血床量和骨盐代谢等方面的情况,综合分析有助于提高一些骨骼疾病的诊断率和探讨其发病机制。

二、适应证

(1)恶性肿瘤怀疑骨转移:X 线摄片无异常发现或结果不能确定时,早期寻找转移病灶,肺癌、乳腺癌、前列腺癌等肿瘤患者手术前后定期全身骨显像检查。

(2)全身或局部骨痛,排除骨肿瘤。

（3）疑似某些代谢性骨病。

（4）观察移植骨的血供和存活情况。

（5）骨肿瘤患者放射治疗野的判定，放疗或化疗的评价。

（6）诊断骨缺血坏死，观察血供状况。

（7）诊断骨髓炎，特别是临床高度怀疑而 X 线阴性者。

（8）判断 X 线难以发现的骨折，如应力性骨折等。

（9）鉴别陈旧性或新近发生的压缩性椎体骨折。

（10）烧伤后骨坏死的诊断、治疗随访及预后判断。

三、显像剂

（一）^{47}Ca、^{85}Sr

早期用于骨显像，但由于其核物理特性的固有缺陷，现已被淘汰。

（二）^{99m}Tc-磷酸盐

现为临床上应用最广泛的显像剂。

（1）^{99m}Tc-亚甲基二膦酸盐（MDP），注射后 1 h 和 6 h，骨骼沉积量分别为 55％、68％。6 h 尿累积排出量为未进入骨骼量的 60％～70％。

（2）^{99m}Tc-焦磷酸盐（PYP），注射后 1 h 和 6 h 进入骨骼沉积量分别为 40％、47％。未进入骨骼的部分有 50％从尿中排出。

MDP 的生物学特性明显好于 PYP，临床上应用最为常见。

四、方法

（1）患者无须做特殊准备。

（2）^{99m}Tc-磷酸盐标记。①准备：取 MDP（或 PYP）冻干品一支（MDP 5 mg，氯化亚锡 0.5 mg；PYP 10 mg，氯化亚锡 0.5 mg），注入 ^{99m}TcO$_4$ 淋洗液 2～8 mL（比放射性为 74～740 MBq/mL），充分摇匀，放置 5 min 备用；标记药物无色透明，标记后 3 h 内均可使用。②^{99m}Tc-磷酸盐放化纯测定：纸层析，使用新华滤纸 1 号，展开剂为 85％甲醇；^{99m}Tc-MDP，$R_f=0$，^{99m}TcO$_4^-=1.0$。

（3）受检者口服过氯酸钾（KClO$_4$）400 mg，20 min 后，静脉注射^{99m}Tc-MDP 740～1 110 MBq（20～30 mCi）。鼓励受检者多饮水，多排尿，以加速非骨组织放射性清除，降低非骨组织本底。2～4 h 后进行显像，显像前排空小便，必要时进行导尿。显像时移去受检者身上的金属物品，如皮带扣、钥匙串等。

（4）三相骨显像。①血流、血池显像：矩阵 64×64，每 3 s 一帧连续采集 20 帧，再每分钟采集一帧连续采集 5 帧；②延迟显像：3 h 静态骨显像，必要时行 24 h 延迟显像。

五、仪器条件

（1）应用大视野 γ 相机做全身扫描时，做前位、后位全身显像，将探头尽量接近体表，对局部可疑病变行局部静态显像。

（2）低能高分辨或低能通用准直器。必要时局部静态显像采用针孔准直器。

（3）如无全身显像 γ 相机，可用一般 γ 相机进行分段显像，因患者排尿后膀胱内放射性减少，故依次先做骨盆前位及后位显像，然后做腰部、胸部、下肢，最后做头颅、下肢显像。显像时注意

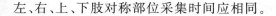

左、右、上、下肢对称部位采集时间应相同。

六、影像分析

（一）正常影像

（1）全身骨骼显影清晰，放射性分布均匀，左、右对称。

（2）血运丰富、代谢活跃的疏质骨，放射性浓聚较多，主要包括颅骨、胸骨、脊椎、骨盆等扁平骨；长骨骨骺端，肩关节、胸锁关节、骶髂关节等大关节处呈对称性放射性增浓。

（3）双肾中度显影，有时可见到肾盂肾盏少量放射性滞留。

（4）儿童及青少年骨显像特征：生发中心摄取增加；不同年龄段其摄取量存在很大差异；颅骨骨缝摄取增加；耻骨联合摄取增加。

（二）异常影像

骨显像异常变化，根据放射性聚集的多少分为放射性浓聚区（热区）和放射性稀疏区（冷区）；根据放射性浓聚病灶的形态不同可表现为点状、圆形、条形、片状和团块状等；根据异常表现的数目可分为单发或多发。

1.骨异常放射性浓聚区（热区）

这是骨显像最常见的异常特征。凡是可产生骨质破坏和新骨形成的病变（如骨转移肿瘤、原发性骨肿瘤、骨折、骨髓炎和骨膜撕裂等）及骨质代谢紊乱性疾病（如畸形性骨炎）均可产生异常的放射性浓聚区。

2.骨异常放射性稀疏区（冷区）

凡是可产生骨骼组织血液供应减少或产生溶骨的病变（如骨囊肿、骨梗死、骨坏死早期、骨转移肿瘤、激素治疗后或放射治疗后）均可产生异常放射性稀疏区。

3.骨外异常放射性浓聚区

许多骨外病变可摄取骨显像剂，如不同程度钙化的心瓣膜、心包、包囊虫病、畸胎瘤，有羟基磷灰石形成的急性心肌梗死，泌尿系统某些结石，某些软组织恶性肿瘤或炎症等。肿瘤放疗后照射野软组织亦可浓聚，判断结果时应予以注意。

4.超级影像

肾不显影的骨骼影像称"超级影像"，是显像剂聚集在骨组织明星增加的表现。对于恶性肿瘤患者，这种影像提示有广泛弥漫骨转移的可能。这种骨影像也是代谢性骨病的表现之一。

5.代谢性骨病骨影像的一般特征

（1）骨影普遍增浓。

（2）头盖骨和下颌骨尤为明显。

（3）肋软骨呈串珠状。

（4）领带样胸骨影。

（5）肾影不清。

（6）肺和胃等软组织异常钙化影像。

（7）24 h 全身^{99m}Tc-MDP 存留率明显增高。

（8）常伴有散在的假性骨折影像。

6.三相骨显像异常征象

（1）血流相异常。①局部放射性增高：骨骼部位或连同邻近的软组织内放射性异常增高示骨骼局部动脉灌注增强,常见于原发性恶性骨肿瘤和急性骨髓炎;②局部放射性减低:示该局部动脉灌注减少,可见于股骨头缺血性坏死、骨梗死和一些良性骨病变。

(2)血池相异常。①局部放射性增高:可以由局部血管增生扩张造成,如骨骼恶性肿瘤和骨髓炎等;也可以由静脉回流障碍所致,如儿童特发性股骨头坏死等。②局部放射性减低:多与局部放射性增高同时存在,表现为局部放射性分布不匀,减低部位为坏死区。

(3)延迟显像同前。

七、临床意义

(一)转移性骨肿瘤

(1)易发生骨转移的肿瘤,如乳腺癌、肺癌、前列腺癌、鼻咽癌等肿瘤的术前诊断及术后随访观察。

(2)骨显像早期发现骨转移肿瘤较 X 线摄片敏感,一般认为要早半年以上显示病变,这是由于 X 线诊断骨肿瘤的基础是骨骼被肿瘤侵犯引起脱钙、致局部解剖密度差异方能被显示、核素骨显像除对转移肿瘤诊断具有高的灵敏度外,另一重要因素是能全身成像,反映不同病变部位情况,而 X 线受摄片范围的影响,难免遗漏病变部位的检测。

(3)骨显像所显示的转移肿瘤部位与临床常见疼痛部位大多相一致,但很多患者早期可无骨痛的表现。如前列腺癌老年患者,大约 40% 骨显像阳性而无临床骨痛症状。

(4)骨转移肿瘤的转移部位以中轴骨占 90%,其中脊椎骨 39%,肋骨、胸骨和肩胛部 28%,骨盆 12%,颅骨 10%。

(二)原发性恶性骨肿瘤

1.骨肉瘤

多见于 10~20 岁年轻人,平均为 14.6 岁,男、女之比为 2:1。发病以膝关节上下的股骨(58.9%)、胫骨(21.4%)为多见。早期易发生肺转移,尸检发现 25% 患者有骨转移。骨显像在制定骨肉瘤治疗计划时,尤其是外科切除肿瘤时能提供有价值的信息。按照骨显像的范围行外科切除是有效和安全的。

骨显像表现特征为:①血流血池相见局部血供增加;②延迟相见病变处放射性异常浓聚;③同侧近端骨摄取增加,可能与血流量增加、骨塑形改变有关;④部分肺转移灶也能浓聚骨显像剂;⑤远离病灶的骨骼呈放射性异常浓聚,提示骨肉瘤转移的可能性大。

2.尤因肉瘤

尤因肉瘤为一种原发骨恶性肿瘤,来源于骨髓的结缔组织。约占骨恶性肿瘤的 10%~15%。发病在 20 岁以前,多发于 10~14 岁之间。男女之比约为 2:1。发病最常见部位为骨盆(25%),其次是肋骨、股骨、脊柱、胫骨、腓骨、肩胛骨等。

骨显像在确定尤因肉瘤的范围和早期诊断转移瘤上优于 X 线检查。

骨显像表现特征:不像骨肉瘤反应性充血严重,故延迟显像能准确确定病变的范围,有助于放射治疗计划的制订和外科手术切除范围的确定。尤因肉瘤易发生骨转移,骨显像进行随访观察是有价值的。

3.软骨肉瘤

软骨肉瘤多见于成年人,儿童罕见。好发部位以髂骨多见,其次是长骨,如股骨、胫骨或肱骨等上端。病变大多位于干骺端,靠近软骨板处。

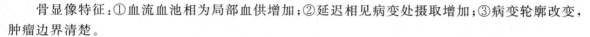

骨显像特征：①血流血池相为局部血供增加；②延迟相见病变处摄取增加；③病变轮廓改变，肿瘤边界清楚。

4.骨膜肉瘤

骨膜肉瘤来源于骨膜或骨膜外结缔组织，多发于股骨远端、肢体骨、掌骨、趾骨等。骨显像可见局部骨或骨干外放射性浓聚区。

5.多发性骨髓瘤

发病年龄以 40 岁以上较多见。X 线片骨骼有多发的穿凿样溶骨性缺损，X 线片出现异常为40％。骨显像表现为局部放射性浓聚或缺损改变。

（三）骨良性肿瘤

良性骨肿瘤多见于儿童和青少年，好发部位以长骨为主。骨显像对骨良性肿瘤是一种辅助性诊断检查。良性骨肿瘤的血流显像中，病变部位不出现放射性增高或者出现放射性轻微增高。恶性骨肿瘤的血流显像则在病变部位见到放射性明显增高。

（四）骨和软组织炎症

1.骨髓炎

特别是血源性骨髓炎多发生于儿童。早期诊断相当困难，因为临床症状和体征、实验室检查以及X线片的征象常常是非特异性的、不肯定的，或者无异常发现。骨髓炎发生部位以股骨和胫骨及长骨干骺端多见。骨显像在临床症状出现后 1～2 天即可见到异常征象；而 X 线则要在 7～10 天发现异常。

骨显像特征表现为，血流血池相显示病变部位摄取增高，延迟显像亦示摄取增加。但在病程早期，三相骨显像的延迟骨显像可表现为"冷区"。随着病程发展，"冷区"可逐渐被放射性浓聚所取代。

2.蜂窝织炎

骨显像的特征表现为血流血池相非局限性中等度放射性增加，与骨髓炎不同之处在于延迟相放射性逐渐减弱或消失。

（五）骨外伤

骨显像在骨折后数小时内即可出现异常放射性浓聚，特别是对应力性骨折的诊断具有极高的价值，其骨显像特征表现为病损处出现梭形放射性异常浓聚。骨显像对陈旧性骨折亦有诊断价值。骨折后骨显像随访可以显示骨折愈合的程度。

（六）代谢性骨疾病

骨显像对代谢性骨疾病的敏感性较高，但其特异性较差。归纳其骨显像特征为：①广泛的中轴骨放射性增加；②弥漫性长骨放射性增加；③干骺端和关节周围的放射性增加；④锁骨和下颌骨的放射性增加；⑤肋软骨连接处的串珠征；⑥胸骨领带征；⑦肾脏不显影或显影较差。不同的代谢性骨疾病具有自身的骨显像特征，有时较难鉴别。

1.骨质疏松

中老年骨质疏松早期骨显像无特征性表现；中晚期骨显像见弥漫性放射性减低，以脊柱、四肢骨较明显。

2.骨质软化征

骨质软化征是成年人骨基质有过量的类骨质累积而使骨软化的一种疾病，最常见的症状是骨痛、肌无力。骨显像特征为骨摄取示踪剂普遍增加，骨和软组织的放射性比值明显增高，尤以颅骨、下肢骨、下颌骨及关节周围最为明显。

3.甲状旁腺功能亢进症

原发性甲状旁腺功能亢进主要因甲状旁腺瘤腺体分泌过多所致,伴血清钙升高、血清磷降低、血清碱性磷酸酶及甲状旁腺素升高。其骨显像特征表现为弥漫性骨放射性增高,较少见到串珠征和领带征。而肾性骨营养不良伴继发性甲状旁腺功能亢进,双肾不显影或显影极差,呈超级影像征象。

4.畸形性骨炎(Paget 病)

Paget 病多发于 40 岁以上,男性多于女性。病理生理改变为骨吸收增加,新生的异常畸形骨生成。临床症状表现为骨痛。骨显像特征表现为病变骨呈边缘锐利的大片摄取增高,伴骨弯曲增粗。定期进行骨显像对 Paget 病的随访及治疗效果的判断是有价值的。

(七)缺血性坏死

缺血性坏死可发生于任何骨骼,但股骨头缺血性坏死最为常见。

1.股骨头缺血性坏死

骨显像特征为早期见患侧股骨头区摄取减少,逐渐呈现"炸面圈"样改变,即股骨头中心放射性减少而周边放射性增多。后期由于髋面磨损更加严重,放射性浓聚愈加明显,掩盖了股骨头坏死的放射性减少区,但行断层显像大多仍能见到"炸面圈"样征象,有助于诊断。

2.骨梗死

骨显像特征:①早期可见梗死区放射性摄取减低;②后期病变部位呈局限性放射性增高。

(八)关节疾病

1.类风湿关节炎

骨显像较 X 线摄片更能早期发现病变,其骨显像特征表现为受累关节放射性明显增强,以腕关节、掌指关节、指间关节、肘关节等呈弥漫性放射性增高征象最为常见。

2.骨关节炎或退行性关节病

骨显像特征表现为第一腕掌关节放射性明显增加,也可能见到远端指(趾)间关节的放射性增加,有时见到更多的关节受侵犯。

3.化脓性关节炎

多发生在儿童,常发生在皮肤或上呼吸道感染之后,局部红、肿、痛和全身症状是最常见的征象。

髋部的化脓性关节炎,骨显像显示股骨头摄取骨显像剂减低或缺如,这是由于关节囊压力增加引起缺血所致。

(九)移植骨监测

移植骨是否存活,不同植骨材料诱骨形成的定量分析等,骨显像比 X 线片具有明显的优势。

骨显像对移植骨的判断,如血池相及静态相移植骨放射性高于或等于健侧示存活良好;相反,若移植骨放射性缺损呈透明区示微循环障碍导致移植骨死亡。还可对植骨材料诱骨形成进行定量分析。

(李　涛)

第六章

胸部疾病X线诊断

第一节　胸膜疾病X线诊断

一、胸膜炎

（一）概述

胸膜炎又称"肋膜炎"，是胸膜的炎症。胸膜炎是致病因素（通常为病毒或细菌）刺激胸膜所致的胸膜炎症。胸腔内可有液体积聚（渗出性胸膜炎）或无液体积聚（干性胸膜炎）。炎症消退后，胸膜可恢复至正常，或发生两层胸膜相互粘连。由多种病因引起，如感染、恶性肿瘤、结缔组织病、肺栓塞等。

（二）局部解剖

胸膜是衬覆于胸壁内面、膈上面、纵隔两侧面和肺表面等处的一层浆膜。被覆于胸壁内面、纵隔两侧面和膈上面及延伸至颈根部等处的胸膜部分称壁胸膜，覆盖于肺表面的称脏胸膜，两层胸膜之间密闭、狭窄、呈负压的腔隙称胸膜腔。壁、脏两层胸膜在肺根表面及下方互相移行，肺根下方相互移行的两层胸膜重叠形成三角形的皱襞称肺韧带。

壁胸膜依其衬覆部位不同分为以下四部分。

（1）肋胸膜是衬覆于肋骨、胸骨、肋间肌、胸横肌及胸内筋膜等诸结构内面的浆膜，其前缘位于胸骨后方，后缘达脊柱两侧，下缘以锐角反折移行为膈胸膜，上部移行为胸膜顶；膈胸膜覆盖于膈上面，与膈紧密相贴、不易剥离；纵隔胸膜衬覆于纵隔两侧面，其中部包裹肺根并移行为脏胸膜，纵隔胸膜向上移行为胸膜顶，下缘连接膈胸膜，前、后缘连接肋胸膜；胸膜顶是肋胸膜和纵隔胸膜向上的延续，突至胸廓入口平面以上，与肺尖表面的脏胸膜相对，在胸锁关节与锁骨中、内1/3交界处之间，胸膜顶高出锁骨上方1～4 cm，经锁骨上臂丛麻醉或针刺时，为防止刺破肺尖，进针点应高于锁骨上4 cm。

（2）脏胸膜是贴附于肺表面，并伸入至叶间裂内的一层浆膜。因其与肺实质连接紧密故又称肺胸膜。

（3）胸膜腔是指脏、壁胸膜相互移行，二者之间围成的封闭的胸膜间隙，左、右各一，呈负压。

胸膜腔实际是个潜在的间隙,间隙内仅有少许浆液,可减少摩擦。

(4)胸膜隐窝是不同部分的壁胸膜返折并相互移行处的胸膜腔,即使在深吸气时,肺缘也达不到其内,故名胸膜隐窝。主要包括肋膈隐窝、肋纵隔隐窝和膈纵隔隐窝等。①肋膈隐窝左右各一,由肋胸膜与膈胸膜返折形成,是诸胸膜隐窝中位置最低、容量最大的部位,深度可达两个肋间隙,胸膜腔积液常先积存于肋膈隐窝;②肋纵隔隐窝位于心包处的纵隔胸膜与肋胸膜相互移行处,因左肺前缘有心切迹,所以左侧肋纵隔隐窝较大;③膈纵隔隐窝位于膈胸膜与纵隔胸膜之间,因心尖向左侧突出而形成,故该隐窝仅存在于左侧胸膜腔(图 6-1)。

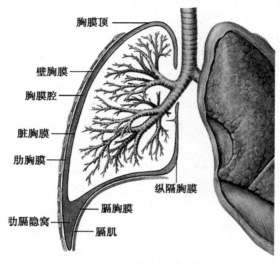

图 6-1　胸膜局部解剖图

(三)临床表现与病理基础

胸膜炎最常见的症状为胸痛。胸痛常突然出现,程度差异较大,可为不明确的不适或严重的刺痛,可仅在患者深呼吸或咳嗽时出现,亦可持续存在并因深呼吸或咳嗽而加剧。亦可表现为腹部、颈部或肩部的牵涉痛。胸膜炎是致病因素刺激胸膜所致的胸膜炎症,使胸膜充血、水肿,白细胞浸润并有多数内皮细胞脱落,胸膜面失去其原来的光泽。胸膜纤维蛋白渗出,致使胸膜增厚粗糙。

(四)X 线表现

急性期主要表现为胸腔游离积液或包裹性积液,部分患者并发支气管胸膜瘘则可见气液平面。积液量少时可见肋膈角变钝。慢性期主要表现为胸膜增厚、粘连,甚至钙化,使患侧肋间隙变窄,胸廓塌陷,纵隔移向患侧,横膈上升。胸膜钙化时在肺野边缘呈片状、不规则点状或条状高密度影。包裹性胸膜炎时,胸膜钙化可呈弧线形或不规则环形。

二、胸膜间皮瘤

(一)概述

胸膜间皮瘤为胸膜原发性肿瘤,是来源于脏层、壁层、纵隔或横膈四部分胸膜的肿瘤,与石棉接触有关。国外发病率高于国内,各为 0.07%～0.11% 和 0.04%。死亡率占全世界所有肿瘤的 1% 以下。近年有明显上升趋势。50 岁以上多见,男女之比为 2：1。目前,恶性型尚缺乏有效的治疗方法。

（二）临床表现与病理基础

局限型者可无明显不适或仅有胸痛、活动后气促；弥漫型者有较剧烈胸痛、气促、消瘦等。患侧胸廓活动受限,饱满,叩诊浊音,呼吸音减低或消失,可有锁骨上窝及腋下淋巴结肿大。由于间皮瘤细胞形态的多样性,光镜下恶性间皮瘤组织学分型尚不统一。世界卫生组织曾将弥漫性恶性间皮瘤分为上皮型、肉瘤型和混合型。电镜检查示瘤细胞表面及瘤细胞内腔面有细长的蓬发样微绒毛,胞质内丰富的张力微丝及糖原颗粒,有双层或断续的基底膜,瘤细胞间有较多的桥粒为恶性间皮瘤的超微结构特征。

（三）X线表现

难以显示小的病灶,有时仅可见胸腔积液。病变较大时可以显示突入肺野的结节,呼吸时随肋骨运动（图6-2）。

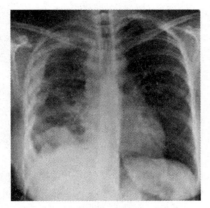

图 6-2　胸膜间皮瘤 X 线影像表现

三、气胸与液气胸

（一）概述

气胸是指气体进入胸膜腔,造成积气状态,称为气胸。通常分为三大类：自发性气胸、创伤性气胸和人工气胸。自发性气胸是由于肺部疾病使肺组织和脏层胸膜破裂,或由于靠近肺表面的微小泡和肺大疱破裂,肺和支气管内空气进入胸膜腔所致。液气胸则是指气胸的同时伴有胸腔内积水。

（二）临床表现与病理基础

起病大多急骤,典型症状为突发胸痛、继而胸闷或呼吸困难,并可有刺激性干咳。也有发病缓慢,甚至无自觉症状。部分患者发病前有用力咳嗽、持重物、屏气或剧烈活动等诱因,也有不少患者在正常活动或安静休息时发病。症状轻重取决于起病急缓、肺萎缩程度、肺原发疾病以及原有心肺功能状况等。胸体征视积气多少而定,少量气胸可无明显体征,气体量多时患侧胸部饱满,呼吸运动减弱,触觉语颤减弱或消失,叩诊鼓音,听诊呼吸音减弱或消失。肺气肿并发气胸患者虽然两侧呼吸音都减弱,但气胸侧减弱更明显。大量气胸时纵隔向健侧移位。右侧大量气胸时肝浊音界下移,左侧气胸或纵隔气肿时在左胸骨缘处听到与心跳一致的咔嗒音或高调金属音。当患者出现发绀、大汗、严重气促、心动过速和低血压时应考虑存在张力性气胸。

（三）X线表现

可对气胸及液气胸做出诊断,并可判断肺组织被压缩的程度。气胸区无肺纹理,为气体密度。少量气胸时，气胸区呈线状或带状，可见被压缩肺的边缘，呼气时显示较清楚。大量气胸时，气胸区可占据肺野的中外带，内带为压缩的肺，呈密度均匀软组织影。同侧肋间隙增宽，横膈下降，纵隔向健侧移位，对侧可见代偿性肺气肿。

（刘玉奇）

第二节　食管疾病 X 线诊断

一、食管平滑肌瘤

（一）概述

食管平滑肌瘤在食管良性肿瘤中最常见（约占 90%）。男性多于女性，男女之比例为 2∶1。各年龄均有发病，多发于 20～50 岁。多为单发，少数为多发。

（二）局部解剖

食管是咽和胃之间的消化管。食管在系统发生上起初很短，随着颈部的伸长和心肺的下降，而逐渐增长。在发育过程中，食管的上皮细胞增殖，由单层变为复层，使管腔变狭窄，甚至一度闭锁，以后管腔又重新出现。

食管可分为颈段、胸段和腹段。人体食管的颈段位于气管背后和脊柱前端，胸段位于左、右肺之间的纵隔内，胸段通过膈孔与腹腔内腹段相连，腹段很短与胃相连。颈段：长约 5 cm，其前壁借疏松的结缔组织与气管贴近，后方与脊柱相邻，两侧有颈部的大血管。胸段：长 18～20 cm，前方自上而下依次有气管、左主支气管和心包，并隔心包与左心房相邻。该部上段的左前侧有主动脉弓，主动脉胸部最初在食管的左侧下降，之后逐渐转到食管的右后方。

腹段：最短，长 1～2 cm，与贲门相续。食管全长有三处狭窄和三个压迹。第一处狭窄位于食管的起始处，距切牙约 15 cm；第二处在食管与左主支气管的交叉处，距切牙约 25 cm；第三处在食管穿膈处，距切牙约 40 cm。上述三个狭窄常是食管损伤、炎症和肿瘤的好发部位，异物也易在此滞留。食管全长还有三处压迹：主动脉弓压迹，为主动脉弓自食管的左前方挤压而成，压迹的大小，随年龄而增加；左主支气管压迹，紧靠主动脉弓压迹的下方，与食管第二处狭窄的位置一致，是左主支气管压迫食管的左前壁所致；左心房压迹，长而浅，为左心房向后挤压食管所致，压迹可随体位和心的舒缩而变化（图 6-3）。

（三）临床表现与病理基础

约半数平滑肌瘤患者完全没有症状，是因其他疾病行胸部 X 线检查或胃肠道造影发现的。有症状的也多轻微，最常见的是轻度下咽不畅，很少影响正常饮食。一小部分患者诉疼痛，部位不定，可为胸骨后、胸部、背部及上腹部隐痛，很少剧烈疼痛。可单独发生或与其他症状并发。有 1/3 左右患者有消化功能紊乱，表现为胃灼热、反酸、腹胀、饭后不适及消化不良等。个别患者有呕血及黑便等上消化道出血症状，可能因肿瘤表面黏膜糜烂、溃疡所致。

肿瘤呈圆形、椭圆形，也有不规则形状，如分叶型、螺旋形、生姜形、围绕食管生长呈马蹄形的。食管平滑肌瘤有多个肿瘤的可致整个食管壁增厚，诊断有一定困难。肿瘤质坚韧，多有完整的包膜，表面光滑。主要向腔外生长，生长缓慢，切面呈白色或带黄色。组织切片见为分化良好的平滑肌细胞,长梭形,边界清楚,瘤细胞呈束状或漩涡状排列,其中混有一定数量的纤维组织,偶尔也可见神经组织。食管平滑肌瘤恶变为肉瘤的很少。

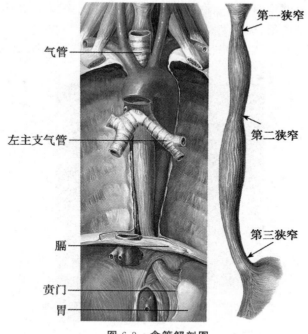

气管

左主支气管

膈

贲门

胃

第一狭窄

第二狭窄

第三狭窄

图 6-3　食管解剖图

(四)X 线表现

食管钡餐造影是检查该病的主要方法之一。壁间型:肿瘤在腔内或同时向腔外生长,并可同时向两侧生长。切线位表现为向腔内凸出的半圆形或分叶状,边缘锐利的充盈缺损,病变区与正常食管分界清楚,呈弧状压迹并呈锐角;正位肿瘤表现为圆形充盈缺损。当钡剂通过后,肿瘤周围为钡剂环绕,在肿瘤上下缘呈弓状或环状影,称为"环形征",为本病之典型表现。向壁外生长:体积较大,可造成纵隔内软组织肿块,后者与食管内的充盈缺损范围相符,肿块可误认为纵隔肿瘤。肿瘤区黏膜皱襞撑平消失,可见"涂布征",肿瘤周围黏膜皱襞正常,部分肿瘤表面可见不规则龛影(图 6-4)。纤维食管镜检查,是检查该病重要方法,但食管镜检查给患者带来一定痛苦,且禁忌证较多,一般在钡餐检查确定病变位置但对其良恶性征象不明确时可通过食管镜检查,必要时可取样活检。

二、食管癌

(一)概述

食管癌系指由食管鳞状上皮或腺上皮的异常增生所形成的恶性病变。其发展一般经过上皮不典型增生、原位癌、浸润癌等阶段。食管鳞状上皮不典型增生是食管癌的重要癌前病变,由不典型增生到癌变一般需要几年甚至十几年。长期不良的生活或饮食习惯可能是导致食管癌发生的元凶。

(二)临床表现与病理基础

食管癌起病隐匿,早期可无症状。部分患者有食管内异物感,或食物通过时缓慢或有哽噎感。也可表现为吞咽时胸骨后烧灼、针刺样或牵拉样痛。进展期食管癌则常因咽下困难就诊,吞咽困难呈进行性发展,甚至完全不能进食。常伴有呕吐、上腹痛、体重减轻等症状。病变晚期因长期摄食不足可伴有明显的营养不良、消瘦、恶病质,并可出现癌转移、压迫等并发症。

早期食管癌可分为隐伏型、糜烂型、斑块型和乳头型,其中以斑块型为最多见。中晚期食管癌可分为 5 型,即髓质型、蕈伞型、溃疡型、缩窄型和未定型。我国鳞状细胞癌约占 90%,少数为腺癌。

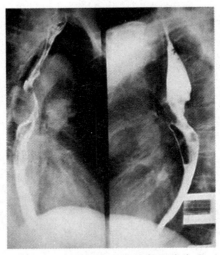

图 6-4　食管平滑肌瘤钡餐影像表现

(三)X 线表现

食管钡餐造影对食管癌有较特异性征象,因此诊断率较高。增生型以充盈缺损为主;浸润型以环形狭窄为主要征象;溃疡型多见不规则龛影;混合型则具有多种特征。检查时常见病变近端扩张,破入纵隔或与支气管相通者,可见累及部位的相关影像学改变。对早期食管癌 X 线表现为食管黏膜皱襞紊乱、中断,管壁局限性僵硬、蠕动中断,钡剂流经时速度减慢,病变处出现小的充盈缺损及小龛影等;较晚期食管癌表现食管较明显不规则狭窄,黏膜紊乱、中断及破坏消失,充盈缺损明显,形态多样龛影(图 6-5～图 6-8)。

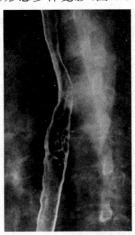

图 6-5　早期食管癌(小结节积簇型)钡餐造影影像表现

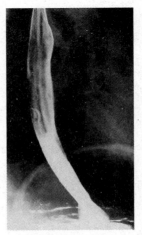

图 6-6　隆起型早期食管癌钡餐造影影像表现

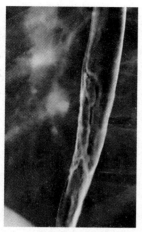

图 6-7　溃疡型早期食管癌钡餐造影影像表现

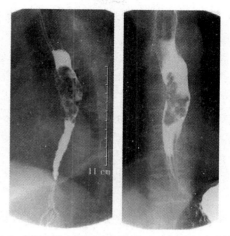

图 6-8　进展期食管癌(肿块型)钡餐造影影像表现

三、食管炎性疾病

（一）概述

食管炎是指食管黏膜浅层或深层组织由于受到不正常的刺激，食管黏膜发生水肿和充血而引发的炎症，可分为原发性与继发性食管炎。按病理学可分成两大类。

1.急性食管炎

（1）单纯性卡他性炎：常因食入刺激性强的或高温食物引起。

（2）化脓性炎：多继发于食管憩室引起的食物潴留、腐败、感染，或形成脓肿，或沿食管壁扩散造成蜂窝织炎，进而可继发纵隔炎、胸膜炎与脓胸。

（3）坏死性食管炎：强酸强碱等化学腐蚀剂可造成食管黏膜坏死及溃疡形成，愈合后可引起瘢痕狭窄。此外，还可由某些传染病如伤寒、猩红热、白喉等的炎症病变波及食管黏膜所致。

2.慢性食管炎

（1）单纯性慢性食管炎：常由于长期摄入刺激性食物，重度吸烟，食管狭窄致食物潴留与慢性淤血等引起。病理变化常呈现食管上皮局限性增生与不全角化，还可形成黏膜白斑。

（2）反流性食管炎：是由于胃液反流至食管，引起食管下部黏膜慢性炎性改变。

（3）Barrett 食管炎：慢性反流性食管炎可引起食管下段黏膜的鳞状上皮被胃黏膜柱状上皮所取代，成为 Barrett 食管，该处可发生溃疡或癌变（Barrett 食管腺癌）。

（二）临床表现与病理基础

食管炎症状主要是以吞咽疼痛、困难、胸口灼热及胸骨后疼痛居多，当食管炎严重时可引起食管痉挛及食管狭窄。急性腐蚀性食管炎系因吞服了强酸、强碱等化学腐蚀剂而造成食管严重损伤所引起的炎症。早期症状为流涎、呕吐、发热及吞咽疼痛和困难，胸骨后和剑突下疼痛，约经 2 周上述症状渐消失，烧伤后期（约 1 个月后）再度出现吞咽困难，并有逐渐加重的趋势，出现部分或完全性食管梗阻。同时可能伴有咳嗽、发热等呼吸道吸入性感染的症状。

食管黏膜接触腐蚀剂后，数小时至 24 h 内食管产生急性炎症反应，食管黏膜高度水肿，表面糜烂，多伴渗出物、出血及坏死组织，由于组织高度水肿和痉挛等造成食管早期梗阻。水肿一般在 3 天后开始消退，数日至 2～3 周为炎症反应消退时期，3 周后开始瘢痕形成，食管逐步收缩变窄,可造成食管狭窄,严重者食管壁全部被纤维组织代替,并与周围组织粘连。

临床表现通常为胸骨后或心窝部疼痛,轻者仅为灼热感,重者为剧烈刺痛。疼痛常在食物通过时诱发或加重,有时头低位如躺下或向前弯腰也能使疼痛加重。疼痛可放射至背部。早期由于炎症所致的局部痉挛,可出现间歇性咽下困难和呕吐。后期由于纤维瘢痕所致的狭窄,可出现持续性吞咽困难和呕吐。

病理改变急性期为黏膜充血、水肿,易出血,形成糜烂和表浅溃疡;慢性期病变可深达肌层,引起黏膜下层内纤维组织增生,黏膜面可呈轻度息肉样变。纤维收缩可形成食管管腔狭窄和食管缩短。

（三）X线表现

1.急性食管炎

X线检查应在急性炎症消退后,患者能吞服流食方可作食管造影检查。如疑有食管瘘或穿孔,造影剂可流入呼吸道,最好采用碘油造影。依据病变发展分为如下几种。①急性期(1～3天):因黏膜水肿、出血,管壁蠕动减弱或消失,可产生阵发性痉挛;因黏膜脱落,造影剂在黏膜面附着不好,并可见不规则浅钡斑。②中期(3～10天):食管呈收缩、狭窄状态,不能扩张;可见多发浅或深之溃疡,黏膜皱襞紊乱。③晚期:主要表现为管腔狭窄,其范围一般较长,也可以生理性狭窄部位为主,造影剂难以通过;食管缩短,狭窄以上可见扩张;狭窄部分可见溃疡龛影或有假性憩室形成(图6-9)。

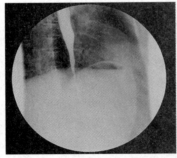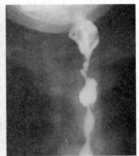

图6-9　腐蚀性食管炎X线影像表现

2.慢性食管炎

反流性食管炎早期食管钡餐造影可能无明显异常,或可见食管下段轻微痉挛改变,偶见锯齿状第三收缩波,可见黏膜充血、水肿。中期,表面糜烂,浅表溃疡,食管壁毛糙,可见针尖状钡点,小龛影。晚期,可出现食管管腔狭窄,狭窄段与正常段分界不清,管壁不光整、僵硬,部分可出现滑动性食管裂孔疝征象(图6-10、图6-11)。胃-食管闪烁显像表现:此法可估计胃-食管的反流量在患者腹部缚上充气腹带,空腹口服含有 $300\ \mu Ci\ ^{99m}Tc\text{-}Sc$ 的酸化橘子汁溶液 $300\ mL$ (内含橘子汁 $150\ mL$ 和 $0.1\ mol/L\ HCl\ 150\ mL$),并再饮冷开水 $15～30\ mL$ 以清除食管内残留试液,直立显像。正常人 $10～15\ min$ 后胃以上部位无放射性存在,否则则表示有胃食管反流(GER)存在。此法的敏感性与特异性约 90% 。

四、贲门失弛缓症

（一）概述

贲门失弛缓症,此病过去曾称为贲门痉挛,是由于食管贲门部的神经肌肉功能障碍所致的食管功能性疾病。其主要特征是食管缺乏蠕动,食管下端括约肌高压和对吞咽动作的松弛反应减弱。功能性狭窄和食管病理性扩张可同时存在。本病为一种少见病(估计每 10 万人中仅 1 人),可发生于任何年龄,但最常见于 20～39 岁的年龄组。儿童少见,在男女性别上差异不大。

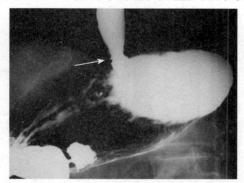

图 6-10 反流性食管炎钡餐造影影像表现(箭头所示)

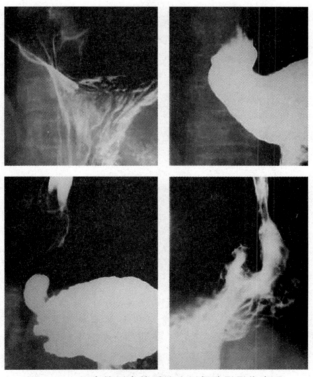

图 6-11 短食管型食管裂孔疝钡餐造影影像表现

(二)临床表现与病理基础

主要为吞咽困难、胸骨后疼痛、食物反流以及因食物反流误吸入气管所致咳嗽、肺部感染等症状。其中,无痛性吞咽困难是本病最常见最早出现的症状。食管扩张严重时可引起心悸、呼吸困难等压迫症状。食管贲门失弛缓症为食管下段肌壁的神经节细胞变性、减少,妨碍了正常神经冲动的传递,而致食管下端贲门部不能松弛。

（三）X 线表现

表现为食管自下而上呈漏斗状或鸟嘴状,边缘光滑,黏膜皱襞正常,钡剂通过贲门受阻,呈间歇性流入,狭窄段以上食管不同程度扩张,食管蠕动减弱或消失,第三收缩波频繁出现。需与食管下段占位性病变相鉴别(图 6-12)。

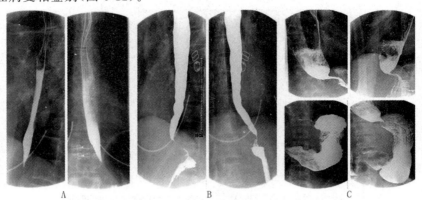

图 6-12　贲门失弛缓症钡餐造影影像表现
A.轻度;B.中度;C.重度

（刘玉奇）

第三节　气管与支气管疾病 X 线诊断

一、气管与支气管炎

（一）概述

气管与支气管炎是由生物、物理、化学刺激或过敏等因素引起的气管与支气管黏膜炎症。临床症状主要为咳嗽和咳痰。可分为急性与慢性两种。

（二）局部解剖

气管起于环状软骨下缘(平第 6 颈椎体下缘),向下至胸骨角平面(平第 4 胸椎体下缘),分为左、右主支气管,其分叉处称气管杈。左主支气管细而长,嵴下角大,斜行。右主支气管短而粗,嵴下角小,走行较直。主支气管进入肺门后,左主支气管分上、下两支,右主支气管分上、中、下三支,进入相应的肺叶,称肺叶支气管。肺叶支气管再分支即肺段支气管(图 6-13)。

（三）临床表现与病理基础

急性气管与支气管炎,起病急,通常全身症状较轻,可有发热。初为干咳或少量黏液痰,随后痰量增多,咳嗽加剧,偶伴血痰。听诊可闻及散在干、湿啰音,咳嗽后减少或消失。呼吸道表现在 2～3 周消失,如反复发生或迁延不愈,可发展为慢性支气管炎。慢性支气管炎以咳嗽、咳痰为主要症状,患者每年发病持续 3 个月,连续 2 年或 2 年以上,并除外引起慢性咳嗽、咳痰的其他疾病。急性气管与支气管炎:气管、支气管黏膜充血水肿,淋巴细胞和中性粒细胞浸润;同时可伴纤毛上皮细胞损伤脱落;黏液腺体肥大增生。

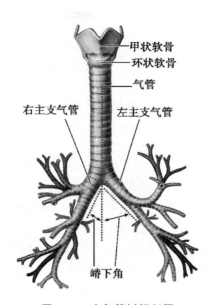

图 6-13 支气管树解剖图

（四）X线表现

早期 X 线检查阴性，当病变发展到一定阶段，胸片上可出现某些异常征象，主要表现为肺纹理增多、增粗、增强、紊乱、扭曲及变形。由于支气管增厚，当其走行与 X 线垂直时可表现为平行的线状致密影，即"轨道征"。肺组织的纤维化表现为条索状或网状阴影。弥漫性肺气肿表现为肺野透亮度的增加，肋间隙增宽，心脏垂直，膈低平。小叶中心性肺气肿表现为肺透亮度不均匀，或形成肺大泡。肺组织的纤维化也可导致肺动脉压力过高，累及心脏，使肺动脉段隆凸、右心室肥厚增大（图 6-14）。

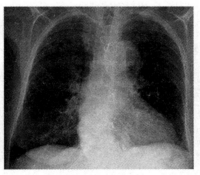

图 6-14 支气管炎 X 线影像表现
双肺纹理增多、增强、增粗、紊乱

二、支气管扩张

（一）概述

支气管扩张为较常见的慢性呼吸道疾病，是指支气管管腔超过正常范围的永久性或不可逆转性改变。分先天性和继发性两种，以后者居多。继发性支气管扩张大多继发于急、慢性呼吸道感染和支气管阻塞后，反复发生支气管炎症，致使支气管壁结构破坏，引起支气管异常和持久性扩张。

（二）临床表现与病理基础

主要为慢性咳嗽、咳大量脓痰、反复咯血、反复肺部感染和慢性感染中毒症状等，其严重度可用痰量估计：轻度，＜10 mL/d；中度，10～150 mL/d；重度，＞150 mL/d。50％～70％的患者有程度不等的咯血，咯血量与病情严重程度、病变范围有时不一致。患者反复感染常表现为同一肺段反复发生肺炎并迁延不愈。早期或干性支气管扩张可无异常肺部体征，病变重或继发感染时常可闻及下胸部、背部固定而持久的局限性粗湿啰音，有时可闻及哮鸣音。支气管扩张常常是位于段或亚段支气管管壁的破坏和炎性改变，受累管壁的结构，包括软骨、肌肉和弹性组织破坏被纤维组织替代。

肉眼可见支气管壁明显增厚，伴有不同程度的变形，管腔可呈囊、柱状或梭状扩张。扩张的管腔内常有黏液充塞、黏膜明显炎症及溃疡，支气管壁有不同程度破坏及纤维组织增生。镜下可见支气管壁淋巴细胞浸润或淋巴样结节，黏液腺及淋巴细胞非常明显。支气管黏膜的柱状上皮常呈鳞状上皮化生。支气管壁有不同程度的破坏，甚至不能见到正常结构，仅见若干肌肉及软骨碎片。管壁上有中性粒细胞浸润，周围肺组织常有纤维化、萎陷或肺炎等病理基础。一般炎性支气管扩张多见于下叶。由于左侧总支气管较细长，与气管的交叉角度近于直角，因此痰液排出比右侧困难，特别是舌叶和下叶基底段更是易于引流不畅，导致继发感染，伴随支气管行走的肺动脉可有血栓形成，有的已重新沟通。支气管动脉也可肥厚、扩张。支气管动脉及肺动脉间的吻合支明显增多。病变进展严重时，肺泡毛细血管广泛破坏，肺循环阻力增加，最后可并发肺源性心脏病、甚至心力衰竭。

（三）X 线表现

支气管扩张在透视或平片肺部可无异常表现，有的表现为肺纹理增多、紊乱或呈网状、蜂窝状，还可见支气管管径明显增粗的双轨征或者不规则的杵状致密影。扩张的支气管表现为多发薄壁囊状空腔阴影，其内常有液平面。病变区可有肺叶或肺段范围肺不张，表现为密度不均的三角致密影，其内可见柱状、囊状透光区及肺纹理聚拢。继发感染时显示小片状和斑点状模糊影，或大片密度增高影，常局限于扩张部位。经治疗可以消退，易反复发作。因此，支气管扩张、肺部感染、肺不张三者常并存，且互为因果（图 6-15）。

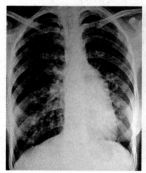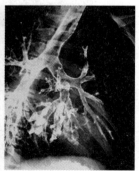

图 6-15　支气管囊状扩张 X 线影像表现

三、先天性支气管囊肿

（一）概述

先天性支气管囊肿是胚胎发育时期气管支气管树分支异常的罕见畸形，分为纵隔囊肿、食管壁内囊肿和支气管囊肿。可为单发或多发,大小可从数毫米至一厘米甚至占据一侧胸廓的1/3～1/2。可因对周围结构的压迫产生症状。

(二)临床表现与病理基础

婴幼儿的纵隔囊肿可压迫大气道引起呼吸困难,哮鸣或持续性咳嗽,运动时明显加重。一些成人的纵隔支气管囊肿可长到很大而没有症状。出现的症状或体征大多数是由于继发感染引起,或者由囊肿压迫周围组织或器官引起。

胚芽发育障碍发生在气管或主支气管分支阶段形成的囊肿。位于纵隔内,称为支气管囊肿;发生在小支气管分支阶段的发育障碍形成的囊肿,多数位于肺组织内,称为肺囊肿。支气管肺囊肿多见于下叶,两肺分布均等;纵隔支气管囊肿大多位于隆突附近,通过蒂与一侧支气管相连,通常为孤立性,后纵隔多见,中纵隔次之,上纵隔最少。囊肿为单房或多房,薄壁,内覆呼吸性上皮,通常充满黏液样物质。囊壁可含黏液腺、软骨、弹性组织和平滑肌。

(三)X线表现

单发囊肿一般下叶比上叶多见,而多发囊肿可见一叶、一侧或者双侧肺。

1.含液囊肿

呈圆形、椭圆形或分叶状;高密度影,密度均匀,出血者可见钙化;边缘光滑锐利,有时囊壁可见弧形钙化,周围肺组织清晰;深呼、吸气相囊肿形态大小可改变;邻近胸膜无改变。

2.含气囊肿

薄壁环状透亮影,囊肿壁厚度1 mm左右;囊肿越大壁越薄;囊壁内外缘光滑且厚度均匀一致;透视下或呼吸相摄片,可见其大小和形态有改变;与支气管相通处活瓣性阻塞,则形成张力性含气囊,同侧肺纹理受压集中,且被推向肺尖或肋膈区,纵隔向健侧移位;有时含气囊肿可见有间隔,表现为多房性。

3.液气囊肿

囊肿内可见液气平面;感染后囊壁增厚;反复感染后囊壁可有纤维化改变;并发感染则在其周围可见斑片状浸润影,与周围肺组织发生粘连,可使其形态不规则;位于叶间胸膜附近的肺囊肿感染时,可见局部叶间胸膜增厚。

4.多发性肺囊肿

多见于一侧肺;多为含气囊肿,大小不等,占据整侧肺时,称为蜂窝肺或囊性肺;少数可见小的液平面,立位可见高低不平的多个液平面;囊壁薄而边缘锐利,感染后囊壁可增厚且模糊;通常伴有胸膜增厚;肺体积减小(图6-16)。

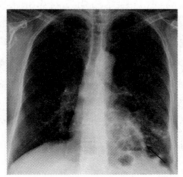

图6-16 支气管囊肿X线影像表现

左下肺多发囊状影(箭头所示),内见液平

四、气管、支气管异物

(一)概述

气管、支气管异物为临床常见急症。异物可存留在喉咽腔、喉腔、气管和支气管内,引起声嘶、呼吸困难等,右支气管较粗短,故异物易落入右主支气管。本病75%发生于2岁以下的儿童。

(二)临床表现与病理基础

异物所在部位不同,可有不同的症状。①喉异物:异物进入喉内时,出现反射性喉痉挛而引起吸气性呼吸困难和剧烈的刺激性咳嗽,如异物停留于喉入口,则有吞咽痛或咽下困难;如异物位于声门裂,大者出现窒息,小者出现呛咳及声嘶、呼吸困难、喉鸣音等;如异物为小膜片状贴于声门下,则可只有声嘶而无其他症状;尖锐异物刺伤喉部可发生咯血及皮下气肿。②气管异物:异物进入气道立即发生剧烈呛咳,并有憋气、呼吸不畅等症状;随着异物贴附于气管壁,症状可暂时缓解;若异物轻而光滑并随呼吸气流在声门裂和支气管之间上下活动,可出现刺激性咳嗽,闻及拍击音;气管异物可闻及哮鸣音,两肺呼吸音相仿;如异物较大,阻塞气管,可致窒息;此种情况危险性较大,异物随时可能上至声门引起呼吸困难或窒息。③支气管异物:早期症状和气管异物相似,咳嗽症状较轻;植物性异物,支气管炎症多较明显即咳嗽、多痰;呼吸困难程度与异物部位及阻塞程度有关;大支气管完全阻塞时,听诊患侧呼吸音消失;不完全阻塞时,可出现呼吸音降低。

(三)X线表现

气管、支气管异物在影像学中的具体表现,通常会和异物形状、大小以及异物性质、停滞时间、感染与否等因素息息相关。

1.直接征象

金属、石块及牙齿等不透X线的异物在胸部X线片上可显影。根据阴影形态可判断为何种异物。正位及侧位胸片能准确定位。密度低的异物在穿透力强的正位胸片、斜位胸片及支气管体层片上引起气道透亮阴影中断。间接征象:非金属异物在X线上不易显示,根据异物引起的间接征象而诊断。

2.气管内异物

异物引起呼气性活瓣梗阻时,发生阻塞性肺气肿,使两肺含气增多。由于吸气时进入肺内的气体比正常情况少,胸腔负压增大,引起回心血量增多,故心脏阴影增大,同时膈肌上升。呼气时因气体不能排除,胸内压力增高,使心影变小,膈下降。这些表现与正常情况相反。

3.主支气管异物

表现如下。①一侧肺透光度增高:呼气性活瓣阻塞时患侧透明度升高,肺血管纹理变细。②纵隔摆动:透视或者拍摄呼、吸气相两张对比判断,呼气性活瓣阻塞时纵隔在呼气相向健侧移位,吸气时恢复正常位置;吸气性活瓣阻塞时纵隔在吸气相向患侧移位,呼气时恢复正常位置。③阻塞性肺炎和肺不张:支气管阻塞数小时后可发生小叶性肺炎,较长时间的阻塞后发生肺不张;阻塞性肺炎表现为斑片状阴影,肺纹理增粗、密集、模糊;肺不张后,肺体积缩小,呈致密阴影;长期肺不张引起支气管扩张和肺纤维化,使阴影的密度不均匀。④其他改变:肺泡因剧烈咳嗽时内压增高而破裂,肺间质内有气体进入发生间质性肺气肿,气体沿间质间隙进入纵隔而发生纵隔气肿,表现为纵隔旁带状低密度影,继之发生颈部气肿;面、头、胸部皮下气肿。气体从纵隔破入胸腔发生气胸。

4.肺叶支气管异物

早期为阻塞性肺炎,为反复发生或迁延不愈的斑片状阴影。发生肺不张后肺体积缩小、密度增高,病变发生在相应的肺叶内(图6-17)。

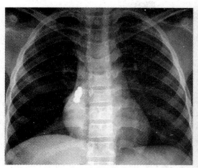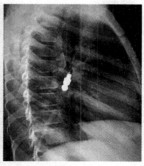

图 6-17 右侧中间段支气管异物 X 线影像表现

（于建德）

第四节 肺实质性病变 X 线诊断

一、肺水肿

（一）概述

肺水肿是指由于某种原因引起肺内组织液的生成和回流平衡失调，使大量组织液在很短时间内不能被肺淋巴和肺静脉系统吸收，从肺毛细血管内外渗，积聚在肺泡、肺间质和细小支气管内，从而造成肺通气与换气功能严重障碍。在临床上表现为极度的呼吸困难，端坐呼吸，发绀，大汗淋漓，阵发性咳嗽伴大量白色或粉红色泡沫痰，双肺布满对称性湿啰音。分为心源性和非心源性两大类。本病可严重影响呼吸功能，是临床上较常见的急性呼吸衰竭的病因。

（二）临床表现与病理基础

肺水肿间质期，患者常有咳嗽、胸闷，轻度呼吸浅速、急促，查体可闻及两肺哮鸣音。肺水肿液体渗入肺泡后，患者可表现为面色苍白、发绀、严重呼吸困难，咳大量白色或血性泡沫痰，两肺满布湿啰音。

肉眼可见肺表面苍白，含水量增多，切面有大量液体渗出。显微镜下观察，可将其分为间质期、肺泡壁期和肺泡期。间质期是肺水肿的最早表现，液体局限在肺泡外血管和传导气道周围的疏松结缔组织中，支气管、血管周围腔隙和叶间隔增宽，淋巴管扩张。液体进一步潴留时，进入肺泡壁期。液体蓄积在厚的肺泡毛细血管膜一侧，肺泡壁进行性增厚。发展到肺泡期时，可见充满液体的肺泡壁丧失了环形结构，出现褶皱。无论是微血管内压力增高还是通透性增加引起的肺水肿，肺泡腔内液体的蛋白均与肺间质内相同，提示表面活性物质破坏，而且上皮丧失了滤网能力。

（三）X 线表现

间质性肺水肿 X 线主要表现肺静脉影增粗，肺门影变大、变模糊，可见 Kerley 氏线征，肺叶间裂增厚等；肺泡性肺水肿表现为两肺可见大片状模糊影，多位于肺中心部或基底部，及可见"蝶翼征"，可伴少量胸腔积液，肺泡性肺水肿病变动态变化大。急性呼吸窘迫综合征引起的肺水肿 X 线表现通常为散在片状模糊影，随病变发展融合成大片毛玻璃样影或实变影，广泛肺影密度增高称为"白肺"，对复张性肺水肿、神经性肺水肿结合病史即可做出诊断（图 6-18）。

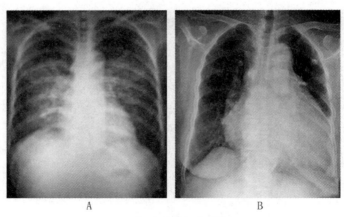

A　　　　　　　　　　　　　B

图 6-18　肺水肿 X 线表现

A.肺泡性肺水肿 X 线影像表现"蝶翼征";B.间质性肺水肿 X 线影像表现

二、肺气肿

（一）概述

肺气肿是指终末细支气管远端的气道弹性减退,过度膨胀、充气和肺容积增大或同时伴有气道壁破坏的病理状态。按其发病原因肺气肿有如下几种类型:老年性肺气肿,代偿性肺气肿,间质性肺气肿,灶性肺气肿,旁间隔性肺气肿,阻塞性肺气肿。

（二）临床表现与病理基础

临床表现症状轻重视肺气肿程度而定。早期可无症状或仅在劳动、运动时感到气短,随着肺气肿进展,呼吸困难程度随之加重,以至稍一活动甚或完全休息时仍感气短。此外,尚可感到乏力、体重下降、食欲减退、上腹胀满。除气短外还有咳嗽、咳痰等症状。典型肺气肿者胸廓前后径增大,呈桶状胸,呼吸运动减弱,语音震颤减弱,叩诊过清音,心脏浊音界缩小,肝浊音界下移,呼吸音减低,有时可听到干、湿啰音,心率增快,心音低远,肺动脉第二心音亢进。

肺气肿按解剖组织学部位分为肺泡性肺气肿和间质性肺气肿;肺泡性肺气肿按发生部位又可细分为腺泡中央型、腺泡周围型、全腺泡型肺气肿。腺泡中央型指肺腺泡中央区的呼吸细支气管呈囊状扩张,肺泡管及肺泡囊无明显改变;腺泡周围型则是肺泡管及肺泡囊扩张,而呼吸细支气管未见异常改变,从呼吸细支气管至肺泡囊及肺泡均扩张即是全腺泡型肺气肿。肺内陈旧瘢痕灶邻近发生的瘢痕旁若肺气肿囊腔超过 2 cm,累及小叶间隔称为肺大泡。间质性肺气肿是因肺内压骤然升高,气体从破裂的肺泡壁或支气管管壁进入肺间质,在肺膜下或下叶间隔内形成小气泡,气泡可扩散至肺门、纵隔,甚至颈胸部皮下软组织内。

（三）X 线表现

X 线主要表现为肺野扩大,肺血管纹理变疏变细,肺透亮度增加,肋间隙增宽,纵隔向一侧偏移,横膈下移,心缩小等,侧位像显示胸腔前后径增大(图 6-19)。

三、Wegener 肉芽肿

（一）概述

Wegener 肉芽肿是一种坏死性肉芽肿性血管炎,属自身免疫性疾病。该病在 1931 年由 Klinger 首次描述,在 1936 年由 Wegener 进一步作了病理学的描述。该病男性略多于女性,从儿童到老年人均可发病,未经治疗的 Wegener 肉芽肿病死率可高达 90％以上,经激素和免疫抑制剂治疗后,Wegener 肉芽肿的预后明显改善。尽管该病有类似炎性的过程,但尚无独立的致病因素,病因至今不明。

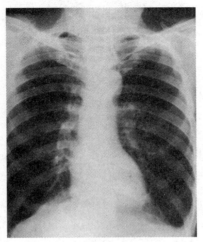

图 6-19　肺气肿 X 线影像表现

(二)临床表现与病理基础

Wegener 肉芽肿临床表现多样,可累及多系统。典型的 Wegener 肉芽肿有三联征:上呼吸道、肺和肾病变。可以起病缓慢,持续一段时间,也可表现为快速进展性发病。病初症状包括发热、疲劳、抑郁、食欲缺乏、体重下降、关节痛、盗汗、尿色改变和虚弱。其中发热最常见。大部分患者以上呼吸道病变为首发症状。通常表现是持续地流鼻涕,而且不断加重。肺部受累是本病基本特征之一,约 50％的患者在起病时即有肺部表现,总计 80％以上的患者将在整个病程中出现肺部病变。胸闷、气短、咳嗽、咯血以及胸膜炎是最常见的症状,及肺内阴影。大部分病例有肾脏病变,出现蛋白尿,红、白细胞及管型尿,严重者伴有高血压和肾病综合征,最终可导致肾衰竭,是 Wegener 肉芽肿的重要死因之一。

全身系统和脏器均可受累,病理特点有:呼吸道上部(鼻、鼻窦炎,鼻咽部、鼻中隔为主)或下部(气管、支气管及肺)坏死性肉芽肿性病变,小血管管壁纤维素样变,全层有单核细胞、上皮样细胞和多核巨细胞浸润,病变严重时可侵犯骨质引起破坏。肺部可见空洞形成。肉芽肿也见于上颌骨、筛骨、眼眶等处,广泛的血管炎引起的梗死及溃疡造成鞍状鼻畸形,眼球突出等。肾脏病变呈坏死性肾小球肾炎的改变。全身性灶性坏死性血管炎,主要侵犯小动脉、细动脉、小静脉、毛细血管及其周围组织,血管壁有多形核细胞浸润,纤维蛋白样变性,肌层及弹力纤维破坏,管腔中血栓形成,管壁坏死,形成小动脉瘤、出血等。

(三)X 线表现

肺野内单发或多发大小不等类圆形影或团状影,少数为粟粒型。多分布于两肺中下野及肺尖部。球形病灶可出现肉芽肿坏死、液化而形成空洞,厚薄不规则,可为单房或多房。肺浸润病变多表现大小不一边缘模糊斑片状影。以上表现可同时存在,可伴有胸腔积液、肺不张、肺梗死或气胸等(图 6-20)。

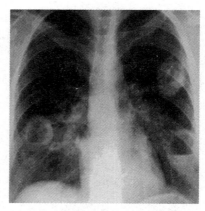

图 6-20　Wegener 肉芽肿 X 线影像表现

四、肺泡蛋白质沉积症

（一）概述

肺泡蛋白质沉积症（pulmonary alveolar proteinosis，PAP）是以肺泡和细支气管腔内充满 PAS 染色阳性、来自肺的富磷脂蛋白质物质为其特征。好发于青中年，男性发病率约 3 倍于女性。病因未明，可能与免疫功能障碍（如胸腺萎缩、免疫缺损、淋巴细胞减少等）有关。

（二）临床表现与病理基础

发病多隐袭，典型症状为活动后气急，以后进展至休息时亦感气急、咳白色或黄色痰、乏力、消瘦。继发感染时，有发热、脓性痰。少数病例可无症状，仅 X 线有异常表现。呼吸功能障碍随着病情发展而加重，呼吸困难伴发绀亦趋严重。

肉眼肺大部分呈实变，胸膜下可见黄色或黄灰色结节，切面有黄色液体渗出。镜检示肺泡及细支气管内有嗜酸 PAS 强阳性物质充塞，是Ⅱ型肺泡细胞产生的表面活性物质磷脂与肺泡内液体中的其他蛋白质和免疫球蛋白的结合物，肺泡隔及周围结构基本完好。电镜可见肺泡巨噬细胞大量增加，吞噬肺表面活性物质，胞浆肿胀，呈空泡或泡沫样外观。

（三）X 线表现

典型表现为从两肺弥漫且基本对称的由肺门向外放散的弥漫细小的羽毛状或结节状阴影，呈"蝶翼"状，类似肺泡性肺水肿；可表现两肺弥漫性颗粒状致密影，融合成斑片状，边缘模糊；可因支气管沉积物阻塞表现节段性肺不张、肺气肿等（图 6-21）。

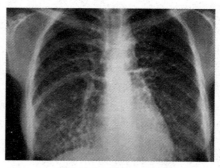

图 6-21　肺泡蛋白沉积症 X 线影像表现

（于建德）

第五节 胸部感染性疾病 X 线诊断

一、大叶性肺炎

（一）概述

病原体先在肺泡引起炎症，经肺泡间孔向其他肺泡扩散，致使部分肺段或整个肺段、肺叶发生炎症改变。典型者表现为肺实质炎症，通常并不累及支气管。致病菌多为肺炎链球菌。

（二）局部解剖

肺位于胸腔内，在膈肌的上方、纵隔的两侧。肺的表面被覆脏胸膜，透过胸膜可见许多呈多角形的小区，称肺小叶，其发炎称小叶性肺炎。正常肺呈浅红色，质柔软呈海绵状，富有弹性。成人肺的重量约等于自己体重的 1/50，男性平均为 1 000～1 300 g，女性平均为 800～1 000 g。健康男性成人两肺的空气容量为 5 000～6 500 mL，女性小于男性。

两肺外形不同，右肺宽而短，左肺狭而长。肺呈圆锥形，包括一尖、一底、三面、三缘。肺尖钝圆，经胸廓上口伸入颈根部，在锁骨中内 1/3 交界处向上突至锁骨上方达 2.5 cm。肺底坐于膈肌上面，受膈肌压迫肺底呈半月形凹陷。肋面与胸廓的外侧壁和前、后壁相邻。纵隔面即内侧面与纵隔相邻，其中央有椭圆形凹陷，称肺门。膈面即肺底，与膈相毗邻。前缘为肋面与纵隔面在前方的移行处，前缘角锐利，左肺前缘下部有心切迹，切迹下方有一突起称左肺小舌。后缘为肋面与纵隔面在后方的移行处，位于脊柱两侧的肺沟中。下缘为膈面与肋面、纵隔面的移行处，其位置随呼吸运动而显著变化。

肺借叶间裂分叶，左肺的叶间裂为斜裂，由后上斜向前下，将左肺分为上、下两叶。右肺的叶间裂包括斜裂和水平裂，它们将右肺分为上、中、下三叶。肺的表面有毗邻器官压迫形成的压迹或沟。如两肺门前下方均有心压迹；右肺门后方有食管压迹，上方是奇静脉沟；左肺门上方毗邻主动脉弓，后方有胸主动脉（图 6-22）。

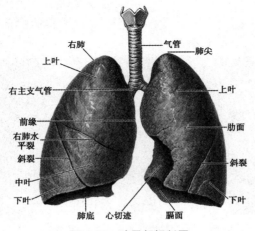

图 6-22 肺局部解剖图

（三）临床表现与病理基础

起病急骤，寒战、高热、胸痛、咳嗽、咳铁锈色痰。早期肺部体征无明显异常，重症者可有呼吸频率增快，鼻翼扇动，发绀等。实变期可有典型体征，如患侧呼吸运动减弱，语颤增强，叩诊浊音，听诊呼吸音减低，有湿啰音或病理性支气管呼吸音。

大叶性肺炎病变主要为肺泡内的纤维素性渗出性炎症。一般只累及单侧肺，以下叶多见，也可先后或同时发生于两个以上肺叶。典型的自然发展过程大致可分为四个期：①充血水肿期，主要见于发病后 1～2 天。肉眼观，肺叶肿胀、充血，呈暗红色，挤压切面可见淡红色浆液溢出。镜下，肺泡壁毛细血管扩张充血，肺泡腔内可见浆液性渗出物，其中见少量红细胞、嗜中性粒细胞、肺泡巨噬细胞。渗出物中可检出肺炎链球菌，此期细菌可在富含蛋白质的渗出物中迅速繁殖。②红色肝变期，一般为发病后的 3～4 天进入此期。肉眼观，受累肺叶进一步肿大，质地变实，切面灰红色，较粗糙。胸膜表面可有纤维素性渗出物。镜下，肺泡壁毛细血管仍扩张充血，肺泡腔内充满含大量红细胞、一定量纤维素、少量嗜中性粒细胞和巨噬细胞的渗出物，纤维素可穿过肺泡间孔与相邻肺泡中的纤维素网相连，有利于肺泡巨噬细胞吞噬细菌，防止细菌进一步扩散。③灰色肝变期，见于发病后的第 5～6 天。肉眼观，肺叶肿胀，质实如肝，切面干燥粗糙，由于此期肺泡壁毛细血管受压而充血消退，肺泡腔内的红细胞大部分溶解消失，而纤维素渗出显著增多，故实变区呈灰白色。镜下，肺泡腔渗出物以纤维素为主，纤维素网中见大量嗜中性粒细胞，红细胞较少。肺泡壁毛细血管受压而呈贫血状态。渗出物中肺炎链球菌多已被消灭，故不易检出。④溶解消散期，发病后 1 周左右，随着机体免疫功能的逐渐增强，病原菌被巨噬细胞吞噬、溶解，嗜中性粒细胞变性、坏死，并释放出大量蛋白溶解酶，使渗出的纤维素逐渐溶解，肺泡腔内巨噬细胞增多。溶解物部分经气道咳出，或经淋巴管吸收，部分被巨噬细胞吞噬。肉眼观，实变的肺组织质地变软，病灶消失，渐近黄色，挤压切面可见少量脓样浑浊的液体溢出。病灶肺组织逐渐净化，肺泡重新充气，由于炎症未破坏肺泡壁结构，无组织坏死，故最终肺组织可完全恢复正常的结构和功能。

（四）X 线分期

大叶性肺炎的病理改变可分为 4 期，即充血期、红色肝样变期、灰色肝样变期、消散期。X 线表现与病理分期有密切关系，但往往比临床症状出现得晚，主要表现为不同形式及范围的渗出与实变。充血期：肺泡尚充气，往往无明显异常 X 线征象。实变期：小片状及大片状均匀性致密影，与肺叶轮廓大致相符，其内有时见"空气支气管征"，病变边界模糊，邻近叶间裂时可见明显边界。消散期：病变密度逐渐减低，可呈大小不一的斑片样模糊影，进一步吸收后出现条索状阴影，直至吸收完全后恢复正常，部分不吸收发展为机化性肺炎（图 6-23）。

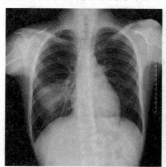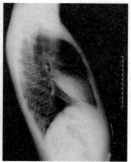

图 6-23　大叶性肺炎 X 线影像表现
可见大片状高密度影

二、支气管肺炎

（一）概述

病原体经支气管入侵，引起细支气管、终末细支气管及肺泡的炎症，常继发于其他疾病。其病原体有肺炎链球菌、葡萄球菌、病毒、肺炎支原体以及军团菌等。

（二）临床表现与病理基础

主要为发热、咳嗽、呼吸困难和发绀，全身中毒症状，肺部可闻及中、小湿啰音等。重症者，以上症状体征明显加重，可有呼吸衰竭、心力衰竭、中毒性脑病、脱水性酸中毒、中毒性肠麻痹、中毒性肝炎，还可并发脓胸、脓气胸、肺脓肿、肺大泡和败血症等。

病理可分为一般性和间质性两大类。一般性支气管肺炎主要病变散布在支气管壁附近的肺泡，支气管壁仅黏膜发炎。肺泡毛细血管扩张充血，肺泡内水肿及炎性渗出，浆液性纤维素性渗出液内含大量中性粒细胞、红细胞及病菌。病变通过肺泡间通道和细支气管向周围邻近肺组织蔓延，呈小点片状的灶性炎症，而间质病变多不显著。有时小病灶融合起来成为较大范围的支气管肺炎，但其病理变化不如大叶肺炎那样均匀致密。后期在肺泡内巨噬细胞增多，大量吞噬细菌和细胞碎屑，可致肺泡内纤维素性渗出物溶解吸收、炎症消散、肺泡重新充气。间质性支气管肺炎主要病变表现为支气管壁、细支气管壁及肺泡壁的发炎、水肿与炎性细胞浸润，呈细支气管炎、细支气管周围炎及肺间质炎的改变。蔓延范围较广，当细支气管壁上细胞坏死，管腔可被黏液、纤维素及破碎细胞堵塞，发生局限性肺气肿或肺不张。病毒性肺炎主要为间质性肺炎，但有时灶性炎症侵犯到肺泡，致肺泡内有透明膜形成；晚期少数病例发生慢性间质纤维化，可见于腺病毒肺炎。

（三）X线表现

支气管肺炎又称小叶性肺炎，其典型X线表现为：病变多见于两肺中下野的内、中带；病变具有沿支气管分布的特征，多呈斑点及斑片状密度增高影，边界不清，可以融合呈大片状，液化坏死后可见空洞形成。当支气管堵塞时，可有节段性肺不张形成。支气管肺炎吸收完全，肺部组织可完全恢复，久不消散的则会引起支气管扩张等（图6-24）。

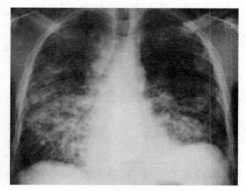

图6-24 支气管肺炎X线影像表现
右中下肺及左下肺见斑片状密度增高影，边界不清

三、间质性肺炎

（一）概述

以弥漫性肺实质、肺泡炎和间质纤维化为病理基本改变，以活动性呼吸困难、X线胸片示弥漫

阴影、限制性通气障碍、弥散功能降低和低氧血症为临床表现的不同类疾病群构成的临床病理实体的总称。炎症主要侵犯支气管壁、肺泡壁，特别是支气管周围、血管周围、小叶间和肺泡间隔的结缔组织，而且多呈坏死性病变。

（二）临床表现与病理基础

起病常隐匿，病程发展呈慢性经过，机体对其最初反应在肺和肺泡壁内表现为炎症反应，导致肺泡炎，最后炎症将蔓延到邻近的间质部分和血管，最终产生间质性纤维化，导致瘢痕产生和肺组织破坏，使通气功能降低。继发感染时可有黏液脓痰，伴明显消瘦、乏力、厌食、四肢关节痛等全身症状，急性期可伴有发热。

可分为四期。一期，肺实质细胞受损，发生肺泡炎；二期，肺泡炎演变为慢性，肺泡的非细胞性和细胞性成分进行性地遭受损害，引起肺实质细胞的数目、类型、位置和（或）分化性质发生变化，肺泡结构的破坏逐渐严重而变成不可逆转；三期，间质胶原紊乱，肺泡结构大部损害和显著紊乱，镜检可见大量纤维组织增生；四期，肺泡结构完全损害，代之以弥漫性无功能的囊性变化。不能辨认各种类型间质性纤维化的基本结构和特征。

（三）X线表现

病变分布广泛，多好发于两肺门及肺下野，且两肺同时受累，多见于支气管血管周围间质，呈纤细条索状密度增高影，走行僵直，可相互交织成网格状。病变也可呈细小结节影，大小一致，分布不均，通常不累及肺尖和两肺外带。由于其炎性浸润，可使肺门影增大，密度增高。病变消散较慢，部分消散不完全的可导致慢性肺间质性纤维化或支气管扩张（图 6-25）。

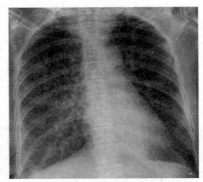

图 6-25　间质性肺炎 X 线影像表现
双肺可见纤细条索状密度增高影，走行僵直

四、真菌性肺炎

（一）概述

引起原发性真菌性肺炎的大多是皮炎芽生菌、荚膜组织胞浆菌或粗球孢子菌，其次是申克孢子丝菌、隐球菌、曲菌或毛霉菌等菌属。真菌性肺炎可能是抗菌治疗的一种并发症，尤见于病情严重或接受免疫抑制治疗以及患有艾滋病而致防御功能下降的患者。

（二）临床表现与病理基础

常继发于婴幼儿肺炎、肺结核、糖尿病、血液病等，滥用抗生素和激素等是主要诱因。具有支气管肺炎的各种症状和体征，但起病缓慢，多在应用抗生素治疗中肺炎出现或加剧，可有发热，咳嗽剧烈，痰为无色胶冻样，偶带血丝。肺部听诊可有中小水泡音。其病理改变可有过敏、化脓性炎症反应或形成慢性肉芽肿。

（三）X 线表现

肺曲菌球是肺曲菌病的最具特征的表现,多位于肺部空洞或空洞内的圆形、类圆形致密影,大小在 3～4 cm,密度一般均匀,边缘光整,可部分钙化,其位置可以改变。在曲球菌与空洞壁之间有时可见新月形空隙,称为空气半月征。如支气管黏液阻塞支气管可引起远侧肺组织的实变和不张,病灶坏死可形成脓肿,少数可见空洞形成,侵袭性曲菌病主要表现为单侧或双侧肺叶或肺段的斑片样致密影(图 6-26)。

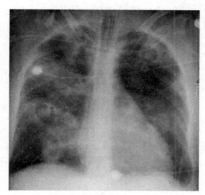

图 6-26　真菌性肺炎 X 线影像表现
双肺可见片状高密度影,其内可见空洞及空洞内可见类圆形致密影,密度尚均匀,可见空气半月征

五、过敏性肺炎

（一）概述

过敏性肺炎是一组由不同变应原引起的非哮喘性变应性肺疾病,以弥漫性间质炎为其病理特征。是由于吸入含有真菌孢子、细菌产物、动物蛋白质或昆虫抗原的有机物尘埃微粒(直径<10 μm)所引起的变态反应,因此又称为外源性变应性肺泡炎。

（二）临床表现与病理基础

于接触抗原数小时后出现症状,有发热、干咳、呼吸困难、胸痛及发绀。少数患者接触抗原后可先出现喘息、流涕等速发变态反应,4～6 h 后呈Ⅲ型反应表现为过敏性肺炎。肺部可有湿啰音,多无喘鸣音,无实化或气道梗阻表现。

病理表现为亚急性肉芽肿样炎症,有淋巴细胞、浆细胞、上皮样细胞及朗格汉斯巨细胞浸润等,以致间质加宽。经过慢性病程后出现间质纤维化及肺实质破坏,毛细支气管为胶原沉着及肉芽组织堵塞而闭锁。持续接触致敏抗原后可发生肺纤维性变,严重时肺呈囊性蜂窝状。

（三）X 线表现

急性早期胸部 X 线可以不显示明显异常。曾有报道病理活检证实有过敏性肺炎,但胸部X 线完全正常。另有 26 例临床症状典型的蘑菇肺仅 8 例显示胸部 X 线异常。另一组报道107 个农民肺 99 例(93％)胸部 X 线有弥漫性肺部阴影。阴影的多少与肺功能、支气管肺泡灌洗(BAL)、临床症状严重程度不一定相平行。胸部 X 线表现多为两肺弥散的结节。结节的直径从 1 mm 至数个毫米不等,边界不清,或呈磨玻璃阴影。有的阴影为网状或网结节型,病变分布虽无特殊的倾向但肺尖和基底段较少。细网状和结节型多为亚急性表现。Fraser 等曾见到农民肺、蘑菇肺和饲鸽者肺,急性期在暴露于重度抗原后短时间内两下肺肺泡样阴影比较常见。肺泡样阴影常为闭塞性细支气管炎的小气道闭塞,所致肺泡内的内容物形成密度增加的影像。弥漫性网状或网状结节状阴影的持续存在再加上急性加重期的腺泡样阴影(图6-27)。

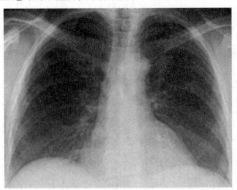

图 6-27　过敏性肺炎 X 线影像表现

两中下肺的磨玻璃影

六、肺脓肿

(一)概述

肺脓肿是多种病原菌感染引起的肺组织化脓性炎症,导致组织坏死、破坏、液化形成脓肿。以高热、咳嗽、咳大量脓臭痰为主要临床特征。常见病原体包括金黄色葡萄球菌、化脓性链球菌、肺炎克雷伯菌和铜绿假单胞菌等。

(二)临床表现与病理基础

吸入性肺脓肿起病急骤,畏寒、高热,体温达 39 ℃～40 ℃,伴有咳嗽、咳黏液痰或黏液脓性痰。炎症累及壁层胸膜可引起胸痛,且与呼吸有关。病变范围大时可出现气促。此外,还有精神不振、全身乏力、食欲减退等全身中毒症状。如感染不能及时控制,可于发病后 10～14 天,突然咳出大量脓臭痰,偶有中、大量咯血而突然窒息致死。血源性肺脓肿多先有原发病灶引起的畏寒、高热等感染中毒症的表现。经数日或数周后才出现咳嗽、咳痰,痰量不多,极少咯血。慢性肺脓肿患者常有咳嗽、咳脓痰、反复发热和咯血,持续数周到数月。可有贫血、消瘦等慢性消耗症状。肺部体征与肺脓肿的大小和部位有关。早期常无异常体征,脓肿形成后病变部位叩诊浊音,呼吸音减低,数天后可闻及支气管呼吸音、湿啰音;随着肺脓肿增大,可出现空瓮音;病变累及胸膜可闻及胸膜摩擦音或呈现胸腔积液体征。慢性肺脓肿常有杵状指(趾)。

病理表现为肺组织化脓性炎症、坏死,形成肺脓肿,继而坏死组织液化破溃到支气管,脓液部分排出,形成有气液平的脓腔,空洞壁表面常见残留坏死组织。病变有向周围扩展的倾向,甚至超越叶间裂波及邻接的肺段。若脓肿靠近胸膜,可发生局限性纤维蛋白性胸膜炎,发生胸膜粘连;如为张力性脓肿,破溃到胸膜腔,则可形成脓胸、脓气胸或支气管胸膜瘘。肺脓肿可完全吸收或仅剩少量纤维瘢痕。若支气管引流不畅,坏死组织残留在脓腔内,炎症持续存在,则转为慢性肺脓肿。脓腔周围纤维组织增生,脓腔壁增厚,周围的细支气管受累,致变形或扩张。

(三)X 线表现

急性化脓性炎症阶段,表现为大片的致密影,密度均匀,边缘模糊,如有坏死液化则密度可减低,坏死物排出后空洞形成,可见液平面,如病变好转,则显示脓肿空洞内容物及液平面减少甚至消失,愈合后可不留痕迹,或仅少许条索影。病程较快的患者,由于坏死面积较大可见肺组织体积减小。病程较慢者空洞周围纤维组织增生,空洞壁也更为清晰,肺脓肿邻近胸膜可增厚,也可形成脓胸或脓气胸(图 6-28)。

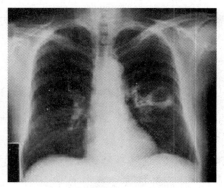

图 6-28　肺脓肿 X 线影像表现
左肺中部脓肿空洞,其内可见液平面,边缘模糊

七、肺结核

(一)概述

肺结核是由结核分枝杆菌引发的肺部感染性疾病,是严重威胁人类健康的疾病。结核分枝杆菌的传染源主要是排菌的肺结核患者,通过呼吸道传播。健康人感染此菌并不一定发病,只有在机体免疫力下降时才发病。临床分型如下。

1.原发性肺结核

多见于年龄较大儿童。婴幼儿及症状较重者可急性起病,高热可达 39 ℃～40 ℃;可有低热、食欲缺乏、疲乏、盗汗等结核中毒症状。少数有呼吸音减弱,偶可闻及干啰音或湿啰音。

2.血行播散型肺结核

起病急剧,有寒战、高热,体温可达 40 ℃以上,多呈弛张热或稽留热,红细胞沉降率加速。亚急性与慢性血行播散性肺结核病程较缓慢。

3.浸润型肺结核

多数发病缓慢,早期无明显症状,后渐出现发热、咳嗽、盗汗、胸痛、消瘦、咳痰及咯血。

4.慢性纤维空洞型肺结核

反复出现发热、咳嗽、咯血、胸痛、盗汗、食欲减退等,胸廓变形,病侧胸廓下陷,肋间隙变窄,呼吸运动受限,气管向患侧移位,呼吸减弱。

(二)临床表现与病理基础

可出现呼吸系统症状和全身症状。呼吸系统症状主要为咳嗽咳痰、咯血、胸痛、呼吸困难等;全身症状为结核中毒症状,发热最为常见,多为长期午后潮热,部分患者有倦怠乏力、盗汗、食欲减退和体质量减轻等。

1.原发性肺结核

结核杆菌经呼吸道进入肺后,最先引起的病灶称原发灶,常位于肺上叶下部或下叶上部靠近胸膜处,病灶呈圆形,约 1 cm 大小。病灶内细菌可沿淋巴道到达肺门淋巴结,引起结核性淋巴管炎和肺门淋巴结结核。肺原发灶、结核性淋巴管炎、肺门淋巴结结核合称原发综合征,是原发性肺结核的特征性病变。

2.血行播散型肺结核

由结核杆菌一次大量侵入引起,结核杆菌的来源可由肺内病灶或肺外其他部位的结核灶经血播散。这些部位的结核杆菌先进入静脉,再经右心和肺动脉播散至双肺。结核在两肺形成直径1.5~2 mm大小的粟粒样结节,这些结节病灶是增殖性或渗出性的,在两肺分布均匀、大小亦较均一。

3.浸润型肺结核

多见于外源性继发型肺结核,即反复结核菌感染后所引起,少数是体内潜伏的结核菌,在机体抵抗力下降时进行繁殖,而发展为内源性结核,也有由原发病灶形成者,多见于成年人,病灶多在锁骨上下,呈片状或絮状,边界模糊,病灶可呈干酪样坏死灶,引发较重的毒性症状,而成干酪性(结核性)肺炎,坏死灶被纤维包裹后形成结核球。经过适当治疗的病灶,炎症吸收消散,遗留小干酪灶,钙化后残留小结节病灶,呈现纤维硬结病灶或临床痊愈。有空洞者,也可经治疗吸收缩小或闭合,有不闭合者,也无存活的病菌,称为"空洞开放愈合"。

4.慢性纤维空洞型肺结核

由于治疗效果和机体免疫力的高低,病灶有吸收修补、恶化进展等交替发生,单或双侧,单发或多发的厚壁空洞,常伴有支气管播散型病灶和胸膜肥厚,由于病灶纤维化收缩,肺门上提,纹理呈垂柳状,纵隔移向病侧,邻近肺组织或对侧肺呈代偿性肺气肿,常伴发慢性气管炎、支气管扩张、继发肺感染、肺源性心脏病等;更重使肺广泛破坏、纤维增生,导致肺叶或单侧肺收缩,而成"毁损肺"。

(三)X 线表现

1.原发型肺结核(Ⅰ型肺结核)

多见于儿童,少数见于青年,常无影像学异常。如果发生明显的感染,常常表现为气腔实变阴影(图 6-29),累及整个肺叶。原发性肺结核患者可发生胸腔积液,常仅表现为胸腔积液而无肺实质病变。淋巴结增大常发生于儿童原发性肺结核感染。有时可侵及肺门淋巴结(图 6-30)和纵隔淋巴结,尤其好发于右侧气管旁区域,可增大。淋巴结增大在成人原发性肺结核中罕见,除非是免疫功能低下的患者。原发综合征,即是肺部原发灶,局部淋巴管炎和所属淋巴结炎三者的合称,X 线表现多为上叶下部及下叶后部靠近胸膜处的云絮状或类圆形高密度灶,边缘可模糊不清。如有突出于正常组织轮廓的肿块影,多为肺门及纵隔肿大的淋巴结。典型的原发综合征显示为原发灶,淋巴管炎与肿大的肺门淋巴结连接在一起,形成哑铃状,此种征象已不多见。

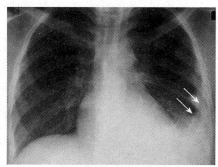

图 6-29　原发性肺结核 X 线影像表现

胸部正位片可见左肺下叶实变,伴左侧少量胸腔积液(箭头)

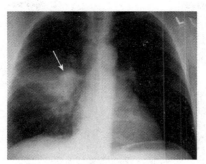

图 6-30 原发性肺结核淋巴结增大 X 线影像表现
胸部正位片显示右肺门淋巴结增大(箭头)伴肺内实变及轻度气管旁淋巴结增大

2.胸内淋巴结结核

按病理改变分型为炎症型和结节型。炎症型多为从肺门向外扩展的高密度影,边缘模糊,与周围组织分界不清,亦可成结节状改变。结节型多表现为肺门区域突出的圆形或卵圆形边界清楚的高密度影,右侧多见。如气管旁淋巴结肿大可表现为上纵隔影增宽,如呈波浪状改变,则为多个肿大的淋巴结。对于一些隐匿于肺门阴影中或是气管隆嵴下的肿大淋巴结,通过行 CT 扫描可清楚地显示其大小及形态。

3.血行播散型肺结核(Ⅱ型肺结核)

急性粟粒性肺结核:典型病灶分布特点为"三均匀",即广泛均匀分布于两肺的粟粒样的结节状高密度灶,大小为直径 1～2 mm,部分呈磨玻璃样改变,病灶晚期可见融合。CT 扫描尤其是高分辨率 CT 扫描可清晰显示弥漫性的粟粒性病灶,并可观察病灶有无渗出。

4.亚急性或慢性血行播散型肺结核

X 线表现为"三不均匀",即双肺多发大小不一、密度不均的渗出增殖灶和纤维钙化,钙化灶多见于肺尖和锁骨下,渗出病灶多位于其下方,病灶融合可产生干酪性坏死形成空洞和支气管播散(图 6-31、图 6-32)。

5.慢性血行播散型肺结核

病变类似于亚急性血行播散型肺结核表现,只是大部分病变呈增殖性改变,病灶边缘基本清晰,纤维索条状影更明显,或者病灶钙化更多见,胸膜增厚和粘连更显著等。同时,两肺纹理增粗紊乱更明显。

6.继发型肺结核(Ⅲ型肺结核)

浸润型肺结核:病变多局限于肺的一部,以肺尖、锁骨上、下区及下叶背段为多见;X 线片上的征象多样,一般为陈旧性病灶周围出现渗出性病灶,表现为中心密度较高而边缘模糊的致密影;新渗出性病灶表现为小片状云絮状影,范围较大的病灶可波及一个肺段或整个肺叶浸润;空洞常表现为壁薄、无内容物或很少液体;渗出、增殖、播散、纤维化、空洞等多种性质的病灶同时存在,活动期的肺结核易沿着支气管向同侧或对侧播散。

7.干酪性肺炎

似大叶性肺炎,显示一片无结构的、密度较不均匀的致密影,可累及一肺段或肺叶,密度较一般性肺炎高;干酪样坏死灶中心发生溶解、液化并可经支气管排出,出现虫蚀样空洞或无壁空洞;下肺野及对侧肺野可见沿支气管分布的小斑片状播散灶。

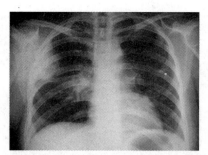

图 6-31　右侧原发性肺结核综合征 X 线影像表现

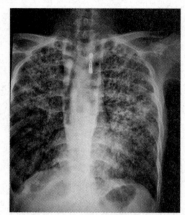

图 6-32　双肺急性粟粒型肺结核伴椎旁脓肿 X 线影像表现

8.结核瘤

大多为孤立性球形病灶,多发者少见。多位于上叶尖后段和下叶背段。形态常为圆形或椭圆形,有时可见分叶(几个球形病灶融合在一起形成),一般直径 2～3 cm。其内可见点状钙化、层状钙化影;结核瘤中心的干酪样改变可以液化而形成空洞,常为厚壁性;结核瘤附近肺野可见有散在的结核病灶,即"卫星病灶"。

9.慢性纤维空洞型肺结核

两上肺野广泛的纤维索条状病灶及新旧不一的结节状病灶;可见形状不规则的纤维性空洞,少有液气面;同侧或对侧可见斑片状播散病灶,密度可低可高甚至钙化;纵隔气管向患侧移位,同侧肺门影上移,其肺纹理拉长呈垂直走向如垂柳状,患侧胸部塌陷;常伴有胸膜肥厚粘连,无病变区呈代偿性肺气肿(图 6-33、图 6-34)。

10.结核性胸膜炎

结核性胸膜炎多表现为单侧及双侧的胸腔积液。当积液量＞250 mL 以上时,立位胸片检查则可发现。X 线表现为两侧肋膈角变钝,呈内低外高的弧形液体阴影。叶间裂积液表现为沿叶间裂走向的梭行高密度影,积液量较多时可呈圆形或卵圆形。包裹性积液表现为突向肺野内的扁丘状及半圆形密度增高影,边界清楚。

八、肺炎性假瘤

(一)概述

肺炎性假瘤是肺内良性肿块,是由肺内慢性炎症产生的肉芽肿、机化、纤维结缔组织增生及相关的继发病变形成的肿块,并非真正肿瘤。它是一种病因不清的非肿瘤性病变。

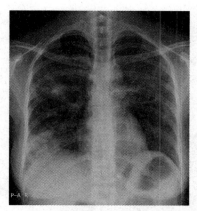

图 6-33　右侧浸润型肺结核 X 线影像学表现

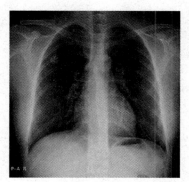

图 6-34　右上肺结核球 X 线影像学表现

（二）临床表现与病理基础

肺炎性假瘤患者多数年龄在 50 岁以下，女性多于男性。1/3 的患者没有临床症状，仅偶然在 X 线检查时发现，2/3 的患者有慢性支气管炎、肺炎、肺化脓症的病史，以及相应的临床症状，如咳嗽、咳痰、低热，部分患者还有胸痛、血痰，甚至咯血，但咯血量一般较少。

肺炎性假瘤的病理学特征是组织学的多形性，肿块内含有肉芽组织的多寡不等、排列成条索的成纤维细胞、浆细胞、淋巴细胞、组织细胞、上皮细胞以及内含中性脂肪和胆固醇的泡沫细胞或假性黄瘤细胞。肺炎性假瘤一般位于肺实质内，累及支气管的仅占少数。绝大多数单发，呈圆形或椭圆形结节，一般无完整的包膜，但肿块较局限、边界清楚，有些还有较厚而缺少细胞的胶原纤维结缔组织与肺实质分开。

（三）X 线表现

病变形态不一，大小不等，多直径<5 cm，位于肺的表浅部位，一般为中等密度影，密度可均匀，硬化血管瘤型可见斑点状钙化影，有假性包膜时，病变边界清楚，乳头状增生型多见，有的肿块由于不规则可表现为分叶状。无假性包膜时，边界模糊，以组织细胞增生型多见。有的炎性假瘤甚至表现为周围型肺癌的毛刺样改变（图 6-35）。

九、慢性肺炎

（一）概述

慢性非特异性炎症，可分为原发性慢性肺炎和急性肺炎演变而来，促成慢性肺炎的因素有营养不良、佝偻病、先天性心脏病或肺结核患儿发生肺炎时，易致病程迁延；病毒感染引起间质性肺炎，易演变为慢性肺炎；反复发生的上呼吸道感染或支气管炎以及慢性鼻窦炎均为慢性肺炎的诱因；深入支气管的异物，特别是缺乏刺激性而不产生初期急性发热的异物（如枣核等），因被忽视而长期存留在肺部，形成慢性肺炎；免疫缺陷小儿，包括体液及细胞免疫缺陷，补体缺乏及白细胞吞噬功能缺陷皆可致肺炎反复发作，最后变成慢性；原发性或继发性呼吸道纤毛形态及功能异常亦可致肺慢性炎症。

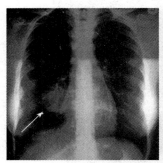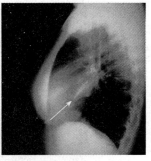

图 6-35　肺炎性假瘤 X 线影像表现

右肺中叶软组织肿块，边缘见毛刺（箭头）

（二）临床表现与病理基础

慢性肺炎的特点是周期性的复发和恶化，呈波浪形。由于病变的时期、年龄和个体的不同，症状多种多样。在静止期体温正常，无明显体征，几乎没有咳嗽，但在跑步和上楼时容易气喘。在恶化期常伴有肺功能不全，出现发绀和呼吸困难等。恶化后好转很缓慢，经常咳痰，甚至出现面部水肿、发绀、胸廓变形和杵状指（趾）。

炎症病变可侵及各级支气管、肺泡、间质组织和血管。特别在间质组织的炎症，每次发作时都有所进展，使支气管壁弹力纤维破坏，终因纤维化而致管腔狭窄。同时，由于分泌物堵塞管腔而发生肺不张，终致支气管扩张。由于支气管壁及肺泡间壁的破坏，空气经过淋巴管散布，进入组织间隙，可形成间质性肺气肿。局部血管及淋巴管也发生增生性炎症，管壁增厚，管腔狭窄。

（三）X 线表现

1.肺纹理增强

支气管壁和支气管周围组织的细胞浸润和结缔组织增生以及小叶间隔的细胞浸润和结缔组织增生是肺纹理增强的病理基础。在胸片上前者表现为走行紊乱的不规则线条状阴影，可伴有血管的扭曲移位及全小叶肺气肿。

2.结节和斑片状阴影

气管周围的渗出与增生改变的轴位影像和腺泡病变表现为结节影。支气管的狭窄扭曲可导致小叶肺不张或盘状肺不张。小叶肺不张呈斑片状阴影，盘状肺不张呈条状阴影。

3.肺段、肺叶及团块阴影

慢性炎症局限于肺叶或肺段时则呈肺叶或肺段阴影，肺叶肺段阴影可体积缩小。由于合并支气管扩张、肺气肿、肺大泡或小脓肿、肺大泡或小脓腔，肺叶或肺段阴影的密度可不均匀。在支气管体层片或支气管造影片上可见支气管扩张。但支气管狭窄或阻塞较少见。有时在肺叶肺段阴影内可见团块状阴影，其病理基础为脓肿或炎性肿块。肺叶阴影多见于右肺中叶慢性炎症。其他肺叶较少见，肺段阴影较常见。呈肿块阴影的慢性肺炎，其大小从不到 3 cm 至＞10 cm，肿块边缘较清楚,周围可见不规则索条状阴影,在团块内有时可见 4~6 级支气管扩张。炎性肿块阴影在正侧位胸片上各径线差有时较大,例如在正位胸片上呈圆形,在侧位胸片上呈不规则形状或椭圆形,此点有利于与周围型肺癌鉴别。

4.蜂窝状及杵状影

含空气的囊状支气管扩张可呈蜂窝状阴影、含有黏液的支气管扩张可表现为杵状阴影,其特点为与支气管走行方向一致。

5.肺气肿征象

弥漫性慢性肺炎可合并两肺普遍性肺气肿。而局限性慢性肺炎常与瘢痕旁肺气肿并存,因此慢性肺炎区的密度不均匀。有时慢性肺炎还可与肺大泡并存。

6.肺门团块状阴影

肺门区炎性肺硬化可表现为边缘不整齐、形态不规则类圆形团块状影,此时常需与肺癌鉴别。有时慢性肺炎还可伴有肺门淋巴结增大,但较少见(图 6-36)。

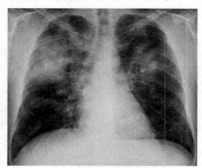

图 6-36 慢性肺炎 X 线影像表现

十、放射性肺炎

(一)概述

放射性肺炎是肺组织接受一定剂量的电离辐射后所导致的急性炎性反应,目前对该病的基础及临床研究不多,缺乏严格的诊断标准,治疗多数为对症处理、长期大剂量皮质激素治疗等。停止放射治疗后多数患者可以缓慢恢复,也有部分患者逐步发展成放射性肺纤维化,严重者会导致患者呼吸衰竭而死亡。

(二)临床表现与病理基础

放射性肺炎通常发生于放射治疗后 3 个月内,如果照射剂量较大或同时接受了化疗等,或者遗传性放射损伤高度敏感的患者,放射性肺炎也可能发生于放射治疗开始后 2~3 周内。肺癌患者接受放疗后 70% 以上会发生轻度的放射性肺损伤,多数无症状或症状轻微,仅有 10%~20% 的患者会出现临床症状。放射性肺炎的临床症状没有特异性,通常的临床表现为咳嗽、气短、发热等,咳嗽多为刺激性干咳,气短程度不一,轻者只在用力活动后出现,严重者在静息状态下也会出现明显呼吸困难。部分患者可以伴有发热,甚至发生在咳嗽、气短等症状出现前,多在 37 ℃~38.5 ℃之间,但也有出现 39 ℃以上高热者。放射性肺炎的体征不明显,多无明显体征,部分患者会出现体温升高、肺部湿啰音等表现。放射性肺炎临床症状的严重程度与肺受照射的剂量及体积相关,也和患者的个体遗传差异相关。

电离辐射导致放射性肺炎的靶细胞包括Ⅱ型肺泡细胞、血管内皮细胞、成纤维细胞以及肺泡巨噬细胞等。Ⅱ型肺泡细胞合成和分泌肺泡表面活性物质,维持肺泡表面张力,接受电离辐射后,Ⅱ型肺泡细胞胞质内 Lamellar 小体减少或畸形,肺泡细胞脱落到肺泡内,导致肺泡张力变化,肺的顺应性降低,肺泡塌陷不张。血管内皮细胞的损伤在照射后数天内就可以观察到,毛细血管内皮细胞超微结构发生变化,细胞内空泡形成、内皮细胞脱落,并可以发生微血栓形成、毛细血管阻塞,最终导致血管通透性改变,肺泡换气功能受损。肺泡巨噬细胞及成纤维细胞在接受电离辐射损伤后也会出现相应的变化,促进和加重放射性肺炎的发生。

(三)X 线表现

其表现取决于放射线照射的部位、照射的方向、照射野及照射量。乳腺癌术后放射照射所引起的放射性肺炎病灶多位于第 1～2 肋间。肺癌放疗后引起的放射性肺炎发生在原发病灶所在的肺叶,食管癌与恶性淋巴瘤放疗后引起的放射性肺炎位于两肺内带。放射性肺炎的 X 线表现:急性期通常表现为大片状高密度阴影,密度较均匀,边缘较模糊;慢性期由于病灶纤维结缔组织增生明显,原来的大片状阴影范围缩小,病灶较前密度增高而不均匀,可见网状及纤维索条状阴影。大范围的慢性放射性肺炎体积缩小可伴纵隔向患侧移位,同侧胸膜肥厚粘连,胸廓塌陷变形,膈升高(图 6-37)。

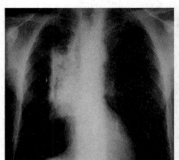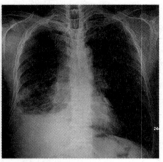

图 6-37　放射性肺炎 X 线影像表现

十一、特发性肺间质纤维化

(一)概述

特发性肺间质纤维化是一种原因不明,以弥漫性肺泡炎和肺泡结构紊乱最终导致肺间质纤维化为特征的疾病,按病程有急性、亚急性和慢性之分,临床更多见的是亚急性和慢性型。现认为该病与免疫损伤有关。预后不良,早期病例即使对激素治疗有反应,生存期一般也仅有 5 年。

(二)临床表现与病理基础

通常为隐匿性起病,主要的症状是干咳和劳力性气促。随着肺纤维化的发展,发作性干咳和气促逐渐加重。进展的速度有明显的个体差异,经过数月至数年发展为呼吸衰竭和肺心病。起病后平均存活时间为 2.8～3.6 年。通常没有肺外表现,但可有一些伴随症状,如食欲减退,消瘦等。体检可发现呼吸浅快,双肺底可闻及吸气末期 Velcro 啰音。晚期可出现发绀等呼吸衰竭和肺心病的表现。50% 以上患者有杵状指(趾)。

特发性肺纤维化的病理改变与病变的严重程度有关。主要特点是病变在肺内分布不均一,肺泡壁增厚,伴有胶原沉积、细胞外基质增加和灶性单核细胞浸润。炎症细胞不多,通常局限在胶原沉积区或蜂窝肺区。肺泡腔内可见到少量的 Ⅱ 型肺泡上皮细胞聚集。可以看到蜂窝肺气囊、纤维化和纤维增殖灶。

(三)X线表现

1.磨玻璃样影及实变影

病变早期,两下肺后外基底段部位可见小叶状轻度密度增高影;其内可见含气支气管影,支气管血管树增粗。实变影可相互融合成肺段甚或肺叶实变。

2.线状影

表面与胸膜面垂直的细线形影,长1~2 mm,宽约1 mm,多见于两肺下叶,也可见于其他部位。两肺中内带区域的小叶间隔增厚则表现为分支状细线形影。

3.胸膜下弧形线影

表现为胸膜下0.5 cm以内的与胸壁内面弧度一致的弧形线影,长5~10 cm,边缘较清楚或较模糊,多见于两下肺后外部。

4.蜂窝状影

表现为数毫米至2 cm大小不等的圆形或椭圆形含气囊腔,壁较薄而清楚,与正常肺交界面清楚。主要分布于两肺基底部胸膜下区。

5.小结节影

在蜂窝、网、线影基础上,可见少数小结节影,边缘较清楚,并非真正的间质内结节,而是纤维条索病变在横断面上的表现,或相互交织而成。

6.肺气肿

小叶中心性肺气肿表现为散在的、直径2~4 mm的圆形低密度区,无明确边缘,多见于肺部外围,但随病变发展可逐渐见于肺中央部。有时胸膜下可见直径1~2 cm大小的圆形或椭圆形肺气囊。

7.支气管扩张

主要为中小支气管扩张,多为柱状扩张,可伴支气管扭曲、并拢。

十二、肺结节病

(一)概述

肺结节病是一种病因未明的多系统多器官的肉芽肿性疾病,近来已引起国内广泛注意。常侵犯肺、双侧肺门淋巴结、眼、皮肤等器官。其胸部受侵率高达80%~90%。本病呈世界分布,欧美国家发病率较高,东方民族少见。多见于20~40岁,女略多于男。病因尚不清楚,部分病例呈自限性,大多预后良好。

(二)临床表现与病理基础

早期结节病的症状较轻,常见的呼吸道症状和体征有咳嗽、无痰或少痰,偶有少量血丝痰,可有乏力、低热、盗汗、食欲减退、体质量减轻等。病变广泛时可出现胸闷、气急,甚至发绀。后期主要是肺纤维化导致的呼吸困难。肺部体征不明显,部分患者有少量湿啰音或捻发音。

结节病的病理特点是非干酪样坏死性类上皮肉芽肿。肉芽肿的中央部分主要是多核巨噬细胞和类上皮细胞,后者可以融合成朗格汉斯巨细胞。周围有淋巴细胞浸润,而无干酪样病变。

(三)X线表现

有90%以上的患者伴有胸部X线的改变,而且常是结节病的首次发现。

1.纵隔、肺门淋巴结肿大

纵隔、肺门淋巴结肿大为结节病最常见表现,为唯一异常表现。多组淋巴结肿大是其特点,其中两侧肺门对称性淋巴结肿大且状如土豆,多为本病典型表现,其肿大淋巴结一般在6～12个月期间可自行消退,恢复正常;或在肺部出现病变过程中,开始缩小或消退;或不继续增大,为结节病的发展规律。

2.肺部病变

肺部病变多发生在淋巴结病变之后。最常见的病变为两肺弥漫性网状结节影,但肺尖或肺底少或无。结节大小不一,多为1～3 mm大小,轮廓尚清楚。其次为圆形病变,直径1.0～1.5 cm,密度均匀,边缘较清楚,单发者类似肺内良性病变或周围型肺癌,多发者酷似肺内转移瘤。此外为阶段性或小叶性浸润,类似肺部炎性病变,一般伴或不伴胸腔内淋巴结病变。少数表现为单纯粟粒状颇似急性粟粒型肺结核。以纤维性病变为主,不易与其他原因所致的肺纤维化区别,且可引起多种继发性改变。

3.胸膜病变

胸膜渗液可能为胸膜脏、壁层广泛受累所致。肥厚的胸膜为非干酪性肉芽肿。

4.骨骼病变

较少见,约占全部结节病的10%。骨损害一般限于手、足的短管状骨,显示小囊状骨质缺损并伴有末节指(趾)变细、变短(图6-38)。

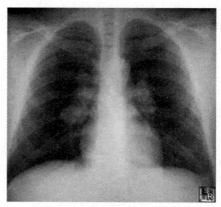

图6-38　肺结节病X线影像表现
两侧纵隔、肺门淋巴结肿大

十三、硅沉着病

(一)概述

硅沉着病是由于长期吸入石英粉尘所致的以肺部弥漫性纤维化为主的全身性疾病,是我国目前常见的且危害较为严重的职业病。目前是职业病中发病率最高的病种之一,也是12种尘肺中较重的一种。

(二)临床表现与病理基础

硅沉着病的早期可能没有自觉症状,或症状很轻。Ⅱ、Ⅲ期硅沉着病患者多有症状,但症状轻重和胸部X线改变的程度不一定平行,在有肺部并发症时,症状加重。早晨咳嗽较重,无痰或有少量黏液痰。肺内有并发感染时,则痰量增多或有脓性痰。单纯硅沉着病多无胸痛或有轻微胸痛,一旦有明显胸痛应考虑有肺内感染或并发肺结核的可能。胸膜摩擦音常是并发肺结核的征象。早期硅沉着病气短不明显,晚期硅沉着病并发肺结核、肺气肿时,气短明显。早期患者一般状态尚好,晚期则营养欠佳。晚期患者,特别是并发肺结核或肺部感染时,肺部可听到啰音,也可出现发绀。

硅沉着病基本病变是硅结节形成,眼观硅结节呈圆形灰黑色、质韧、直径2~3 mm。在人体,最早的改变是吸入肺内的粉尘粒子聚集并沉积在相对固定的肺泡内,巨噬细胞及肺泡上皮细胞(主要是Ⅱ型)相继增生,肺泡隔开始增厚。聚集的细胞间出现网织纤维并逐渐转变成胶原纤维,形成硅结节。典型硅结节,结节境界清晰,胶原纤维致密扭曲排列或呈同心圆排列,纤维间无细胞反应,出现透明性变,周围是被挤压变形的肺泡。

(三)X线表现

1.圆形小阴影

圆形小阴影是硅沉着病最常见和最重要的一种X线表现形态,其病理变化以结节型硅沉着病为主,呈圆形或近似圆形,边缘整齐或不整齐,直径<10 mm;不规则形小阴影多为接触游离二氧化硅含量较低的粉尘所致,病理基础主要是肺间质纤维化。表现为粗细、长短、形态不一的致密阴影。之间可互不相连,或杂乱无章地交织在一起,呈网状或蜂窝状;致密度多持久不变或缓慢增高。早期也多见于两肺中下区,弥漫分布,随病情进展而逐渐波及肺上区(图6-39)。

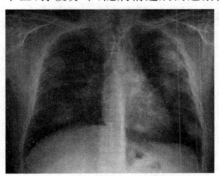

图6-39 硅沉着病X线影像表现
两肺散在类圆形结节影,边界尚清

2.大阴影

长径超过10 mm的阴影,为晚期硅沉着病的重要X线表现,边界清楚,周围有明显的肺气肿;多见于两肺上、中区,常对称出现;大阴影长轴多与后肋垂直,不受叶间裂限制。

3.胸膜变化

胸膜粘连增厚,先在肺底部出现,可见肋膈角变钝或消失;晚期膈面粗糙,由于肺纤维组织收缩和膈胸膜粘连,呈"天幕状"阴影。

4.肺气肿

多为弥漫性、局限性、灶周性和泡性肺气肿,严重者可见肺大泡。

5.肺门和肺纹理变化

早期肺门阴影扩大,密度增高,有时可见淋巴结增大,包膜下钙质沉着呈蛋壳样钙化,肺纹理增多或增粗变形;晚期肺门上举外移,肺纹理减少或消失。

（王　旭）

121

第七章

运动系统疾病X线诊断

第一节　运动系统基本病变 X 线表现

一、骨骼病变

（一）骨质疏松

骨质疏松是指单位体积内骨量的减少，即有机质和无机质都减少，但骨内两者比例仍正常。X 线表现主要是骨密度减低。

（二）骨质软化

骨质软化是指单位体积内骨组织有机成分正常而钙化不足。

X 线表现骨密度减低，骨小梁模糊、变细，骨皮质变薄。可见假骨折线。

（三）骨质破坏

骨质破坏是指原有骨结构被病理组织所取代而造成的骨组织的缺失。

X 线表现溶骨性破坏骨质内见透亮区；炎症骨破坏区边缘常有硬化环围绕；膨胀性骨破坏。

（四）骨质增生硬化

骨质增生硬化是指单位体积内骨量的增多。骨皮质增厚、骨小梁增多、增粗，是成骨活动增加或破骨活动减少或两者同时存在所致。

X 线表现为骨质密度增高，伴有或不伴有骨骼的变形。在关节面、脊椎的边缘见骨性赘生物（骨刺、骨桥、骨唇）等。

（五）骨膜增生

骨膜增生又称骨膜反应，是因骨膜受到刺激，骨膜内层的成骨细胞活动增加所产生的骨膜新生骨。

X 线表现为一段长短不等、与骨皮质平行的致密线，它同骨皮质间有 1～2 mm 宽的透亮间隙。常见的有层状或葱皮状、花边状、针状或放射状。

（六）骨质坏死

骨质坏死是骨组织局部代谢停止，坏死的骨质称为死骨。

X线表现为骨质局限性密度增高。

二、关节基本病变的 X 线表现

（一）关节破坏

关节破坏表现为关节间隙变窄；骨破坏和缺损。严重时可致关节脱位、半脱位和畸形。

（二）关节退行性变

基本病理变化为软骨变性、坏死和溶解，逐渐为纤维组织或纤维软骨所代替。骨性关节面骨质增生硬化，关节面凹凸不平，关节边缘骨赘形成。

（三）关节强直

关节强直表现关节间隙显著狭窄或消失，骨小梁通过关节间隙连接两侧骨端。

（刘寿君）

第二节　骨关节创伤 X 线诊断

一、骨折

骨折是指骨结构连续性和完整性的中断。儿童骨骺分离亦属骨折。

（一）骨折的基本 X 线表现

骨折的断端多表现为边缘锐利而不规则的透亮裂隙，称为骨折线；嵌入性或压缩性骨折断端多呈高密度致密带；儿童青枝骨折表现为骨小梁扭曲或骨皮质部分断裂；骨骺分离表现为骺线增宽，骨骺与干骺端对位异常。

（二）骨折的类型

骨折可分为创伤性骨折、病理性骨折和疲劳性骨折。

1.创伤性骨折

创伤性骨折即直接或间接暴力引起正常骨的骨折。根据骨折的程度分为完全性骨折和不完全性骨折；还可根据骨折的时间分为新鲜骨折和陈旧性骨折。

2.病理性骨折

在已有的骨病基础上发生的骨折称病理性骨折。

X线上除有骨折征象外还具原有病变引起的骨质改变。

3.疲劳性骨折

长期、反复的外力作用于骨的某一部位，可逐渐发生慢性骨折，称为疲劳性骨折或应力骨折。好发部位为跖骨、胫腓骨。

X线显示骨折线光滑整齐，多发生于一侧骨皮质而不贯穿整个骨干。骨折周围有骨膜反应、皮质增厚、髓腔硬化。

（三）骨折的愈合

1.肉芽组织修复期

骨折后数小时，骨折端及周围软组织出血并形成血肿。在骨折后 2～3 天，新生的毛细血管侵入血肿,开始机化,形成纤维性骨痂,在此基础上,成骨细胞活动形成大量的骨样组织,即骨样骨痂。

X线表现骨折线仍清晰可见并稍增宽,但不似新鲜骨折线锐利。

2.骨痂形成期

骨折1～2周后,骨样组织逐渐骨化,形成骨性骨痂。此期骨折断端密度较高,骨折线模糊,断端周围有致密的、无定形的骨质。

3.骨性愈合期

骨性骨痂逐渐缩小增浓,骨小梁逐渐增加,骨髓腔为骨痂所堵塞。骨折断端间形成骨性联合。

X线表现为骨痂体积变小、致密、边缘清楚,骨折线消失,断端间有骨小梁通过。骨性愈合期在骨折后3～12个月。

4.塑形期

在肢体负重运动后,骨小梁重新按受力线方向排列。不需要的骨痂通过破骨细胞而吸收,骨痂不足的部位则经骨膜化骨而增生填补。最后骨折的痕迹完全或接近完全消失,恢复原来的骨形态。完成塑形在儿童中需1～2年,在成人则需2～4年。

(四)骨折的并发症和后遗症

1.延迟愈合或不愈合

骨折超过正常愈合时间仍未愈合,但未达到不愈合的程度称延迟愈合,经适当处理后仍有愈合的可能。X线表现骨折线增宽,骨痂量少,骨折端骨质明显疏松。

骨折已半年以上,骨折断端仍有异常活动,X线表现为骨断端吸收、萎缩、变细,局部硬化、光滑,即为骨不愈合。骨折间隙明显增宽,有假关节形成。

2.外伤后骨质疏松

外伤后骨质疏松可引起失用性骨质疏松;而骨质疏松可以延缓骨折的愈合。

X线表现为骨密度减低,皮质变薄,骨小梁减少。严重骨折远端骨萎缩。

3.缺血性骨坏死

骨折时由于骨营养血管断裂,没有建立有效的侧支循环,致断骨一端的血液供应障碍,而发生缺血性坏死。

X线表现坏死骨的密度增高,周围正常骨组织相对疏松。

4.创伤性关节炎

骨折累及关节时,损伤并破坏关节软骨和软骨下骨质,形成创伤性关节炎。

X线表现为关节间隙变窄,关节面增生硬化,边缘骨赘形成,周围韧带骨化等。

5.骨化性肌炎

骨创伤常伴骨膜撕脱剥离,肌腱韧带损伤,骨膜下血肿,在此基础上可形成钙化或骨化。

X线表现为骨的附近或软组织中,出现不规则条片状致密影,数目和大小不一。

6.骨畸形

骨断端复位不佳,可造成畸形愈合。

7.血管、神经损伤

骨创伤常伴有邻近的血管和神经的损伤。如颅骨骨折容易损伤颅内动脉,造成颅内血肿。肱骨髁上骨折可造成肱动脉和正中神经损伤等。

（五）常见的几种骨折

1.柯雷（Colles）骨折

柯雷（Colles）骨折是指桡骨远端,距离远侧关节面2～3 cm内的骨折。骨折远端向背侧移位和向掌侧成角,桡骨前倾角减小或成负角,使手呈银叉状畸形,常伴有尺、桡骨远端关节脱位及尺骨茎突骨折。与柯雷骨折的作用力相反,跌倒时手腕掌屈手背触地,使骨折远端向掌侧移位和向背侧成角,称史密斯（Smith）骨折或反柯雷骨折。

2.股骨颈骨折

（1）内收型（错位型、不稳定型）。

（2）外展型（嵌入型、稳定型）,该型较少见。

3.踝部骨折

骨折形态常为斜形或撕脱骨折,强大暴力可造成粉碎性骨折,骨折线可通过关节或并发踝关节半脱位。

4.脊柱骨折

脊柱骨折表现为椎体呈楔状变形,前缘皮质断裂、凹陷或凸出,椎体中央因骨小梁相互压缩而出现横行致密线,有时在椎体前上角可见分离的碎骨片。

二、关节脱位

（1）肩关节脱位。

（2）肘关节脱位。

（3）髋关节脱位。①后脱位:最常见。X线正位片显示股骨头脱出髋臼之外,股骨头上移与髋臼上部重叠。②前脱位:较少见。X线正位片股骨头下移于髋臼下方对向闭孔,与坐骨结节重叠。

（刘寿君）

第三节 骨关节化脓性感染 X 线诊断

一、化脓性骨髓炎

化脓性骨髓炎是骨髓、骨和骨膜的化脓性炎症。

（一）急性化脓性骨髓炎

致病菌经骨营养血管进入骨髓腔,表现为充血、水肿、中性粒细胞浸润、骨质破坏、脓肿形成。骨干失去来自骨膜的血液供应而形成死骨。

X线表现:①软组织肿胀;②骨质破坏;③骨膜增生;④死骨。

（二）慢性化脓性骨髓炎

急性化脓性骨髓炎如果治疗不及时可转变为慢性,其特征为排脓窦道经久不愈,反复发作。

X线表现:广泛的骨质增生及硬化,骨髓腔变窄或闭塞。在增生硬化的骨质中可见残存的破坏区,其中有大小不等的死骨。

二、化脓性关节炎

病变初期为滑膜充血、水肿,关节腔内积液,引起关节面破坏和关节间隙狭窄,关节面的破坏愈合时发生纤维性强直或骨性强直。

X线表现:早期关节周围软组织肿胀,关节囊增大,关节间隙增宽,局部骨质疏松。骨质破坏以关节承重部位出现早而明显。晚期可出现骨性强直或纤维性强直。

（刘寿君）

第四节　慢性骨关节病 X 线诊断

一、类风湿性关节炎

（一）病理

滑膜充血、水肿和炎细胞浸润;关节内渗出液增多;滑膜逐渐增厚,表面形成血管翳。关节软骨及软骨下骨质被破坏,形成纤维性强直,或骨性强直。

（二）X 线表现

(1)关节周围软组织肿胀。

(2)关节邻近骨质疏松。

(3)关节边缘侵蚀及软骨下囊性变。

(4)关节间隙变窄。

(5)关节畸形和强直。

二、强直性脊柱炎

（一）病理

滑膜炎症和血管翳可造成关节软骨和软骨下骨质破坏,脊柱韧带、关节突、关节囊及椎间盘发生广泛钙化、骨化,呈"竹节"状脊柱。

（二）X 线表现

1.骶髂关节的改变

病变首先侵犯骶髂关节,双侧对称性受累为其特征,是诊断的主要依据。开始骶髂关节面模糊,继而出现虫蚀样破坏,骨质增生硬化,关节间隙变窄,最后骨性融合。

2.脊柱的改变

病变常由脊椎下部开始,向上逐渐累及全部脊柱。早期骨质疏松。脊椎小关节面模糊,关节间隙消失。椎体前缘的凹面变直呈"方形椎"。由于椎间盘纤维环连同椎旁韧带的广泛钙化、骨化,使脊柱成为竹节状。

3.周围关节的改变

周围关节的改变表现为关节间隙变窄、关节面侵蚀、关节面下囊性变、骨赘增生及骨性强直。

三、退行性骨关节病

X线表现如下。

（1）关节间隙狭窄。

（2）关节软骨下硬化及假囊肿：关节软骨下广泛密度增高。囊变表现为圆形、类圆形透亮区，边缘清楚，常有硬化边。

（3）关节腔内游离体。

（4）脊柱退行性变：脊柱生理曲度变直、侧弯。椎间隙变窄，椎体终板骨质增生硬化，边缘骨赘增生、重者可连成骨桥。颈椎椎体后缘、椎小关节及钩椎（Luschka关节）增生变锐压迫和刺激颈丛神经根、脊髓、颈动脉及交感神经等组织而产生一系列临床症状，称颈椎病。

（刘寿君）

第五节　骨关节肿瘤X线诊断

骨关节肿瘤分类方法较多，可以分为原发性肿瘤与继发性肿瘤、良性肿瘤与恶性肿瘤。

一、X线表现

（一）发病部位

不同的肿瘤有其一定的好发部位。

（二）病变数目

原发性骨肿瘤多为单发，而骨髓瘤和转移性骨肿瘤常为多发。

（三）骨质变化

骨质破坏，肿瘤骨形成。

（四）骨膜增生

骨膜增生呈平行状、花边状、葱皮状、放射状及三角状等。肿瘤向骨外发展时，肿瘤突破处，骨膜遭破坏，其残端呈三角形，称Codman三角。

（五）周围软组织变化

软组织密度增高，内可有瘤骨及瘤软骨，亦可有不规则钙化或不连续的壳状钙化。

二、良、恶性骨肿瘤的鉴别

（一）生长情况

1.良性

生长缓慢，不侵及邻近组织，但可引起邻近组织压迫移位；无转移。

2.恶性

生长迅速，易侵及邻近组织、器官；可有转移。

（二）局部骨质变化

1.良性

局部骨质变化呈膨胀性骨质破坏，与正常骨界限清晰，边缘锐利，骨皮质变薄、膨胀，保持其连续性。

2.恶性

局部骨质变化呈浸润性骨破坏，病变区与正常骨界限模糊，边缘不整。

（三）骨膜增生

1.良性

一般无骨膜增生，病理骨折后可有少量骨膜增生，并不被破坏。

2.恶性

可出现不同形式的骨膜增生，并可被肿瘤侵犯破坏。

（四）周围软组织变化

1.良性

多无肿胀或肿块影，如有肿块，其边缘清楚。

2.恶性

常有软组织肿块，与周围组织分界不清，其内可见钙化或瘤骨。

（刘寿君）

第八章

五官疾病CT诊断

第一节　眼部常见疾病CT诊断

一、眼部外伤

（一）眼部异物

1.病理和临床概述

眼部异物系常见眼部外伤,异物分为金属性（铜、铁、钢、铅及其合金）和非金属性（玻璃、塑料、橡胶、沙石等）;眼部异物可产生较多并发症,如眼球破裂、晶状体脱位、眼球固缩、出血和血肿形成、视神经创伤、眶骨骨折、海绵窦动静脉瘘、感染等;临床表现多样。

2.诊断要点

金属异物CT表现为高密度影,CT值＞2 000 Hu,周围可有明显的放射状金属伪影。非金属异物又分为:①高密度,如沙石、玻璃,CT值＞300 Hu,一般无伪影;②低密度,如植物类、塑料,CT值为－199～＋20 Hu(图8-1)。

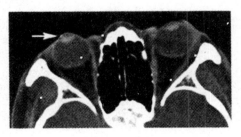

图 8-1　右眼异物

右侧眼角膜见小点状高密度影,临床证实为石头溅入

3.鉴别诊断

（1）眼内钙化:分为眼球内钙化和球后眶内钙化,多见于肿瘤、血管性病变,CT可见肿块影,可以区别。

（2）人工晶体：询问病史可以区别。

（3）眶内气肿：异物具有固定的形状，有助于区别。

4.特别提示

X线不易确定异物位于眼球内或眼球外，CT能准确显示异物的部位、数目及其并发症，并能定位。对于密度同玻璃体相近的异物，CT不能显示，MRI显示良好。

（二）眼球及眶部外伤

1.病理和临床概述

眼球及眶部外伤包括软组织损伤和眼部骨折。前者以晶状体破裂和眼球穿通伤多见。晶状体破裂表现为外伤性白内障，视力下降或丧失；穿通伤致眼球破裂，最终致眼球萎缩，眼球运动障碍，视力丧失。后者以眶壁、视神经管骨折多见。

2.诊断要点

（1）晶状体破裂CT表现为晶状体密度减低直至晶状体影像和玻璃体等密度而消失。

（2）穿通伤常伴局部出血（血肿）、少量积气、晶状体脱位、视神经损伤及眼球破裂等表现。

（3）眼眶骨折多发生于骨壁较薄弱部位，如眼眶内侧壁、眶底、眶尖、蝶骨大翼骨折等。表现为骨质连续性中断。

（4）CT还可以确定眼内容物、视神经、眼肌、球后脂肪损伤情况及视神经管骨折情况（图8-2）。

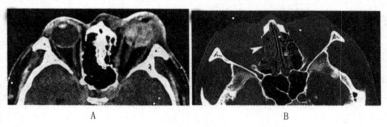

A　　　　　　　　　　　　　　　　　　　B

图8-2　眼球及眶部外伤

A.左侧眼球密度增高及球内可见少量气体，眼睑软组织肿胀。

B.右侧眼眶内侧壁骨折，筛窦密度增高，内直肌挫伤肿胀

3.鉴别诊断

一般多有明确外伤史。正常眼眶内侧壁局部可为膜状结构，需与骨折鉴别，骨折时内直肌常表现挫伤改变。

4.特别提示

早期诊断眼部外伤情况，对决定治疗方法和预后很重要。CT能充分提供外伤信息。对于眼外肌和其周围纤维化情况CT有时不能区分，MRI显示更好。

二、眶内炎性病变

（一）炎性假瘤

1.病理和临床概述

炎性假瘤病因不清，可能与免疫功能有关。本病男性多于女性，中年以上为主，一般为单侧发病，少数病例可以双侧发病。根据炎症累及的范围，可分为眶隔前炎型、肌炎型、泪腺炎型、巩膜周围炎、神经束膜炎及弥漫性炎性假瘤。也有人将炎性假瘤分为4型：弥漫型、肿块型、泪腺型和肌炎型。急性期主要为水肿和轻度炎性浸润，浸润细胞包括淋巴细胞、浆细胞和嗜酸性粒细

胞,发病急,表现为眼周不适或疼痛、眼球转动受限、眼球突出、球结膜充血水肿、眼睑皮肤红肿、复视和视力下降等,症状的出现与炎症累及的眼眶结构有关。亚急性期和慢性期为大量纤维血管基质形成,病变逐渐纤维化,症状和体征可于数周至数月内缓慢发生,持续数月或数年。对激素治疗有效但容易复发。

2.诊断要点

按 CT 表现可以一般按后者分型:肿块型、肌炎型、泪腺型和弥漫型,以肌炎型和肿块型较为常见。肿块型表现为球后边缘清楚、密度均匀的软组织肿块,可以同时显示眼环增厚、眼外肌和视神经增粗、密度增高及边缘不整齐等改变;肌炎型表现为眼外肌肥大,边缘不整齐,常累及眼肌附着点,可同时显示泪腺肿大;泪腺型表现为泪腺呈半圆形、扁形、肿块状增大,边界清楚;弥漫型表现为眼外肌肥大和视神经增粗,且密度增高、眼环增厚,泪腺弥漫性增大,球后间隙密度增高,眶内各结构显示欠清(图 8-3)。

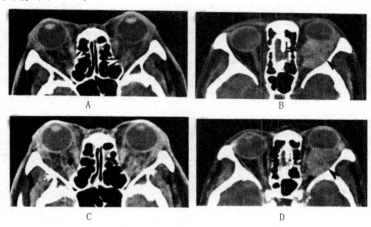

图 8-3 炎性假瘤

A、B.为弥漫型炎性假瘤,眼外肌肥大和视神经增粗,且密度增高、眼环增厚,泪腺弥漫性增
大,球后间隙密度增高,眶内各结构显示欠清,增强扫描呈不均匀中等强化;C、D.为肿块型炎
性假瘤,左眼眶球后视神经与外直肌间可见一肿块,边界尚清,增强扫描有轻度均匀强化

3.鉴别诊断

格氏眼病,表现为肌腹增粗,附着于眼球壁上的肌腱不增粗,常是双侧下直肌、上直肌、内直肌肌腹增粗,临床有甲状腺功能亢进表现。部分患者横断位扫描眼外肌增粗如肿块样,应行冠状位或 MRI 检查。

4.特别提示

临床激素治疗可以明显好转。

(二)眶内蜂窝织炎

1.病理和临床概述

眶内蜂窝织炎为细菌引起的软组织急性炎症,病菌多为溶血性链球菌或金黄色葡萄球菌。大多为鼻窦或眼睑炎症蔓延所致,或由于外伤、手术、异物及血行感染等引起。临床表现为发热,眼睑红肿,球结膜充血,运动障碍,视力降低,感染未及时控制,可引起海绵窦及颅内感染。

2.诊断要点

CT 检查可以明确显示病变范围,区别炎症与脓肿。表现为眼睑软组织肿胀;眼外肌增粗,边缘模糊；眶内脂肪影为软组织密度取代，内见条状高密度影，泪腺增大；骨膜下脓肿表现为紧贴骨壁肿块，见小气泡影或环状强化（图8-4）。

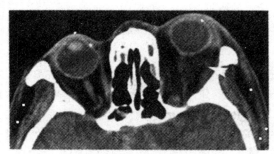

图8-4　眶内蜂窝织炎

左侧球后脂肪密度增高，可见条状影及模糊改变，左侧眼睑肿胀、眼球突出

部分患者有眼球壁增厚，密度同眼外肌或略低，增强后病变明显不均匀强化。

发生骨髓炎表现为眶骨骨质破坏，伴骨膜反应，周围见不规则软组织。

3.鉴别诊断

眶内转移性肿瘤，发生在眶骨、肌锥内外、眼外肌，其中60％发生在肌锥外，20％为弥漫性，2/3患者伴有眶骨改变，临床有原发病史。

4.特别提示

眼部CT检查可以明确炎症范围、侵袭眼眶途径、观察疗效及有无颅内侵犯。MRI检查对诊断亦有帮助。

（三）格氏眼病

1.病理和临床概述

甲状腺功能改变可有眼部症状。仅有眼症状而甲状腺功能正常者称为眼型Graves病；甲状腺功能亢进伴有眼征者称为Graves眼病，多数Graves眼病有甲状腺功能亢进，甲状腺增大和眼球突出。病理改变眼外肌肥厚，眶脂肪体积增加，镜下表现为淋巴细胞、浆细胞浸润。临床表现：格氏眼病发作缓慢，有凝视、迟落等表现；严重者眼球明显突出固定，视力明显减退。

2.诊断要点

CT检查多数为对称性眼外肌增大，眼肌增大呈梭形，肌腹增大为主；边缘光滑清晰，以内直肌、下直肌较多累及（图8-5）。

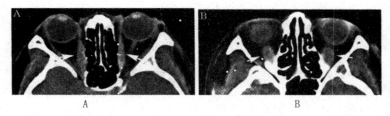

图8-5　Graves眼病

甲状腺功能亢进，眼球突出，A图双眼内直肌肌腹明显增粗（箭头

所指），肌腱未见增粗；B图双眼下直肌明显增粗（箭头所指）

视神经增粗和眼球突出，球后脂肪体积增加，显示清晰，眶隔前移，可与炎性假瘤鉴别。

少数患者表现为眶内脂肪片状密度增高影,泪腺增大,眼睑水肿,甚至视神经增粗等征象。

3.鉴别诊断

(1)炎性假瘤,主要是肌炎型假瘤需鉴别,表现为眼外肌肌腹和肌腱均增粗,上直肌、内直肌最易受累,眶壁骨膜与眼外肌之间脂肪间隙消失。

(2)颈动脉海绵窦瘘,有外伤病史,眼球突出明显,听诊及血管搏动音,增强扫描显示眼上静脉明显增粗,MRI斜矢状位可以清晰显示。

(3)外伤性眼外肌增粗,表现眼肌肿胀,常见眶壁骨折、眼睑肿胀等征象。

4.特别提示

CT和MRI均能较好显示增粗的眼外肌,但MRI更易获得理想的冠状面和斜矢状面,显示上直肌、下直肌优于CT,并可区分病变是炎性期还是纤维化期。

三、眼部肿瘤

(一)视网膜母细胞瘤

1.病理和临床概述

视网膜母细胞瘤是儿童常见肿瘤,90%见于3岁以下,单眼多见。该肿瘤起源于视网膜内层,向玻璃体内或视网膜下生长,呈团块状,常有钙化和坏死,病灶可表现一侧眼球内多发结节或两侧眼球发病。临床表现早期多无症状,肿瘤较大可出现白瞳征、视力丧失,晚期出现青光眼、球后扩散、眼球突出等。肿瘤常沿视神经向颅内侵犯,累及脉络膜后可远处转移。

2.诊断要点

CT表现眼球后半部圆形或椭圆性高密度肿块,大部分见不规则钙化或一致性钙化,钙化呈团块状、斑点状或片状,钙化亦是本病的特征表现(图8-6)。

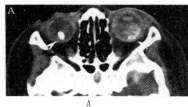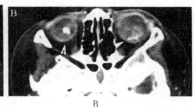

图8-6 视神经母细胞瘤

患者女,4岁,发现左眼瞳孔内黄光反射来院就诊。CT可见双侧眼球内混杂密度肿块,其内有斑点状钙化。手术病理为视神经母细胞瘤(A为平扫,B为增强)

侵犯视神经时显示视神经增粗,肿瘤非钙化部分增强扫描呈轻、中度强化。

3.鉴别诊断

(1)眼球内出血,多有外伤史,无肿块。

(2)眼球内寄生虫病,晚期一般为玻璃体内高密度影,CT有时很难鉴别,B超有助于区分钙化和寄生虫坏死后形成的高密度影。

4.特别提示

CT是诊断视网膜母细胞瘤的最佳方法,薄层高分辨率CT对肿瘤钙化显示达90%以上。CT和MRI显示肿瘤的球后扩散较清楚,但MRI对于视神经和颅内转移及颅内异位视网膜母细胞瘤的显示率优于CT。

（二）视神经胶质瘤

1.病理和临床概述

视神经胶质瘤是发生于视神经内胶质细胞的肿瘤，儿童多见，发生于成人具有恶性倾向，女性多于男性。本病伴发神经纤维瘤者达 15％～50％。

临床最早表现为视野盲点，但由于患者多为儿童而被忽视。95％患者以视力减退就诊，还表现为眼球突出，视盘水肿或萎缩。

2.诊断要点

视神经条状或梭形增粗，边界光整，密度均匀，CT 值在 40～60 Hu 之间，轻度强化，侵及视神经管内段引起视神经管扩大（图 8-7）。

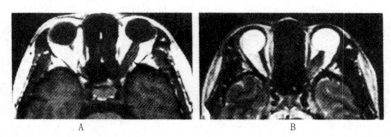

A　　　　　　　　　　　　　　B

图 8-7　视神经胶质瘤

患者女性，39 岁，左眼视力减退 5 个月就诊，CT 显示左侧视神经明显梭形增粗，边界光整，信号基本均匀

3.鉴别诊断

（1）视神经鞘脑膜瘤：主要见于成年人。CT 表现为高密度并可见钙化，边界欠光整；MRI 上 T_1WI 和 T_2WI 均呈低或等信号，肿瘤强化明显，而视神经无强化，形成较具特征性的"轨道"征。

（2）视神经炎：主要指周围视神经鞘的炎性病变，有时与胶质瘤不易鉴别。

（3）视神经蛛网膜下腔增宽：见于颅内压增高，一般有颅内原发病变。

4.特别提示

MRI 检查容易发现肿块是否累及球壁段、管内段或颅内段；有利于区别肿瘤与蛛网膜下腔增宽，因此为首选检查方法。MRI 增强显示更好。

（三）皮样囊肿或表皮样囊肿

1.病理和临床概述

眼眶皮样囊肿或表皮样囊肿由胚胎表皮陷于眶骨间隙内没有萎缩退化形成，可不定期地潜伏，儿童期发病多见。临床表现为缓慢进行性无痛性肿物，伴眼球突出、眼球运动障碍等。

2.诊断要点

CT 表现为均匀低密度或混杂密度肿块，其内含有脂肪密度结构。常伴邻近骨壁局限性缺损，囊壁强化而囊内无强化。眼球、眼外肌、视神经受压移位。

3.鉴别诊断

应与泪腺肿瘤、组织细胞增殖症等病变鉴别。根据病变特征一般可以鉴别。

4.特别提示

CT 能很好地显示囊肿典型 CT 密度和骨质缺损，一般容易诊断。若 CT 诊断困难，MRI 能显示肿块信号特点，一般可明确诊断。

（四）泪腺良性混合瘤

1.病理和临床概述

泪腺良性混合瘤又称良性多形性腺瘤。见于成人,平均发病年龄 40 岁,无明显性别差异。多来源于泪腺眶部,肿物呈类圆形,有包膜,生长缓慢,可恶变。表现为眼眶前外上方相对固定、无压痛的包块,眼球向前下方突出,肿瘤生长较大时可引起继发性视力下降等。

2.诊断要点

CT 表现为泪腺窝区肿块,软组织密度,均匀,少见钙化,边界光整;泪腺窝扩大,骨皮质受压,无骨质破坏征象;明显强化。还可有眼球、眼外肌及视神经受压移位改变(图 8-8)。

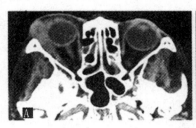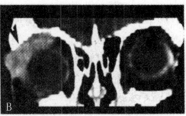

图 8-8　泪腺良性混合瘤

患者男性,52 岁,发现右眼眶外侧肿块 3 年,近来感觉有增大,CT 检查显示右侧泪腺区占位,呈等稍高均匀密度,边界欠清,眼球轻度受压移位。手术病理为泪腺良性混合瘤,有恶变倾向

3.鉴别诊断

(1)泪腺恶性上皮性肿瘤:肿瘤边缘多不规则,常伴有泪腺窝区骨质破坏改变。

(2)泪腺非上皮性肿瘤:形态不规则,一般呈长扁平形,肿块常包绕眼球生长。

4.特别提示

CT 能较好地显示肿块的形态、边缘和眶骨改变,定性诊断优于 MRI。但 MRI 在显示泪腺肿瘤是否累及额叶脑膜或脑实质方面具有优势。

（五）海绵状血管瘤

1.病理和临床概述

海绵状血管瘤是成年人最常见的原发于眶内的肿瘤,占眶内肿瘤的 4.6％～14.5％,发病年龄平均38 岁,女性占 52％～70％,多单侧发病。本病为良性,进展缓慢。临床表现缺乏特征性。最常见的为轴性眼球突出,呈渐进性,晚期引起眼球运动障碍。

2.诊断要点

CT 检查肿瘤呈圆形、椭圆形或梨形,边界光整,密度均匀,CT 值平均 55 Hu。肿瘤不侵及眶尖脂肪。增强扫描有特征的"渐进性强化",即肿瘤内首先出现小点状强化,逐渐扩大,随时间延长形成均匀的显著强化。强化出现时间快,持续时间长也是本病的强化特点,因此,增强扫描对本病诊断有重要临床意义(图 8-9)。

此外,有眼外肌、视神经、眼球受压移位、眶腔扩大等征象。

3.鉴别诊断

(1)神经鞘瘤:典型的神经鞘瘤密度较低且不均匀,增强后呈轻、中度快速强化。眶尖神经鞘瘤可形成眶颅沟通性肿瘤。MRI 检查更有利于显示神经鞘瘤的病理特征。

(2)海绵状淋巴管瘤:肿瘤内密度不均匀,可并发出血,有时难以鉴别。

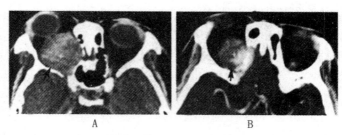

图 8-9 球后海绵状血管瘤

患者女性,43 岁,右眼突出半年就诊,CT 检查见右眼球后方视神经与内直肌间肿块,密度稍
高,均匀,筛骨板受压变形(A),增强扫描动脉期有明显片状强化,静脉期呈明显均匀强化(B)

4.特别提示

MRI 显示肿瘤信号,显示"渐进性强化"征象、定位和定性诊断优于 CT。

(六)脉络膜黑色素瘤

1.病理和临床概述

脉络膜黑色素瘤是成年人中最常见的原发性恶性肿瘤,主要发生于 40~50 岁。多起自先天
性黑痣,好发于脉络膜后 1/3 部位,肿瘤形成典型的蘑菇状肿物,伴有新生血管,可引起出血和渗
血。常向玻璃体内扩展。肿瘤易侵犯血管,较早发生转移。临床表现与肿瘤位置和体积相关。

2.诊断要点

CT 表现为眼环局限性增厚,肿瘤蘑菇状或半球形,同玻璃体相比为高密度,向球内或球外
突出,增强扫描明显强化(图 8-10)。

如肿块内有坏死或囊变,则强化不均。典型脉络膜黑色素瘤表现为蘑菇状,基底宽,颈细。
不典型可呈半球形或平盘状。

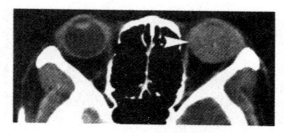

图 8-10 脉络膜黑色素瘤

患者男性,57 岁,因视物变形 3 个月,加重 2 天来院就诊。CT 平扫可见左眼球
内等密度球形肿块,密度均匀,边界清楚。手术病理为脉络膜黑色素瘤

3.鉴别诊断

(1)脉络膜血管瘤,一般呈圆形,T_1WI 同脑实质呈低信号或等信号,T_2WI 与玻璃体相比呈
等或略高信号,强化不明显。

(2)脉络膜转移瘤,主要根据眼底镜表现和有无原发肿瘤鉴别。

(3)脉络膜剥离出血,通过增强鉴别,无强化。

4.特别提示

由于黑色素瘤含有顺磁性物质,MRI 表现为短 T_1 短 T_2 信号,表现较具有特征性,可以首先
选择 MRI 检查。增强扫描有助于清楚显示较小肿瘤,鉴别肿瘤与血肿、视网膜剥离,鉴别恶性黑

色素瘤与黑色素细胞瘤。脂肪抑制技术与增强扫描联合运用可更好地显示较小肿瘤。

（七）转移性肿瘤

1.病理和临床概述

转移性肿瘤发生于眼眶、眼球、球后组织和视神经鞘，当侵犯软组织、时可位于肌锥内或肌锥外。成人的转移一般多来自肺癌、乳腺癌、胃癌等，主要表现为眼球突出、疼痛，眼球运动障碍，视力减退等；儿童则多为肾脏恶性肿瘤或其他肉瘤类，如肾母细胞瘤、神经母细胞瘤、尤因肉瘤等，常转移至眼眶，表现为迅速发生的进行性眼球突出，伴有眼睑皮肤淤血。

2.诊断要点

转移瘤可发生在眶骨、肌锥内外、眼外肌，也可为弥漫性；CT通常表现为单发或多灶性不规则肿块，呈浸润性，与眼外肌等密度，增强后有不同程度强化（图8-11）；大多数有肿块效应，可引起突眼；大部分患者有眶骨破坏，为溶骨性改变，少数发生成骨性转移。

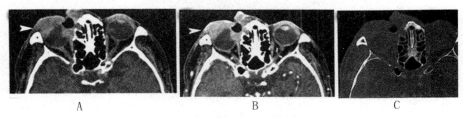

A   B   C

图 8-11 转移瘤

患者男性，67岁，发现右眼视物不清伴肿块半年，3年前有结肠癌手术史。CT平扫可见右眼前部分、内直肌及鼻根部肿块影（A），增强扫描肿块有明显强化（B）；鼻根部骨质有破坏吸收征象（C）

3.鉴别诊断

（1）眶内炎症性病变：应与眶骨骨髓炎鉴别，主要根据临床表现，鉴别困难者行活检。

（2）淋巴瘤：常发生于眼睑、结膜、泪腺，并沿肌锥外间隙向后延伸，肿块后缘锐利，常包绕眼球生长，转移瘤大多为多灶性，伴有眶骨改变，多有原发病史。

4.特别提示

CT和MRI均能清楚显示肿瘤，CT对显示眶骨骨质破坏有优势；MRI对侵犯眶骨的软组织肿块和颅内结构肿瘤侵犯显示较好。

（付　强）

第二节　耳部常见疾病 CT 诊断

一、耳部外伤

（一）病理和临床概述

耳部外伤中颞骨外伤包括颞骨骨折和听小骨脱位。其中乳突部骨折为最多见，多因直接外伤所致，分为纵行骨折、横行骨折、粉碎性骨折。听小骨外伤表现为传导性耳聋。面神经管外伤则于外伤后出现延迟性面神经麻痹。

（二）诊断要点

颞骨外伤引起的骨折，须在 12 mm 薄层扫描观察，骨折可形成气颅，还可以显示乳突内积液或气液平面。岩部骨折分为纵行（图 8-12）（平行于岩骨长轴，占 80％）、横行（垂直于岩骨长轴，占 10％～20％）及粉碎性骨折。骨折好发于上鼓室外侧，常累及上鼓室及面神经前膝。迷路骨折多为横行骨折，但累及岩部的纵行骨折亦可累及迷路，均致感音神经性聋。少见迷路出血机化，表现为膜迷路密度增高。

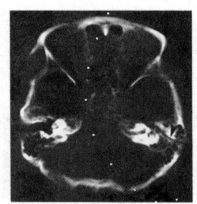

图 8-12　左侧乳突骨折
左侧乳突见斜行骨折线，乳突气房密度增高

听小骨外伤 HRCT 显示听小骨骨折或脱位，因结构细小容易漏诊，三维螺旋 CT 对显示听小骨有独特的优越性，锤砧关节脱位或砧镫关节脱位常见。

（三）鉴别诊断

正常耳部，有明确外伤史及乳突积液等情况。

（四）特别提示

临床怀疑颞骨部骨折时首选 HRCT，必要时应加扫冠状位；面神经管损伤者，MRI 显示较好。

二、耳部炎性病变

（一）中耳乳突炎

1.病理和临床概述

中耳乳突炎多见于儿童，为最常见的耳部感染性病变。急性分泌性中耳乳突炎鼓膜充血、膨隆，慢性中耳乳突炎鼓膜内陷或穿孔。临床常表现为听力减退，耳鸣、耳痛、耳瘘等症状。

2.诊断要点

CT 表现为中耳腔内水样密度增高影，黏膜增厚。部分病例转为慢性，中耳内肉芽组织形成，表现为中耳软组织样密度增高，鼓室、鼓窦开口扩大，乳突密度增高、硬化，听小骨破坏、消失（图 8-13）。

3.鉴别诊断

（1）胆脂瘤：边界清楚甚至硬化，而骨疡型乳突炎边缘模糊不整。

（2）耳部肿瘤：两者骨质破坏有时难以鉴别。

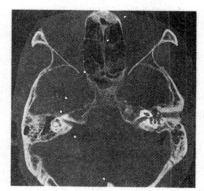

图 8-13　左侧中耳乳突炎

左侧中耳及乳突区密度增高,骨质未见破坏

4.特别提示

中耳炎检查可首选平片检查,怀疑骨疡型或颅内并发症者可选 CT 检查。

(二)胆脂瘤

1.病理和临床概述

胆脂瘤一般在慢性炎症基础上发生,上鼓室为好发部位,胆脂瘤的发展途径为上鼓室、鼓窦入口、鼓窦,随着角化碎片增多,肿块逐渐增大。由于膨胀压迫,慢性炎症活动导致骨质破坏,上述部位窦腔明显扩大。有长期流脓病史,鼓膜穿孔位于松弛部。

2.诊断要点

CT 表现为上鼓室、鼓窦入口、鼓窦骨质受压破坏,腔道扩大,边缘光滑伴有骨质硬化,扩大的腔道内为软组织密度,增强扫描无强化。CT 检查还在于发现并发症:鼓室盖骨质破坏、乙状窦壁破坏、内耳破坏、乳突外板破坏(图 8-14)。

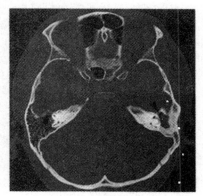

图 8-14　左侧胆脂瘤

上鼓室及乳突开口扩大,骨质破坏,边缘较光整

3.鉴别诊断

(1)慢性中耳炎:骨质破坏模糊不清,以此鉴别。

(2)中耳癌:中耳癌表现为鼓室内软组织肿块,周边骨壁破坏,增强 CT 见肿块向颅中窝或颅后窝侵犯。

(3)面神经瘤:MRI 增强扫描明显强化,而胆脂瘤扫描无强化。

4.特别提示

CT除能确定诊断外,还能清晰显示鼓室盖及乙状窦情况,为手术提供良好帮助。

三、耳部肿瘤

(一)颞骨血管瘤

1.病理和临床概述

颞骨血管瘤包括血管瘤和血管畸形,可发生于外耳道、中耳、面神经管前膝、内耳道底,少见于后膝。临床表现为进行性面肌力弱,搏动性耳鸣及听力障碍等。

2.诊断要点

(1)鼓室、上鼓室软组织肿块。

(2)肿块内钙化或骨针。

(3)骨质蜂窝状或珊瑚状结构和骨质膨大。

(4)面神经管前膝破坏或迷路扩大。

(5)内耳道壁破坏。

(6)岩骨广泛破坏,骨质破坏边缘不整。

3.鉴别诊断

(1)面神经肿瘤:首发面瘫,面神经管区占位,局部管腔扩大,骨破坏,CT鉴别困难者,DSA可帮助诊断。

(2)鼓室球瘤:CT增强明显强化,MRI特点为肿块内多数迂曲条状或点状血管流空影,DSA检查可确诊。

4.特别提示

CT为首选,MRI可确定肿瘤范围,DSA显示异常血管结构,有较大诊断价值。

(二)外中耳癌

1.病理和临床概述

外中耳癌少见,多见于中老年人,病理为鳞癌,常有慢性耳部感染或外耳道炎病史。少数为基底细胞癌及腺癌。临床表现早期为耳聋,耳道分泌物呈水样、带血或有臭味,多耳痛难忍。晚期常有面瘫。

2.诊断要点

CT示外耳道、鼓室内充满软组织肿块。外耳道骨壁侵蚀破坏边缘不整。肿块可累及外耳道骨壁、上鼓室、耳蜗、面神经管、颈静脉窝及岩骨尖,增强见肿块向颅中窝、颅后窝侵入破坏(图 8-15)。

3.鉴别诊断

(1)恶性外耳道炎:鉴别困难,需活检。

(2)颞骨横纹肌肉瘤:多见于儿童,表现为颞骨广泛破坏,并有软组织肿块,增强有高度强化。

4.特别提示

CT增强扫描是目前常用检查方法。MRI显示肿瘤范围更佳,T_1 加权呈中等稍低信号,T_2 加权呈稍高信号,增强有强化。最后确诊需病理活检。

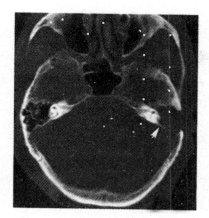

图 8-15 左外中耳中分化鳞癌

患者男性,78 岁,左耳部肿块 1 年余,CT 平扫可见外耳道、鼓室内充满软组织
肿块,外耳道、鼓室骨壁侵蚀破坏边缘不整。术后病理为外中耳中分化鳞癌

四、耳部先天性畸形

(一)病理和临床概述

外耳和中耳起源于第一、二鳃弓和鳃沟及第一咽囊,内耳由外胚层的听泡发育而来。这些结构的发育异常常可导致畸形单独发生或同时存在。外耳、中耳畸形临床上较多见。

(二)诊断要点

外耳道闭锁表现为骨性外耳道狭窄或缺如(图 8-16);中耳畸形可见鼓室狭小和听小骨排列紊乱或缺如;内耳畸形显示前庭、半规管和耳蜗结构发育不全或完全不发育,呈单纯的圆形膜性腔影或致密骨。

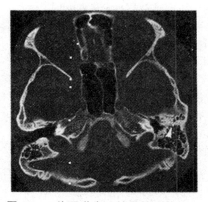

图 8-16 外耳道先天性骨性闭锁畸形

CT 高分辨率扫描可见左侧骨性外耳道缺如,但耳蜗、听小骨存在

(三)鉴别诊断

一般无须鉴别。

(四)特别提示

CT 为确定骨性畸形的首选,MRI 容易观察迷路,很好诊断内耳畸形。

(付 强)

第三节　鼻部常见疾病 CT 诊断

一、鼻窦炎

(一)病理和临床概述

鼻窦炎按病因分有化脓性、过敏性和特源性炎症,炎症可发生于单个窦腔,亦可多个。慢性期黏膜可以肥厚或萎缩,表现为息肉样肥厚、息肉、黏膜下囊肿等。化脓性炎症慢性期骨壁增厚、硬化。

(二)诊断要点

CT 表现为黏膜增厚和窦腔密度增高,长期慢性炎症可导致窦壁骨质增生肥厚和窦腔容积减小(图 8-17)。窦腔软组织影内见不规则钙化提示并发真菌感染。窦腔扩大,窦腔呈低密度影,增强后周边强化,窦壁膨胀性改变提示鼻窦黏液囊肿。

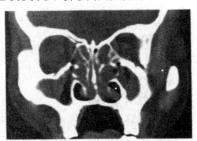

图 8-17　鼻窦炎

鼻窦炎,双侧上颌窦、筛窦黏膜不规则增厚

(三)鉴别诊断

(1)鼻窦内良性肿瘤,鼻窦内肿块密度较高,增强扫描轻中度强化。

(2)而鼻窦炎症积液不会发生强化。

(3)毛霉菌、曲霉菌等真菌感染时,窦腔内密度较高,可见钙化,部分引起骨质破坏,须与恶性病变鉴别。

(四)特别提示

鼻窦炎临床无明显症状而影像学检查可有阳性表现,X 线平片发现率约 20%,CT 对鼻窦炎的分型及分期具有重要意义。MRI 检查 T_2WI 窦腔常为较高信号,增强后只有黏膜呈环形强化。

二、黏液囊肿

(一)病理和临床概述

鼻窦黏液囊肿系鼻窦自然开口受阻,窦腔内黏液潴留,长时间后形成囊肿。黏液囊肿多见于额窦、筛窦,蝶窦较少见。较大的囊肿可产生面部畸形或压迫症状,如头痛、眼球突出及移位等,囊肿继发感染则有红肿热痛等症状。

（二）诊断要点

CT 表现为窦腔内均质密度增高影，CT 值 20～30 Hu，窦腔膨大，窦壁变薄。增强扫描囊壁可有线样强化。若经常继发感染，则出现窦壁骨质毛糙、增生（图 8-18）。

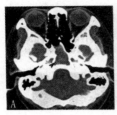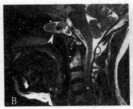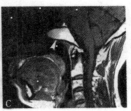

图 8-18 蝶窦黏液囊肿

图 A.CT 横断位平扫显示右侧蝶窦密度明显增高，边缘骨质压迫吸收。图 B、C 为 MRI 矢状位 T_2、T_1WI 扫描，可见蝶窦内蛋白含量较高的囊液，T_2WI 图呈等低信号，T_1WI 图呈均匀高信号

（三）鉴别诊断

（1）鼻窦炎症，主要表现为黏膜肥厚和积液，而囊肿主要为局限性有张力的肿块，边界光整规则。

（2）良性肿瘤，根据有无强化鉴别。

（四）特别提示

X 线片观察以瓦氏位最佳，表现为窦腔内半球形软组织密度减低影，可见弧形边缘。

三、黏膜下囊肿

（一）病理和临床概述

黏膜下囊肿是鼻窦黏膜内腺体在炎症或变态反应后，腺体导管开口阻塞，黏液潴留，腺体扩大所致，或黏膜息肉囊性变，此类囊肿均位于黏膜下。上颌窦好发，额窦、蝶窦次之。

（二）诊断要点

CT 扫描见鼻窦内类圆形偏低密度影，边缘光滑，基底常位于上颌窦底壁、内壁或外侧壁。增强扫描无强化（图 8-19）。

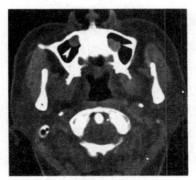

图 8-19 上颌窦黏膜下囊肿

上颌窦见小囊状高密度灶，边缘较光整

（三）鉴别诊断

鼻窦炎症，良性肿瘤。

（四）特别提示

X线片表现各异,基本表现为窦腔密度减低和窦腔膨大,窦壁受压改变。MRI扫描因黏液囊肿信号差异较大,应用不多。

四、鼻和鼻窦良性肿瘤

（一）病理和临床概述

最多见的是乳头状瘤。男性多见,多发生于40～50岁,主要临床表现有鼻塞、流涕、鼻出血、失嗅、溢泪等。常复发,有2％～3％恶变概率。

（二）诊断要点

CT表现为鼻腔或筛窦软组织肿块,较小时呈乳头状,密度均匀,轻度强化。阻塞窦口引起继发性鼻窦炎改变,增强检查有助于区别肿瘤与继发炎性改变,肿瘤有强化。可侵入眼眶或前颅窝（图8-20）。

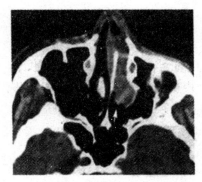

图 8-20　左侧鼻腔乳头状瘤

患者男性,45岁,反复鼻塞、出血半年,CT显示左侧鼻腔内密度不均匀软组织影,左侧上颌窦壁有受压变形,手术病理为乳头状瘤

（三）鉴别诊断

(1)慢性鼻窦炎、鼻息肉,一般骨质破坏不明显。

(2)血管瘤,可有明显强化。

(3)黏液囊肿,窦腔膨胀性扩大。

(4)恶性肿瘤有骨质明显破坏。定性诊断需要病理学检查。

（四）特别提示

鼻和鼻窦良性肿瘤少见,但组织学种类众多,准确鉴别比较困难,主要依靠病理检查。首先选择CT检查,对于手术后或放疗后纤维瘢痕与复发鉴别困难者,可辅以MRI检查。

肿瘤迅速增大,骨质破坏明显应考虑有恶变可能。

五、鼻窦恶性肿瘤

（一）病理和临床概述

鼻窦恶性肿瘤包括上皮性恶性肿瘤（鳞癌、腺癌和未分化癌等）和非上皮性恶性肿瘤（嗅神经母细胞瘤、横纹肌肉瘤、淋巴瘤和软骨肉瘤等）,鳞癌最常见。鼻窦恶性肿瘤较罕见,以上颌窦癌最常见。上颌窦癌大多数为鳞状上皮癌。早期肿瘤局限于窦腔内时,无窦壁骨质破坏,难以明确诊断,需组织学诊断定性。临床常表现血性鼻涕、鼻塞、牙齿疼痛及松动、面部隆起及麻木、眼球运动障碍、张口困难等。

（二）诊断要点

CT表现为鼻腔和(或)鼻窦内软组织肿块,一般密度均匀。肿块较大时可有液化坏死,部分病例还可见钙化,如腺样囊性癌、软骨肉瘤、恶性脊索瘤等。肿物呈侵袭性生长,恶性上皮性肿瘤随肿瘤的发展直接侵及邻近结构如眼眶、翼腭窝、颞下窝、面部软组织甚至颅内等。绝大多数有明显的虫蚀状骨质破坏,中度或明显强化。

上颌窦癌向前侵犯时,前壁骨质破坏伴有皮下软组织增厚或肿块隆起;后壁破坏时可累及翼腭窝、颞下窝及翼内外板,翼腭窝见软组织肿块;向上侵犯时,肿瘤破坏眼眶底壁伴有肿块,下直肌和下斜肌可受累;向内上方侵犯时,可破坏筛窦,在鼻腔内形成肿块(图8-21)。

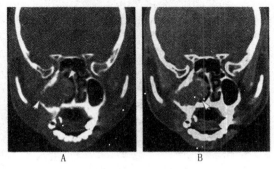

图 8-21　上颌窦癌
右侧上颌窦内见软组织肿块(B图箭头所指),内、外侧窦质破坏(A图箭头所指)

（三）鉴别诊断

(1)炎症,早期肿瘤局限于窦腔内时,无窦壁骨质破坏,与炎症难以鉴别,明确诊断须组织学诊断定性。

(2)转移瘤,有原发病史,骨质破坏一般范围较广泛。

（四）特别提示

不同部位恶性肿瘤的CT表现及诊断各具有一定特点。CT对定位诊断和定量诊断具有重要作用。CT检查对肿瘤侵犯的部位、范围、颈部淋巴结转移情况以及放疗或手术后复查同样具有重要意义。

（付　强）

第四节　口腔颌面部常见疾病 CT 诊断

一、造釉细胞瘤

（一）病理和临床概述

造釉细胞瘤是颌面部常见肿瘤,来源于牙板和造釉器的残余上皮和牙周组织的残余上皮。

多见于20～40岁的青壮年,男女无差异,多发生于下颌骨。生长缓慢,初期无症状,后期颌骨膨大,面部畸形,牙齿松动、脱落。可产生吞咽、咀嚼、语言、呼吸障碍,4.7%恶变概率。

（二）诊断要点

病变呈囊状低密度区,周围囊壁境界清晰,呈锐利高密度囊壁。可清晰观察肿瘤的位置、边缘、内部结构、密度及局部骨皮质情况（图 8-22）。

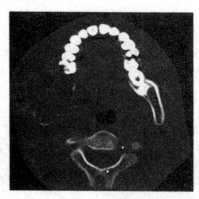

图 8-22　造釉细胞瘤

患者男性,18岁,右侧下颌角肿胀半年,CT 检查显示右侧下颌角区膨胀性病变,内囊状低密度区,周围囊壁境界清晰,呈锐利高密度骨质影

（三）鉴别诊断

造釉细胞瘤需要和牙源性囊肿和骨巨细胞瘤鉴别。牙源性囊肿呈圆形低密度影,边缘光滑锐利,囊壁硬化完整,囊内可见牙齿。骨巨细胞瘤鉴别呈分隔状,瘤壁无硬化。

（四）特别提示

临床常以 X 线检查为主,分为 4 型:多房型占59%,蜂窝型占22%,单房型占14%,恶变约占5%。表现为单囊状、砂粒状、蜂窝状或多囊状低密度影,内见厚度不一的骨间隔,囊壁边缘硬化,囊内有时见到牙齿,局部骨皮质受压变形、膨隆、变薄。MRI 检查有一定的价值。

二、口腔癌

（一）病理和临床概述

口腔癌是颌面部常见肿瘤,其中舌癌最为常见。临床表现为舌痛,肿瘤表面溃疡。病变发展引起舌运动受限,涎液多,进食、言语困难。

（二）诊断要点

肿瘤呈低密度,境界不清,侵犯舌根时局部不规则膨突,不均匀强化,常见颈部淋巴结肿大（图 8-23）。

（三）鉴别诊断

需要与炎性包块相鉴别。

（四）特别提示

MRI 检查:T_1WI 呈均匀或不均匀低信号,境界不清,T_2WI 呈明显高信号。Gd-DTPA 增强肿瘤呈不均匀强化。同时伴颈淋巴结肿大。

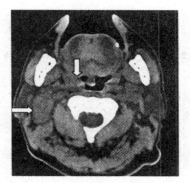

图 8-23 右侧口腔癌

患者男性,78岁,舌右侧放射性痛半年,CT检查显示右侧口
咽部肿块(下箭头),右侧颈部淋巴结肿大(横箭头)

三、腮腺肿瘤

(一)病理和临床概述

腮腺肿瘤90%来自腺上皮,良性者以混合瘤多见,多位于腮腺浅部;恶性者以黏液表皮样癌
多见。良性病史长,可达30余年,无痛性包块,肿块质软,边界清楚。恶性病史短,侵犯神经引起
疼痛和面神经麻痹,侵犯咀嚼肌群发生开口困难。

(二)诊断要点

良性肿瘤呈圆形或分叶状边界清楚的等密度或稍高密度影,轻至中等强化。恶性肿瘤呈境
界不清稍高密度影,其内密度不均匀,呈不均匀强化,以及下颌骨骨质破坏,常合并颈部淋巴结肿
大(图8-24)。

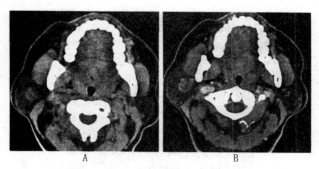

图 8-24 右侧腮腺混合瘤恶变

患者男性,45岁,发现右侧腮腺区结节3年,近来感觉有增大,CT检查示
右侧腮腺内稍高密度结节影,增强扫描有中度强化,有小片状低密度影

(三)鉴别诊断

包括下颌骨升支肿瘤、咽旁间隙肿瘤、淋巴瘤、淋巴结核、腮腺转移瘤等。

(四)特别提示

腮腺造影具有重大诊断价值:良性者导管纤细、变直、撑开、聚拢、消失、移位;恶性者导管受
压移位、破坏、缺损、中断及对比剂外溢。MRI检查作为补充:良性边界清,呈圆形或分叶状;恶
性呈不规则状,伴淋巴结肿大。良性肿瘤强化较均匀者居多;恶性肿瘤不均匀强化者居多,转移
淋巴结呈均匀或环状强化。 **(付　强)**

第九章

颈部疾病CT诊断

第一节 咽部常见疾病CT诊断

一、鼻咽腺样体增生

（一）病理和临床概述

腺样体（咽扁桃体）是位于鼻咽顶部的一团淋巴组织，在儿童期可呈生理性肥大，腺样体增生5岁时最明显，以后逐渐缩小，15岁左右达成人状态。腺样体肥大可引起呼吸道不畅或反复性上呼吸道感染，临床主要表现有鼻塞、张口呼吸、打鼾，影响咽鼓管时导致分泌性中耳炎。

（二）诊断要点

CT表现为顶壁、后壁软组织对称性增厚，表面可不光滑，增强后均匀强化，两侧咽隐窝受压狭窄，咽旁间隙、颈长肌等结构形态密度正常，颅底无骨质破坏（图9-1）。

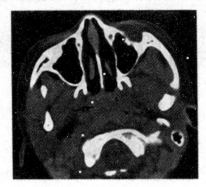

图9-1 腺样体肥大

患者男性，8岁，打鼾加重就诊，CT检查可见顶壁、后壁软组织对称性增厚，表面光滑，两侧咽隐窝受压狭窄

（三）鉴别诊断

一般可明确诊断。

（四）特别提示

临床检查即可以明确诊断，X线平片侧位检查有助于了解腺样体大小，CT检查可以明确显示腺样体情况，并有助于鉴别诊断。

二、鼻咽部纤维血管瘤

（一）病理和临床概述

纤维血管瘤是常见的良性肿瘤，多见于男性青少年。组织学上，肿瘤由结缔组织和扩张的血管组成，由于血管缺乏肌层，容易出血，随着年龄增长，病灶可纤维化，部分可自行消退。主要症状为鼻阻塞、鼻出血。

（二）诊断要点

肿瘤常位于鼻咽顶壁或后鼻孔，呈软组织密度，边界清晰，呈膨胀生长，周围骨质可压迫吸收，肿块有沿自然孔道、裂隙生长趋势，可经后鼻孔长入同侧鼻腔，蝶腭孔扩大，肿瘤长入翼腭窝、颞下窝，向上可破坏颅底骨质，侵入蝶窦或海绵窦，肿块境界清楚，密度一般均匀，肿瘤强化异常明显（图9-2）。

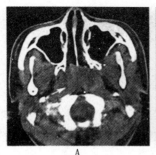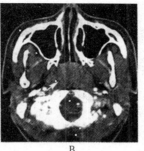

A   B

图9-2 鼻咽部纤维血管瘤
A.鼻咽部顶后壁软组织肿块；B.增强扫描明显均匀强化

（三）鉴别诊断

（1）鼻咽癌：一般年龄较大，临床常见回吸性涕血，咽旁间隙一般显示清晰，DSA检查肿块血管多显著，可作鉴别。

（2）腺样体增生：多发生于婴幼儿，一般15岁后逐渐萎缩，无鼻出血症状。

（四）特别提示

MRI T_1WI 呈低信号，T_2WI 呈明显高信号，强化明显，瘤内可见低信号条状或点状影，称为"椒盐征"。DSA肿瘤富含血管，可明确肿瘤供血动脉及引流静脉，同时可进行介入治疗。

三、鼻咽癌

（一）病理和临床概述

鼻咽癌（NPC）占鼻咽部恶性肿瘤的90%，以结节型多见。好发年龄30～60岁，男性较多见。临床常见回吸性涕血，单侧耳鸣及听力减退，不明原因的复视及偏头痛。

（二）诊断要点

鼻咽癌病灶较小时，CT表现为咽隐窝变浅或咽鼓管变平；肿瘤较大时，向鼻咽腔生长，顶后壁或侧壁不规则肿块，咽鼓管隆起变厚。咽旁间隙变小。鼻咽癌常侵犯周围结构，颅底骨质破坏多表现为溶骨性,部分病例为成骨性。鼻咽癌淋巴转移常位于颈后三角、颈内静脉二腹肌淋巴结等,常显示中央低密度,周围有增强(图9-3)。

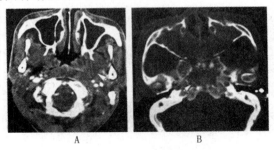

图9-3　鼻咽癌

A.图示左侧咽隐窝变浅,鼻咽部左后壁、咽旁间隙见软组织肿块(箭头),颈部血管旁淋巴结肿大;B.图示颅底见骨质破坏吸收(箭头)

（三）鉴别诊断

需要与鼻咽部慢性炎症、淋巴瘤、颈部淋巴结结核等鉴别。

（四）特别提示

CT能明确鼻咽癌的侵犯范围及有无转移,并用于放疗后随访。

四、咽部脓肿

（一）病理和临床概述

咽部脓肿为临床常见疾病。咽周为疏松结缔组织、肌肉、筋膜构成的间隙,这些间隙感染较易形成积脓。根据感染的部位又分为扁桃体周围脓肿、咽后脓肿、咽旁间隙感染或脓肿。急性脓肿多见于儿童,常因咽壁损伤、异物刺伤、耳部感染、化脓性淋巴结炎等引起。慢性脓肿多见于颈椎结核、淋巴结结核所致的脓肿。临床上急性脓肿有全身炎症症状,咽痛,吞咽及呼吸困难等,脓肿破坏血管可引起出血。

（二）诊断要点

CT显示软组织肿胀,呈略低密度,结核脓肿有时见脓肿壁钙化。脓肿突向咽腔,导致气道变形,脓肿与深部组织分界清或不清。增强呈不规则环形强化(图9-4)。

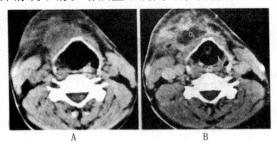

图9-4　咽部脓肿

患者男性,12岁,外伤后10天,发现右侧咽部肿胀,触之有波动感,CT检查可见软组织明显肿胀,皮下脂肪间隙模糊,有低密度团块影,增强扫描低密度影呈环形强化,为脓肿

（三）鉴别诊断

鉴别诊断包括外伤血肿、咽部囊性淋巴管瘤、鼻咽血管纤维瘤等。血肿CT呈高密度,MRI

$T_1WI、T_2WI$ 呈高信号。囊性淋巴管瘤为儿童头颈部较常见疾病,范围较广,与脓肿改变不同。鼻咽纤维血管瘤见于男性青少年,DSA 检查呈富血管肿瘤,CT 和 MRI 强化明显。

（四）特别提示

CT 增强扫描有重要价值;MRI T_1WI 见脓肿呈不均匀低信号,T_2WI 呈高信号,脓肿范围显示清楚,压迫周围组织器官移位。增强后脓肿壁强化,脓腔无强化。

（于建德）

第二节 喉部常见疾病CT诊断

一、喉癌

（一）病理和临床概述

喉癌是喉部常见的恶性肿瘤,大多数为鳞状细胞癌。好发年龄为 50～70 岁,喉癌按位置分为声门下区癌、声门癌、声门上区癌,所有肿瘤均可通过黏膜层、黏膜下层向深部组织扩散。临床上声门上癌早期表现异物感,晚期咳嗽、痰中带血、呼吸困难、声音嘶哑。声门癌早期出现声音嘶哑,逐渐加重。声门下癌早期无症状,晚期出现呼吸困难及颈部淋巴结转移。

（二）诊断要点

声门癌多数位于真声带前部,早期表现声带局限性增厚,中、晚期声带显著增厚变形,有软组织肿块,杓状软骨移位,周围软组织及软骨破坏（图 9-5）。

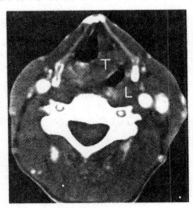

图 9-5 喉 癌

左侧声带增厚,呈团块状高密度影,左侧梨状窝受累(T),颈动脉旁淋巴结肿大(L)

（三）鉴别诊断

喉部息肉,呈小结节状,常见歌手及教师等用嗓子较多的人群,位于声带游离缘前、中 1/3 处,双侧多见。

（四）特别提示

CT 检查可以发现甲状软骨、环甲膜及会厌前间隙有无肿瘤侵犯。

二、甲状舌管囊肿

（一）病理和临床概述

甲状舌管囊肿（TDCs）是由于胚胎早期甲状腺舌导管未完全闭合，部分开放管壁所衬之上皮细胞发育成长，并分泌黏液而形成。因此，甲状舌管囊肿大多数位于颈中线，少数病例也可略为偏向一侧，是颈部常见无痛性肿块，可随伸舌运动而上下移动。

（二）诊断要点

表现为颈中线区或略偏一侧可见一囊性病灶，边界清楚，内部密度均匀，偶尔可因囊肿内少量出血或蛋白含量增高，可见密度较高（图 9-6）。

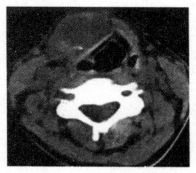

图 9-6　甲状舌管囊肿

患者男性，15 岁少年，3 年前发现颈中线区肿块，近 1 年来有增大并向右侧略偏移。CT 可见中线偏右侧囊性肿块，边界清楚。手术病理为甲状舌管囊肿

（三）鉴别诊断

（1）声门癌：多数位于真声带前部，早期表现声带局限性增厚，中、晚期声带显著增厚变形，有软组织肿块，杓状软骨移位，周围软组织及喉软骨破坏。

（2）颈前部炎症：起病急，颈前部软组织肿胀，脓肿形成时可见积气及环状强化，实验室检查白细胞增高。

（四）特别提示

CT 检查增强扫描囊性病变无强化及边界相对清晰者应该考虑本病。CT 检查可以发现甲状软骨有无侵犯，观察囊肿边缘是否光整及有无瘘管形成。

（于建德）

第三节　甲状腺及甲状旁腺常见疾病 CT 诊断

CT 检查能够清晰显示甲状腺形态、大小、密度的变化，正常甲状腺密度高于周围颈部组织，甲状腺病变时，病变组织含碘量降低，在 CT 上表现为低密度灶。临床上，影像学检查首先选择超声检查，CT 作为二线检查手段，主要应用于：①观察甲状腺肿大的程度并分析可能的原因；②检查甲状腺结节并鉴别良恶性；③对于甲状腺癌，检查有无周围结构侵犯、淋巴结转移或远处

转移,治疗过程中有无复发或转移;④区别前上纵隔肿块是否与甲状腺相连;⑤颈部肿块是否为异位甲状腺组织。

一、弥漫性甲状腺肿大

(一)病理和临床概述

弥漫性甲状腺肿大又叫 Graves 病,其临床 3 个主要特点:高代谢、弥漫性甲状腺肿大、突眼。在甲状腺功能亢进患者中,Graves 病患者约占 85％,20～40 岁女性多见。临床症状有甲状腺肿大、突眼、心悸、神经质、易激动、畏热多汗、多食、体重减轻等。

(二)诊断要点

CT 检查时弥漫性甲状腺肿表现为甲状腺侧叶及峡部明显增大,边缘清楚,密度均匀或不均匀,与颈部肌肉密度相仿。增强扫描更明显(图 9-7)。

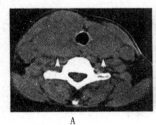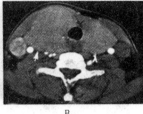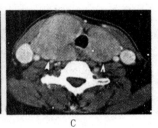

A B C

图 9-7 弥漫性甲状腺肿大

图 A～C 分别为平扫、动脉期、静脉期扫描图像,双侧甲状腺弥漫性肿大,密度均匀,增强时呈均匀性强化

(三)鉴别诊断

结节性甲状腺肿,甲状腺轮廓呈结节状或波浪状,密度不均,见多发结节状低密度灶。

(四)特别提示

临床怀疑有甲状腺肿或甲状腺功能亢进时,慎行 CT 碘对比剂增强扫描。

二、结节性甲状腺肿

(一)病理和临床概述

结节性甲状腺肿系甲状腺激素合成不足,刺激甲状腺滤泡上皮增生、肥大所致。病理分为弥漫性或结节性甲状腺肿。结节性甲状腺肿镜下可见胶体潴留性结节和腺瘤样结节。临床多无症状表现,较大者可出现压迫症状。

(二)诊断要点

CT 表现为低密度结节,较小时密度均匀,较大时密度不均匀,多结节甲状腺肿表现为多发低密度区,有时边缘可见钙化,腺瘤样增生结节可有轻度强化,一般不侵犯邻近器官或结构。有两种结节表现:①胶体潴留性结节表现为边界不清低密度结节,可有囊变或钙化,钙化为弧状或粗斑点状;②腺瘤样结节呈实性,可有轻度强化(图 9-8)。

(三)鉴别诊断

甲状腺癌:临床上结节生长迅速,结节边界不清,病灶侵犯周围结构,颈部淋巴结肿大,提示甲状腺癌。

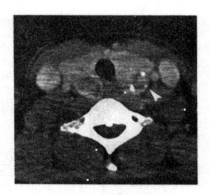

图 9-8　结节性甲状腺肿

双侧甲状腺增大,密度不均,见结节状低密度灶,边缘见小点状钙化

（四）特别提示

临床怀疑有甲状腺肿或甲状腺功能亢进时,慎行对比剂增强扫描。MRI 表现为长 T_2 信号,T_1 信号强度则根据胶体中蛋白质含量而定,信号由低信号到高信号不等。

三、甲状腺腺瘤

（一）病理和临床概述

甲状腺腺瘤是最常见的甲状腺良性肿瘤,好发于 30～50 岁女性。病理上分为滤泡状和乳头状囊性腺瘤。临床上,患者常无症状,部分有颈部压迫和吞咽困难,通常生长缓慢,出血时明显增大。

（二）诊断要点

CT 检查腺瘤呈圆形或类圆形低密度灶,多数单发,直径 1～5 cm,边缘清晰、光整、锐利,密度均匀,部分病灶可有囊变,急性出血时呈高密度。增强扫描轻度强化,强化程度低于正常甲状腺组织。邻近甲状腺及气管受压、移位（图 9-9）。

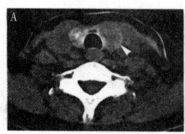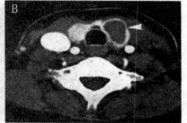

图 9-9　甲状腺腺瘤

图 A.CT 平扫显示左侧甲状腺见结节状低密度灶,边缘光
整,密度较均匀;图 B.增强扫描可见结节无明显强化

（三）鉴别诊断

甲状腺癌:临床上结节生长迅速,结节边缘不清,病灶侵犯周围结构,颈部淋巴结肿大,提示甲状腺癌。

（四）特别提示

10％的甲状腺腺瘤有癌变危险,且可引起甲状腺功能亢进,一般应早期切除。

四、甲状腺癌

(一)病理和临床概述

甲状腺癌为内分泌系统中最常见的恶性肿瘤,女性多见。组织学上,甲状腺癌分为乳头状癌、滤泡癌、未分化癌和髓样癌。颈前或颈侧区肿块是其主要临床表现。

(二)诊断要点

CT 平扫甲状腺癌大小不一,2～5 cm,常单发,部分病例可累及一叶或双侧甲状腺,呈形态不规则、边界不清的不均匀低密度影,约半数可见细盐状钙化及更低密度坏死区,病变与周围组织分界不清,颈部淋巴结肿大。不均匀明显强化,转移淋巴结多呈环状强化。甲状腺肿块生长迅速或侵犯包膜和邻近组织、器官是恶性的较为可靠征象,可伴有局部淋巴结转移。增强扫描不均匀强化,强化程度低于正常组织,病灶边缘变清晰,边界模糊;甲状腺癌侵犯邻近组织包括肌肉、气管、食管及颈部血管。颈部淋巴结转移表现淋巴结肿大,密度不均,可呈环状强化(图 9-10)。

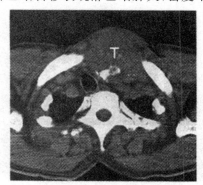

图 9-10　甲状腺癌
左侧甲状腺不规则肿块,肿块内见不定形钙化,周围间隙不清,气管受压右移

(三)鉴别诊断

结节性甲状腺肿、甲状腺腺瘤,当甲状腺癌较小时,鉴别诊断困难,需在 B 超引导下活检定性。

(四)特别提示

总体上,CT 对甲状腺癌的定性较超声没有明显优势。但 CT 可显示甲状腺癌对周围器官的侵犯、淋巴结转移情况以及肿瘤同血管的关系较佳。MRI 能辨别肿瘤切除术后甲状腺内组织特征,将纤维化和肿瘤复发区别开来,利于随访。

五、甲状旁腺疾病

甲状旁腺分泌的甲状旁腺激素(PTH)具有调节钙、磷代谢的作用,主要的疾病为甲状旁腺功能亢进和特发性甲状旁腺功能减退,以原发性甲状旁腺功能亢进最多见。甲状旁腺检查方法有:X 线平片、US、PET、CT、MRI 检查以及血管造影和选择性静脉采样等。

(一)病理和临床概述

甲状旁腺腺瘤是原发性甲状旁腺功能亢进最常见原因,常单发,肿瘤包膜完整,无分叶表现,与残存甲状旁腺分界明显。甲状旁腺腺瘤约 80% 位于颈部甲状腺区,常位于气管-食管旁沟内,呈软组织肿块,该区正常的脂肪密度消失。小部分甲状旁腺腺瘤位于甲状腺叶下极附近或稍下方。临床上主要有以下两点：①屡发活动性尿结石或肾钙盐沉着；②骨质吸收、脱钙，甚而囊肿形成，特别当累及上述好发部位时，应高度怀疑本病。

原发性甲状旁腺功能亢进的病因还有甲状旁腺增生、甲状旁腺癌等。原发性甲状旁腺功能亢进占 10%～30%，常为多个腺体增生肥大，程度不一。甲状旁腺增生病理表现分两型：主细胞型和亮细胞型，以主细胞型多见，表现为所有的腺体均增大，病变与正常组织分界不清。

在原发性甲状旁腺功能亢进中，甲状旁腺癌少见，仅占 0.4%～3.2%。临床上，血钙及 PTH 明显增高，颈部见增长迅速的肿块，质地较硬，肿瘤细胞排列成小梁状，被厚的纤维束分隔，细胞核大、深染、易出血、纤维化，部分病灶内见显著钙化。

甲状旁腺功能减退是因甲状旁腺分泌不足或先天性肾小管和（或）骨对甲状旁腺素反应不良而引起的疾病，临床常分 3 种：特发性、继发性、低镁血性。临床特点：手足搐搦，癫痫样发作，儿童常有智力低下、发育畸形、低钙血症、高磷血症。特发性甲状旁腺功能减退病因不明，多认为是自身免疫性疾病，可伴有其他自身免疫性疾病。多数有家族遗传性。

（二）诊断要点

（1）甲状旁腺腺瘤（图 9-11）：CT 表现为类圆形软组织肿块，常 1～3 cm，边缘清晰，密度较均匀，CT 值 35～60 Hu，少部分病灶内见囊变，常为陈旧性出血所致。较大肿瘤表现邻近甲状腺、气管受压或移位。增强扫描，肿瘤强化明显，CT 值 90～105 Hu。

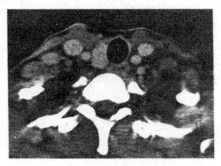

图 9-11　甲状旁腺腺瘤

患者有多次尿路结石病史，血钙明显升高而行颈部 CT 检查，可见右侧气管食管间隙结节，增强扫描有均匀强化

（2）增生的甲状旁腺通常很小，只有增生的甲状旁腺明显增大时，方能被影像学检查发现。CT 检查能发现的增生性显著增大的腺体的表现与甲状旁腺腺瘤相似，难以鉴别。

（3）CT 表现颈部甲状旁腺区较大的软组织肿块，常呈分叶状，肿块密度不均，常见坏死、出血、钙化，增强扫描瘤体实性部分明显强化。较大肿块可压迫或侵犯相邻结构如甲状腺、气管、食管和颈部血管。

（4）甲状旁腺功能减退（图 9-12）：甲状旁腺功能减退患者约 93% 有脑内钙化，而临床症状一般在甲状旁腺素分泌减少到正常的 50% 以下时出现。CT 表现：双侧基底节、丘脑、小脑、齿状核、皮质下及皮髓质交界区高密度钙化。钙化常对称性，多发，大小不等。其形态常片状、点状、弯曲条状、条带状。钙化好发于基底节（苍白球、壳核、尾状核），常对称，其次是脑叶、丘脑、小脑、齿状核。脑叶深部钙化多发于额顶叶。

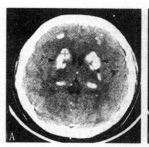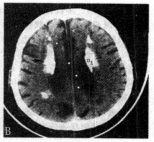

图 9-12 甲状旁腺功能减退

患者反复抽搐就诊,CT 检查可见苍白球、壳核、尾状核多
发对称性钙化,提示甲状腺功能减退,经血钙、磷检查证实

（三）鉴别诊断

需要与正常颈部血管和肿大淋巴结相鉴别:颈部血管呈连续性,多层面均可清晰显示,动态
增强扫描,血管强化明显,腺瘤强化程度略低。颈部肿大淋巴结,常位于颈部血管旁,增强扫描轻
度强化。

（四）特别提示

原发性甲状旁腺功能亢进患者行各种影像学检查时,发现甲状旁腺区结节或肿块影,除考虑
腺瘤外,也需要想到甲状旁腺增生的可能性,因此,甲状旁腺功能亢进患者手术时,除切除影像学
发现的增大腺体外,还需探查其余的腺体并行术中甲状旁腺激素（PTH）测定。在原发性甲状旁
腺功能亢进者,如果甲状旁腺区 CT 检查未发现异常,需继续向上扫描至下颌水平、向下扫描至
主动脉根部水平,以寻找移位的甲状旁腺腺瘤。

临床怀疑甲状旁腺功能减退,癫痫样发作或肢体功能障碍伴有低血钙或高血磷者,均应行颅
脑 CT 检查。反之,CT 上发现脑内多发钙化者,应结合临床表现,血清钙、磷及甲状旁腺素的检
查确定有无甲状腺功能减退。

（于建德）

第十章

呼吸系统疾病CT诊断

第一节 胸壁疾病CT诊断

胸壁由皮肤、浅筋膜、深筋膜、胸上肢肌、胸廓、肋间组织及胸内筋膜等共同构成,因此胸壁主要包含皮肤、脂肪、肌肉、血管、神经等软组织及肋骨、胸骨的骨性结构。胸壁疾病包括畸形、外伤、感染、肿瘤及术后改变等。乳腺疾病此处不予介绍。

一、畸形

胸壁畸形主要由胸廓的骨性结构畸形所致,如鸡胸、桶状胸及胸廓不对称等,其病因可为先天性,亦可为后天各种原因所致,一般轻度的胸廓畸形对人体的生理功能影响不大,但严重胸廓畸形可不同程度影响心、肺功能。以下简略介绍与临床相关的畸形:鸡胸、漏斗胸和桶状胸、扁平胸。

(一)鸡胸和漏斗胸

1.病因及病理

造成鸡胸、漏斗胸这两种畸形原因有先天发育异常、营养不良及继发于胸腔内的疾病。严重的鸡胸、漏斗胸可引起心、肺受到不同程度的压迫,引起心脏移位,影响肺通气功能,还易发生呼吸道感染等病症。

2.CT表现

鸡胸在CT上表现胸骨前突,可合并相连接的前肋呈反弓形,胸前壁呈楔状凸起,胸廓的前后径比左右径还长,状如禽类胸廓。漏斗胸在CT上表现为胸骨凹陷畸形,相连接的肋骨弓形程度增大,状如漏斗。

(二)桶状胸和扁平胸

1.病因

桶状胸可由慢性支气管炎、哮喘等疾病形成的肺气肿所致,扁平胸可因先天发育形成,也可为慢性消耗性疾病所致,如肺结核等。

2.CT表现

桶状胸表现为胸廓的前后径增长,有时超过左右径,以中下前肋为主的肋间隙加宽,整个胸廓呈圆桶形(图 10-1)。扁平胸表现为胸部的前后径不到左右径的一半,呈扁平状,且颈部细长、锁骨突出。

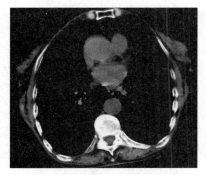

图 10-1 桶状胸
前后径明显增大,前后径大于左右径,胸似桶状

胸廓畸形常伴有其他疾病,因此在通过 CT 发现胸廓畸形的同时,还应密切注意肺、心脏等部位表现。另外,胸廓为肋骨、胸骨和胸椎之间的连接共同构成的统一体,当其中某一骨性结构畸形时,常伴有其他骨性结构改变,因此,观察 CT 表现时,需结合 X 线平片进行全面观察。

二、外伤

胸部损伤根据是否穿破胸膜分为闭合性和开放性两类,而表现在胸壁损伤主要为骨性结构和软组织损伤,如肋骨、胸骨骨折及软组织血肿等。临床上无论是闭合性损伤还是开放性损伤,胸腔内、纵隔内脏器受损及合并腹部脏器损伤形成胸腹联合伤时都是临床急症。因此 CT 观察胸壁外伤的同时必须注意肺内、纵隔及腹腔等变化,如皮下积气、胸腔积液、气胸、间质性肺气肿、心包积液、腹内游离气体等征象。CT 还可有发现因外伤残留在胸壁的异物,并且可观察到异物是否损伤纵隔内重要脏器(图 10-2)。另外,应用 CT,特别是螺旋 CT 的重建技术对诊断胸骨骨折、细微的肋骨骨折及肋软骨骨折较 X 线平片有明显优势(图 10-3)。

三、感染

胸壁感染包括非特异性感染和特异性感染,特异性感染包含结核、真菌感染,非特异性感染为一般统称的化脓性感染。我国现在结核病人的数量居世界第二位,疫情的严重性仅次于印度,近几年有迅速发展,部分地区甚至有蔓延趋势,因此,以下重点介绍胸壁结核。

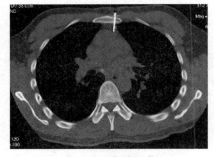

图 10-2 胸壁异物
高密度条形异物穿过胸骨,进入前纵隔,紧贴升主动脉

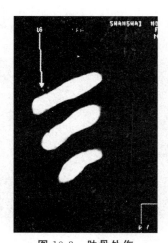

图 10-3　肋骨外伤

CT 矢状面重建可以清楚地看到肋骨的骨折线

（一）胸壁结核

胸壁结核是胸壁常见疾病，根据中华医学会结核病学会最新分类法，胸壁结核归类于肺外结核。

1.病因

原发性胸壁结核少见，主要继发于肺、胸膜及纵隔淋巴结等结核，但胸壁结核并非和肺、胸膜及纵隔淋巴结结核呈同步性，有相当一部分胸壁结核病人其肺内病灶已吸收或趋于吸收。其主要感染途径如下。①淋巴道播散：为最常见的感染途径，结核菌由肺、胸膜及纵隔淋巴结等原发灶经淋巴道感染胸壁组织，以胸骨旁、肋间为主的淋巴丰富区最易累及。早期病变局限于胸壁淋巴结，后可蔓延侵犯周围软组织、骨质。②血行播散：体内原发病灶的结核菌通过血液播散至胸壁上血供丰富的胸骨、肋骨骨松质内，导致结核性骨髓炎，而后引起骨质破坏，病灶破溃侵入软组织。③直接侵犯：肺、纵隔结核病灶穿破胸膜后直接侵犯胸壁，或是结核性脓胸破溃，病灶累及胸壁，此种形式常有肺、纵隔、胸腔结核病灶与胸壁病灶的相互连接。

2.病理

胸内结核以淋巴、血行播散和直接侵犯累及胸壁淋巴结及胸壁各层组织，包括骨骼和软组织，形成无痛性冷脓肿并可导致骨质破坏；胸壁结核脓肿以起源于胸壁深处的淋巴结较多，经穿透肋间肌蔓延至胸壁浅部皮下层，往往在肋间肌层里外各有一个脓腔，中间有孔道相通，形成葫芦状。有的脓肿穿透肌间隙之后，因重力坠积作用，逐渐向外向下沉降至胸壁侧面或上腹壁，脓肿穿透皮肤可形成窦道。

3.临床表现

发病年龄常见于 35 岁以下的青年人，以男性为多。大多数患者全身症状不明显，若原发结核病灶尚有活动，则可有低热、盗汗等中毒症状。早期，病人只有不痛、不热、不红的冷脓肿，因此又称为无痛性寒性脓肿，按之有波动，少数病人可出现轻微疼痛。随着病灶继续发展，穿破皮肤，排出水样浑浊脓液，无臭，可伴有干酪样物质，如经久不愈，可形成溃疡、窦道。如合并非特异性感染时，可出现急性炎症症状。

4.CT 表现

（1）病变早期可只显示软组织增厚，后可形成软组织肿块，提示冷脓肿形成。淋巴道播散是其主要的感染方式，因此肿块常位于肋间及胸骨旁，其形态各异，常表现为梭形、圆形及椭圆形，内可伴钙化(图10-4,图10-5)。淋巴道播散形成的冷脓肿,边缘较光整,但也可侵及胸腔、周围骨质而边缘模糊;血行播散和直接侵犯形成的冷脓肿,软组织肿块常边缘模糊(图10-6)。平扫CT可示肿块中心区为低密度液化区,周围为稍低于肌肉密度的软组织块影。增强CT见周围软组织密度可强化,中心区的液性密度不强化。这种表现有一定特征性,但亦见于真菌感染或肿瘤伴坏死改变。

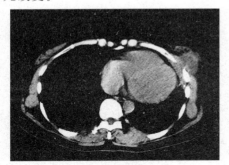

图10-4 冷脓肿(1)

左侧胸壁包块影,与胸腔相通,局部的胸膜增厚

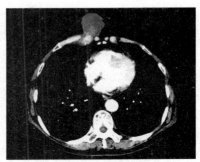

图10-5 冷脓肿(2)

右侧胸壁包块影,密度不均,边缘光整

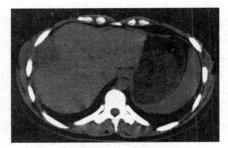

图10-6 胸壁结核

右侧胸壁受结核直接侵犯,肿胀,肌间隙模糊

(2)胸壁结核通常可伴脓肿相邻的骨质呈溶骨性改变。病变部位一般在肋软骨处、肋骨或胸骨肋骨连接处。淋巴道播散形成的冷脓肿常为先出现肿块,后有骨质破坏;血行播散者先出现骨质破坏,后出现肿块;直接侵犯者,一般先出现肿块,后有骨质破坏,但亦可软组织肿块及骨质破坏同时出现。

(3)发现胸壁结核同时,应密切注意肺、胸膜及肺门纵隔淋巴结情况。胸壁结核病人肺内、胸膜病变常常较轻,常可表现为肺内趋于陈旧性的条索影、钙化等病变,胸膜上常只表现为胸膜增厚粘连,伴部分钙化。如为直接侵犯形成的胸壁结核,肺内、胸膜病灶较严重,并清晰可见与胸壁病灶相连。胸壁结核常合并淋巴结结核,因此肺门纵隔、腋窝、锁骨上窝、颈部等部位淋巴结肿大情况需密切关注。

(二)其他胸壁感染

胸壁其他感染形成的脓肿主要包括化脓性感染和真菌感染,CT表现与胸壁结核类同,结合临床病史后一般可明确诊断。胸壁化脓性软组织脓肿多为胸部手术继发,原发性胸壁化脓性软组织脓肿有典型的红、肿、热、痛及全身中毒症状。胸壁真菌感染少见,主要为奴卡菌、放线菌等真菌性肺部感染后直接侵犯胸壁,临床上常有明显的免疫缺陷提示。

四、肿瘤

胸壁肿瘤包括原发性和继发性,其中以继发性多见,包括各类恶性肿瘤经血行、淋巴道转移至胸壁以及肺癌、乳癌、胸膜间皮瘤等胸部恶性肿瘤直接侵犯胸壁。胸壁肿瘤按组织成分不同又可分为软组织源性肿瘤和骨源性肿瘤。

（一）原发性软组织肿瘤

按组织不同可分为:①脂肪组织肿瘤;②纤维组织肿瘤;③肌肉组织肿瘤;④脉管组织肿瘤;⑤神经组织肿瘤;⑥其他肿瘤。

1.脂肪组织肿瘤

胸壁常见脂肪组织肿瘤主要为良性的脂肪瘤及恶性的脂肪肉瘤。

（1）脂肪瘤:一种由成熟脂肪细胞组成的良性肿瘤,是最常见的良性脂肪组织肿瘤,也是最常见的胸壁原发性软组织肿瘤。

病理:病理上,外观为扁圆形或分叶状,有包膜,质地柔软,切面色淡黄,似正常的脂肪组织。肿瘤大小不一,直径由数厘米至数十厘米不等,常为单发,亦可为多发。镜下结构与正常脂肪组织的主要区别在于有包膜。瘤组织分叶,大小、形态不规则,并可有不均等的纤维组织间隔存在。

临床表现:脂肪瘤可发生于任何年龄,但以中青年好发,男性居多。在胸壁常见的部位为前胸壁皮下组织,亦可发生于肌间内及胸膜外。脂肪瘤临床上生长缓慢,一般无明显症状,但也有引起局部疼痛者,肿块质地柔软,似面团状,深部脂肪瘤体积增大时,可压迫神经产生相应的症状。肿瘤很少恶变,手术易切除。

CT表现:胸壁脂肪瘤在CT上表现典型,多呈均匀低密度影,CT值常在−50 Hu以下,部分肿瘤内可见少许线网状纤维分隔,少数肿瘤内可见钙化。发生于皮下的脂肪瘤由于相邻组织的关系,肿瘤常可见边界锐利清晰的薄层包膜,CT增强后包膜可有强化,肿瘤较大时可引起相邻骨质吸收。肿瘤形态上可因发生部位不同有所差异:发生于皮下者病灶较小时常呈圆形,肿瘤增大时因胸廓受限常呈扁圆形（图10-7）;发生于胸膜外者在CT横断面可呈上下肋骨间隙中的哑铃形、葫芦形的脂肪密度肿块,一部分在肋间肌下,另一部分突向胸腔,肋间隙可扩大,这一点与胸膜脂肪瘤有不同,胸膜脂肪瘤很少突向胸壁（图10-8）;发生于肌内的胸壁脂肪瘤形态各异,因胸壁的肌肉多为阔肌,其在CT横断面上多呈条梭形（图10-9）。

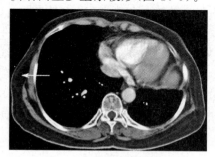

图 10-7　胸壁脂肪瘤（1）
右侧胸壁皮下内见扁圆形低密度影,密度均匀,边缘
清晰,外缘可见薄层包膜（箭头所指）

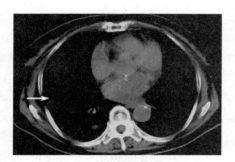

图 10-8 胸壁脂肪瘤(2)

右侧肋间肌内侧脂肪膨鼓,呈葫芦状,部分病灶突入胸腔(箭头所指)

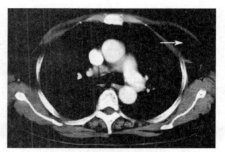

图 10-9 胸壁脂肪瘤(3)

左侧胸壁梭形低密度影,位于胸大肌与胸小肌之间(箭头所指)

(2)脂肪肉瘤:一种由不同分化程度和异型性的脂肪细胞组成的恶性肿瘤,是最常见软组织肉瘤之一。

病理:肿瘤呈结节状或分叶状,境界清楚,可有假包膜,发生在胸壁的脂肪肉瘤体积常不大。肿瘤切面观因组织学类型不同有较大差异。分化良好的脂肪肉瘤可类似脂肪瘤;黏液脂肪肉瘤则呈黏液样或胶样;分化差的脂肪肉瘤可呈鱼肉样或脑髓样,常伴出血、坏死和囊性变。镜下脂肪肉瘤形态多种多样,最主要的是在肿瘤组织中有胞浆空泡的脂肪母细胞。

临床表现:脂肪肉瘤主要发生于成年人,发病高峰年龄在 40～60 之间,很少发生在儿童,男性稍多于女性。主要发生在大腿及腹膜后,位于胸壁的发生率较低。胸壁脂肪肉瘤临床表现主要为病灶压迫、浸润周围组织引起的疼痛、触痛或功能障碍。

CT 表现:胸壁脂肪肉瘤在 CT 典型表现为肿瘤内部密度显著不均匀,内可见低密度的脂肪密度组织和不规则的软组织密度影混合存在,如软组织成分较多时,CT 上很难显示脂肪组织密度。肿瘤较大时,肿瘤内部出现出血、坏死或囊变时,软组织密度内可见液性坏死区。肿瘤包膜不清,边界毛糙模糊,相邻骨质可有侵犯破坏。增强 CT 扫描可见肿瘤内的软组织成分有强化。一般,脂肪肉瘤与脂肪瘤 CT 图像鉴别较容易,而且胸壁脂肪肉瘤肿瘤生长部位较深,很少发生在皮下,临床上肿瘤增大相对较快,但部分分化良好的脂肪肉瘤与脂肪瘤非常相似,需通过组织病理学检查确诊。

2.纤维组织肿瘤

纤维组织主要由细胞(成纤维细胞、脂肪细胞及未分化间充质细胞等)、纤维(胶原纤维、弹性纤维及网状纤维)和基质组成,它们在多种因素作用下,可发生多种增生性瘤样病变及肿瘤,根据细胞分化和成熟程度、肿瘤的生物学行为,可分为良性、纤维瘤病和恶性三类。良性病变主要包括纤维瘤、疤痕疙瘩及弹性纤维瘤等;恶性病变包括纤维肉瘤、黏液纤维肉瘤及炎症型纤维肉瘤等;纤维瘤病生物学特性介于良、恶性之间,其常呈浸润性生长,具有低度恶性,但极少转移。

胸壁纤维组织肿瘤主要来源于胸壁皮下组织、筋膜、肌腱和韧带等,发生在胸壁的纤维瘤病少见,以下简述较常见的几种肿瘤。

(1)纤维瘤和纤维肉瘤。

病理:纤维瘤镜下主要有分化成熟的成纤维细胞、纤维细胞及数量不等的胶原纤维构成。纤维肉瘤镜下可见有不同程度核分裂的瘤细胞及胶原纤维组成,肿瘤内瘤细胞和胶原纤维的比例决定其恶性程度,胶原纤维成分越少,肿瘤恶性程度越高。

临床表现:胸壁纤维瘤男女均可发病,可发生于成人和儿童,临床多表现为胸壁深部单个或多个圆形、椭圆形无痛结节或肿块,生长缓慢,如短期增大明显,应考虑恶变。纤维肉瘤多发生于四肢,发生于胸壁少见,其发生年龄多见于成年,男性多见,临床上早期生长缓慢,肿瘤较小呈结节状,一般无症状,后期肿瘤可迅速增大,可出现疼痛、皮肤溃疡等,肿瘤术后易复发,较少有转移。

    CT 表现:纤维瘤和纤维肉瘤 CT 平扫病灶密度均可与肌肉密度相同或稍高或稍低于肌肉密度(图 10-10)。纤维瘤密度多均匀,少数不均匀,内少见坏死、钙化、囊变及出血,而纤维肉瘤密度多不均匀,内可见斑点样钙化、坏死、囊变及出血。纤维瘤边缘多光整,境界多较清,而纤维肉瘤边缘多不光整,境界模糊。增强 CT 纤维瘤可有轻度强化或不强化,而纤维肉瘤有不规则、不均匀强化(图 10-11)。当肿瘤较大时,纤维瘤和纤维肉瘤均可引起周围组织受压、移位、变形及骨质破坏,但胸壁纤维肉瘤易侵犯胸腔、纵隔,CT 上可伴随胸腔积液等征象,并且其骨质破坏呈浸润性,不同于纤维瘤的压迫性骨质吸收。

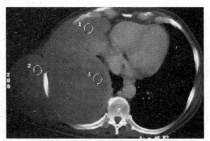

图 10-10 胸壁纤维肉瘤(1)
右侧胸壁巨大包块影,占据胸腔内外,CT 平扫,其密度与肌肉相同

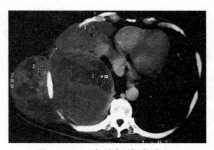

图 10-11 胸壁纤维肉瘤(2)
与图 10-10 为同一患者,增强扫描,密度不均,内有不规则坏死灶

    CT 上纤维肉瘤常随肿瘤增大,出现瘤内低密度区的机会也增高,但部分纤维肉瘤基质内含黏液样物质的特殊类型,如黏液纤维肉瘤、低度恶性纤维黏液样肉瘤,肿瘤一般密度不均,低于肌肉密度,肿瘤较小时内部便可出现低密度区(图 10-12)。

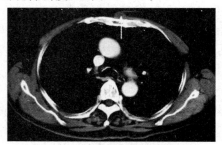

图 10-12 胸壁黏液型纤维肉瘤
胸骨前见一结节影,增强扫描密度不均,内可见低密度区

（2）弹性纤维瘤：弹性纤维瘤是一种富含大量弹性纤维的瘤样病变。绝大多数发生于50岁以上老年，而且女性占大多数。本病有特征性发生部位，为背部肩胛下区及侧胸壁，因此胸壁弹性纤维瘤不少见。胸壁弹性纤维瘤CT多表现为侧胸壁上肌肉密度肿块影，边缘不光整，境界不清，内可出现条状脂肪密度影。

（3）瘢痕疙瘩：瘢痕疙瘩是真皮和皮下的纤维组织增生性病变，常在皮损后出现，如注射、手术、接种及昆虫叮咬等，瘢痕体质者容易出现，但少数患者无明显损伤史，而胸壁瘢痕疙瘩常出现于胸部手术后，其CT表现为胸壁表浅部形态不规则的肌肉密度影或稍高于肌肉密度，边缘不清，境界模糊，常伴有胸部手术痕迹。

3.纤维组织细胞肿瘤

纤维组织细胞肿瘤是以成纤维细胞和组织细胞为基本细胞成分且可能起源于原始间叶细胞的一组软组织肿瘤，根据其细胞分化及生物学特性可分为良性、中间型及恶性三类，良性如纤维组织细胞瘤、网状组织细胞瘤及黄色瘤等，此类肿瘤细胞分化良好，手术切除后不复发也无转移；中间型如非典型纤维黄色瘤、巨细胞成纤维细胞瘤及丛状纤维组织细胞瘤等，它们具有局部浸润性，手术切除后易复发，但极少转移；恶性纤维组织细胞瘤恶性程度极高，手术切除后极易复发，转移常见。胸壁纤维组织细胞瘤CT表现类似于其他软组织肿瘤。以下简单阐述恶性纤维组织细胞瘤。

恶性纤维组织细胞瘤（malignant fibrous histiocytoma，MFH）大体形态，肿瘤呈结节状或分叶状鱼肉样肿块，大小变异较大，胸壁MFH一般不是很大。肿瘤境界较清，可有假包膜。镜下可见多形性和组织结构多样性特点的瘤细胞，主要包括成纤维细胞、组织细胞、巨细胞、黄色瘤细胞和炎症细胞，细胞形态复杂、奇异。

（1）病理：恶性纤维组织细胞瘤是中老年人最常见的多形性软组织肉瘤，其发病年龄大多数在40岁以上，男性多于女性，好发于四肢、躯干、腹膜后及头颈部。临床上主要表现为局部肿块，肿瘤一般生长较慢，有文献认为接触放射线史者可继发恶性纤维组织细胞肿瘤。MFH属于高度恶性肿瘤，术后复发率可达55%～80%，转移常见，最主要为血行转移，因此胸壁恶性纤维组织细胞瘤肺内转移率很高。

（2）临床表现：胸壁恶性纤维组织细胞瘤可发生于胸壁任何部位，肿瘤形态不规则，可呈分叶状，边缘不光整，境界模糊，密度常为肌肉密度或稍高于肌肉密度，内密度不均匀，可见钙化、坏死、囊变及出血。增强CT可见肿瘤不规则强化。由于胸壁骨性组织密集及组织厚度不大，肿瘤常常早期侵犯骨质、胸腔及纵隔（图10-13），肿瘤可早期转移至肺内，因此观察胸部CT时应密切注意肺部改变。

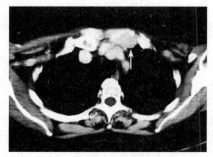

图10-13 胸壁恶性纤维组织细胞瘤
左侧胸锁关节见一肿块影，侵犯胸骨（箭头所指）

4.神经组织肿瘤

胸壁神经组织肿瘤以良性的神经鞘瘤和神经纤维瘤及恶性神经鞘瘤和恶性神经纤维瘤为主,它们主要来源于肋间神经。另外,周围型神经纤维瘤病可出现胸壁多发软组织结节、肿块。

(1)神经鞘瘤、神经纤维瘤:神经鞘瘤由 Schwann 细胞发生,又称施万瘤,或称神经鞘膜瘤,其可发生于颅神经、脊神经及周围神经,颅内主要发生于听神经。神经纤维瘤由神经内衣、神经外衣及神经膜细胞组成,发生在颅内少见,主要发生在周围神经部位。胸壁神经鞘瘤和神经纤维瘤主要发生于胸壁周围神经中的肋间神经。神经鞘瘤和神经纤维瘤任何年龄均可发生,神经鞘瘤好发于 30～50 岁,神经纤维瘤好发于 20～30 岁,二者男性发病率均稍高于女性。胸壁神经鞘瘤和神经纤维瘤临床上多表现为胸壁上缓慢生长的无痛肿块,较表浅的肿瘤可见局部皮肤有少量色素沉着。

临床表现:胸壁神经鞘瘤和神经纤维瘤 CT 平扫均可表现为边缘光整、境界清晰的稍低于肌肉密度肿块,增强 CT 软组织密度均可强化(图 10-14)。神经鞘瘤易出现囊变、出血及坏死,因此常可表现为低密度肿块,肿瘤内可出现钙化;神经纤维瘤很少出现囊变、出血及坏死,一般不出现钙化,如肿瘤内出现低密度区,提示恶变可能。因胸壁神经鞘瘤和神经纤维瘤主要来源于肋间神经,CT 表现上肿瘤大多生长于肋间,相邻肋骨可见压迫性骨质吸收,随着肿瘤体积增大易突入胸腔(图 10-15,图 10-16),CT 上常与胸膜、肺内肿块较难鉴别。

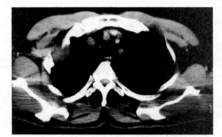

图 10-14　胸壁神经鞘膜瘤

右侧胸壁肋间隙见一结节影,密度均匀,边缘光整

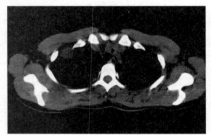

图 10-15　胸壁神经纤维瘤(1)

右侧胸壁肋间隙见一结节影,突入胸腔,密度均匀,边缘光整

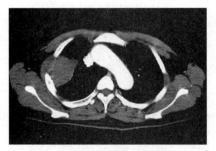

图 10-16　胸壁神经纤维瘤(2)

右侧胸壁包块影,突入胸腔,并有胸壁肌肉增厚

(2)恶性神经鞘瘤(malignant peripheral nerve sheath tumor,MPNST)、恶性神经纤维瘤病理上肿瘤界限不清,没有包膜,浸润生长,或呈多结节状,伴有出血、坏死和囊性变。组织学上如见神经鞘瘤结构,诊断为恶性神经鞘瘤,如见神经纤维瘤结构,则诊断为恶性神经纤维瘤。

病理:可以是原发或者是由神经鞘瘤、神经纤维瘤恶变而来,有学者认为神经鞘瘤恶变少见,而神经纤维瘤恶变可达 20％以上,任何年龄都可发生。此类肿瘤大多是低度恶性的肿瘤,局部浸润和复发。少数病例恶性程度高,浸润明显,可见远处转移。

临床表现:胸壁恶性神经鞘瘤和恶性神经纤维瘤平扫 CT 可表现为胸壁单发或多发的等于或低于肌肉密度占位,境界大多较清,内可见坏死、囊变、出血及钙化,增强 CT 可见不规则强化。肿瘤可侵犯肋骨、胸腔,出现骨质破坏及胸腔积液等。

(3)神经纤维瘤病:神经纤维瘤病是一种人类常染色体显性遗传性疾病,30％～50％的病例有家族史,其特征为皮肤色素沉着和多发性神经纤维瘤。1882 年,Von Recklinghausen 从临床表现与病理特征方面进行了更全面的描述,故命名为 Von Recklinghausen 氏病。根据肿瘤发生部位可分三型:①中枢型,常并发神经胶质瘤和脑膜瘤;②周围型,以皮肤多发神经纤维瘤最突出;③内脏型,较少见,为内脏及自主神经系统的肿瘤。

临床表现:本病是一种慢性进行性疾病,男性发病率约为女性 2 倍。在婴儿的早期患者除皮肤有咖啡牛奶斑外,其他症状很少;随着年龄增长症状逐渐增多,主要表现为皮肤色素斑和多发性神经纤维瘤,超过 20 岁的患者可恶变。临床上,牛奶咖啡斑为本病的一个重要体征,为有诊断意义的皮损之一;皮肤肿瘤,即发生于皮肤及皮下的多发性神经纤维瘤,在儿童期即可出现,到青春期后明显发展,好发于躯干、四肢及头部;50％的患者有神经系统的症状;骨、肾上腺、生殖系统及血管也可发生肿瘤而引起相应的症状,如骨质破坏、高血压等。

CT 表现:CT 平扫肿瘤可呈肌肉密度或低于肌肉密度、境界清晰的结节、肿块。增强 CT 肿瘤可轻度强化或不强化。该病可出现全身多发肿瘤,因此胸部 CT 发现胸壁肿瘤后,应行全身CT 扫描,可发现其他部位肿瘤。如有恶变倾向时,肿瘤可侵犯肌群、骨质、胸腹膜及纵隔等,能发现多部位相应的改变(图 10-17～图 10-22)。

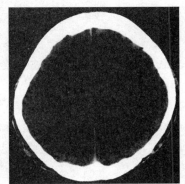

图 10-17 神经纤维瘤病(1)
头颅皮下多发小结节影

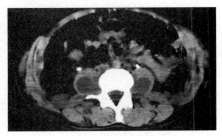

图 10-18 神经纤维瘤病(2)
与图 10-17 为同一患者,双侧腰大肌及双侧皮下多发结节影

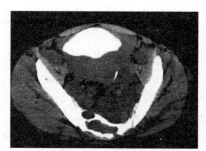

图 10-19　神经纤维瘤病(3)

与图 10-17 为同一患者,盆腔内多发包块,膀胱侵犯,骶骨骨质破坏,双侧皮下多发结节影

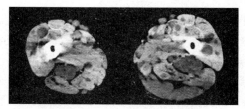

图 10-20　神经纤维瘤病(4)

与图 10-17 为同一患者,双侧大腿肌内多发不规则结节影

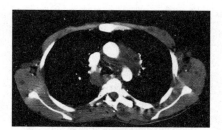

图 10-21　神经纤维瘤病(5)

与图 10-17 为同一患者,纵隔及双侧胸壁多发结节影

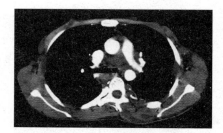

图 10-22　神经纤维瘤病(6)

与图 10-17 为同一患者,双侧胸壁多发结节、胸膜结节、纵隔结节影

5.脉管组织肿瘤

脉管组织包括血管和淋巴管,绝大多数脉管组织肿瘤起源于血管,以下简述起源血管及血管周围组织的胸壁软组织肿瘤。

(1)分类:胸壁起源于血管的肿瘤,临床类型常见有良性的毛细血管瘤和海绵状血管瘤,中间型的血管内皮瘤,恶性的血管肉瘤。胸壁起源于血管周围组织的肿瘤,临床类型主要包括良性血管外皮瘤和良性球瘤,恶性血管外皮瘤和恶性球瘤。

(2)临床表现:胸壁起源于血管的肿瘤,毛细血管瘤和海绵状血管瘤好发于婴幼儿,浅表的肿瘤肤色上可有不同程度表现,触之一般柔软;深部的肿瘤多呈胸壁上皮下结节,触之较软。血管内皮瘤好发于中青年,多表现为胸壁皮下单发或多发结节,手术切除后可复发,但不转移。胸壁血管肉瘤,主要为皮肤血管肉瘤及乳腺血管肉瘤,好发于老年人,一般质地较硬。

胸壁起源于血管周围组织的肿瘤:好发于成年人,一般处于胸壁深部,血管外皮瘤体积较大,而球瘤体积较小,生长缓慢或不生长,发生恶变时体积可明显增大,其中恶性血管外皮瘤恶性程度极高,早期可转移,而恶性球瘤恶性程度低,手术切除可治愈,一般不发生转移。

(3)CT表现:一般胸壁浅部血管瘤形态各异,深部胸壁血管瘤多呈圆形、类圆形或不规则形,平扫CT密度多低于肌肉密度,内可见钙化。典型血管瘤特征性表现为增强CT可见明显强化或瘤内、瘤周可见明显增粗的血管影,但部分实质性血管瘤,特别是起源于血管周围组织的肿瘤强化不一定明显(图10-23)。当病灶体积较大,边缘不光整,境界模糊,内呈实质性低密度,增强CT可见不规则强化(图10-24),病灶侵犯周围组织,应考虑恶性。

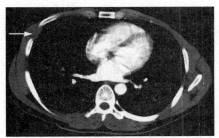

图 10-23 胸壁血管瘤
右侧胸壁结节影,增强扫描无明显强化(箭头所指)

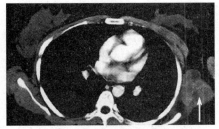

图 10-24 胸壁恶性血管外皮瘤
左侧腋窝肿块影,增强扫描密度不均匀(箭头所指)

6.肌肉组织肿瘤

胸壁肌肉组织肿瘤主要有以下两组:起源于皮肤竖毛肌的平滑肌源性肿瘤和起源于骨骼肌的横纹肌源性肿瘤,发生于胸壁不多见。

良性肿瘤CT上一般呈边缘光整,境界清晰的圆形、类圆形结节,平扫CT密度一般低于肌肉密度,增强CT可有轻度强化。恶性肿瘤CT上一般呈边缘不光整、境界模糊、形态不规则的肿块,平扫CT密度呈不规则低密度肿块,内可见钙化、坏死等,增强后可有不规则强化,并常可见侵犯周围组织及远处转移表现。

7.其他肿瘤

(1)原发性软组织恶性淋巴瘤:本病指原发于结缔组织、脂肪及骨骼肌内的恶性淋巴瘤,少见,多发生于老年人,好发于四肢及胸腹壁。发生于胸壁的原发性软组织恶性淋巴瘤 CT 表现无明显特征性(图 10-25),可侵犯胸腔及周围组织(图 10-26)。

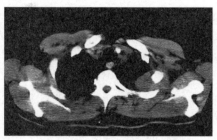

图 10-25　原发性软组织恶性淋巴瘤(1)
左侧胸壁结节影,边缘光整

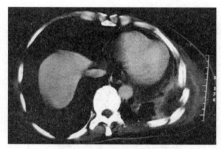

图 10-26　原发性软组织恶性淋巴瘤(2)
左侧胸壁包块影,密度不均,胸壁明显肿胀,并侵犯胸腔

(2)皮样囊肿:皮样囊肿好发于前下纵隔,胸壁皮样囊肿罕见,此收集 1 例胸壁皮样囊肿,以供参考,此例增强 CT 表现为前胸壁中线处突出于胸壁的皮下椭圆形软组织肿块,内密度均匀,稍低于肌肉密度,边缘光整,境界清晰(图 10-27)。

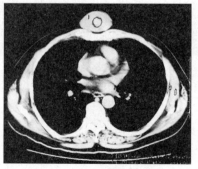

图 10-27　胸壁皮样囊肿
前胸壁圆形软组织密度影,密度均匀,边缘光整

(二)原发性骨源性肿瘤

胸壁骨性组织包括肋骨、胸骨及胸椎,一般胸椎归于脊椎部分讨论,在此只讨论肋骨和胸骨原发性肿瘤。胸壁骨性组织原发性肿瘤发生率远远低于转移性肿瘤,并且大部分发生于肋骨,而

胸骨原发性肿瘤少见,但其大多数为恶性。以下简述几种胸壁原发性骨源性肿瘤。

1.骨软骨瘤

骨软骨瘤是最常见的良性骨肿瘤,又称外生骨疣,在胸壁常发生在肋骨上,常沿肋骨体的前后侧面或近前端出现特征性骨疣,带蒂的骨疣可深入胸腔或胸壁软组织,CT对其定位及相邻组织的改变较X线平片有优势。

2.软骨瘤

软骨瘤根据发生部位可分为内生性、外生性和皮质旁三种类型,好发于四肢短骨,发生在肋骨和胸骨少见。

CT上肿瘤常呈边缘锐利的分叶状骨性肿瘤,CT对肿瘤内钙化提示较X线平片更加清晰,特别是内生性软骨瘤内的沙粒状钙化,外生性软骨瘤的特征性改变为软骨帽,CT可更清晰提示恶变时的肿瘤内软组织成分增多及周围组织改变。

3.骨化性纤维瘤

骨化性纤维瘤的肿瘤结构如纤维瘤,内可有不同量的骨组织。青年人好发,为肋骨常见原发性骨肿瘤,常发生在肋骨前段。

CT上肿瘤可呈肋骨膨胀性改变,皮质变薄,边缘可锐利,亦可模糊,内主要为低密度的软组织影,可伴条状、点状及网状致密影(图10-28)。

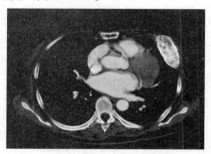

图10-28 胸壁骨化性纤维瘤

左侧肋骨明显膨胀性改变,骨皮质变薄,内小斑状影

4.骨囊肿

骨囊肿多发生于四肢长骨,发生在短骨及扁骨少见,多发生于青少年,常伴病理性骨折。多为单房性,但也可为多房性。在胸壁上常发生于肋骨前端。

CT上呈各种形状膨胀性改变,内可见液性密度区(图10-29),多房者内见分隔的骨嵴(图10-30)。

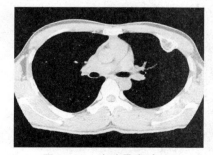

图10-29 胸壁骨囊肿(1)

双侧肋骨前端膨胀性改变,内有液性密度影

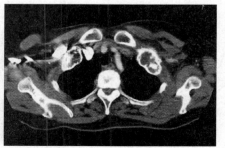

图10-30 胸壁骨囊肿(2)

双侧肋骨前端膨胀,其内结构不规则

5.骨髓瘤

骨髓瘤可多发,亦可单发,好发于成年人,男性较女性多见,多累及扁平骨,因此胸壁骨髓瘤受累较多见。临床上常继发贫血、消瘦、骨痛及全身衰竭,半数病例尿液中可见本-周蛋白。CT上可见胸骨、肋骨内多个囊性溶骨性破坏区,肿瘤较大时可突破骨皮质,产生病理性骨折。

6.Ewing 肉瘤

Ewing 肉瘤为一种圆细胞骨瘤,发病高峰在 10～20 岁之间,男性比女性多见,肋骨、胸骨可被累及。临床类似急性骨髓炎、多发性骨髓瘤。CT 上主要呈溶骨性改变,在确定病变范围方面更有帮助。

7.骨肉瘤

骨肉瘤主要发生于青少年,男性居多,最多见于四肢长骨,发生在胸壁骨肉瘤罕见,CT 上表现为浸润性骨破坏,伴有软组织肿块,与其他胸壁恶性肿瘤鉴别难,CT 主要观察肿瘤范围、周围组织及胸部转移灶。

(三)继发性胸壁肿瘤

继发性胸壁肿瘤占胸壁肿瘤的大多数,包括软组织源性和骨源性,可有全身恶性肿瘤转移至胸壁,多见于肺癌、乳癌、甲状腺癌及前列腺癌,亦可由肺癌、乳癌、胸膜间皮瘤、纵隔恶性肿瘤及肝癌等直接侵犯胸壁。

继发性胸壁肿瘤 CT 表现多样,大多数与其他原发性肿瘤难以鉴别,需紧密结合临床病史,另需观察肿瘤范围、分布、周围组织及原发肿瘤等情况。继发性胸壁软组织源性肿瘤,如为远处转移,可呈单发或多发大小不等结节、肿块,可分布于胸壁各层,若肿瘤较大时可侵犯周围骨质,形成溶骨性骨破坏;如为相邻部位的恶性肿瘤直接侵犯,形成软组织肿块常同时发生相邻骨质破坏。继发性胸壁骨源性肿瘤,以肋骨最为多见,可单发亦可多发,呈溶骨性、成骨性及混合性(图 10-31),其中大多数为溶骨性和混合性,少数为成骨性如前列腺癌转移,转移瘤多伴软组织密度肿块(图 10-32,图 10-33),肿瘤较大时与继发性胸壁软组织源性肿瘤难以鉴别。

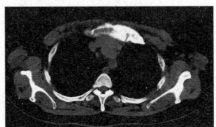

图 10-31   胸壁转移瘤(1)
胸骨及左侧肋软骨骨质增白,结构不规则

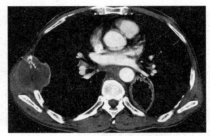

图 10-32   胸壁转移瘤(2)
胃癌术后右侧胸壁转移包块影,邻近肋骨骨质破坏

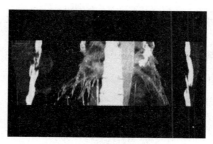

图 10-33　胸壁转移瘤(3)

与图 10-32 为同一患者,MIP重建,右侧胸壁两个包块影,邻近肋骨骨质破坏

五、术后表现

肺、纵隔内脏器术后,CT可发现胸壁各组织不同程度改变。胸壁软组织可出现不同程度受损,但部分微创手术胸壁软组织受损不一定能发现,如胸腔镜下手术。骨组织受损,其中肺部手术常伴单个、多个肋骨体部缺损,手术相邻部位的部分肋骨可出现因手术引起的医源性骨折,纵隔各内脏手术常伴胸骨受损。肺部术后,常可见术侧胸廓畸形、缩小,部分可出现健侧胸廓因健肺代偿性气肿而扩大。在创伤较大的胸部手术,如胸改术、开窗术,以上改变更加明显,并可伴有其他表现,如胸改后胸壁上可见不同物质的填充物,开窗术后可见胸壁部分缺损,胸腔与外界相通。

六、皮下气肿

胸壁皮下气肿可为自发性,亦可为医源性。胸壁皮下气肿由各类气胸突破纵隔胸膜,或纵隔气肿破裂进入胸壁皮下引起,先累及颈面部,后为前上、侧胸壁、双侧腋窝,严重者可累及腹壁,CT表现为前上、侧胸壁皮下疏松组织内见弥漫的条状、线状及片状气影,一般为双侧对称。医源性及外伤性皮下气肿,为外伤、胸腔闭式引流术及肺穿刺术等致肺内气体进入胸壁皮下,皮下气肿一般较局限,CT上表现为局部皮下可见少许点状、条状气影。另外,高张性肺大疱误行胸腔闭式引流术或高压性气胸胸腔闭式引流不当,肺内高压的气体进入胸壁,皮下气肿范围可较大,甚至可表现如胸壁皮下气肿由各类气胸突破纵隔胸膜,或纵隔气肿破裂进入胸壁皮下引起的皮下气肿,但一般患侧较重。

七、CT 在胸壁疾病诊断方面的优劣

CT对胸壁软组织的分辨率要远高于X线平片,通过测定病变的CT值可分辨气性、脂性、囊性、钙化及实质性等密度,另通过增强CT可提供病变血供情况,可初步对病变进行定性。与MRI比较CT对组织分辨率要差,除脂肪源性、血管性等少数表现典型的软组织病变有直接定性能力,对其他很多软组织肿瘤性质较难确定,需通过组织活检进行确诊,但对钙化的检出,CT优于MRI。

CT对胸壁骨性病变的诊断能力是MRI无法比拟的。CT较X线平片图像更加清晰,内部结构观察得更加细致。胸壁软组织肿瘤均可引起相邻骨质改变,而CT可分辨出大部分骨质改变为受压吸收还是侵犯、破坏。CT对胸骨、胸锁关节显示要明显优于X线平片。虽然目前螺旋CT可制作出各种三维图像,但这些三维骨性图像分辨率仍低于X线平片,对诸多骨肿瘤定性能力低于X线平片。

  CT 横断面图像可清晰将胸壁各组织清晰分开,不产生组织重叠现象,对病变定位能力较 X 线平片有优势;MRI 可显示各方位图像,其对胸壁组织的定位能力较 CT 更有优势。另外,常规 CT 对肋骨扫描表现为分节性,还可因为容积效应出现各种伪影,不利于观察,只有通过对病变肋骨行倾斜角度扫描,才能使同一肋骨在同一平面显示。

  CT 对胸壁软组织是否侵犯胸腔或肺内肿瘤是否侵犯胸壁,常仅凭胸膜外脂肪线改变情况来判断,而 MRI 对这方面较 CT 有优势。因胸壁疾病常和肺部疾病同时存在,而 MRI 对肺部成像有明显缺陷,因此 CT 对全面观察病变较 MRI 有优势。

  综上所述,对胸壁疾病的影像学检查方法除 CT、X 线平片和 MRI 外,还包括 US 和放射性核素检查,它们各有优缺点,在胸壁疾病影像学诊断上应进行综合评估。

(杨俊彦)

第二节   硅沉着病 CT 诊断

  硅沉着病(silicosis)是由于长期吸入游离二氧化硅粉尘所致的以肺部弥漫性纤维化为主的全身性疾病。是法定尘肺病中人数最多、危害最严重的。约占法定尘肺病发病总人数的 43%。

一、病因与接触机会

  硅沉着病的病因是吸入游离二氧化硅,它是石英的主要成分,约 95% 的矿物和岩石都含有石英。因此,凡与矿物、岩石的开采、使用有关的行业都有可能接触游离二氧化硅。

  (1)采矿业:金属矿石的开采,云母、氟石、硅质煤等的采掘。

  (2)开山筑路:隧道和涵洞的钻孔、爆破等。

  (3)建筑材料工业:石料的开采、轧石及石料的整理加工等。

  (4)钢铁冶金业的矿石原料加工、准备、炼钢炉的修砌。

  (5)机械制造业:铸造工艺中型砂准备、浇铸、铸件开箱、清砂整理、喷砂等。

  (6)耐火材料业:原料准备、成型、焙烧等。

  (7)制陶、瓷工业的原料准备、碾碎、加工磨细等。

  (8)玻璃制造业原料的准备。

  (9)石粉行业:石英加工、碾压、研磨、筛分、装袋、运输等。

  (10)造船业:喷砂除锈。

  (11)搪瓷业:原料制备和喷花、涂釉等。

二、分类

  由于接触粉尘中的游离二氧化硅含量不同,其所引起的临床表现、疾病的发展和转归,甚至病理改变均有所不同。

(一)慢性或典型硅沉着病

  粉尘中游离二氧化硅含量低于 30%,接触工龄一般在 20~45 年。病变以硅结节为主,以肺上叶为多,可能与肺下叶对粉尘的清除较好有关。这种单纯硅沉着病的硅结节一般 <5 mm,对

肺功能的损害也较少见或不严重。硅沉着病可形成进行性大块状纤维化,通常发生在两肺上部,是由于纤维结节融合所致。此种病变即使脱离粉尘接触之后也仍然会进展。

（二）快进型硅沉着病

粉尘中游离二氧化硅含量在40%～80%之间,接触工龄一般在5～15年发病,纤维化结节较大,X线片上可形成所谓"暴风雪"样改变,进行性大块状纤维化可发生在两肺中野,病变进展很快,肺功能损害常较严重。此型硅沉着病多见于石英磨粉工和石英喷砂工。

（三）急性硅沉着病

亦称硅性蛋白沉着症,是一种罕见的硅沉着病,发生在接触二氧化硅含量很高且浓度很高的粉尘作业工人中。此型硅沉着病首先由Buechner和Ansari在喷砂工中发现并报道。一般在接触1～3年发病,迅速进展并由于呼吸衰竭而死亡。其病理特征和非特异性肺泡蛋白沉着症所见相同,即肺泡由脂质蛋白物所填充。临床表现以呼吸困难、缺氧为明显,气体弥散功能严重受损。

三、病理

硅沉着病的基本病变是硅结节、弥漫性肺间质纤维化和硅沉着病团块的形成,硅结节是诊断硅沉着病的病理形态学依据。

尸检大体标本:肺呈灰黑色,体积增大,重量增加,质坚韧,胸膜增厚粘连;切面两肺分布有许多硅结节及间质纤维化,晚期可见单个或多个硅沉着病团块,质硬如橡胶;支气管-肺门淋巴结增大、变硬粘连。

硅结节外观:呈圆形灰黑色,质韧,直径2～3 mm,多位于胸膜下、肺小叶及支气管、血管周围淋巴组织中。典型硅结节境界清楚,胶原纤维致密扭曲,呈同心圆排列,中心可见不完整的小血管,纤维间无细胞反应,出现透明性变,其周围肺泡被挤压变形,偏光显微镜检查硅结节中可见折光的矽尘颗粒。

弥漫性肺间质纤维化在典型硅沉着病中并不突出,而主要表现为胸膜下、肺小叶间隔、小血管及小支气管周围和邻近的肺泡间隔有广泛的纤维组织增生,呈小片状或网状结构。严重者肺组织破坏,代之以成片粗大的胶原纤维,其间仅残存少数腺样肺泡及小血管。

硅沉着病团块形成是硅沉着病发展的严重阶段,多位于两肺上叶、中叶内段和下叶背段。组织学上表现为硅结节的融合。团块可发生坏死、钙化,形成单纯的硅沉着病空洞,但较少见。也可并发结核形成硅沉着病结核空洞。

四、发病机制

各项研究学说很多,如表面活性学说、机械刺激学说、化学中毒学说、免疫学说等等。但都各有偏颇,仍不十分清楚。目前以Heppleston提出的细胞毒学说是研究热点。该学说认为:肺巨噬细胞吞噬石英粉尘颗粒后,发生崩解、坏死,继而释放出一种能促进成纤维细胞增生和促进胶原形成的细胞因子,称为H因子。该因子种类很多,均属炎性介质。如有肿瘤坏死因子（TNF）、成纤维细胞生长因子（FGF）、表面细胞生长因子（EGF）、转化细胞生长因子（TGF_β）、拟胰岛素生长因子（IGF）、血小板生长因子（PDGF）、白三烯（LTB_4、LTG_4）、白介素（IL1α、IL-6）、淋巴因子（CD_4、CD_8）等。其中以白介素（IL-1）和肿瘤坏死因子（TNF）对肺损伤最突出,且有协同作用。

最近又有人提出氧自由基学说,认为石英粉尘可诱导氧自由基的产生,提示"粉尘-自由基-细胞因子"是矽尘毒性作用的连锁反应,是肺纤维化的启动点。

五、CT 表现

(一)圆形小阴影

圆形小阴影是硅沉着病的典型影像学表现。高千伏胸片常以 q、r 型为主;反之,则小阴影小、淡、稀疏,以 p 型为主。对前者,CT 表现为弥漫性分布的高密度小结节影,边缘清楚、锐利,其显示率与高千伏胸片相差不大。而对后者,高千伏胸片往往显示模糊,不易确定。CT 有明显的显示优势。表现为:两肺野内弥漫性分布的粟粒样影,密度较淡而均匀。早期多以两中下肺野为主,随病变发展可逐渐布满全肺野。部分病例亦可先出现于两上肺野。密集度较低时小粟粒影常呈簇状分布。有时小阴影与血管断面区别有一定困难,鉴别要点:血管断面是由近而远逐级分支的,有时可见分叉,分布有一定规律,且边缘清晰锐利;而尘肺小阴影较淡而模糊,无分叉,稀疏时常呈簇状分布。高分辨 CT 显示更为清楚,与常规 CT 比较,尘肺小阴影的锐利度明显增加,但形态不一定呈圆形,也可呈星芒状。动态观察,随着硅沉着病病情进展,期别升高,肺气肿的加重,小阴影的密集度在下肺野逐渐稀疏,而上肺野逐渐密集,直至融合成为大阴影团块(图 10-34)。

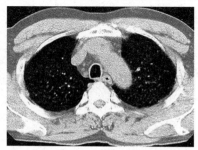

图 10-34　硅沉着病的圆形小阴影
双肺弥漫性高密度小结节影,边缘较模糊,密度较淡,无分叉

(二)不规则小阴影

其病理基础是肺间质纤维化。病变早期常以 s 型小阴影最早出现,高千伏胸片不易与紊乱的肺纹理鉴别,易发生误诊、漏诊。CT 表现为肺小叶间隔增厚,HRCT 显示明显优于常规 CT,观察应以 HRCT 为主。表现为:①与胸膜垂直或接近垂直的短线形影,多位于肺野外围,为小叶间隔增厚所致;其边缘多有毛糙、粗细不均、呈不规则状、有的呈结节或串珠状(图 10-35);②小叶内线影,起于胸膜下 1 cm 处呈分支状,但不与胸膜面接触,其形态基础是小叶内动脉及其伴行细支气管周围纤维组织增生。在肺外周出现多边形或分散紊乱的线状影,长短不一,在高分辨CT 上显示更为清楚。随病变发展,不规则小阴影增多,可交织成网状,线状影也逐渐变粗,可牵拉周围肺组织,若病变位于叶间裂附近,可使之移位(图 10-36)。

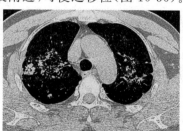

图 10-35　硅沉着病不规则阴影
双肺上叶多发不规则短条索状影,边缘毛糙,粗细不均,还有与胸膜垂直的短线

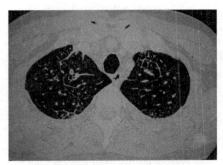

图 10-36　硅沉着病小叶内线
双肺上叶见散在圆形小阴影，还有不规则长短不一的短线

（三）大阴影和融合团块

应用 CT 检查大阴影和融合团块并非单纯为了提高其检出率，一般都有明确的鉴别诊断目的和意义，一般有以下几种：①判定是否符合Ⅲ期标准；②与肿瘤鉴别；③观察是否合并肺结核；④观察是否有空洞。CT 可准确测量病灶大小，因而可准确掌握Ⅲ期标准。典型的Ⅲ期硅沉着病融合团块多发生于两肺上叶后段或下叶背段，CT 表现为形态不规则的软组织密度团块，边界清楚，边缘常可见，周围可有较粗大的纤维条索影或粗毛刺，呈典型的"伪足征"改变。其周围常显示肺组织、支气管变形、牵拉移位、扭曲，甚至闭塞，且多伴有支气管扩张及瘢痕旁肺气肿；大阴影内可伴有或不伴钙化，一般双侧对称出现。少数可发生于中叶或单侧，形态呈类圆形，也可见相邻支气管阻断，酷似肺癌，须与肺癌鉴别。CT 增强扫描时，硅沉着病团块一般无强化，边缘有粗大毛刺，周围有瘢痕旁型肺气肿，其他肺野内可见尘肺小阴影背景。而肺癌肿块可见不规则强化，边缘可见分叶和细毛刺，且支气管有阻塞，常伴有阻塞性肺炎或阻塞性肺不张。硅沉着病团块因缺血坏死可出现空洞，但空洞内壁无结节样凹凸不平，此点与肺癌空洞明显不同。CT 对肺结核的渗出性病灶的显示远较高千伏胸片准确。硅沉着病团块边界较清楚，而肺结核的渗出性病灶边界模糊，容易区分（图 10-37）。

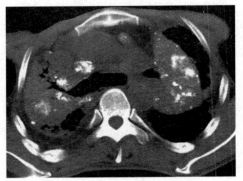

图 10-37　硅沉着病融合团块
双肺上叶见融合团块影，内有多发不规则钙化

（四）支气管扩张

硅沉着病患者因肺内弥漫性纤维化的牵拉而常发生支气管扩张，此种支气管扩张多呈柱状，CT 表现为肺野内条状透光影，或大于同级血管的小环形透光影，呈"印戒征"，常伴有支气管壁增厚，也可表现为支气管扭曲与并拢。有时可见支气管结石，呈不规则斑点状高密度影。支气管

扩张和支气管结石可能都是硅沉着病患者咯血的原因之一。

（五）淋巴结肿大及钙化

CT 对纵隔、肺门淋巴结的观察远优于高千伏胸片。不论淋巴结钙化与否，均能显示，且能准确地分组。CT 观察硅沉着病患者的淋巴结肿大不仅限于肺门，且见纵隔内也可有多组淋巴结肿大。关于硅沉着病患者肺门淋巴结钙化，X 线胸片常以描述为"蛋壳样"钙化为最典型，但 CT 观察下的"蛋壳样"钙化并非真正的"蛋壳样"，而是呈不规则小斑片或小斑点样钙化为多，也可见环形钙化（图 10-38）。

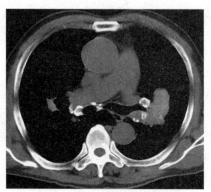

图 10-38　硅沉着病淋巴结钙化

双肺上叶融合团块，纵隔肺门淋巴结钙化，部分为环状钙化

（六）胸膜增厚及钙化

CT 对胸膜增厚、粘连及其范围的显示十分敏感，硅沉着病患者胸膜增厚、粘连发生率很高，且范围很广。早期最先常发生于肺底部和肺尖部，高千伏胸片常不能发现，而 CT，尤其是 HRCT 可清晰显示。晚期可发生弥漫性胸膜增厚、粘连（图 10-39）。

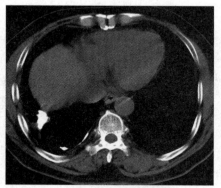

图 10-39　硅沉着病胸膜增厚

右下胸膜增厚伴钙化

（七）肺纹理

硅沉着病患者由于肺间质纤维化，可导致肺纹理的一系列改变，CT 主要表现为：①分布于肺外周部分的网状影，胸膜下 2 cm 范围内小血管 3 级以上分支明显增多；②胸膜下弧线影：为距胸膜 1 cm 以内长度＞10 mm 的与胸膜平行的线样影（图 10-40）；③与胸膜相连或与胸膜垂直的胸膜下短线，后者是位于肺组织深部的不规则线影（图 10-41）。

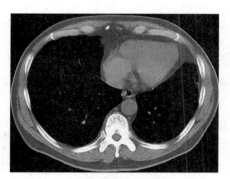

图 10-40 硅沉着病胸膜下线

双肺下叶靠近后胸膜处见弧形线样影

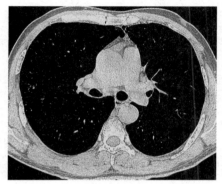

图 10-41 硅沉着病胸膜下短线影

右肺靠近胸膜处见散在与胸膜相连或垂直的短线影

（八）肺气肿

硅沉着病患者因肺间质纤维化而常发生肺气肿,CT能显示肺气肿的各种类型：①小叶中心型肺气肿,其特点是在肺野内出现散在分布的小圆形、无壁的低密度阴影,另外还有多发不规则低密度影,其内无明显的肺纹理,可见有环状不规则边缘区,直径为2～10 mm;②全小叶型肺气肿,其特点是全小叶的破坏而形成的较大范围的低密度区,且大小和形态多不规则,病变区内血管纹理明显减少,形成弥漫性"简化"的肺结构;③瘢痕旁型肺气肿,见于邻接局部肺实质瘢痕处,多发于尘肺团块纤维灶旁(图10-42)。

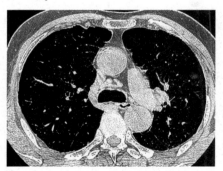

图 10-42 硅沉着病的肺气肿

六、鉴别诊断

(一)血行播散型肺结核

急性粟粒型肺结核,双肺粟粒状阴影常呈三均匀表现,分布均匀,密度均匀,大小均匀。肺尖常受累,结节可融合成片。

亚急性粟粒型肺结核,粟粒阴影大小不一,密度不一,分布不均。

上述两者均有典型的结核中毒症状,有时可见胸腔积液。痰涂片可查到抗酸杆菌,PPD试验阳性。且无粉尘职业接触史。与硅沉着病鉴别当无困难。

(二)特发性肺纤维化

病因不明,是一种肺泡壁的弥漫性机化性炎症,CT表现为毛玻璃样影和弥漫性小叶间隔增厚,病变以两中下肺野为重,尤其是高分辨CT上的毛玻璃影与硅沉着病可资鉴别。

(三)结节病

结节病是一种原因未明的多系统非干酪肉芽肿性疾病,最常累及肺。CT表现为肺门及纵隔淋巴结肿大,伴或不伴肺内纤维化。其特点是肺内病灶形态大小不一,活动期可见毛玻璃影,HRCT显示更为清楚,经治疗后病灶变化快。纵隔、肺门淋巴结肿大较硅沉着病明显,但一般无钙化。

(四)肺含铁血黄素沉着症

肺含铁血黄素沉着症是由于长期反复肺毛细血管扩张、淤血和破裂出血,含铁血黄素沉着于肺组织所引起的异物反应,患者常有风心病史,鉴别较容易。而特发性肺含铁血黄素沉着症则十分少见,应密切结合职业史。

(五)肺泡微石症

表现为两肺弥漫性分布的钙质细粒,自上而下逐渐增多,以下后部最密,其密度较硅沉着病高,可多年无变化。常伴胸膜和心包膜的钙化。本病与家族遗传有关。

(六)肺癌

硅沉着病团块常为双侧对称性,多发生于上肺野,形态不规则,边缘有粗大毛刺,肿块周围可见瘢痕旁型肺气肿,双侧肺野内可见尘肺小阴影的背景,增强后硅沉着病团块一般无强化,纵隔、肺门淋巴结多普遍肿大,常伴有钙化,但无淋巴结融合坏死。肺癌多为单侧,即使为罕见的双侧肺癌,也无对称性,形态多为分叶状类圆形,边缘为细毛刺,周围常有阻塞性肺炎或肺不张,增强后有不规则强化,纵隔、肺门淋巴结为不对称肿大,可融合成团并出现坏死。

(杨俊彦)

第三节　肺癌 CT 诊断

一、发病率

肺癌是严重威胁人类健康和生命的恶性肿瘤,也是世界上发病最多的恶性肿瘤之一。

自1990年以来,全世界肺癌病例以20%的速度递增(男性为17%,女性为27%)。肺癌发病的趋势和地区内吸烟人数的趋势密切相关,美国和北欧、西欧男性吸烟人数已经从高峰下降,其男性肺癌发病也呈减缓趋势;发达国家女性因吸烟导致肺癌发病率和死亡率增高,而发展中国家因为女性吸烟稀少,故发病率低。受环境污染和国人吸烟人群庞大等肺癌危险因素和人口增长与老龄化的双重因素的影响,中国肺癌发病率显著增加,成为中国最常见、增幅最大的恶性肿瘤之一。

导致肺癌发生有两大危险因素——吸烟和空气污染。75%~90%肺癌和吸烟相关。烟叶中含有多种致癌物。吸烟与肺鳞状细胞癌、小细胞癌的相关性比与肺腺癌的相关性更强,而暴露在香烟环境中,即吸二手烟者承担的肺癌患病风险也和低剂量吸烟者相当。空气污染是导致肺癌的第二个危险因素,空气污染主要存在于室内,由建筑物内部逐渐释放而出,包括一些放射性物质。室内空气污染作为肺癌危险因素和吸烟具有协同作用。

二、病理学分类

按照组织解剖学对肺癌分类,能更方便临床诊断和治疗的需要。

(一)按解剖部位分

1.中央型肺癌

发生于肺段和肺段以上支气管的肺癌,约占所有肺癌的3/4,以鳞状上皮细胞癌和小细胞癌多见。

2.周围型肺癌

发生在段支气管以下的肺癌,约占肺癌的1/4,以腺癌多见。

3.弥漫型肺癌

癌组织沿肺泡管、肺泡弥漫浸润生长,累及部分肺叶或在肺内呈散在分布的多发结节。

(二)按组织学分

肺癌组织学分类有两大类:小细胞肺癌(small cell lung cancer,SCLC)和非小细胞肺癌(non small cell lung cancer,NSCLC),后者包括鳞状上皮细胞癌、腺癌、大细胞癌和鳞腺癌。

1.非小细胞肺癌

非小细胞肺癌占肺癌总数的75%左右,各型细胞分期、治疗相似,但是组织类型和临床表现各有差异。

(1)鳞癌:是最常见的肺癌,占整个肺癌的30%,好发于50岁以上的男性,一般有吸烟史,血行转移发生晚,因而手术切除效果好,约占肺癌手术切除病例的60%。多数起源于段和亚段支气管黏膜,形成肿块,堵塞管腔。肿块中央易发生坏死,空洞多见。多数鳞癌为中等分化或低分化。

(2)腺癌:是第二常见肺癌,占整个肺癌的25%,女性多于男性,早期就可以侵犯血管和淋巴管,引起远处转移,累及胸膜。腺癌主要起源于小支气管的黏液腺体,因此,3/4以上的腺癌发生于肺的周边,生长速度比较缓慢,约50%为孤立性肺结节,空洞少见。

在诊断上,肺腺癌常常需要与来自其他脏器(如肠道、乳腺、甲状腺和肾脏)的转移性腺癌相鉴别。肺腺癌也常发生于原先肺有损伤的区域,即所谓的瘢痕癌。

(3)大细胞癌:是一种高度恶性的上皮肿瘤,多位于肺的周边实质,占整个肺癌的15%。大细胞癌中有10%左右鳞状分化,80%左右腺样分化,而与鳞癌和腺癌难以区分。

(4)腺鳞癌:明确的腺癌和鳞癌结构混杂或分别存在于同一肿块内。

2.小细胞肺癌

常见于较为年轻的男性,是肺癌中恶性程度最高者。肿瘤早期就发生血行和淋巴转移,肿瘤浸润性强,生长速度快,多数位于大的支气管,表现为中央型肺癌,在支气管黏膜下层呈浸润性生长,引起管腔狭窄。小细胞肺癌对放化疗敏感。

三、临床表现

除定期查体发现的肺癌者外,大多数肺癌患者在就诊时已经出现临床表现。其临床表现有肺癌原发肿瘤引起的刺激性咳嗽、持续性咳嗽、肺不张、咯血、胸闷、气促等;肿瘤在胸内蔓延可导致的胸痛、呼吸困难、声音嘶哑、上腔静脉阻塞、心包积液、胸腔积液等;肺癌远处转移导致的相应表现,以及非转移性肺外表现(包括内分泌异常、神经肌病、脑病、皮肤病变和全身性症状等)。

四、分期

肺癌的分期和患者的治疗方案选择、预后密切相关。无论临床诊断还是影像学诊断,都必须把分期诊断涵盖其中,才是完整的诊断。目前普遍采用的是国际抗癌联盟(UICC)公布的肺癌国际分期标准。肺癌国际分期标准主要适用于非小细胞肺癌。小细胞肺癌由于通常不以手术作为首选,较多采用放疗,因此,以癌症是否局限于一个放射治疗照射野,分为局限期和广泛期。

五、治疗和预后

肺癌的治疗方法和其他实体肿瘤一样,包括手术治疗、放疗、化疗,近年来还有生物靶点治疗。

(1)非小细胞肺癌的治疗。①外科治疗:对肺癌根治治疗,目前主要采用手术为主的综合治疗。对 T_1N_0、T_2N_0 肺癌采用外科根治术,5 年生存期可达到 $75\%\sim80\%$;对 T_1N_1 和 T_2N_1 期采用根治性切除并纵隔淋巴结清扫,5 年生存率为 $15\%\sim20\%$;T_3N_0 期肺癌的 5 年生存率为 $30\%\sim50\%$;如果术前已经明确是 N_2 期或 N_3 期患者,不主张手术。②对于不能外科治疗的患者行化疗、放疗、分子靶向治疗等;对于局部广泛期肺癌患者,放化疗联合已经成为规范治疗方案。

(2)小细胞肺癌是一种恶性程度较高的肿瘤,绝大多数患者于确诊时已伴有淋巴结或远处转移,且无手术治疗的指征。不利的预后因素包括广泛期疾病、乳酸脱氢酶(LDH)值升高、不良的行为状态评分、体重下降与男性别。局限期小细胞肺癌的治疗应采用化疗联合同期胸部放射的治疗方案;广泛期疾病以全身化疗为主;即便对于老年或行为状态评分较差的患者,联合化疗仍值得推荐;治疗后肿瘤达完全缓解者应接受预防性全颅放疗,以降低颅脑转移率。

六、原发性肺癌 CT 表现

按原发性支气管肺癌的 CT 表现可分为周围型肺癌(起自肺门以远的支气管肺癌)和位于中央支气管树的中央型肺癌(起自与肺门密切相关的支气管)两种。

(一)周围型肺癌

约 40% 支气管肺癌起源于段以后的支气管,其大小各异,但如$<1\text{ cm}$ 时,胸片上不易发现,而 CT 因其分辨率较高,可检出较小的病灶,并可准确评价其大小和形态。

1.大小、形态和边缘

除了某些肺泡细胞癌或发生于间质纤维化区的周围性肺癌外,一般都表现为圆形或卵圆形,

是影像学上成人孤立性肺结节诊断中的难题之一。在＞20 mm的孤立性肺结节中,恶性肿瘤的患病率达到80%～85%;如＜5 mm则恶性肿瘤的机会小于1%;6～10 mm的结节24%为恶性结节;而11～20 mm的结节,33%为恶性结节。由于肿瘤各部分的生长速度不一,可出现分叶状边缘,在生长较慢处呈脐样切迹或凹陷,曾有人把无钙化的孤立性肺结节的边缘形态在CT上分为4类:1型为边缘锐利、光滑;2型为中度光滑伴有一些分叶状;3型为不规则起伏或轻度毛刺状;4型为明显的不规则和毛刺状。在66个1型边缘的结节中,78.8%(52个)为良性结节;350个2型边缘者中57.7%(202个)也为良性结节;而218个3及4型边缘者,有193个(88.5%)为恶性结节。也有人以分叶部分的弧度为准,把分叶状边缘分为浅分叶和深分叶两种,凡弦距/弦长＞2/5为深分叶,后者在肺癌诊断中有重要意义,但分叶状边缘在25%良性结节中也可见到,尤其是在错构瘤中。

CT上的结节-肺界面对良、恶性的区别也有帮助。88%～94%的原发性肺癌可见到毛刺状边缘,表现为自结节向周围放射的无分支的细短线影,近结节端略粗,以在HRCT上所见最好。病理上,为结节中的促结缔组织增生反应引起向周围肺野内放射的纤维性线条。在恶性结节中它也可以是肿瘤直接向邻近支气管血管鞘内浸润或局部淋巴管扩张的结果,但它在HRCT上难以和由纤维性反应引起的毛刺区别,毛刺状边缘无完全的特异性,因为在慢性肺炎或肉芽肿中有时也能见到(图10-43)。

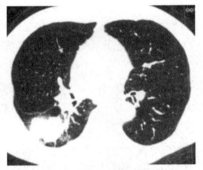

图10-43 肺癌患者的横断面CT图(1)
患者男性,67岁,右下叶腺癌。肿瘤边缘呈分叶状,有细毛刺,为4型边缘

2.密度

在Zuirewich等报道的68例恶性结节中,80%呈不均匀密度,CT上表现为钙化、磨玻璃影、小泡样低密度区、空气支气管征、明显的空洞或无空洞的肿瘤坏死。

(1)钙化:在病理上,肺癌内可见钙化,钙化可由于肿瘤坏死区的营养不良或肿瘤本身的原因而致,后者可见于黏液性腺癌。但除了在肺标本上,肺癌中的钙化很少能在胸片上检出,而薄层CT在钙化的检出上较标准胸片敏感。据报告胸片在恶性结节中钙化的检出率仅0.6%～1.3%,但在CT上其钙化检出率可达7%～13.4%,几乎为胸片的10倍。6%～10%的肺癌在CT上可仅用肉眼即见到其内部的钙化,在有疑问者中则可用测量结节或肿块内的衰减值,以确定其有无钙化,许多作者采用的区分钙化和非钙化的衰减值为200 Hu。

肺癌中的钙化多数表现为结节或肿块内偏心性的针尖状或云雾状钙化。不常出现大块钙化区,钙化仅占据结节的一小部分,常在10%体积以下(图10-44)。非小细胞肺癌或小细胞肺癌都可发生钙化,钙化与细胞类型也无关,虽然小的周围型肺癌可发生针尖状钙化,但大多数发生钙化的肺癌直径都＞5 cm。

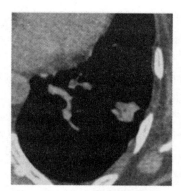

图 10-44　肺癌患者的横断面 CT 图(2)

患者男性,56 岁,鳞腺癌。CT 纵隔窗,肿瘤内可见支气管充气征、空泡征及<10％面积的钙化

　　(2)磨玻璃影成分:虽然大部分非钙化的周围型肺癌是实心的,即肿瘤表现为软组织密度,但有些可出现全部或局灶性磨玻璃影密度,前者称为非实心结节,后者为部分实心结节。在一项233 例孤立性肺结节的研究中,19％结节内有磨玻璃影成分,其中 34％为恶性结节,而实心结节中仅 7％为恶性结节。部分实心结节中的恶性率为 63％,非实心结节中的恶性率为 18％,>1 cm 的部分实心结节中的恶性率很高。1996 年 Jang 正式报道 4 例有磨玻璃影的肺泡细胞癌,在病理上磨玻璃影处为非黏蛋白性肺泡细胞癌,而在实心处为黏蛋白性肺泡细胞癌。其中2 例 PET 阴性,可能与肺泡细胞癌中有新陈代谢活力的肿瘤细胞较少有关。此种磨玻璃影中多伴支气管充气征,据此可和其他呈磨玻璃影病变区别。在肺泡细胞癌中磨玻璃影范围愈大则生长愈慢、预后愈好。Kim 报道了有磨玻璃影的 132 例肺泡细胞癌和 92 例腺癌,肺泡细胞癌的磨玻璃影范围比腺癌大(29％:8％),无淋巴结或远处转移者的磨玻璃影范围大,提示磨玻璃影范围越大预后越好(图 10-45)。

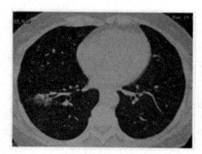

图 10-45　肺癌患者的横断面 CT 图(3)

患者女性,70 岁,右下叶结节。边缘有分叶,80％为磨

玻璃影组成,并牵拉斜裂,手术病理为细支气管肺泡癌

　　(3)空泡征:空泡征表现为结节内 1～2 mm 的点状低密度透亮影(图 10-44)。病理上,小泡样低密度区在有些病例中为小的未闭合的含气支气管,在细支气管肺泡癌中也可为伴有乳头状肿瘤结构的小含气囊样间隙。小泡样低密度区可见于 50％的细支气管肺泡癌病例中,较其他恶性病变多见,也可偶见于良性结节中。

　　(4)空气支气管征:当在 CT 上见到一支气管直接进入结节或在结节内包含有支气管时称为支气管征或支气管充气征(图 10-44)。表现为上、下层连续的长条状或分支状小透亮影。Kuriyama曾对良、恶性结节各20个的HRCT表现作了这方面的观察,结果发现65%的恶性结节内均可见通畅的支气管或细支气管,管径正常或稍扩张;而良性结节中仅1例(5%)有支气管征。但局限性机化性肺炎可能是一个例外,因为其中50%的病灶可见支气管征。在恶性结节中,则以腺癌出现支气管征的病例为多。

(5)空洞:指在结节内有较大而无管状形态的低密度透亮影,在CT图像上应大于5 mm或相应支气管的2倍,而且与上、下层面支气管不相连的圆形或类圆形低密度透亮影(图10-46、图10-47);病理上为结节内坏死液化并已排出;肿瘤性空洞多为厚壁空洞,壁不规则,可有壁结节;壁厚≤4 mm者倾向于良性,≥15 mm者倾向于恶性。在HRCT上见到有明显的空洞的结节或肿块者,几乎都是恶性的,其中腺癌要较鳞状细胞癌为多。

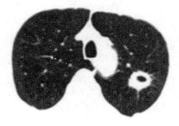

图10-46 肺癌患者的横断面CT图(4)

患者男,66岁,左上叶鳞状细胞癌。边缘呈分叶状,有较长的毛刺,内有空洞,本例还有弥漫性肺小叶型肺气肿

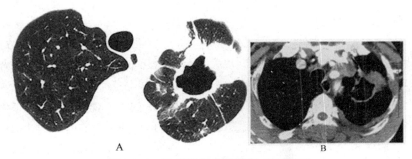

图10-47 肺癌患者的横断面CT图(5)

患者男,65岁,左上叶鳞状细胞癌。图A(肺窗)示肿瘤呈不规则分叶状肿块,内有空洞,洞壁较厚,内壁不规则;图B(纵隔窗)更清楚的显示空洞壁

3.结节和胸膜的关系

位于肺周围的孤立性肺结节和邻近的胸膜之间可见所谓"胸膜尾征",它表现为从结节外缘走向胸膜的三角形或放射状线条影,也称"兔耳征"或胸膜皱缩。在病理上,是结节的一种促结缔组织反应而形成的结缔组织带牵扯胸膜向内(图10-48);"胸膜尾征"最常见于恶性结节中。在Zwirewich的85个恶性结节中,58%(49个)可见,而Kuriyama的18例周围型小肺癌中78%(14例)可见。它们绝大多数见于腺癌和细支气管肺泡癌(63.3%~78.6%)中,少数见于鳞状细胞癌和类癌中,但从未见于转移瘤中。要注意27%的良性结节也可见到"胸膜尾征",特别是结核和机化性炎症,这说明在HRCT上见到的该种征象对恶性结节来说并不是特异性的;如仅见局部胸膜增厚、粘连,也有结节和胸膜间的条状连接,但无胸膜皱缩是为胸膜反应,可为炎症纤维化或肺肿瘤对胸膜的侵犯。

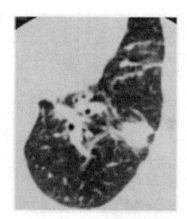

图 10-48　肺癌患者的横断面 CT 图(6)

肺窗图像,结节外缘和胸膜之间可见胸膜尾征,还有血管向肿瘤集中征

4.生长速度

大多数肺癌的体积倍增(或直径增加 26%)的时间为 1~18 个月,其中细支气管肺泡癌、黏液表皮样癌和囊腺癌生长较慢。在一项研究中,未分化癌的平均倍增时间为 4.1 个月,鳞状细胞癌为 4.2 个月,腺癌为 7.3 个月。

5.增强扫描

对无钙化的肺内孤立性结节的增强扫描研究中,注意到注射对比剂前后结节 CT 衰减值和密度形态学上的改变对鉴别结节的良、恶性上有重要价值。

(1)增强后 CT 衰减值的改变:Swensen 等曾报告对 163 例肺内孤立性结节的测量结果,111 例恶性结节注射对比剂前后 CT 衰减值均较平扫时增加 20~108 Hu,中位数为 40 Hu,

而 43 例肉芽肿和 9 例良性病变仅增加 4~58 Hu,中位数为 12 Hu。Yamashita 等报告对 32 例孤立性肺结节的增强结果,平扫时恶性结节和结核球的 CT 值均在 18~20 Hu,无明显区别,而错构瘤仅在 1 Hu 左右。注射对比剂后恶性结节 CT 值增加 25~56 Hu,平均 40 Hu±10 Hu,而结核球 CT 值增加低于 12 Hu,平均 3 Hu±6 Hu。4 例错构瘤中 3 例仅平均增加 2 Hu±4 Hu,但另 1 例却增加 71 Hu,后者根据其 CT 值不能与癌区别。恶性结节注射对比剂后 CT 值逐渐升高,根据时间-衰减曲线大部分在注射后 2 min 达到峰值。也有报告 61% 在注射后 5 分钟达到峰值者,若以注射对比剂后 CT 值增强≥20 Hu 为诊断恶性结节的阈值,其灵敏度为 100%,特异性为 76.9%,阳性预期值为 90.2%,阴性预期值为 100%,正确性为 92.6%,这种阈值在肉芽肿疾病发生率较高的地区中更有价值。但在 Swensen 的资料中,也有 9%(15 例)的结节(6 例恶性,9 例良性)增强在 20 Hu±5 Hu 范围内;因此,增强在 20 Hu 左右的病例其诊断可靠性减少,故他们认为若增强在 16~24 Hu 时仍应视为不定性结节。若≥25 Hu 时则可诊断为恶性结节,此时应进一步做包括经皮针吸活检,经支气管镜活检,直至开胸探查等有创性检查。若增加仅≤15 Hu 则可在临床密切观察下作定期 X 线复查。

从增强后的时间-密度曲线研究中可知:恶性结节的曲线上升速率较快,达到峰值后曲线维持在较高值;炎性结节的曲线上升更快,峰值更高,但达峰值后下降较快;良性结节的曲线低平或无升高。目前,多数学者认为增强≤20 Hu 者高度提示良性,20~60 Hu 提示恶性,>60 Hu 以炎症结节可能大。

(2)增强后的密度形态学改变。根据注射后肉眼观察到的密度改变,Yamashita 等把孤立性肺结节分为 4 型:中央增强型,增强位于占结节 60% 的中央部;周围增强型;完全增强型,结节的周围及中央部均见增强;包囊增强型,仅周围部的最外围增强,此型结节常在注射后早期表现无增强,而在延迟扫描中出现包囊增强。完全增强型多提示为肺癌;周围增强型和包囊增强型见于结核球及大的错构瘤,该两型在 CT 值的测量中常呈无或仅轻度增强,因为测量时多取结节中央部之故。肺癌有大面积坏死时也可呈周围增强型,此时其 CT 值增强可<20 Hu。因此,直径>3 cm 的结节作增强扫描时可出现不规则增强的形态学表现(图 10-49)。

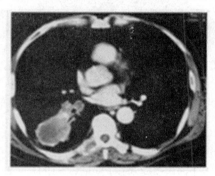

图 10-49 肺癌患者的横断面增强 CT 图(1)
患者男,62 岁,右下叶鳞癌。增强 CT 见肿瘤呈周围强化

(二)中央型肺癌

中央型肺癌最常见的 CT 表现为病变侧伴支气管管腔变窄或阻塞的肺门部软组织肿块和肿块远侧的肺不张和实变。

1.肺门部肿块

肺门部肿块是中央型肺癌的直接征象,肿块可来自肿瘤本身、因转移而肿大的肺门淋巴结和肿瘤周围的实变或炎症。肿块的边缘不规则,与纵隔之间分界不清,如肺门部肿块的边缘分叶状越明显,则越可能有肿大的淋巴结。肿块的密度一般较均匀,呈软组织密度(图 10-50)。

早期病例在肿块内或其内侧的支气管管壁内缘呈不规则的高低不平,以后管壁增厚,发生不同程度的管腔狭窄,但导致管腔完全阻塞者不多。此时,多可见管壁周围有肿块形成。

中央型肺癌可直接侵犯纵隔胸膜及各种纵隔器官和组织,如心脏、大血管、气管、食管和脊柱。如仅见到上述器官的轮廓线中断,只能假定上述器官有侵犯,而仅有的较可靠的纵隔侵犯的诊断征象是由于肿瘤蔓延而致的纵隔脂肪线的消失。胸膜或心包积液并不是胸膜浸润的可靠征象,而完整的纵隔边缘也不足以除外早期的肿瘤浸润。CT 和手术对比的结果显示,在 CT 上肿瘤和纵隔面的接触未超过 3 cm 时常仍可切除,但这常需用薄层 CT 来证实。

2.肿块远侧的肺不张和实变

支气管狭窄、闭塞后将发生一系列继发性改变,如阻塞性肺气肿、阻塞性肺炎、阻塞性肺不张和支气管扩张等,它们并无特征性,是中央型肺癌的间接表现。

大支气管阻塞可导致肺不张和支气管和(或)肺内分泌物的潴留;由于鳞状细胞癌较常见,并且起源于中央气道者也较多,因此是最容易发生肺不张和实变的肺癌类型。由于存在侧支通气这种阻塞后的改变可以是完全的或不完全的,它们都在 CT 上形成致密影,呈斑片状或均匀性密度增高,常伴有肺容积缩小(图 10-50)。虽然支气管充气征在胸片上不易见到,但在 CT 上的检出比胸片多,特别在治疗后,肿瘤有缩小时。在肿瘤远侧的气道可因黏液潴留而扩张,CT上表现为致密的不张区内出现分支状、结节状的低密度结构,为支气管充液征,在增强扫描后更明显。

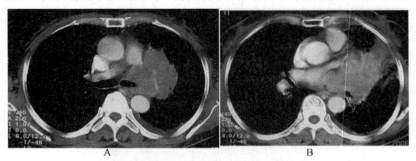

图 10-50　肺癌患者的横断面增强 CT 图(2)

患者女,55 岁,左中央型鳞状细胞性肺癌。增强 CT 纵隔窗可见左肺门边缘不规则
肿块,左上叶支气管消失不见,肿瘤包围并闭塞左主肺动脉,并侵入纵隔内,还可见
左侧少量胸腔积液。从 A 图向下一个层面,B 图可见肿瘤合并左舌叶肺不张

当中央型肺癌合并阻塞性肺不张或实变时,要明确肿瘤的大小有困难,在 CT 平扫时,肿瘤和非肿瘤的肺不张或实变的密度相似,要区别两者是困难的,而在初次诊断时了解肿瘤的位置和大小对肿瘤的处理又是很重要的。快速系列增强扫描有帮助,但要注意扫描的速度和时间,在肺动脉期扫描时肿瘤的强化程度小,而远端的肺不张则呈明显的均匀强化,从而可区分两者。

(三)肺门纵隔淋巴结转移

无论是中央性或周围性肺癌在发展过程中会发生肺门或(和)纵隔淋巴结转移而致的淋巴结肿大。在初次诊断肺癌时,常已有肺门或纵隔淋巴结转移,特别在腺癌和小细胞癌中。肿瘤直径大于 3 cm(T_2)时淋巴结转移的发生率要比较小的肿瘤为多,原发肿瘤的位置愈靠中央淋巴结受侵的机会也愈多。淋巴结的转移常有一定的顺序,首先到同侧的段、叶间或叶淋巴结(N_1),以后到达同侧纵隔淋巴结(N_2);但 33%病例可见跳跃地转移到纵隔淋巴结,而无肺门淋巴结转移,跳跃转移到对侧纵隔淋巴结(N_3)者也不少见。

当肺癌尚局限于胸部时,有无纵隔淋巴结转移是决定大部分患者最后结果的最重要的指征。如对侧纵隔淋巴结被累及(N_3),已不能手术;在有症状的同侧纵隔淋巴结被侵犯时(N_2),手术也可能是不合适的;在手术中发现有 N_2 淋巴结的预后要比术前 CT 或纵隔镜已发现有 N_2 者为佳,其 5 年生存率可达 20%～30%。

七、转移性肺癌 CT 表现

直径＞6 mm 的血源性肺转移瘤可在胸片上发现,但 CT 的灵敏度更高,CT 可显示直径＞2 mm 的胸膜下转移瘤,而在中央肺部则需要直径＞4 mm 时才能检出。

(一)多发性血源性肺转移瘤

在一个有已知肿瘤病例中,CT 见到多发性软组织密度的肺结节时常表明为肺转移瘤。结节的大小不一,自几毫米至几厘米,位于肺周围部者较多。边缘多清楚、光滑(图 10-51),少数来自腺癌的转移瘤可表现为边缘不规则或边缘模糊。在一篇报告中,30%～75%的转移瘤可见肺血管直接进入转移瘤内,但在 CT 与病理的对照研究中,其检出率＜20%,薄层 CT 在该征象的检出上较可靠。约 5%的肺转移瘤发生空洞,常见于来自宫颈癌、结肠癌和头颈部癌(图 10-52)。空洞和转移瘤的大小无关,可能和原发肿瘤的病理过程有关,如鳞状细胞癌中的角蛋白液化和腺癌中的黏蛋白/类黏蛋白变性。来自头颈部鳞癌的空洞性转移瘤可很小,壁很薄,可同时有实心结节。钙化见于成骨肉瘤和软骨肉瘤的病例中,偶见于来自产生黏液的肿瘤,如结肠或乳腺癌。

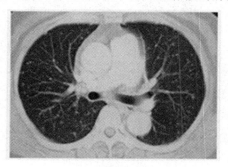

图 10-51　肺癌患者的横断面 CT 图(7)

患者女性,58 岁,右上叶腺癌合并两肺血源性转移瘤,多发
性小结节边缘清楚,随机分布,但以肺周围部较多

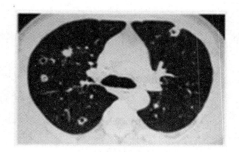

图 10-52　直肠癌肺转移患者的横断面 CT 图

患者男性,70 岁,直肠癌患者的胸部 CT,见两肺
血源性转移瘤,大小不一,有空洞,也有实心结节

(二)孤立性肺转移瘤

在一项有胸外恶性肿瘤一年后肺内出现孤立性结节的报告中,63％为原发瘤,25％为转移瘤。在原发病灶为鳞癌者中65％、腺癌中50％的孤立性肺结节为原发瘤,而肉瘤者则几乎都为转移瘤。Quint 等报告在原发为头颈、膀胱、乳腺、宫颈、胆管、食管、卵巢、前列腺或胃等癌中的孤立性肺结节多为原发瘤[转移:原发=(25～26):(3～8)];在原发为涎腺、肾上腺、结肠、腮腺、肾、甲状腺、胸腺、子宫等癌中两者机会相似(转移:原发=13:16);而原发为黑色素瘤、肉瘤、睾丸癌者中则多为转移瘤(转移:原发=23:9)。

孤立性肺转移瘤的 CT 表现和良性结节十分相似,多数为直径小于 2 cm、边缘光滑的圆形结节,有时可呈卵圆形。60％位于胸膜下,25％位于肺周围部,2/3 位于两侧下叶。有时可见到结节—血管征,即在转移性结节和相邻动脉分支之间有相连(图 10-53)。另一个有助于与良性结节区别的征象是转移性结节远侧的低密度区,这可能是由于转移瘤阻塞了肺血管造成了其远侧血流灌注不良的结果,良性结节中无此征象。少数孤立性转移瘤的边缘有分叶和毛刺,多来自腺癌的转移,和原发性肺腺癌不易区别。

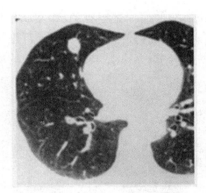

图 10-53 结肠癌肺转移患者的横断面 CT 图

患者男,60 岁,结肠癌病例肺内边缘光滑的孤立性转
移瘤,病理证实,在 HRCT 上,可见血管进入结节内

八、鉴别诊断

原发性肺癌的 CT 表现,特别是其中的周围型肺癌要和许多肺内孤立性肺结节鉴别,纵隔内的转移性淋巴结肿大要和各种肺门或(和)纵隔淋巴结肿大的病变鉴别。

（一）孤立性肺结节的鉴别

1.结核球

约 60% 的孤立性肺结节是肉芽肿,可发生于任何年龄组的病例中。据统计,在年龄小于 35 岁的患者的孤立性肺结节中 90% 为肉芽肿。肉芽肿多由结核、组织胞浆菌病及球孢子菌病所致,在中国大多数的肉芽肿为结核性。直径≥2.0 cm 的类圆形纤维干酪灶称为结核球,≤2.0 cm 者称为结核结节。结核球的内容物多为凝固状的干酪样坏死,有时有钙化,周围有厚约 1 mm 的纤维包膜。

结核球或结核结节在 CT 平扫上多呈直径 0.5～4 cm,或更大些的圆形或卵圆形病变,大多位于上叶,右侧多于左侧。典型的结核球边缘光滑、锐利(图 10-54),但少数也可模糊,甚至呈分叶状,90% 的病例其周围可见到卫星灶,发生空洞者也不少见,空洞多呈偏心性、裂隙状或新月状。结核的重要特征是经常发生钙化,各种良性钙化形态如弥漫性、靶心状、点状、爆米花状及层状等,均可见于结核球中,尤其层状或全部钙化几乎是结核球的特征性表现,经常伴有肺门淋巴结钙化。

此外,多数的结核球有胸膜粘连带,也是本病在 CT 上的另一重要特征。结核球在 CT 上可保持几个月或几年不变,偶有进行性增大者。通常,病变越大,其活动性可能越大。在增强扫描时结核球 CT 值增加常低于 12 Hu,平均 3 Hu±6 Hu。结核球在增强扫描后的形态学表现上也有较特征性的表现,Murayama 等曾对 12 例经手术切除的无钙化结核球作了 CT 增强类型的观察,发现 7 例(58%)呈环状边缘增强,其中 2 例为不完全的环状增强;2 例(17%)于结节中央部可见弧线状增强;其余 3 例(25%)为无特异性的增强,其中 2 例呈部分增强,1 例为均匀增强。

结核球主要需和周围型小肺癌鉴别。周围型肺癌的形态不规则,边缘毛糙,有分叶,而且多为深分叶,并可见毛刺,可有空泡征和支气管充气征,但钙化少见;而结核球边缘多光整,空洞多呈偏心性、钙化常见,周围多有卫星灶等可资鉴别,如有困难可作增强扫描,结核球多无强化或呈边缘强化,而肺癌多为均匀或不均匀强化,强化幅度多在 20 Hu 以上。

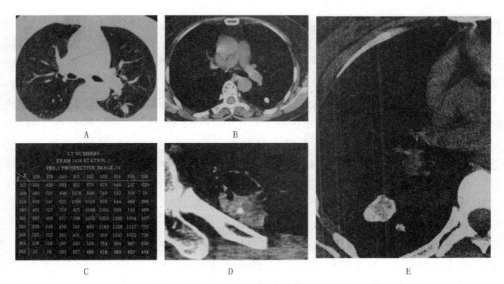

图 10-54 结核球患者的横断面 CT 图

A.左下叶背段结核球,CT 肺窗示病灶呈结节状,边缘较光滑;B.纵隔窗,结节呈弥漫性全钙化;C.为上述病灶的像素 CT 值分析,多在 300 Hu 以上;D.左下叶结核球,CT 平扫纵隔窗示病灶边缘不规则,内部见靶心钙化;E.右下叶结核球,CT 平扫纵隔窗见病灶边缘呈环状钙化,周围有小的钙化卫星灶

2.错构瘤

错构瘤是最常见的肺部良性肿瘤,占手术切除的肺结节病例中的 6%～8%,仅次于肺癌和肉芽肿病(结核球)。起源于支气管的未分化间质细胞,由间质和上皮组织混合组成,有不同程度钙化和骨化的软骨、脂肪或黏液瘤样结缔组织是其突出的组织成分。

CT 表现为肺内结节或肿块,呈圆形或类圆形,77%的直径在 3 cm 以下,但也可达到 10 cm 以上,边缘光滑,可有分叶,密度均匀,内部可有钙化或代表脂肪的低密度区。CT 诊断标准为:①结节直径小于2.5 cm;②边缘光滑;③结节内含有 CT 值在 −40～−140 Hu 的局灶性脂肪区,或有与脂肪共存的 CT 值＞170 Hu 的钙化(图 10-55)。有时分叶较深,可误诊为肺癌,但后者除有分叶外,常有细短毛刺和棘状突起,胸膜凹陷,结节内有时有支气管充气征或空泡,有利于鉴别诊断。

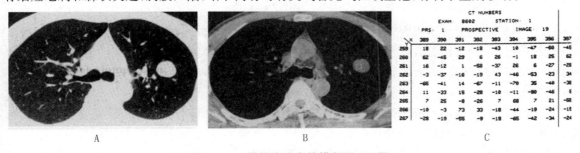

图 10-55 错构瘤患者的横断面 CT 图

患者男,45 岁,无症状。图 A 为左肺上叶直径 2 cm 结节,边缘光滑;图 B 为纵隔窗,见结节密度均匀,取小区域为兴趣区,测量其内部像素的 CT 值;图 C:兴趣区内有 15 个像素的 CT 值在 −40～−140 Hu 之间,提示有脂肪存在,手术证实为错构瘤

3.炎性假瘤

本病的细胞成分多样,病程长短不一,临床上有多种不同的命名,但本质上并非是真正的肿瘤,而是一种非特异性的慢性炎症性增生,其病理基础是肺实质炎性增生性瘤样肿块,属于不吸收或延迟吸收的肺炎。

在 CT 表现上具有良性病变的征象,但无特征性。大多呈圆形或类圆形的结节或肿块,大小2~6 cm,多在 3 cm 以内,但少数可达 10 cm 以上,多位于肺周围部或紧贴胸膜并可与其发生粘连,边缘较清楚或毛糙,分叶少见,邻近胸膜常有尖角样胸膜反应。密度较均匀,偶有钙化,少数病例可出现洞壁光滑的空洞或支气管充气征。平扫时 CT 值略高,增强时呈不均匀的明显增强,部分病例不强化或仅有边缘强化。纵隔内多无淋巴结肿大,此点有助于良性病变的诊断。

随访中可长期无变化或缓慢增大,如边缘出现分叶、毛刺等征象时要想到恶变的可能。

4.局限性机化性肺炎

本病为不吸收或延迟吸收的肺炎,占全部肺炎的 5%~10%。病理上可见肺泡和呼吸细支气管内的炎性渗出物机化,并有炎性细胞浸润,是不可逆的病变。

根据 Kokno 的经验,本病都位于肺周围部,39%和胸膜相接,44%直径＜2 cm,大部分(72%)呈卵圆形、梭形或梯形,呈圆形者仅 28%;94%边缘清楚而不规则,50%病例可见胸膜尾征和空气支气管征,56%病灶周围有卫星灶,在随访中 3/4 病例病灶有缩小、密度减低或消失(图 10-56)。

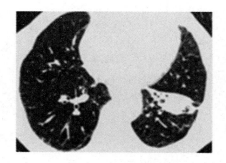

图 10-56　机化性肺炎患者的横断面 CT 图
患者男,45 岁,左肺下叶内前基底段,斜裂下梭形结节,内有大小不等的低密度影,并可见胸膜尾征。手术证实为机化性肺炎

由于本病病灶边缘不规则,病灶内有空气支气管征等常难以与肺癌鉴别,但本病位于肺周围部胸膜下,呈卵圆形、梭形或梯形的形态,病灶周围有卫星灶等特征有助于本病的诊断,如不能肯定,应及早进行肺活检,必要时,可在较短间隔期(3~4 周)后复查,观察病灶有无缩小。

5.真菌病

多种真菌可在肺部形成病灶,其中较常见的有曲霉菌、毛霉菌、白色念珠菌、隐球菌和组织胞浆菌等。它们大多是继发在全身性疾病、机体免疫力下降的基础上,导致肺部真菌病的发生。

各种肺部真菌感染在 CT 上多无特征性表现,不能加以区分,也难以和其他病因所致的肺炎、结核、肿瘤或脓肿鉴别。常见的 CT 表现有呈累及多个肺段或肺叶的炎症性改变,边缘模糊,内可有空洞形成;肺内单个或多个结节也不少见,大小不一,多位于肺的中外带,边缘多较模糊,有的结节边缘围绕以磨玻璃影,出现所谓"晕征",是病变累及小肺动脉导致出血性梗死的结果;当多个结节增大融合时可形成肿块,其边缘可呈分叶状,有的周围也有"晕征",肿块内部密度均匀或不均匀,有坏死液化时出现空洞,一般空洞内壁较光滑,厚薄不一。真菌感染还可引起肺门或(和)纵隔淋巴结肿大、胸腔积液、胸膜增厚,甚至肋骨破坏等。

孤立性真菌感染所致的结节或肿块须与周围型肺癌、结核球、炎性假瘤等鉴别。周围型肺癌多有分叶或毛刺的边缘,一般周围无晕征,有胸膜尾征等,较易鉴别。结核球的边缘清晰,较光滑,周围有卫星灶,内部密度较高,多有钙化等也常可与之鉴别。

(二)肺门或(和)纵隔淋巴结肿大的鉴别

许多其他疾病,包括肺癌以外的肿瘤、感染、结节病和反应性增生等都可引起纵隔和肺门淋巴结肿大,需要和肺癌转移所致的肿大淋巴结鉴别。在肿瘤中包括恶性淋巴瘤、转移瘤、白血病等。转移瘤常来自支气管、食管和乳腺,如原发肿瘤位于胸外时,则多来自肾、睾丸和头颈部。感染中最常见者为结核和真菌,后者常见为组织胞浆菌病和球孢子菌病;结节病是又一种经常引起淋巴结肿大的原因。淋巴结肿大还可见于其他各种疾病:如硅沉着病、煤工肺尘埃沉着症、石棉沉着病、Castleman病、淀粉样变、慢性铍肺、Wegener肉芽肿、多发性骨髓瘤、组织细胞增生症X、严重的肺静脉压力增高和药物引起的淋巴结病等。反应性过度增生是淋巴结对肺感染、细胞碎屑和异物反应性改变,是一种急或慢性、非特异性的炎症过程,产生了淋巴结的炎症和过度增生。它们见于肺感染、支气管扩张和各种急、慢性间质性肺病等的淋巴引流区。

1.淋巴瘤

恶性淋巴瘤是淋巴过度增生病中的一部分,现在一般把恶性淋巴瘤分为霍奇金淋巴瘤(HL)和非霍奇金淋巴瘤(NHL)两种,它们在临床、病理和预后上均有所不同,在淋巴瘤(HL)中可见到Reed-Sternberg细胞,而NHL中没有,而且恶性程度较淋巴瘤(HL)高,预后差。每种又根据组织学改变分为几个型,它们都可累及胸部。

上纵隔淋巴结肿大是淋巴瘤(HL)的标志,最易累及上纵隔和气管旁淋巴结链,不累及肺门淋巴结者也很少见,其他区的淋巴结——隆突下、膈上、食管旁和乳内等区的发生率依次下降。在治疗前淋巴结很少钙化,在治疗后则可发生钙化。

广泛的纵隔淋巴结肿大可造成上腔静脉阻塞、对食管或气管的压迫。病变还可累及肺部及胸膜,但检出率要较淋巴结者为少。NHL的临床表现和病理特征都较淋巴瘤(HL)复杂,病变在全身较为广泛,仅40%累及胸部,在全部NHL中10%仅累及纵隔。

在病理上一般先根据病变的大体表现分为低、中、高三个等级,然后再分为10类,一般NHL在发现时要较淋巴瘤(HL)为严重,但它不像HL那样,解剖部位的分期并不重要,而是其病理组织学改变和肿瘤的大小更重要。

在CT表现上,虽然两种淋巴瘤在全身分布可不一样,但在胸内淋巴结的表现是相似的。典型表现为两侧但不一定是对称的肺门淋巴结肿大,一侧肺门淋巴结肿大者非常少见。纵隔中气管旁淋巴结和隆突下淋巴结受累者至少和气管支气管淋巴结一样多或还要多,累及前纵隔和胸骨后淋巴结者也不少,当它们很大时,甚至可直接破坏胸骨,当肺部有病变时都有纵隔淋巴结肿大。但在NHL的组织细胞亚型可仅有肺部改变而无淋巴结肿大。在淋巴瘤中增大的淋巴结可呈散在状或融合成块,边缘清楚或模糊,大多数病例中增大的淋巴结在增强扫描中有增强,大部分为轻度或中度增强,小部分可增强达50 Hu以上,后者多为霍奇金病,但也有不增强者。

20%病例的淋巴结内有低密度囊状坏死区,在治疗后淋巴结有缩小时,囊状坏死区可继续存在。治疗前淋巴结内有钙化者很少见,在经化疗或放疗后淋巴结内可发生钙化,呈不规则、蛋壳状或弥漫性钙化。

在与肺癌转移而致的肺门或（和）纵隔淋巴结肿大的鉴别上肿大淋巴结的位置很重要，肺癌转移而致的肿大淋巴结的分布位置多沿原发肺癌的淋巴转移的途径发生，常有肺门淋巴结肿大，至晚期才有对侧纵隔或肺门淋巴结肿大，而此时肺内的原发病灶多已较明显；而淋巴瘤者肺内可无原发病灶，其肿大的淋巴结多为两侧对称，好融合成片，淋巴结之间的界线消失，不易分出该组中的每个淋巴结，增强扫描时为中度增强，较肺癌所致者为低，这些均有助于鉴别。

2.结节病

结节病也是一种常引起肺门和纵隔淋巴结肿大的全身疾病，淋巴结肿大是结节病最常见的胸部表现，发生于75％～80％的患者中。

在笔者等报告的一组病例中78.1％可见淋巴结肿大，他们除左上气管旁区（2L区）、左气管支气管区（10L区）外，其余各区均可被累及，尤以右下气管旁区（4R区）、右气管支气管区（10R区）、主-肺动脉窗区（5区）及隆突下区（7区）为多见，其检出率均在60％以上。

两侧对称的肺门淋巴结肿大伴有气管旁淋巴结肿大是结节病的典型表现，右侧气管旁淋巴结比左侧者发生率高。病变淋巴结的大小各异，肿大的肺门淋巴结的边缘清楚、常呈分叶状。两侧对称分布是结节病的又一大特点（图10-57），因为在其他淋巴结肿大的病变，如结核、淋巴瘤和转移瘤中很少是两侧对称的。纵隔内的肿大淋巴结常多区同时发生，可累及前、中和后纵隔等各区淋巴结，在CT上25％～66％累及前纵隔，但都伴有它区的淋巴结肿大，如仅为前纵隔淋巴结肿大，强烈提示为结节病以外的疾病，特别是淋巴瘤；结节病的淋巴结可发生钙化，在CT上的检出率为44％～53％，钙化仅发生在有病变的淋巴结内，是纤维组织营养不良的表现，而与高钙血症或合并结核无关。钙化可发生于任何区的淋巴结中，但以肺门和气管旁为多见。钙化的形态也无特异性，但有的表现为蛋壳状钙化较有特异性，因为它仅见于结节病和硅沉着病中，偶见于结核中。在增强扫描中淋巴结多为中度的弥漫性增强，很少有呈环状强化者。

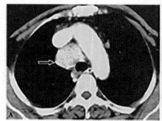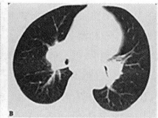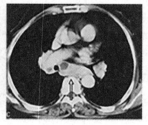

图10-57　结节病横断面CT图

患者女，53岁，结节病。增强CT纵隔窗见右气管旁（4R区）淋巴结肿大（图A箭头），增强后呈弥漫性强化，CT值较高，达80 Hu。图B为图A的向下层面，见两侧叶间区（11区）淋巴结肿大，气管旁＋两侧肺门淋巴结增大是结节病的典型表现。图C为图B的增强CT纵隔窗，除11区淋巴结肿大外，还可见隆突下（7区）淋巴结肿大，并有囊变（箭头）

在与肺癌转移而致淋巴结肿大的鉴别上，淋巴结的位置仍很重要，虽然有些结节病病例肺内可见到大小不等的结节或肿块，但其肿大淋巴结的位置和肺内病变无肯定的关系；结节病中的肿大淋巴结虽然也可以长得很大，但常仍可见到各个淋巴结的边缘，肿大淋巴结可发生钙化，增强扫描时多为中、高度增强，较肺癌转移者稍高；而肺癌转移所致的淋巴结肿大可发生融合，并很少发生钙化；大多数结节病患者在第一次检查时淋巴结已达最大的大小，在以后的3～6个月减小，2/3在1年后不再可见，仅6％在2年后仍可见但也有减小，淋巴结逐渐缩小，这也有助于和纵隔淋巴瘤或转移瘤鉴别。

3.纵隔淋巴结结核和真菌感染

纵隔和（或）淋巴结结核多见于儿童的原发性结核中，近年来随着抗结核药物的滥用和艾滋病的流行，成人中继发结核性纵隔淋巴结炎也不少见，以中老年人和免疫损害者为多见，在报告的一组成人病例中的平均年龄为 45.9 岁。患者多无症状或有因肿大的淋巴结压迫邻近纵隔组织而引起相应的症状。

在 CT 上，几乎各区的淋巴结都可以被累及，但 60％左右位于右气管旁上区（2R 区），20％左右位于右气管旁下区（4R 区）和主-肺动脉窗区（5 区）内。淋巴结的大小对判断病变的活动性上有一定意义，Moon 等认为活动性者和非活动性者的平均长径分别为 2.8 cm 和 2.1 cm。平扫时淋巴结的密度对诊断也有重要意义，Im 等认为直径大于 2 cm 的淋巴结在平扫上呈中央相对低密度区时表明病变为干酪坏死期。增强 CT 扫描对本病的诊断和鉴别诊断有决定性意义。在增强时 85％～100％的活动性淋巴结呈明显环形强化（CT 值 101～157 Hu），而中央区密度较低（CT 值 40～50 Hu），当有液化时 CT 值将更低，有的淋巴结的边缘较模糊也提示病变有淋巴结外蔓延；上述表现经抗结核治疗后有明显好转或完全消失，证实为活动性病变。非活动性者则在增强扫描时呈均匀状，而无边缘环状强化、中央低密度的表现。

本病虽然肺内常无实质性活动病变，但 67％可见肺内有陈旧性结核病变。

在纵隔淋巴结结核与肺癌转移而致的淋巴结肿大的鉴别上，平扫时淋巴结中央低密度和增强扫描时典型的边缘环形增强有重要意义。特别是边缘环形增强在肺癌转移而致者中不多见，但 CT 并不是经常都能区别它们。MRI 可能有用，如肿大淋巴结在 MRI 的 T_1 和 T_2 加权像上都呈低信号强度而考虑为炎性肿块时，必须考虑纵隔淋巴结结核的可能。

真菌感染中常见者为组织胞浆菌病和球孢子菌病，它们在我国较少见，当组织胞浆菌病累及肺和（或）纵隔及胸外组织时，常见纵隔淋巴结肿大，表现为伴或不伴有肺部改变的一侧或两侧肺门淋巴结、纵隔淋巴结或肺内淋巴结肿大。肺部改变可表现为局灶性肺炎、一个或多个结节，可出现空洞或钙化，在无肺部改变的本病中，诊断需结合流行病学、临床材料和实验室资料。

4.肺癌以外的其他胸部恶性肿瘤的纵隔淋巴结转移

（1）食管癌：食管淋巴管构成围绕食管的不间断的致密的黏膜下丛，上 2/3 食管淋巴管向头侧引流，下 1/3 的淋巴管向下引流至腹部，也可在多水平上直接和邻近的胸导管交通，作为这种广泛引流系统的结果，常发生跳跃性转移，在远处发生淋巴结转移，而不累及中间的淋巴结。上中部食管的播散常累及气管旁淋巴结，下部食管癌转移的最常见淋巴结为胃小弯和胃左动脉淋巴结（胃肝韧带淋巴结）。

食管癌因纵隔淋巴结转移而肿大时，其肿大程度可能较因肺癌而转移者为小，Schroder 对 1 196 个因食管癌而切除的淋巴结的研究中表明，129 个（10.8％）为恶性，其大小和转移无明显相关。无转移淋巴结平均为 5 mm，转移淋巴结平均为 6.7 mm，仅 12％转移淋巴结直径 ＞10 mm。但 Dhar 报告直径＜10 mm 的转移淋巴结的预后要较＞10 mm 者为好。由于食管癌病例发现有纵隔淋巴结肿大时，其进食困难的症状多已较明显，在临床上和肺癌淋巴结转移的区别一般不困难。

（2）恶性胸膜间皮瘤：恶性胸膜间皮瘤起自脏层和膈肌胸膜，其自然的播散是通过脏层胸膜到肺，局部扩张到胸壁和膈肌。上中部前胸膜淋巴引流到内乳淋巴结，下部胸膜淋巴引流到膈肌周围淋巴结。后胸膜淋巴引流到胸膜外淋巴结，后者位于脊柱旁邻近肋骨头的胸膜外脂肪内。膈肌胸膜有丰富的淋巴管网络，沟通胸腔和腹腔。膈肌的前部和侧方淋巴管引流入内乳和前纵隔淋巴结,后部膈肌淋巴管引流到主动脉旁和后纵隔淋巴结。后纵隔淋巴管再向上引流和中纵隔淋巴管交通,也可向下引流到胃肝韧带和腹腔动脉淋巴管。

　　恶性胸膜间皮瘤的纵隔淋巴结转移可表现为累及一侧肺门或支气管肺淋巴结,也可累及隆突下和包括内乳淋巴结的同侧纵隔淋巴结,严重时累及对侧纵隔或内乳淋巴结。此时胸膜间皮瘤的结节或肿块多已十分明显(图 10-58)。

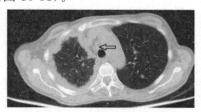

图 10-58　胸膜间皮瘤

患者女,58 岁,胸膜间皮瘤。右侧胸膜呈典型的环状增厚,表面
高低不平。纵隔内可见右下气管区(4R 区)淋巴结肿大(箭头)

5.肺尘埃沉着症(尘肺)

　　在长期吸入生产性粉尘的工人中也会发生肺门和纵隔淋巴结的变化,表现为淋巴结的肿大和(或)钙化(图 10-59)。在报告的 100 例煤工尘肺的 CT 检查中,83%有淋巴结肿大,88%有淋巴结钙化。在有大块纤维化的Ⅲ期尘肺患者中的肿大淋巴结检出率较无大块纤维化的Ⅰ、Ⅱ期尘肺明显增多。此时,要和肺癌所致者鉴别,除尘肺的大块纤维化的 CT 表现和肺癌有不同外,尘肺中的肿大淋巴结较小,以直径在 1.5 cm 以下者为多,而且钙化的发生率高,有助于鉴别。

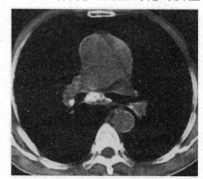

图 10-59　尘肺患者横断面 CT

患者男性,55 岁,煤工尘肺。隆突下(7 区)淋巴结肿大,并有大量钙化

6.Castleman 病

Castleman 病也称良性巨淋巴结增生症,原因不明,在青年人(平均 33 岁)中多见。它也可为多灶性累及胸内、外淋巴结,以在纵隔内最多见。

　　在组织学上,它分为两型:透明血管型(90%)和浆细胞型。前者的 CT 表现为纵隔或肺门部有一侧或两侧软组织密度肿块,边缘清楚,可有分叶,有时可十分巨大,并发生钙化,肿块可延伸至颈部或腹膜后。平扫时的 CT 值为 43～55 Hu,平均 47 Hu,在增强扫描时肿块有非常明显的增强,CT 值可达 80～125 Hu,平均 90 Hu,在动态扫描中可见从周边到中央的逐渐强化,这有助于鉴别诊断。鉴别诊断中要包括各种在增强扫描中有强化的病变,如结节病、结核病、血管免疫性淋巴结病和血管性转移瘤,特别是来自肾细胞癌、甲状腺乳头状癌和小细胞肺癌者。

(杨俊彦)

第十一章

泌尿生殖系统疾病CT诊断

第一节 肾脏疾病CT诊断

一、肾脏外伤

(一)病理和临床概述

肾脏遭受任何直接损伤如暴力挤压、骨折损伤、牵拉撕裂,或间接暴力如强烈震荡等均可导致损伤。近年来,医源性损伤亦逐渐增多。根据其病理特征,一般将肾外伤分为 3 型:①轻型损伤,包括肾挫伤、表浅性裂伤、包膜下血肿;②中型损伤,伤及肾实质或延及集合系统;③重型损伤,包括肾粉碎性伤及肾蒂损伤。临床表现为血尿、休克、腰部疼痛、腰肌紧张或有肿块,同时常合并其他脏器损伤。

(二)诊断要点

肾出血是肾外伤最常见的征象。肾损伤表现多样,一般可表现为:①肾因水肿和出血而增大,或肾脏因肾周血肿或漏尿而移位;②肾轮廓模糊不清或失去连续性;③肾实质裂隙、缺损或碎裂,肾内出血,轻的出现局限性血肿,边界清,严重者出现不规则不均匀的混杂密度;④肾周血肿是诊断肾破裂最常见的征象,表现为新月形或环形包膜下血肿,严重者随肾包膜撕裂,出血进入肾周间隙或肾旁间隙;⑤尿外漏,表明肾集合系统损伤;⑥合并其他脏器损伤(图 11-1)。

(三)鉴别诊断

一般可明确诊断,注意排除肾是否伴有其他病变。

(四)特别提示

肾在泌尿系统中最易发生损伤。由于肾血供丰富,具有高分辨率的 CT 显示出其优势。可明确损伤的程度和范围。三维 CT 重建对肾盂、输尿管、肾血管损伤的判断很有帮助。肾血管损伤的金标准是肾动脉造影,对于肾血管小分支出血患者可行肾动脉栓塞治疗。

二、肾囊肿

(一)病理和临床概述

肾囊肿分为肾单纯囊肿和多囊肾。肾单纯囊肿最常见,多见于成人。系后天形成,目前认为是肾小管憩室发展而来。病理上多见于肾皮质的浅深部或髓质,囊壁薄,内含透明液体,与肾盂不同。临床多无症状。多囊肾指肾皮质和髓质内发生的多发囊肿的遗传性疾病,按遗传方式分为常染色体显性遗传型(成人型)多囊肾和常染色体隐性遗传型(儿童型)多囊肾。前者多在30岁后发病,表现为肾脏增大、局部不适、血尿、蛋白尿、高血压等。后者基本病变为肾小管增生和囊状扩张,有不同程度肝门周围纤维化和肝内胆管囊状扩张。临床有肾、肝症状。

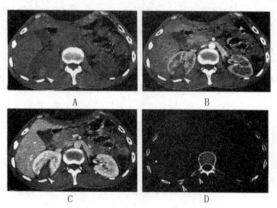

图 11-1　肾破裂

A、B、C、D.为右肾破裂的 CT 三维重建,右肾上极破裂,边缘不规则,局部未见血液供应

(二)诊断要点

1.单纯囊肿

平扫为圆形或椭圆形低密度灶,水样密度。增强扫描不强化、壁薄(图 11-2)。

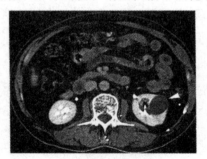

图 11-2　左肾囊肿

CT 检查示左肾实质内见一圆形囊状积液,未见强化

2.特殊类型

肾盂旁囊肿,位于肾窦内,可能为淋巴源性或肾胚胎组织残余发展而成,低密度,可压迫肾盂和肾盏,还有一种高密度囊肿,平扫比肾实质高,可能为出血、含蛋白样物质所致。

3.多囊肾成人型

肾内多发囊状水样低密度,大小不等,不强化。

4.多囊肾儿童型

双肾对称增大有分叶,肾实质密度低,肾盂小,囊肿不易发现,增强扫描肾实质期延长,可见多发、扩张的肾小管密度增高,放射状分布。

（三）鉴别诊断

1.囊性肾癌

癌灶边缘有强化，可伴有后腹膜淋巴结转移及邻近脏器受侵犯等改变。

2.肾母细胞瘤

多见于儿童，为肾脏实质性肿块，肾静脉往往受侵，易发生肺转移。

3.髓质海绵肾

肾皮、髓质交界区多发小钙化灶，呈簇状分布。

（四）特别提示

B超是诊断肾囊肿常用而有效的方法。CT、MRI均明确诊断，并起到鉴别诊断价值。

三、肾结石

（一）病理和临床概述

肾结石在尿路结石中居首位，发病年龄多为20～50岁，男性多于女性，多为单侧性。发病部位多见于肾盂输尿管连接部、肾盏次之，偶可见于肾盂源性囊肿或肾囊肿内。病理改变主要为梗阻、积水、感染及对肾盂黏膜和肾实质的损害。结石根据其组成成分分为阳性和阴性结石两类。临床症状主要为血尿、肾绞痛和排石史。当结石并发感染和梗阻性肾积水时，则出现相应临床症状。

（二）诊断要点

平扫可发现阳性及阴性结石，阴性结石密度常高于肾实质，CT值常为100 Hu以上，无增强效应。结石常为圆形、卵圆形、鹿角状。螺旋CT薄层扫描可发现<2 mm的结石。结石继发肾积水表现为患侧肾盂肾盏扩大，为均匀一致的低密度，部分患者在低密度中能发现高密度结石。长期梗阻导致肾皮质萎缩，增强扫描肾实质强化差，集合系统内对比剂浓度低（图11-3）。

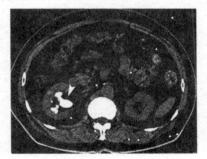

图11-3　肾结石
CT检查示肾盂内可见鹿角状高密度灶

（三）鉴别诊断

血凝块，密度明显低于结石；钙化灶，不引起近侧尿路梗阻。

（四）特别提示

腹部X线平片能发现90％以上的阳性结石，能确定结石位置、形状、大小。静脉肾盂造影能发现X线平片不能显示的阴性结石，并判断肾积水程度。CT检查的分辨率明显高于X线平片，可同时发现肾及其周围结构的形态学和功能学改变，CT不仅能发现肾积水的程度，还能确定其梗阻位置。

四、肾结核

（一）病理和临床概述

肾结核90%为血行感染引起，肺结核是主要原发病灶，骨关节结核、肠结核等也可成为原发灶。其他传播途径尚包括经尿路、经淋巴管和直接蔓延。致病菌到达肾皮髓交界区形成融合的结核结节，感染多是双侧性的。病变发展扩大，结节中心坏死，干酪样物液化排出，形成空洞。病灶常在肾乳头处侵入肾盂、肾盏，进而到达全肾或其他部位，肾结核可随集合系统累及输尿管、膀胱，男性可累及生殖系统。肾结核多见于青壮年，20～40岁，男性多见，主要症状有尿频、尿痛、米汤样尿及血尿、脓尿等。部分患者有腰痛。

（二）诊断要点

（1）早期肾小球血管丛病变，CT检查无发现。

（2）当病变发展干酪化形成寒性脓肿，破坏肾乳头时，CT见单侧或双侧肾脏增大，肾实质内边缘模糊的单发或多发囊状低密度区，CT值接近于水，增强扫描呈环状强化，与之相通的肾盏变形。

（3）后期肾体积缩小，肾皮质变薄，肾盂、肾盏管壁增厚，不规则狭窄。脓肿溃破可形成肾周或包膜下积脓，肾周间隙弥漫性软组织影。50%可见钙化，"肾自截"可见弥漫性钙化（图11-4）。

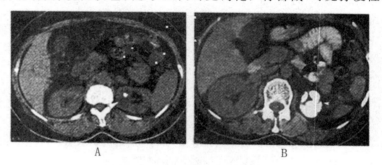

图11-4　肾结核

A.肾结核，肾实质内多发囊状低密度区伴斑点状钙化；B.肾自截，全肾钙化

（三）鉴别诊断

（1）肾囊肿：肾实质内单发或多发类圆形积液，无强化，囊壁极少钙化。

（2）肾积水：积液位于肾盂、肾盏内。

（3）细菌性肾炎：低密度灶内一般不发生钙化。

（四）特别提示

静脉肾盂造影是诊断肾结核的重要方法，但早期不能显示结核病灶，晚期肾功能受损时又不能显影。诊断不明确可选择CT检查，CT的价值在于判断病变在哪侧肾、损害程度，能更好地显示病灶细节、肾功能情况、肾门及腹膜后淋巴结有无肿大，是确定肾结核治疗方案必不可少的检查方法。

五、肾脓肿

（一）病理和临床概述

肾脓肿是肾非特异性化脓性脓肿，主要由血运播散引起，少数由逆行感染所致。常为单侧性病变。其致病菌多为金黄色葡萄球菌，病理改变为致病菌在肾皮质内形成多发局限性脓肿，数个脓肿可合并成较大脓肿,偶尔全肾累及。临床表现有突然起病,畏寒、高热、腰部疼痛、患侧腰肌紧张及肋脊角叩痛、食欲缺乏等。血常规示白细胞计数升高,中性粒细胞比例升高。

(二)诊断要点

1.急性浸润期

CT平扫肾实质内稍低密度,边界不规则病灶,边缘模糊,增强呈边缘清晰的低密度灶。

2.脓肿形成期

可见不规则脓腔,增强呈环状强化,外周见水肿带。脓肿内可见小气泡及液化区。

3.肾周脓肿

脓肿可波及肾周、后腹膜及腰大肌,也可向肾盂内蔓延,形成肾盂积脓(图11-5)。

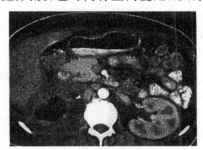

图11-5 肾脓肿

CT示右肾外形增大,边缘模糊,肾实质内见环状强化灶及气体

(三)鉴别诊断

肾结核,半数发生钙化,低密度灶内一般看不见气泡。

(四)特别提示

结合病史、体征、实验室检查和尿路造影可诊断。B超、CT不仅可确定病变部位、程度,还可动态观察。尚可行CT引导下肾脓肿穿刺诊断或治疗。MRI检查T_1WI像呈低信号,T_2WI上呈高信号。

六、肾动脉狭窄

(一)病理和临床概述

肾动脉狭窄是指各种原因引起的肾动脉起始部、主干,或其分支的狭窄,是继发性高血压最常见的原因。常见肾动脉狭窄原因有:①大动脉炎,病变常累及主动脉及其分支,我国多见,主要发生于年轻女性,累及肾动脉者多为单侧,好发于起始部;②肌纤维结构不良,见于年轻男性,肾动脉管壁纤维增生,管腔狭窄,常发生在肾动脉远侧2/3,多位双侧,呈串珠样;③主动脉粥样硬化,见于老年,常有高血压,糖尿病,多发生在肾动脉起始部。其他原因有先天发育不良、肾动脉瘤、动静脉瘘、外伤、肾移植术后、肾蒂扭转、肾动脉周围压迫等。临床主要表现为短期出现高血压,舒张压升高为主。部分患者腰部可闻及杂音。

(二)诊断要点

CT显示肾脏形态变小,肾萎缩改变。肾皮质变薄,强化程度减低。部分患者血栓形成并脱落导致肾梗死。CTA可显示肾动脉狭窄或动脉狭窄后扩张。大动脉炎可见血管壁增厚,呈向心性或新月形增厚。动脉粥样硬化的钙化发生在动脉内膜,血管腔不均匀或偏心狭窄(图11-6)。

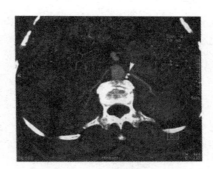

图 11-6　左肾动脉狭窄

曲面重建示左肾动脉起始部钙化引起的左肾动脉狭窄

（三）鉴别诊断

血管造影可明确诊断，一般无须鉴别。

（四）特别提示

本病的早期诊断对于临床治疗有重要影响。CTA、MRA 是无创性检查，诊断敏感性和特异性高，有取代血管造影的趋势。但血管造影是诊断该病的金标准，能准确显示狭窄部位、范围和程度。同时可施行肾动脉球囊扩张或支架置入术治疗肾动脉狭窄。

七、肾肿瘤

肾肿瘤多为恶性，任何肾肿瘤在组织学检查前都应疑为恶性。临床上较常见的肾肿瘤有源自肾实质的肾癌、肾母细胞瘤以及肾盂肾盏发生的移行细胞癌。小儿恶性肿瘤中，肾母细胞瘤占 20％以上，是小儿最常见的腹部肿瘤。成人恶性肿瘤中肾肿瘤占 2％左右，绝大部分为肾癌，肾盂癌少见。肾脏良性肿瘤中最常见的是肾血管平滑肌脂肪瘤。

（一）肾血管平滑肌脂肪瘤

1.病理和临床概述

以往认为肾血管平滑肌脂肪瘤是错构瘤，目前通过免疫组化证实该肿瘤系单克隆性生长，是真性肿瘤。绝大部分肾血管平滑肌脂肪瘤是良性，但已有文献报道少数肿瘤恶性变并发生转移。肿瘤主要起源于中胚层，由不同比例的异常血管、平滑肌和脂肪组织组成，一般呈膨胀性生长。肾血管平滑肌脂肪瘤有两个类型：一型合并结节性硬化，此型多见于儿童或青年，肿瘤为双肾多发小肿块。临床无泌尿系症状。另一型不合并结节性硬化，肾肿块单发且较大，有血尿、腰痛等临床症状。肾血管平滑肌脂肪瘤是肾脏自发破裂最常见的原因。从病理学上看，肾血管平滑肌脂肪瘤可以分为上皮样血管平滑肌脂肪瘤和单形性上皮样血管平滑肌脂肪瘤及单纯的血管平滑肌脂肪瘤，前者有上皮样细胞，含有大量血管成分或少量脂肪组织；中者仅含上皮样细胞和丰富的毛细血管网；后者三者按不同比例在瘤内分布。

2.诊断要点

典型表现为肾实质内单发或多发软组织肿块，边界清楚，密度不均匀，内见脂肪密度，CT 值低于－20 Hu。脂肪性低密度灶中夹杂着不同数量的软组织成分，呈网状或蜂窝状分隔。增强后部分组织强化，脂肪组织不强化（图 11-7A）。少部分不含脂肪或含少量脂肪组织（上皮样或单形性上皮样血管平滑肌脂肪瘤）可以类似肾癌样表现，呈不均匀明显强化，包膜不完整，诊断非常困难（图 11-7B～D）。

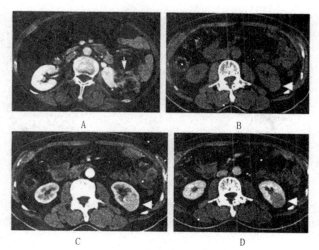

图 11-7 肾血管平滑肌脂肪瘤

A.肾血管平滑肌脂肪瘤,肿块内见较多脂肪组织,肿块不规则,突出肾轮廓外;B~D.上皮样血管平滑肌脂肪瘤,可见肿块密度均匀,增强动脉期扫描呈明显均匀强化,静脉期扫描退出呈低密度

3.鉴别诊断

(1)肾癌:肿块内一般看不到脂肪组织。

(2)单纯性肾囊肿:为类圆形积液,无强化。

(3)肾脂肪瘤:为单纯脂肪肿块。

4.特别提示

肿瘤内发现脂肪成分是 B 超、CT、MRI 诊断该病的主要征象。如诊断困难,应进一步行 MRI 检查,因 MRI 对脂肪更有特异性。DSA 血管造影的典型表现有助于同其他占位病灶的鉴别。少部分肾脏血管平滑肌脂肪瘤伴出血,可以掩盖脂肪的低密度,密度不均匀增高,需要注意鉴别。上皮样或单形性上皮样血管平滑肌脂肪瘤诊断困难者,需要进行穿刺活检。

(二)肾脏嗜酸细胞腺瘤

1.病理和临床概述

肾脏嗜酸细胞腺瘤是一种较罕见的肾脏实质性肿瘤,虽然近年来人们对此瘤的临床病理特征认识加深,但在实际工作中常误诊为肾细胞癌。1976 年 Klein 和 Valensi 提出肾脏嗜酸细胞腺瘤是一种具有不同于其他肾皮质肿瘤特征的独立肿瘤并获公认。文献报道肾脏嗜酸细胞腺瘤占肾脏肿瘤的 3%~7%,发病率多在 60 岁以上,男性较女性多见。肾嗜酸细胞腺瘤起源于远曲小管和集合管细胞。肿瘤质地均匀,没有坏死、出血及囊性变,而肾细胞癌其肉眼标本最大特点是因瘤体内有出血坏死呈五彩色,即使瘤体小也能见到。该瘤肉眼标本另一个特点是部分肿瘤中央有纤维瘢痕形成。光镜下肿瘤细胞呈巢状或实片状,肾嗜酸细胞腺瘤的胞膜通常不清晰,胞质嗜酸性为此瘤的又一大特点,镜下颗粒粗大,充满胞质,嗜酸性强。肾嗜酸细胞腺瘤无特异性临床表现,通常无症状,瘤体较大者可有腰痛、血尿或腹部包块。该瘤绝大部分为单发,肿瘤大小为 0.6~15 cm 不等。常局限肾脏实质,很少侵犯肾包膜和血管。

2.诊断要点

CT 平扫为较均匀的低密度或高密度。增强后各期均匀强化且密度低于肾皮质。比较特异的是,CT 扫描时出现的中央星状瘢痕和轮辐状强化,可提示肾嗜酸细胞腺瘤的诊断。但也有人认为它们并不可靠。轮辐状强化和中央星状瘢痕,也是嫌色细胞癌的表现之一。但如果螺旋CT血管期和消退期双期均表现为轮辐状,应疑诊肾嗜酸细胞腺瘤(图11-8)。

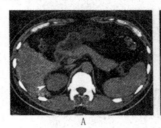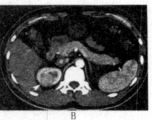

图 11-8　肾脏嗜酸细胞腺瘤

女性患者,34 岁,体检 B 超发现右肾上极占位,CT 平扫显示右肾上极等密度肿块,动
脉期呈均匀中等强化,静脉期扫描呈等低密度,手术病理为右肾上极嗜酸细胞瘤

3.鉴别诊断

(1)肾细胞癌:肿块不出现中央星状瘢痕和轮辐状强化,且易侵犯肾包膜和邻近血管。

(2)肾血管平滑肌脂肪瘤:内可见特异性脂肪组织。

4.特别提示

因肿瘤为良性,如术前能正确诊断,则可采用低温冷冻治疗、肾部分切除或肿瘤射频消融术,从而避免不必要的肾脏切除术。近来发现 MRI 在诊断肾嗜酸细胞瘤方面有独特价值,可显示肿瘤包膜完整、中央星状瘢痕、等或低 T_1 信号、稍低或稍高 T_2 信号及强化情况等,可提示诊断。如果仔细观察肾脏 MRI 形态学特点和特异的信号特征,并结合其他辅助影像检查和病史,对绝大多数肾嗜酸细胞腺瘤及其他肾脏肿块,MRI 能做出正确诊断并指导治疗。

(三)肾细胞癌

1.病理和临床概述

肾细胞癌为肾最常见恶性肿瘤,好发年龄 50~60 岁,男性多见。肾细胞癌起源于肾小管上皮细胞,发生在肾实质内,可有假包膜,易发生囊变、出血、坏死、钙化。肾癌易侵犯肾包膜、肾筋膜、邻近肌肉、血管、淋巴管等,并易在肾静脉、下腔静脉内形成瘤栓,晚期可远处转移。病理类型有透明细胞癌、颗粒细胞癌、梭形细胞癌。典型症状有血尿、腰痛和腹部包块。

2.诊断要点

CT 表现为等密度、低密度或高密度肿块。动态增强:早期大部分肾癌强化明显,CT 值可增加≥40 Hu;皮质期不利于肿瘤显示;实质期呈相对低密度。肿块局限于肾实质内或突出肾轮廓外。肿块与正常肾脏分界不清,边缘较规则或部分不规则。有时肿瘤内有点状、小结节状,边缘弧状钙化。同时注意观察肾周结构有无侵犯,局部淋巴结有无肿大(图11-9)。

3.鉴别诊断

(1)肾盂癌:发生在肾盂,乏血供,肿块强化不明显。

(2)肾血管平滑肌脂肪瘤:肿块内有脂肪组织时容易鉴别,无脂肪组织则难以鉴别。

(3)肾脓肿:脓腔见环状强化,内见小气泡及积液。

4.特别提示

B 超检查对肾癌的普查起重要作用,对肾内占位囊性成分的鉴别诊断准确性高。CT 检查可作为术前肾癌分期的主要依据,确定肿瘤有无侵犯周围血管、脏器及淋巴结转移、远处转移。MRI 诊断准确性同 CT,但在诊断淋巴结和血管病变方面优于 CT。

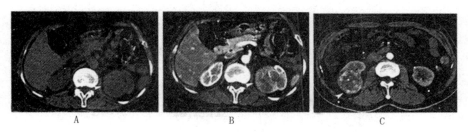

图 11-9 肾癌

A、B、C 三图为 CT 检查示肾轮廓增大,肿块呈明显不均匀性强化

（四）肾窦肿瘤

1.病理和临床概述

肾窦肿瘤,由肾门深入肾实质所围成的腔隙称肾窦,内有肾动脉的分支、肾静脉的属支、肾盂、肾大、小盏、神经、淋巴管和脂肪组织。有研究者将肾窦病变分为 3 种:一类是窦内固有成分发生的病变,如脂肪组织、集合系统、血管及神经组织来源的;一类是外来的从肾实质发展进入肾窦内的病变;另一类是继发的包括转移或腹膜后肿瘤累及肾窦的肿瘤。原发性肾窦内肿瘤非常罕见,发现其病因或发生肿瘤的解剖组织范围很广,从脂肪组织(如脂肪肉瘤)、神经组织(如副神经节细胞瘤)、淋巴组织(如以良性 Castleman 病或恶性淋巴瘤),以及血管来源的血管外皮瘤或肌肉来源的平滑肌瘤、血管平滑肌瘤。肾窦肿瘤以良性为主,恶性较少。患者一般临床上症状无特异性表现,以腰部酸痛最为常见;原发性肾窦肿瘤一般直径在4.0 cm左右,可能出现临床症状才引起患者注意,无血尿。

2.诊断要点

(1)CT 示肾盂肾盏为受压改变,与肾盂肾盏分界清晰、光整。

(2)平扫及增强密度均匀(良性)或不均匀(恶性)。

(3)与肾实质有分界,血管源性肿瘤强化非常明显。

(4)脂肪源性肿瘤内见脂肪组织密度(图 11-10)。

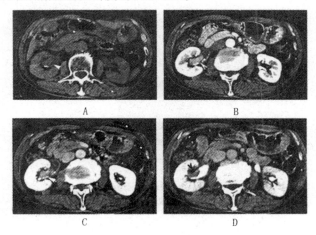

图 11-10 肾窦肿瘤

CT 平扫可见右侧肾窦等密度占位,分泌期扫描可见右侧肾盂受压变扁,但与肿块之间交接光滑,未见受侵犯征象。手术病理为肾窦血管平滑肌瘤

3.鉴别诊断

(1)肾癌,肿块发生于肾实质内,可侵犯肾周及肾窦,一般呈显著强化。

(2)肾盂肿瘤,起源于肾盂,肿块强化差。

4.特别提示

肾区病变的定位对疾病的诊断、手术方案的制订,甚至预后都具有极其重要的临床意义。位于肾窦内的肿瘤一般不需要进行全肾脏切除,而肾实质的肿瘤一般必须全肾切除。CT、IVP、MRI及肾动脉造影对肾窦肿瘤的定位有重要的临床价值,并对肿瘤的定性也有重要的参考价值。

(刘寿君)

第二节　膀胱疾病 CT 诊断

一、膀胱结石

(一)病理和临床概述

膀胱结石95%见于男性,发病年龄多为10岁以下儿童和50岁以上老人。儿童以原发性多见,主要是营养不良所致。继发性则多见于成人,可来源于肾、输尿管,膀胱感染、异物、出口梗阻、膀胱憩室、神经源性膀胱等也可引起继发结石。结石的病理改变是对膀胱黏膜的刺激、继发性炎症、溃疡形成出血、长期阻塞导致膀胱小梁、小房或憩室形成。临床症状主要为疼痛、排尿中断、血尿及膀胱刺激症状。

(二)诊断要点

平扫表现为圆形、卵圆形、不规则形、倒梨形等高密度灶,可单发或多发,大小不一,小至几毫米,大至十余厘米。边缘多光整,CT值常为100 Hu以上,具有移动性;膀胱憩室内结石移动性差(图11-11)。

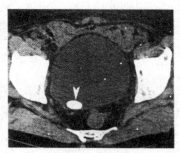

图11-11　膀胱结石
CT 显示膀胱后壁见一卵圆形高密度影

(三)鉴别诊断

1.膀胱异物

常有器械检查或手术史,异物有特定形状,如条状等,容易以异物为核心形成结石。

2.膀胱肿瘤

为膀胱壁局限性不规则增厚,可形成软组织肿块,有明显强化。

（四）特别提示

膀胱结石含钙量高,易于在X线平片上确诊。CT对膀胱区可疑病灶定位准确,易于表明位于膀胱腔内、膀胱憩室、膀胱壁及壁外;易于反映膀胱炎等继发改变及膀胱周围改变。一般不需MRI检查。

二、膀胱炎

（一）病理和临床概述

膀胱炎临床分型较多,以继发性细菌性膀胱炎多见。致病菌多为大肠埃希菌,且多见于妇女,由上行感染引起,常合并尿道炎和阴道炎。急性膀胱炎病理上局限于黏膜和黏膜下层,以充血、水肿、出血及小溃疡形成为特征;慢性膀胱炎以膀胱壁纤维增生、瘢痕挛缩为特征。主要症状有尿频、尿急、尿痛等膀胱刺激症状。

（二）诊断要点

(1)急性膀胱炎多表现正常,少数CT平扫增厚的膀胱壁为软组织密度,增强均匀强化。

(2)慢性膀胱炎表现为膀胱壁增厚,强化程度不如前者,无特征性表现(图11-12)。

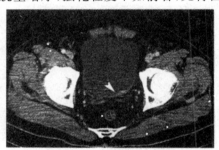

图 11-12　膀胱炎

男性患者,有反复膀胱刺激症状,CT检查示膀胱左后壁较均匀性增厚、强化

（三）鉴别诊断

(1)膀胱充盈不良性膀胱壁假性增厚,膀胱充盈满意时,假性增厚消失。

(2)先天性膀胱憩室,为膀胱壁局限性外突形成囊袋样影,容易伴发憩室炎及憩室内结石。

(3)膀胱癌,为膀胱壁局限性、不均匀性增厚,强化不均。

（四）特别提示

膀胱炎主要靠临床病史、细菌培养、膀胱镜检查或活检证实,CT检查结果只作为一个补充。

三、膀胱癌

（一）病理和临床概述

膀胱癌为泌尿系统最常见的恶性肿瘤,男性多见,多见于40岁以上。大部分为移行细胞癌,以淋巴转移居多,其中以闭孔淋巴结和髂外淋巴结最常见,晚期可有血路转移。临床症状为无痛性全程血尿,合并感染者有尿频、尿痛、排尿困难等。

（二）诊断要点

肿瘤好发于膀胱三角区后壁及侧壁;常为多中心。CT表现为膀胱壁向腔内乳头状突起或局部增厚,增强呈较明显强化。当膀胱周围脂肪层消失,表示肿瘤扩展到膀胱壁外,可有边界不清的软组织肿块和盆腔积液,也可有膀胱周围和盆壁淋巴结转移(图 11-13)。

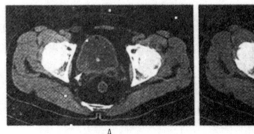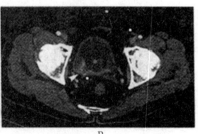

图 11-13　膀胱癌

A、B 两图为 CT 检查示右侧膀胱三角区可见不规则增厚软组织密度,增强扫描有明显不均匀强化

(三)鉴别诊断

1.膀胱炎

为膀胱壁较广泛均匀性增厚,强化均匀。

2.前列腺肥大

膀胱基底部形成局限性压迹,CT 矢状位重建、MRI 可鉴别。

3.膀胱血块

平扫为高密度,CT 值一般 >60 Hu,增强无强化,当膀胱癌伴出血、大量血块包绕肿块时,则难以鉴别。

(四)特别提示

CT 可为膀胱癌术前分期提供依据,明确有无周围脏器、盆壁侵犯及淋巴结转移。膀胱癌术后随访可发现复发或并发症。膀胱壁增厚也可见于炎症性病变或放射后损伤。MRI 的定位价值更高。

(沈　俊)

第三节　输尿管疾病 CT 诊断

一、输尿管外伤

(一)病理和临床概述

输尿管外伤可单发或并发于泌尿系统外伤。泌尿系统遭受任何直接或间接暴力均可导致损伤。近年来,医源性损伤亦逐渐增多。输尿管损伤的病理取决于其损伤的程度。如完全断裂,则尿液积聚于腹膜后以肾后间隙最常见。如有瘢痕收缩则形成狭窄、闭塞和阻塞。临床表现多样,可有伤口漏尿或尿外渗,尿瘘形成;腹膜炎症状;尿道阻塞,无尿等(图 11-14)。

(二)诊断要点

平扫可发现阳性及阴性结石,阴性结石密度也常高于肾实质,CT 值常为 100 Hu 以上,无增强效应。结石多位于输尿管狭窄部位即肾盂输尿管连接部、输尿管与髂动脉交叉处、输尿管膀胱入口处。间接征象可表现为输尿管扩张,肾盂、肾盏积水等,并可显示结石周围软组织炎症、水肿(图11-15)。

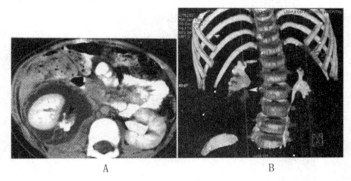

图11-14 输尿管断裂三维重建

车祸患者,右输尿管上段区见片状造影剂外渗,输尿管中下段未显影

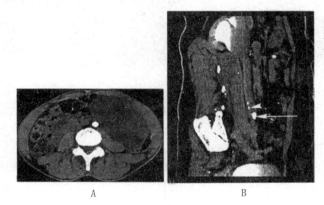

图11-15 输尿管内多发结石

图中长箭头所示为较大的一颗结石,小箭头为两颗细小结石

(三)鉴别诊断

1.盆腔静脉石

位于静脉走行区,为小圆形高密度灶,病灶中心为低密度。

2.盆腔骨岛

位于骨骼内。

(四)特别提示

临床诊断以X线平片及静脉尿路造影为首选。但CT对结石的大小、部位、数目、形状显示更准确,免除了其他结构的影响;同时能易于显示肾盂扩张和肾盂、肾盏积水及梗阻性肾实质改变,能客观评价结石周围炎症、肾功能情况。MRI水成像能显示梗阻性肾、输尿管积水情况。

二、输尿管炎

(一)病理和临床概述

输尿管炎指发生在输尿管壁的炎症,常由大肠埃希菌、变形杆菌、铜绿假单胞菌、葡萄球菌等致病菌引起。输尿管炎常继发于肾盂肾炎、膀胱炎等；也可因血行、淋巴传播或附近器官的感染蔓延而来（如阑尾炎、盲肠炎）；部分患者因医疗器械检查、结石摩擦及药物引起。急性输尿管炎表现为黏膜化脓性炎症；而慢性输尿管炎表现为输尿管壁扩张、变薄，输尿管逐渐延长，也可为管壁增厚、变硬、僵直，致输尿管狭窄。临床症状为尿频、尿急伴有腰痛乏力、尿液浑浊，严重时发生血尿、肾绞痛，尿培养可有细菌。

（二）诊断要点

急性输尿管炎 CT 检查无特异性。

慢性输尿管炎可表现为输尿管壁增厚，管壁不均匀，部分患者出现肾盂积水。输尿管周围炎可出现腹膜后输尿管纤维化（图 11-16）。

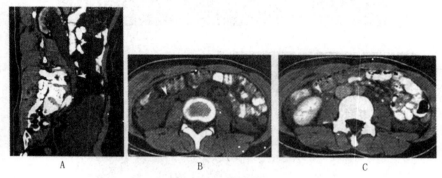

图 11-16　输尿管炎

CT 显示右输尿管中、下段管壁弥漫性增厚、强化，管腔狭窄，输尿管上段及肾盂、肾盏明显扩张、积水

（三）鉴别诊断

囊性输尿管炎、输尿管癌，难以鉴别；输尿管结核，表现为输尿管壁增厚，管腔狭窄，管壁常可见钙化，常伴有同侧肾脏结核。

（四）特别提示

输尿管炎的诊断应密切结合病史和辅助检查。静脉尿路造影表现为输尿管扩张或狭窄，扭曲变形。CT 检查亦尤明显特异性。对可疑病变可行病理活检。

三、输尿管癌

（一）病理和临床概述

输尿管肿瘤多发生在左侧，尤其是在下 1/3 段。大部分为移行细胞癌，少数为鳞癌、腺癌。原发输尿管移行细胞癌较少见，好发年龄为 50～70 岁，男性多于女性。最常见的症状为间歇性无痛性肉眼或镜下血尿，少数患者可触及腹部肿块，阻塞输尿管可引起肾绞痛。

（二）诊断要点

CT 表现输尿管不规则增厚、狭窄或充盈缺损，肿瘤近侧输尿管及肾盂扩张，三维重建显示最佳。输尿管肿瘤为少血供肿瘤，增强多无强化或轻度强化（图 11-17）。

（三）鉴别诊断

1.血凝块

为输尿管腔内充盈缺损，无强化，管壁不增厚。

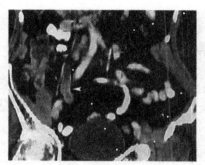

图 11-17　**右输尿管癌**

CT 显示输尿管中下段及膀胱入口区充满软组织影,管腔闭塞

2.阴性结石

输尿管内高密度灶,CT 值常为 100 Hu 以上。

3.输尿管结核

输尿管壁增厚、管腔狭窄,常伴有钙化。

(四)特别提示

随诊中应注意其余尿路上皮器官发生肿瘤的可能性。CT 检查对诊断输尿管肿瘤起重要作用,不仅能显示肿瘤本身,也可了解肿瘤的侵犯程度,有无淋巴结转移。MRU 对该病的诊断有一定的价值,但对尿路结石的鉴别有困难。

(沈　俊)

第四节　前列腺疾病 CT 诊断

一、前列腺增生症

(一)病理和临床概述

前列腺增生症又称前列腺肥大,是老年男性的常见病,50 岁以上多见,随着年龄增长发病率逐渐增高。老龄和雌雄激素失衡是前列腺增生的重要病因。前列腺增生开始于围绕尿道精阜部位的腺体,即移行带和尿道周围的腺体组织,最后波及整个前列腺。临床症状主要有进行性排尿困难、尿频、尿潴留、血尿等。

(二)诊断要点

CT 扫描能显示前列腺及其周围解剖并可测量前列腺体积。CT 扫描前列腺上界超过耻骨联合上缘2~3 cm时,才能确诊为增大。增大前列腺压迫并突入膀胱内。增强扫描可见前列腺肥大,有不规则不均匀斑状强化,而肥大的前列腺压迫周围叶使之变扁,密度较低为带状,精囊和直肠可移位(图 11-18)。

(三)鉴别诊断

前列腺癌,较小癌灶 CT 难以鉴别,癌灶巨大伴有周围侵犯、转移时不难鉴别,前列腺一般行 MRI 检查。

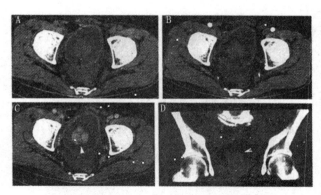

图 11-18   前列腺增生中央叶组织呈不规则状突入膀胱内

（四）特别提示

前列腺肥大需做临床检查，经直肠超声检查为首选检查方法。CT 扫描无特征性，临床常行 MRI 检查，表现为中央带增大，周围带受压、变薄。

二、前列腺癌

（一）病理和临床概述

前列腺癌好发于老年人，95％以上为腺癌，起自边缘部的腺管和腺泡。其余为移行细胞癌、大导管乳头状癌、内膜样癌、鳞状细胞癌。前列腺癌多发生在外周带，大多数为多病灶。前列腺癌大多数为激素依赖型，其发生和发展与雄激素关系密切。临床类型分为临床型癌、隐蔽型癌、偶见型癌、潜伏型癌。早期前列腺癌症状和体征常不明显。后期出现膀胱阻塞症状，如尿流慢、尿中断、排尿困难等。

（二）诊断要点

癌结节局限于包膜内 CT 表现为稍低密度结节或外形轻度隆起，癌侵犯包膜外时常累及精囊，表现为膀胱精囊角消失，也可侵犯膀胱壁。淋巴结转移首先发生于附近盆腔淋巴结。前列腺癌常发生骨转移，以成骨型转移多（图 11-19）。

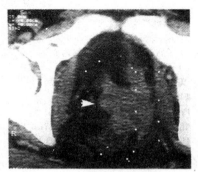

图 11-19   前列腺癌

CT 检查示前列腺内见一分叶状肿块，膀胱及直肠受累

（三）鉴别诊断

前列腺增生症不会发生邻近脏器侵犯、局部淋巴结转移、成骨转移等恶性征象。

（四）特别提示

前列腺的影像检查以 MRI 为主，MRI 能清晰显示癌灶。CT 不能发现局限于前列腺内较小的癌灶。前列腺 CT 检查的作用是在临床穿刺活检证实为前列腺癌后协助临床分期，并对盆腔、后腹膜淋巴结转移情况进行评估。

（沈　俊）

第五节　子宫疾病 CT 诊断

一、子宫内膜异位症

（一）病理和临床概述

子宫内膜异位症一般仅见于育龄妇女，是指子宫内膜的腺体和间质出现在子宫肌层或子宫外，如在卵巢、肺、肾等处出现。当内在的子宫内膜出现在子宫肌层时，称子宫腺肌病；当内在的子宫内膜出现在子宫肌层之外的地方，称外在性子宫内膜异位症。子宫内膜异位症的主要病理变化为异位内膜随卵巢激素的变化而发生周期性出血，伴有周围结缔组织增生和粘连。主要症状有周期性发作出现继发性痛经、月经失调、不孕等。

（二）诊断要点

（1）外在性子宫内膜异位征 CT 表现为子宫外盆腔内薄壁含水样密度囊肿或高密度囊肿，多为边界不清，密度不均的囊肿。囊壁不规则强化，囊内容物为稍高密度改变；或为实性包块，边缘清楚。常与子宫、卵巢相连，可单个或多个。

（2）子宫腺肌病表现为子宫影均匀增大，肌层内有子宫膜增生所致的低密度影，常位于子宫影中央。

（三）鉴别诊断

盆腔真性肿瘤，CT 表现上难以区别，一般行 MRI 检查，可见盆腔内新旧不一的出血而加以鉴别。

（四）特别提示

子宫内膜异位征的诊断需结合临床典型病史，其症状随月经周期而变化。B 超为子宫内膜异位症的首选检查方法。CT、MRI 能准确显示病变，可作为鉴别诊断的重要手段。盆腔 MRI 检查可见盆腔内新旧不一的出血而较有特征性。

二、子宫肌瘤

（一）病理和临床概述

子宫肌瘤是女性生殖器中最常见的肿瘤。由子宫平滑肌组织增生而成，其间有少量纤维结缔组织。可单发或多发，按部位分为黏膜下、肌层和浆膜下肌瘤。好发年龄为 30～50 岁。发病可能与长期或过度卵巢雌激素刺激有关。子宫肌瘤恶变罕见，占子宫肌瘤 1% 以下，多见于老年人。子宫肌瘤可合并子宫内膜癌或子宫颈癌。子宫肌瘤临床症状不一，取决于大小、部位及有无扭转。

（二）诊断要点

CT 表现子宫内外形分叶状增大或自子宫向外突出的实性肿块,边界清楚,密度不均匀,可见坏死、囊变及钙化,增强扫描肿瘤组织与肌层同等强化。存在变性时强化程度不一,多低于子宫肌层密度,大的肿瘤内可见云雾状或粗细不均的条状强化。部分患者有点状、环状、条状、块状钙化(图 11-20)。

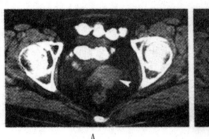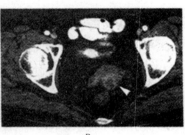

A　　　　　　　　　　　　　　　　　　B

图 11-20　子宫肌瘤

CT 检查示子宫后壁见一结节突出于轮廓外,密度与正常子宫

组织相当;增强后结节强化不均,内见坏死区,而呈相对低密度

（三）鉴别诊断

1.卵巢肿瘤

肿块以卵巢为中心或与卵巢关系密切,常为囊实性,肿块较大,子宫内膜异位症,CT 难以鉴别。

2.子宫恶性肿瘤

子宫不规则状增大,肿块密度不均,强化不均匀,可伴周围侵犯及转移等征象。

（四）特别提示

B 超检查方便、经济,是首选方法,但视野小,准确性取决于操作者水平。子宫肌瘤进一步检查一般选择 MRI,MRI 有特征性表现,可准确评估病变部位、大小、内部结构改变等情况。

三、子宫内膜癌及宫颈癌

（一）子宫内膜癌

1.病理和临床概述

子宫内膜癌是发生于子宫内膜的肿瘤,好发于老年患者,大部分在绝经后发病,近 20 年发病率持续上升,这可能同社会经济不断变化,外源性雌激素广泛应用、肥胖、高血压、糖尿病、不孕、晚绝经患者增加等因素有关。大体病理分为弥漫型和局限型,组织学大部分为起源于内膜腺体的腺癌。子宫内膜癌可与卵巢癌同时发生,也可先后发生乳腺癌、大肠癌、卵巢癌。临床应予以重视。临床症状主要有阴道出血,尤其是绝经后出血及异常分泌物等。

2.诊断要点

CT 平扫肿瘤和正常子宫肌层呈等密度。增强扫描子宫体弥漫或局限增大,肿块密度略低,呈菜花样。子宫内膜癌阻塞宫颈内口可见子宫腔常扩大积液。附件侵犯时可见同子宫相连的密度均匀或不均匀肿块,正常脏器外脂肪层界限消失。盆腔种植转移可见子宫直肠窝扁平的软组织肿块。有腹膜后及盆腔淋巴结肿大(图 11-21)。

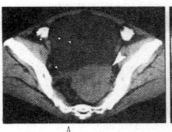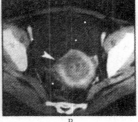

图 11-21　子宫内膜癌

女性患者,65 岁,绝经后反复阴道出血年余,CT 检查子宫外
形显著增大,官腔内密度不均,增强呈不均匀强化

3.鉴别诊断

(1)宫颈癌:肿块发生于宫颈,一般不向上侵犯子宫体。

(2)子宫内膜下平滑肌瘤并发囊变:增强 CT 正常子宫组织和良性平滑肌瘤的增强比内膜癌明显,钙化和脂肪变性是良性平滑肌瘤的证据。

4.特别提示

MRI 结合增强检查准确率达 91%,目前国际上采用 MRI 评价治疗子宫内膜癌的客观指标。子宫内膜癌治疗后 10%~20%复发。CT 主要用于检查内膜癌术后是否复发或转移。同时对于制订子宫内膜癌宫腔内放疗计划也有帮助。

(二)宫颈癌

1.病理和临床概述

宫颈癌是女性生殖道最常见的恶性肿瘤,好发于育龄期妇女,其发病与早婚、性生活紊乱、过早性生活及某些病毒感染(如人乳头瘤病毒)等因素有关。宫颈癌好发于子宫鳞状上皮和柱状上皮移行区,由子宫颈上皮不典型增生发展为原位癌,进一步发展成浸润癌,95% 为鳞癌,少数为腺癌,尚有腺鳞癌、小细胞癌、腺样囊性癌。临床症状主要有阴道接触性出血、阴道排液,继发感染可有恶臭等。

2.诊断要点

宫颈原位癌 CT 检查不能做出诊断。浸润期癌肿块有内生或外长两种扩散方式。内生性者主要是向阴道穹窿乃至子宫阔韧带浸润;外生性主要向宫颈表面突出,形成息肉或菜花样隆起。CT 表现为子宫颈增大,超过 3 cm,并形成软组织肿块,肿块局限于宫颈或蔓延至子宫旁。肿瘤内出现灶性坏死呈低密度区,宫旁受累时其外形不规则,呈分叶状或三角肿块影,累及直肠时直肠周围脂肪层消失(图 11-22)。

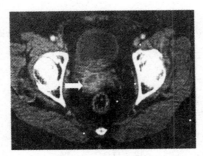

图 11-22　子宫颈癌

子宫颈见肿块,强化不均匀,膀胱壁受累及增厚

3.鉴别诊断

子宫内膜癌,肿瘤起源于子宫体,肿块较大时两者较难鉴别。

4.特别提示

CT 主要用于宫颈癌临床分期及术后随访。宫颈癌术后或放疗后 3 个月内应行 CT 扫描,以后每半年 1 次,直至两年。CT 扫描有助于判断肿瘤是否复发、淋巴结转移及其他器官侵犯情况,但不能准确检出膀胱和直肠受累情况,也不能鉴别放射后纤维变。必要时 MRI 检查。

(刘玉奇)

第六节　卵巢疾病 CT 诊断

一、卵巢囊肿

(一)病理和临床概述

卵巢囊肿临床上十分常见,属于瘤样病变。卵巢良性囊性病变包括非瘤性囊肿,即功能性囊肿(主要病理组织学分类有滤泡囊肿、黄体囊肿和生发上皮包涵囊肿);腹膜包裹性囊肿及卵巢子宫内膜异位囊肿和囊性肿瘤样病变。卵巢囊肿多无明显症状。

(二)诊断要点

(1)功能性囊肿 CT 表现为边界清楚、壁薄光滑的单房性水样密度影,直径一般<5 cm(图 11-23),少数为双侧,体积较大,或多发囊样低密度灶,浆液性滤泡囊肿与黄体囊肿 CT 上不能区分。

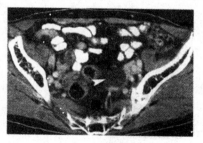

图 11-23　卵巢囊肿
CT 检查示左侧附件区见一类圆形囊状积液影

(2)腹膜包裹性囊肿表现为沿盆壁或肠管走行的形态不规则的囊性低密度区。

(3)卵巢子宫内膜异位囊肿表现为薄壁或厚薄不均的多房性囊性低密度区。

(三)鉴别诊断

(1)正常卵泡,较小,一般<1 cm。

(2)囊腺瘤,为多房囊性肿块,直径常>5 cm,有强化。

(四)特别提示

B 超、CT、MRI 均能做出正确诊断。但 MRI 对囊肿内成分的判断要优于 CT、B 超。卵巢囊肿一般不需处理,巨大囊肿可行 B 超或 CT 定位下穿刺抽液。

二、卵巢畸胎瘤

（一）病理和临床概述

卵巢畸胎瘤是由多胚层组织构成的肿瘤。根据其组成成分的分化成熟与否在病理上分为以下几种。①成熟畸胎瘤：属于良性肿瘤，又称皮样囊肿，占畸胎瘤的95%以上，好发年龄为20～40岁，多为单侧、囊性，外表呈球形或结节状，囊内充塞脂类物、毛发、小块骨质、软骨或牙齿，单房或多房，可有壁结节；②未成熟畸胎瘤：好发于儿童、年轻妇女，40岁以上很少见，肿块较大且多为实性；③成熟畸胎瘤恶变：多为在囊性畸胎瘤基础上出现较大实变区，绝大多数发生于生育年龄，但恶变最常发生于仅占患者10%的绝经后妇女，患者多为老年多产妇女，恶变机会随年龄增长而增加。皮样囊肿易发生蒂扭转而出现下腹剧痛、恶心、呕吐等急腹症症状。

（二）诊断要点

（1）成熟畸胎瘤CT表现为密度不均的囊性肿块，囊壁厚薄不均，可有弧形钙化，瘤内成分混杂，可见特征性成分，如牙齿、骨骼、钙化、脂肪等，有时可见液平面（图11-24）。

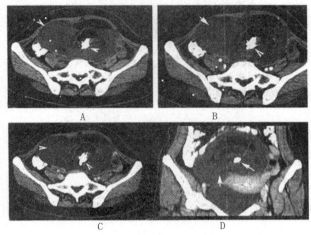

图11-24　卵巢成熟畸胎瘤（手术病理证实）

盆腔内巨大混杂密度肿块，以脂肪组织为主，并见少许钙化

（2）未成熟畸胎瘤多为单侧性，肿块以实性为主，大多有囊性部分，有的呈囊实性或囊性为主，边缘不规则，有分叶或结节状突起，肿块内多发斑点状钙化和少许小片脂肪密度影为其常见重要征象，实性成分内盘曲的带状略低密度影是另一特征性征象，其病理基础是脑样的神经胶质组织区。

（3）畸胎瘤恶变的征象主要是肿瘤形态不规则，内部密度不均匀，囊壁局部增厚或有实性区域或见乳头状结构。

（三）鉴别诊断

卵巢囊腺瘤，为多房囊性肿块，一般见不到牙齿、骨骼、钙化、脂肪等畸胎瘤特征性成分。

（四）特别提示

当囊性畸胎瘤出现较大实变区时，应考虑为恶变。CT、MRI对囊性畸胎瘤内的脂肪成分较敏感。而CT对肿瘤内骨性成分和钙化的检出优于MRI。卵巢未成熟畸胎瘤具有复发和转移的潜能，恶性行为的危险性随未成熟组织量的增加而增加，病理级别越高，实性部分越多，也就是说实性成分越多,危险性便越大。

三、卵巢囊腺瘤

（一）病理和临床概述

卵巢囊腺瘤可分为浆液性和黏液性,左右两侧均可发生,有时两侧同时发病。浆液性和黏液性囊腺瘤可同时发生。主要见于育龄妇女,多为单侧性。浆液性囊腺瘤体积较小,可单房或多房,黏液性囊腺瘤体积较大或巨大,多房。临床症状有腹部不适或隐痛、腹部包块、消化不良等,少数有月经紊乱。浆液性囊腺瘤患者有时有腹水。

（二）诊断要点

CT 表现为一侧或两侧卵巢区单房或多房囊状积液,分隔及壁菲薄,外缘光滑。其内偶可见实质性壁结节。浆液性囊腺瘤以双侧、单房为特点,囊内密度低,均匀,有时有钙化。黏液性囊腺瘤为单侧、多房,体积大,囊内密度稍高于浆液性囊腺瘤（图 11-25）。

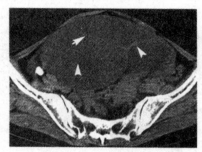

图 11-25　卵巢囊腺瘤
下腹部见一巨大多房囊状积液,分隔及壁菲薄,与附件关系较密切

（三）鉴别诊断

（1）卵巢囊腺癌：肿块实性部分较多,分隔及壁增厚,可见强化壁结节,可见周围侵犯、淋巴结转移等征象。

（2）卵巢囊肿：单房多见,直径一般＜5 cm。

（3）卵巢畸胎瘤：可见牙齿、骨骼、钙化、脂肪等畸胎瘤特征性成分。

（四）特别提示

CT 不能区分浆液性和黏液性。MRI 和 CT 一样能显示肿瘤大小、形态、内部结构及周围的关系,对浆液性和黏液性的区分较 CT 有意义。

四、卵巢囊腺癌

（一）病理和临床概述

卵巢囊腺癌,卵巢恶性肿瘤中 85％～95％来源于上皮,即卵巢癌。常见的是浆液性和黏液性囊腺癌,两者约占 50％。多数患者在早期无明显症状。肿瘤播散主要通过表面种植和淋巴转移,淋巴转移主要到主动脉旁及主动脉前淋巴结。

（二）诊断要点

CT 表现：①盆腔肿块为最常见的表现,盆腔或下腹部巨大囊实性肿块,与附件关系密切,分隔较厚,囊壁边缘不规则,囊内出现软组织密度结节或肿块,增强肿块实性部分明显强化（图 11-26）;

②大网膜转移时可见饼状大网膜;③腹膜腔播散,表现为腹腔内肝脏边缘,子宫直肠窝等处的不规则软组织结节或肿块;④卵巢癌侵犯邻近脏器,使其周边的脂肪层消失。此外还可见腹水,淋巴结转移,肝转移等表现。

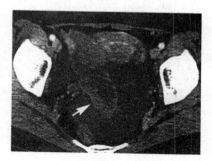

图 11-26 卵巢囊腺癌(手术病理证实)

盆腔内巨大囊实性肿块,实性部分较多,呈不均匀强化,肿块与附件关系密切

(三)鉴别诊断

(1)卵巢囊腺瘤:分隔及壁菲薄,不伴有周围侵犯、转移、腹水等恶性征象。

(2)卵巢子宫内膜异位囊肿:为薄壁或厚薄不均的多房性囊性低密度区,无恶性征象。

(四)特别提示

CT 广泛应用于卵巢癌的临床各期,还应用于放、化疗疗效的评价。MRI 对病变的成分判断更佳,因而诊断更具价值。

(刘玉奇)

第十二章

神经系统疾病MR诊断

第一节 脑血管疾病 MR 诊断

一、高血压脑出血

(一)临床表现以及病理特征

脑出血的常见原因之一就是高血压脑动脉硬化,大部分出血部位在幕上,小脑以及脑干发生出血情况比较少见。患者多数有明确的病史,发病一般呈突发性,并且出血量较多,幕上出血常发生于基底核区,也可以出现在其他的部位。脑室内出血通常与尾状核或基底神经节血肿破入脑室有关,影像学检查结果显示脑室内血肿信号或者密度,同时可见液平面。脑干出血以脑桥病变居多,动脉破裂引起,如果出血过多,造成较大的压力,可以破入第四脑室。

(二)MR 影像表现

高血压动脉硬化所引起的脑内血肿的影像表现受血肿发生时间长短的影响。对于发生在早期的脑出血情况,CT 结果比 MR 影像结果更具有参考价值。CT 在急性期脑出血情况下,通常表现为高密度。有时小部分因为颅底骨性伪影导致少量幕下出血难以给出确切诊断,但是大部分脑出血均可以清楚地显示。通常情况下,出血后 6~8 周,因为出血发生溶解,在 CT 表现为脑脊液密度。血肿的 MR 影像信号不仅多变,而且受其他多种因素的影响,这些因素除了血红蛋白状态外,还包括氧合作用、磁场强度、脉冲序列、凝血块的时间、红细胞状态等。

MR 影像具有观察出血的溶解过程的优点。要想更好地理解出血信号在 MR 影像变化,必须要了解出血时的生理学改变。比如,急性出血因为含有氧合血红蛋白以及脱氧血红蛋白,所以在 T_1WI 呈等至轻度低信号,在 T_2WI 呈灰至黑色(低信号);亚急性期出血(大部分指 3 天至 3 周)因为正铁血红蛋白的产生,在 T_1WI 以及 T_2WI 呈现高信号表现。伴随着正铁血红蛋白遭遇巨噬细胞吞噬、转化成为含铁血黄素的过程,在 T_2WI 可以看到血肿周围形成一低信号环。以上内容便是出血过程在 MR 影像中的特征,此特征在高场强磁共振仪显像时更加明显。

二、超急性期脑梗死以及急性脑梗死

（一）临床表现以及病理特征

脑梗死具有高发病率、高死亡率及高致残率的特点，是临床中一类常见的疾病，它严重地威胁人类的健康生活。随着关于脑梗死专题的病理生理学研究进程发展，尤其是在"半暗带"概念提出及超微导管溶栓治疗问世之后，临床医生应当及时确诊，即发病超急性期便应当确诊，且对缺血脑组织血流灌注状态进行正确评估，如此结合实际情况来确定最佳效果的治疗方案。

临床上有效地诊断缺血性脑梗死的方法是进行 MR 影像检查。超急性期脑梗死指的是发生在6 h之内的脑梗死情况。一般情况下，梗死在发生 4 h 之后，因为病患的病变区可能有较长时间的缺氧缺血，细胞膜离子泵出现衰竭，导致细胞毒性脑水肿。基本上六小时之后，血-脑屏障便会被破坏，引发血管源性脑水肿，此时，脑细胞慢慢坏死，一至两周后，脑水肿情况变轻，坏死脑细胞液化，梗死区则产生了大量吞噬细胞清除坏死的组织。病变区的胶质细胞开始增生，肉芽组织逐渐形成。经过8～10周，会形成囊性的软化灶。小部分缺血性脑梗死患者在病发的1～2日因血液再灌注而出现梗死区出血情况，继而转变成出血性脑梗死。

（二）MR 影像表现

一般在诊断脑梗死的早期就应用常规 MR 影像的方法。脑梗死一般需要在患者发病 6 h 以后才会显示出病灶，而常规 MR 影像的特异性比较低，无法明确半暗带的大小，也不能确定病变的具体范围，对于急性脑梗死与短暂性缺血发作无法高效地区分。因此 MR 影像不能提供足够的价值。但目前的 MR 影像成像技术已经进一步发展，功能性的检查能够带来丰富充足的诊断信息，从而导致缺血性脑梗死的诊断发生了突破性的进展。

脑梗死超急性期，T_2WI 上的脑血管将有异常的信号：原血管流空效应消失，增强扫描 T_1WI 出现动脉增强影像。该现象是因病患的脑血流的速度减慢，在发病 3～6 h 之后此征象便可出现，血管内强化的现象通常是发生在梗死区域或者周边位置，其中皮质部位梗死更加常见，其次是深部白质部位梗死，一般基底核、脑桥、内囊、丘脑的腔隙性梗死不会有血管强化现象，大范围脑干梗死时可能会见血管内强化。

因为脑脊液与脑皮质的部分容积效应，还有流动伪影的干扰，使用常规 T_2WI 并不能发现大脑皮质灰白质交界处的病灶以及脑室旁的深部脑白质病灶，并且不容易对脑梗死的分期进行鉴别。FLAIR 序列对脑脊液信号有抑制作用，且能扩大 T_2 权重成分，减少背景信号干扰，如此可使得病灶与正常组织的差异性明显增加，更加容易发现病灶的所在。可以鉴别陈旧性以及新鲜性梗死灶是有关 FLAIR 序列的另一特点。新鲜性梗死灶与陈旧性梗死灶于 T_2WI 中都是高信号。FLAIR 序列之中，陈旧性梗死灶易出现液化，其含自由水，使得 T_1 值同脑脊液类似，因而软化灶是低信号，或是低信号的周边环状高信号；且新病灶含结合水，导致 T_1 数值比脑脊液短，呈高信号。但是即使如此 FLAIR 序列仍然不能够对脑梗死做出精确的分期，并且 FLAIR 对低于6 h 的超急性期病灶检出概率较低，而使用 DWI 技术则可以有效检出，因此在脑梗死中迅速应用开来。

DWI 对缺血变化十分敏感，尤其是超急性期，脑组织在出现急性缺血后，会出现缺氧症状，出现 Na^+-K^+-ATP酶泵功能变弱，导致水钠滞留，引发细胞毒性水肿，且水分子弥散运动也会慢慢降低，ADC 数值降低，而后出现血管源性水肿，细胞溶解，产生软化灶。而 在亚急性期 ADC 值大部分发生降低。DWI 图与 ADC 图的信号表现相反，在 DWI 弥散快（ADC 值高）的组织通

常呈现为低信号，而 DWI 弥散慢（ADC 值低）的组织呈现为高信号。人脑在发病 2 h 之后便可以使用 DWI 检查，此时可发现直径大小为 4 mm 的腔隙性病灶。急性期病例 T_2WI、T_1WI 都能正常显示，使用 FLAIR 可部分显示出病灶情况，DWI 技术能看到神经体征对应区域的高信号，病患发病 6 h 之后，通过 T_2WI 能看到存在病灶，但病变范围显著小于 DWI 检查。信号强度也比 DWI 检查要低，发病 1～3 天，使用 DWI 技术与 T_1WI、FLAIR、T_2W，其病变范围的显示结果都一致。3 天后，患者进入慢性期阶段。随诊可以发现 T_2WI 仍然是高信号，DWI 信号降低，对于不同的病理进程，信号表现各有差异。DWI 信号随着患者病发时间延长而继续降低，表现是低信号。ADC 值显著升高。由此可见，使用 DWI 能够定性分析急性的脑梗死，还能定量分析，可区分陈旧脑梗死与新脑梗死，并对疗效与预后进行评价（定量分析是通过 ADC 与 rADC 值计算来完成）。

DWI、T_1WI、FLAIR、T_2WI 的敏感性分析：FLAIR 序列在急性脑梗死的诊疗上优于 T_1WI、T_2WI，能更早显示出病变，可用 FLAIR 成像代替常规 T_2WI；而 DWI 对病变的显示则十分敏感，对比正常组织与病变组织具有良好的效果。其出现的异常信号范围会高于常规 T_2WI 以及 FLAIR 序列，由此能够判定，DWI 的敏感程度最高，考虑到 DWI 空间分辨率偏弱，磁敏感性伪影会对实际的颅底部病变产生影响，诸如小脑、额中底部、颞极。在这一方面，FLAIR 能显示得更清晰。总而言之，FLAIR 技术同 DWI 在急性脑梗死病变评价诊疗上有重要的价值，通过合理的使用能够尽早并准确地判断出早期脑梗死，区分陈旧脑梗死与新脑梗死，对溶栓灌注治疗有重要意义。

PWI 显示脑梗死病灶比其他 MR 影像更早，且可定量分析 CBF。在大部分案例当中，DWI 同 PWI 的表现有一定差异。PWI 显示在超急性期，其脑组织血流灌注的异常区比 DWI 显示出的异常信号区要大。而 DWI 显示异常信号区主要在病灶中心。在急性期，围绕异常弥散中心的周边弥散组织为缺血半暗带，其在灌注下减少，因病程发展而日益加重。若不能及时加以治疗，DWI 显示的异常信号区将日益增大。慢慢同 PWI 所展示的血流灌注异常区域相同，最终成为梗死灶。使用 PWI 和 DWI 两项技术，有可能区分可恢复性缺血脑组织与真正的脑梗死。

核磁共振 S 可区分水质子信号与其他化合物或原子中质子产生的信号，使脑梗死的分析研究至细胞代谢水平，如此能够有效帮助脑梗死病理变化以及生理变化的理解。在早期诊断以及疗效和预后的判断上都有益处。急性脑梗死 ^{31}P-核磁共振 S ^{31}P-MRS 以磷酸肌酸（PCr）与 ATP 数值降低为主，无机磷酸盐（Pi）升高，而 pH 慢慢降低。在病发后几周内便可通过 [31]P-核磁共振 S 显示的异常信号变化来判断梗死病变区域的代谢情况。脑梗死发生 24 h 内，[1]H-核磁共振 S 显示病变区乳酸持续性升高，这与葡萄糖无氧酵解有关。有时可见 NAA 降低，或因髓鞘破坏出现 Cho 升高。

三、静脉窦闭塞

（一）临床表现以及病理特征

脑静脉窦血栓为特殊的脑血管病，其可以划分成感染性与非感染性两种。感染性多是因头面部感染、败血症、脑脓肿、化脓性脑膜炎引起，多是继发性，而非感染性脑静脉窦血栓则主要是因消耗性疾病、部分血液病、严重脱水、口服避孕药、妊娠、外伤等引起。脑静脉窦血栓的临床表现主要是颅内高压、视力下降、呕吐、偏瘫、头痛、偏侧肢体无力、视盘水肿等。

脑静脉窦血栓的发病机制与动脉血栓的产生不同，病理变化也不一样。因脑脊液吸收障碍以及脑静脉回流障碍引发脑静脉窦血栓,在静脉窦阻塞,狭及大量侧支静脉,或是血栓延伸到脑皮质静脉的情况下便会导致脑静脉回流障碍,或是出现脑脊液循环障碍、颅内压增高,引发脑水肿、坏死、出血。在疾病晚期,颅内高压越发严重且静脉血流淤滞到严重程度的情况下,便会使得动脉血流速降低,出现脑组织缺氧缺血乃至梗死。脑静脉窦血栓的临床表现十分复杂,因病期差异、血栓范围差异、部位差异、病因差异都能影响其临床表现。

(二)MR影像表现

脑静脉窦血栓的检查需要使用MR影像,其在诊断上具有良好的优势,通常情况下无须增强扫描。使用核MRV能代替DSA检查。目前来说,脑静脉窦血栓最为经常发生在上矢状窦,产生时间长短不同,MR影像也不同,因此诊断难度大大增加。急性期静脉窦血栓往往具有显著高信号或者是中等信号。T_2WI则显示出静脉窦内有非常低的信号,但静脉窦壁的信号却很高。随时间延长,T_1WI与T_2WI都表现出高信号。有时是T_1WI,血栓边缘则为高信号,中心位置为中等信号,该变化过程同脑内血肿变化相一致。T_2WI表现的是静脉窦内流空信号,在病程不断发展之后便闭塞、萎缩。

(三)静脉窦闭塞

通过时间(TR)的缩短会让正常人脑静脉窦出现T_1WI信号升高的现象,这会同静脉窦血栓混淆。因磁共振流入增强效应,在T_1WI中,正常的脑静脉窦表现同静脉窦血栓的表现相同,都是从流空信号转变成明亮信号,此外,静脉窦信号强度还受血流速率影响,流速缓慢时,信号强度将增高。颈静脉球内涡流与乙状窦经常于SE图像中出现高信号。颞静脉有大逆流,能令一些小的横窦出现高信号。为此,这些病例表现十分容易混淆,需要注意区分,通过更改扫描层面、升高TR时间、使用核磁共振V(MRV)检查等手段深入鉴别。

MRV这一技术能够反映出脑静脉窦的血流情况及其形态。因此能为静脉窦栓的诊断提供帮助,静脉窦栓的表现主要是不规则狭窄,受累静脉窦闭塞,呈现充盈缺损。因静脉回流的障碍,将出现静脉血瘀滞、深部静脉扩张以及脑表面静脉扩张,产生侧支循环。然而如果静脉窦发育不是十分完善,存在发育不良问题时,使用MRV诊断与MR影像将出现干扰。使用对比剂来增强MRV效果,能够获得十分清楚的图像。分析大脑的静脉系统,其分成深静脉系统与浅静脉系统,深静脉系统包括基底静脉和Galen静脉。使用对比剂增强效果时,深静脉的显示更加清楚。在Galen静脉有血栓形成的情况下,可以发现苍白球、壳核、尾状核、双侧丘脑等局部引流区有水肿现象,且侧脑室增大。通常认定Monro孔梗阻出现的原因不是静脉压升高而是水肿。

四、动脉瘤

(一)临床表现以及病理特征

脑动脉瘤是脑动脉的局限性扩张,发病率较高。患者主要症状有出血、局灶性神经功能障碍、脑血管痉挛等。大部分的囊性动脉瘤不是因为单一因素引起,是先天因素与后天因素共同作用的结果,先天血管发育不完善加之后天脑血管病变作用产生。此外,动脉瘤因素还与感染、烟酒、可卡因的滥用、高血压、部分遗传因素、避孕药、创伤等因素有关。

动脉瘤破裂危险因素包括瘤体大小、部位、形状、多发、性别、年龄等。瘤体大小是最主要因素,尤其是基底动脉末端动脉瘤,极易出血,烟酒、高血压因素都会引发其破裂。32%～52%的蛛网膜下腔出血为动脉瘤破裂引起。治疗时机不同,治疗方法、预后和康复差别很大。对于未破裂的动脉瘤,目前主张早期诊断及早期外科手术。

（二）MR 影像表现

影像中,动脉瘤具有十分清楚的边界低信号,且同动脉相连。产生血栓之后,动脉瘤的信号强度差异能够帮助确定瘤腔大小、血栓范围及是否有并发出血现象。瘤腔大部分位于动脉瘤中央位置,一般是低信号(血液滞留则出现高信号)。血红蛋白代谢处于不同的阶段,那么血栓的信号也不一样。

动脉瘤破裂时常伴蛛网膜下腔出血。两侧大脑间裂蛛网膜下腔出血往往同前交通动脉瘤的破裂存在联系,第四脑室内出现的血块则往往是因小脑后下动脉的动脉瘤破裂,外侧裂蛛网膜下腔出血则是同大脑中动脉的动脉瘤破裂相关联,第三脑室内血块往往是由于前交通动脉瘤破裂,双侧侧脑室则受大脑中动脉动脉瘤破裂影响。

五、血管畸形

（一）临床表现以及病理特征

血管畸形与胚胎发育异常有关,包括毛细血管扩张症、脑静脉畸形、海绵状血管瘤、静脉瘤等等。动静脉畸形是最为常见的脑血管畸形,动脉同静脉之间无毛细血管而直接连接(动静脉短路)。出现畸形的血管团,其大小各不相等,多发于大脑中动脉系统之中。因动静脉畸形是动静脉直接连接,局部脑组织常处于低灌注状态易梗死或缺血,且畸形血管本身容易破裂而导致自发性出血。症状主要是进行性的神经功能障碍、血管性头痛、癫痫发作等。

（二）MR 影像表现

脑动静脉畸形时,MR 影像显示脑内流空现象,即低信号环状或线状结构,代表血管内高速血流。在注射 Gd 对比剂后,高速血流的血管通常不增强,而低速血流的血管往往明显增强。GRE 图像有助于评价血管性病变。CT 可见形态不规则、边缘不清楚的等或高密度点状、弧线状血管影,钙化。

中枢神经系统的海绵状血管瘤并不少见。典型 MR 影像表现为,在 T_1WI 及 T_2WI,病变区域为混杂信号或者出现高信号,有些患者则出现了网络状结构或是桑葚状结构;T_2WI 中,出现了低信号含铁血黄素。在 GRE 图像,因磁敏感效应的提升,有更显著的低信号,能更快检出小海绵状血管瘤。MR 影像的诊断敏感性、特异性及对病灶结构的显示均优于 CT。部分海绵状血管瘤具有生长趋势,MR 影像随诊可了解其发展情况,脑出血也受毛细血管扩张症的影响。使用 CT 扫描或是使用常规血管造影的结果为阴性。使用 MR 影像检查可发现小微出血,能够帮助诊断。因血流较缓慢,使用对比剂后可见病灶增强。

脑静脉畸形或静脉瘤较少引起脑出血,典型 MR 影像表现为注射 Gd 对比剂后,病灶呈"水母头"样,经中央髓静脉引流。合并海绵状血管瘤时,可有出血表现。注射对比剂前,较大的静脉分支在 MR 影像呈流空低信号。有时,质子密度像可见线样高或低信号。静脉畸形的血流速度缓慢,MRA 成像时如选择恰当的血流速度,常可显示病变。血管造影检查时,动脉期表现正常,静脉期可见扩张的髓静脉分支。

（霍学军）

第二节 颅脑外伤MR诊断

一、硬膜外血肿

(一)临床表现以及病理特征

大约30％的外伤性颅内血肿均属于硬膜外血肿,其血肿位于颅骨内板与硬脑膜之间。引起出血的原因包括:上矢状窦或横窦,骨折线经静脉窦致出血;而若是脑膜中动脉,则是其经棘孔至颅内后,沿颅骨内板脑膜中动脉沟走行,于翼点分成两支,均可破裂出血;膜前动脉和筛前、筛后动脉;膜中静脉;主要是导血管或者板障静脉,颅骨板障内存在穿透颅骨导血管与网状板障静脉,出现损伤引发出血,而后沿骨折线至硬膜外产生血肿。

大多数发生急性硬膜外血肿的患者均有外伤史,所以临床可以快速诊断。一般慢性硬膜外血肿比较少见,占3.5％～3.9％,并且其发病机制、临床表现及影像征象均与急性血肿有所不同。慢性硬膜外血肿的临床上多表现为慢性颅内压增高,其症状轻微但是持续时间较长,可表现为头痛、呕吐以及视盘水肿。大部分没有脑局灶定位体征。

(二)MR影像表现

临床上最快速、最简单、最准确的诊断硬膜外血肿的方法是进行头颅CT检查。其最佳征象表现为高密度双凸面脑外占位。在MR影像可见血肿与脑组织之间的细黑线,即移位的硬脑膜。急性期硬膜外血肿在多数序列与脑皮质信号相同。

(三)鉴别诊断

需要与转移瘤、脑膜瘤以及硬膜结核瘤进行鉴别诊断。转移瘤可能伴随发生邻近颅骨病变。脑膜瘤以及硬膜结核瘤均可以看出明显的强化病灶。

二、硬膜下血肿

(一)临床表现以及病理特征

临床中最常见的颅内血肿情况为硬膜下血肿,主要发生于硬脑膜以及蛛网膜之间。这种情况大部分是因为直接颅脑外伤而引起,但间接外伤也可以导致。1/3～1/2的情况表现为双侧性的血肿。如果外伤撕裂了横跨硬膜下的桥静脉,可以导致硬膜下出血。

临床上由于部位不同以及进展快慢略有差异,所以临床表现会有很多样化。慢性型患者自发生外伤到有症状出现这之间有一静止期,大多数由皮质小血管或者矢状窦旁桥静脉损伤引起。如果血液流入到硬膜下间隙并且发生自行凝结,此时出血量少,便可无明显症状表现。大约3周之后血肿周围开始形成纤维囊壁,其血肿渐渐液化,其蛋白分解,囊内渗透压升高,脑脊液通过渗入到囊内,导致血肿体积逐渐增大,而压迫脑组织出现症状。

(二)MR影像表现

依据血肿的形态、密度以及一些间接征象可以进行CT诊断。大部分表现为颅骨内板下新月形均匀一致的高密度。有些为条带弧状或梭形混合性硬膜外、下血肿,CT无法分辨。MR影像在显示较小硬膜下血肿和确定血肿范围方面更具优势。矢状面与冠状面MR影像能够帮助检测出颞叶下的中颅凹内血肿、头顶部血肿、大脑镰及靠近小脑幕的血肿。在核磁共振检查中，其影像是低信号，如此能便于血肿位置的确定，判定是在硬膜外还是硬膜下。在 FLAIR 序列，硬膜下血肿表现为条弧状、月牙状高信号，与脑回、脑沟分界清楚。

（三）鉴别诊断

在诊断中需要与硬膜下水瘤，硬膜下渗出及由慢性脑膜炎、分流术后、低颅内压等所致硬脑膜病进行鉴别诊断。

三、外伤性蛛网膜下腔出血

（一）临床表现以及病理特征

本病系颅脑损伤后由于脑表面血管破裂或脑挫伤出血进入蛛网膜下腔，并积聚于脑沟、脑裂和脑池。因病患本身出血量存在差异，其出血的部位以及病患的年龄都会对症状产生不同的影响作用，有些患者在症状较轻时基本没有症状，而有些患者则出现昏迷等严重症状。大部分的病患在外伤之后，会出现脑膜刺激征，其表现为剧烈头痛、呕吐、颈项强直等。少数患者早期可出现精神症状。腰椎穿刺脑脊液检查可确诊。

相关的病理过程如下：蛛网膜下腔流入血液，颅内体积因此增大，颅内压随之升高，脑脊液刺激脑膜，引发化学性脑膜炎；血性脑脊液直接刺激血管或血细胞产生多种血管收缩物质，引起脑血管痉挛，导致脑缺血、脑梗死。

（二）MR 影像表现

CT 可见蛛网膜下腔高密度，多位于大脑外侧裂、前纵裂池、后纵裂池、鞍上池和环池。但 CT 阳性率随时间延长而慢慢减少，经调查发现，出现外伤 24 h 内超过 95%，但 1 周之后便低于 20%，到 2 周后基本为零。而 MR 影像在亚急性和慢性期可以弥补 CT 的不足。在 GRE T_2WI，蛛网膜下腔出血呈沿脑沟分布的低信号。本病急性期在常规 T_1WI、T_2WI 无特异征象，在 FLAIR 序列则显示脑沟、脑裂、脑池内条弧线状高信号。

四、弥漫性轴索损伤

（一）临床表现以及病理特征

脑弥漫性轴索损伤（DAI）又称 shear injury，中文为剪切伤，这是一种严重的闭合性颅脑损伤病变，具有高致残率和死亡率，临床症状严重。可能出现脱髓鞘改变以及轴索微胶质增生，可能伴有出血。神经轴索会断裂、折曲，而导致轴浆外溢，产生轴索回缩球，或产生微胶质细胞簇。存在不同程度的脑实质胶质细胞变形肿胀，出现血管周围的间隙扩大现象。毛细血管也会有损伤引发脑实质和蛛网膜下腔出血。

DAI 病患常有明显的神经学损害，并出现丧失意识的现象，很多患者在受伤后便出现原发性的持久昏迷，有出现清醒期的，清醒时间较短。DAI 病患意识丧失主要是因为广泛性大脑轴索损伤，这会中断皮质下中枢与皮质的联系，昏迷时间长短同轴索损伤程度及其数量相关，临床上将 DAI 划分成重度、中度与轻度三种。

（二）MR 影像表现

CT 影像可观察到，脑组织存在弥漫性肿胀，灰质同白质间的边界并不清晰，交界处有一些斑点状的高密度出血灶，患者常伴有蛛网膜下腔出血。脑池脑室会因压力而变小，没有局部占位现象。MR 影像特征如下。①弥漫性脑肿胀：两侧大脑半球的皮髓质交界位置有较模糊的长

T_1、长 T_2 信号,在 FLAIR 序列出现斑点状不均匀的中高信号;观察可见脑组织饱满,脑沟、脑池因压力而出现闭塞或变窄,大多是脑叶受累。②脑实质出血灶:有单发性与多发性两种,直径基本低于 2.0 cm,不产生血肿,没有显著的占位效应;多是位于皮髓质交界部、脑干上端、小脑、基底核区、胼胝体周围;急性期有短 T_2、长 T_1 信号,而亚急性期则是长 T_2、短 T_1 信号,在 FLAIR 出现斑点状高信号。③脑室和(或)蛛网膜下腔出血:蛛网膜下腔出血一般是发生于脑干周围,环池、四叠体池、幕切迹;脑室出血则主要是第三脑室、侧脑室;出血超急性期与急性期,T_1WI、T_2WI 平扫显示不明显,而亚急性期,则出现长 T_2 信号、短 T_1 信号,FLAIR 出现高信号。④其他损伤:合并颅骨骨折,硬膜下、硬膜外血肿。

（三）鉴别诊断

（1）DAI 同脑挫裂伤之间的差异:DAI 的出血位置同外力作用没有关联,出血主要见于皮髓质交界区、胼胝体、小脑、脑干等位置,有斑点状或类圆形,直径基本低于 2.0 cm;而脑挫裂伤者是在于对冲部位或者着力部位,一般是不规则形状或者斑片状,直径可大于 2.0 cm,常累及皮质。

（2）DAI 与单纯性硬膜外、硬膜下血肿鉴别:DAI 合并出现的硬膜下血肿与硬膜外血肿是新月形或者"梭形",较为局限,无显著占位效应。这可能是因为 DAI 患者出血量较少,存在弥漫性肿胀。

五、脑挫裂伤

（一）临床表现以及病理特征

脑挫裂伤是最常见的颅脑损伤之一。脑组织的深浅层存在点状出血,伴随静脉淤血、脑组织水肿等症状便是脑挫伤,如果是血管断裂、软脑膜断裂或是脑组织断裂则是脑裂伤,两个都统一叫作脑挫裂伤。挫裂伤的部位主要是额颞叶。脑挫裂伤病情与其部位、范围和程度有关。范围越广、越接近颞底,临床症状越重,预后越差。

（二）MR 影像表现

MR 影像征象复杂多样,与挫裂伤后脑组织水肿、液化、出血相关联。出血性的脑挫裂伤,是因血肿组织中的血红蛋白变化而变化的,最初的含氧血红蛋白因缺氧而变为去氧血红蛋白,再转变成正铁血红蛋白,最后为含铁血黄素,病灶的 MR 影像信号也随之变化。对于非出血性脑损伤病灶,大多是长 T_1、长 T_2 信号。因脑脊液流动有伪影,且有的相邻脑皮质出现部分容积效应,使得灰白质交界位置与大脑皮质病灶不容易显示出来,且不容易鉴别出软化与水肿的差异。FLAIR 序列会对自由水有抑制作用,仅显示结合水,因此在脑挫裂伤的鉴别评估上能够给予重要的帮助,尤其是病变范围的确定,蛛网膜下腔是否出血的判断,重要功能区的病灶检出等都有重要价值。

（霍学军）

第三节　颅脑肿瘤 MR 诊断

一、星形细胞瘤

（一）临床表现以及病理特征

中枢神经系统中最为常见的原发性肿瘤便是神经胶质瘤,发生概率大概是脑肿瘤的 40%,

预后较差。于胶质瘤中,最常见的便是星形细胞瘤,占比达到 75% 左右,幕上多见。根据 WHO 肿瘤分类标准,可以将星形细胞瘤划分成 I 级~IV 级四个级别,其中 III 级是间变型,IV 级是多形性胶质母细胞瘤。

（二）MR 影像表现

MR 影像中,星形细胞瘤的征象也各有差异,一般来说,较低级别的,其边界大都清晰可见,水肿程度轻,信号均匀,占位效应也较轻,很少出血。而较高级别也就是高度恶性的,其边界模糊,有明显的水肿现象与占位效应,较常出血,信号不均匀。尽管不同级别的信号强度有差,异但没有统计学意义。使用常规 T_1WI 进行扫描增强可发现血-脑屏障被破坏后,其对比剂聚集组织间隙的情况,没有组织特异性。该疾病破坏血-脑屏障的机制主要是因为肿瘤导致毛细血管被破坏,或者新生的异常毛细血管形成了病变组织血管。对于肿瘤强化与否这一问题,反映的是生成肿瘤血管上存在局限性。

虽然使用 MR 影像能够较为准确地诊断星形细胞瘤,然而对于治疗方案,仍有局限性。因治疗方法的选择,应以病理分级不同而异。一些新的扫描序列,如 DWI、PWI、核磁共振 S 等,有可能对星形细胞瘤的诊断、病理分级、预后及疗效做出更准确的判断。

PWI 能对血流微循环进行评价,判定毛细血管床血流分布特征。现阶段,PWI 法是在活体评价肿瘤血管生成最可靠的方法之一,可对星形细胞瘤的术前分级及肿瘤侵犯范围提供有价值信息。

MRS 基于化学位移与核磁共振现象可分析特定原子核及其化合物,能在没有损伤的情况下进行活体组织生化变化分析,并定量分析化合物,研究组织代谢。脑肿瘤因其对神经元破坏情况差异、组成差异、细胞分化程度差异,使得最终的 MRS 表现各不相同。MRS 对星形细胞瘤定性诊断和良恶性程度判断具有一定特异性。

二、胶质瘤病

（一）临床表现以及病理特征

在颅内疾病中比较少见,症状包括精神异常、性格改变、记忆力下降与头痛等,病程数周至数年不等。该肿瘤大都侵犯大脑半球的两个以上部位（含两个）,可累及皮质乃至皮质下白质。胶质瘤细胞一般是星形细胞,于人体的中枢神经系统中过度增生,并沿神经轴突周围及血管周围浸润性生长,神经结构则较为正常。该病灶多累及脑白质,少数累及大脑灰质,病变的脑组织区域出现弥漫性的轻度肿胀,无清晰边界。

（二）MR 影像表现

MR 影像特征如下:T_1WI 出现片状弥散性的低信号,而在 T_2WI 则出现强度较均匀的高信号。T_2WI 显示病变则更加清晰,病灶的边界十分模糊,经常出现脑水肿,累及的脑组织出现肿胀,脑沟消失或者变浅,脑室变小。因神经胶质细胞仅弥漫性瘤样增生,其原神经解剖结构没有变化,因而 MR 影像没有显著的出血现象或坏死现象。

（三）鉴别诊断

脑胶质瘤病虽然归属肿瘤疾病,然而肿瘤细胞浸润性分散生长,没有成团,影像的表现并不典型,容易出现误诊现象,为此需要留意一些疾病,排除后方可确诊。

（1）多中心胶质瘤:胶质瘤细胞弥漫浸润性生长,颅内有超过两个的原发胶质瘤,各瘤体无组织学联系,分离生长,影像为大片状。

（2）多形性胶质母细胞瘤等恶性浸润胶质瘤。该类胶质瘤存在坏死囊变现象，核磁共振的影像有显著的占位效应，且信号不均，增强扫描则有不同的显著强化表现。

（3）各病毒性脑炎与脑白质病：此类疾病同脑胶质瘤病早期影像近似，多数患者在使用大量的激素类药物与抗生素药物出现进行性病情加重现象，核磁共振复查影像可发现有逐渐明显的占位效应，出现肿瘤细胞浸润发展，如此可以区分。

三、室管膜瘤

（一）临床表现以及病理特征

室管膜瘤起源于室管膜或室管膜残余部位，比较少见。本病主要发生在儿童和青少年，5岁以下占50%，居儿童期幕下肿瘤第三位。男多于女。其病程与临床表现主要取决于肿瘤的部位，位于第四脑室者病程较短，侧脑室者病程较长。常有颅内压增高表现。

颅内好发部位依次为第四脑室、侧脑室、第三脑室和导水管。幕下占60%～70%，特别是第四脑室。好发部位在于脑顶叶、枕叶、颞叶交界之处，大部分含大囊，一半出现钙化。病理学诊断主要依靠瘤细胞排列成菊形团或血管周假菊形团这一特点。肿瘤细胞脱落后，可随脑脊液种植转移。

（二）MR影像表现

（1）脑室内肿物，或者出现围绕脑室的肿物，多为不规则形，无整齐边界，或出现了呈分叶状的实质性占位病变。

（2）脑室内病变边缘较为光滑，周边位置没有水肿，质地较为均匀，内部含有小囊变区，或是斑点状钙化区；脑实质周围有水肿带，内有大片囊变区，不规则的钙化区。

（3）脑室系统者常有不同的脑积水，脑室系统受压变化。

（4）在CT实质成分多为混杂密度，或者稍高密度的病灶；在 T_1WI 呈略低信号，T_2WI 呈略高信号或高信号，增强扫描不均匀强化。

（三）鉴别诊断

室管膜瘤的诊断需要鉴别以下疾病。

1.髓母细胞瘤鉴别

限于第四脑室的室管膜瘤大都良性，发展缓慢而病程长，有钙化、囊变；髓母细胞瘤是恶性肿瘤，源于小脑蚓部，起病急，发展迅速，对比室管膜瘤强化表现明显，很少出现囊变，也很少有钙化，信号大都均匀，髓母细胞瘤的瘤体周边有一个环形水肿区。

2.脉络丛乳头状瘤

常见于第四脑室，结节状肿瘤，有清晰的边界，能浮于脑脊液，更早出现脑积水现象，且症状更严重，出现显著脑室扩大现象，对比室管膜瘤，钙化现象更明显，强化也更明显。

3.与侧脑室内脑膜瘤鉴别

侧脑室内脑膜瘤常发生于侧脑室三角区，表面光整、形状较规则，密度均匀，有明显的强化。室管膜瘤则经常发生在孟氏孔边位置，位于侧脑室内，有清楚边界，有轻微强化或无强化，很少见到钙化或脑水肿现象。

4.与脑脓肿鉴别

脑脓肿发病急骤，有脑膜脑炎表现，对比室管膜瘤，水肿更严重，强化更明显。

5.星形细胞瘤及转移瘤

多发生于四十岁以上人群，显著的花环状强化，有明显占位效应与瘤周水肿。

四、神经元及神经元与胶质细胞混合性肿瘤

包括神经节细胞瘤、小脑发育不良性节细胞瘤、神经节胶质瘤、中枢神经细胞瘤。这些肿瘤的影像表现，特别是 MR 影像表现各具有一定特点。

（一）神经节细胞瘤

1.临床表现以及病理特征

为单纯的神经元肿瘤，不存在胶质成分和异变倾向，与正常脑的组织结构相似，无新生物的性征。基本表现为脑部发育不良，变异于小脑或者大脑皮质两处。单侧出现巨脑畸形时可发现伴随星形细胞体积及数量增加的奇异神经元。

2.MR 影像表现

在 T_2WI 为稍高信号，T_1WI 为低信号，MR 影像确诊困难。与其他脑畸形合并是，T_1WI 信号无异常或仅轻度异常，但会发现局部灰质变形，T_2WI 呈等或低信号，PD 呈相对高信号。CT 平扫可为高密度或显示不明显。注射对比剂后，肿瘤不强化或轻度强化。

（二）神经节胶质瘤

1.临床表现以及病理特征

临床表现主要有存活时间长，长期出现颅内压高以及抽搐的症状，多发于青年。目前，该病种的发病机制有两种不同的学说，一是真性肿瘤学说，该学说认为神经节胶质瘤的特征表现为混合胶质细胞（以星形细胞为主，有时为少枝细胞）和分化良好的瘤性神经节细胞。二是先天发育不全学说，神经细胞原本发育不良，以此为基础，肿瘤形成后，细胞瘤性增生，幼稚神经细胞受刺激分化成含有胶质细胞和神经元的真性肿瘤。神经节胶质瘤或存在神经元分泌能力，囊性及实性各占一半，囊伴壁结节，生长迟缓，局部伴随恶变和浸润的可能。

2.MR 影像表现

幕上发生为主要的影像表现，尤其是颞叶和额叶的囊性病灶，同时出现加强型的壁结节。肿瘤在 T_1WI 呈低信号团块，囊性部分信号更低。在质子密度的影像上，蛋白成分含量偏高的肿瘤囊腔，呈现的信号比囊壁和肿瘤自身要高，在 T_2WI 中，肿瘤和囊液呈现偏高信号，部分灰白质的界限模糊。使用 Gd-DTPA 后，病变由不强化至明显强化，以结节、囊壁及实性部分强化为主。1/3病例伴有钙化，CT 可清楚显示，MR 影像不能显示。

3.鉴别诊断

在影像学诊断中，诊断神经节胶质瘤需要同以下几种病种加以区别：一是 CSF 信号且在脑外的蛛网膜囊肿；而是信号相似但位于脑外的表皮样囊肿。

（三）中枢神经细胞瘤

1.临床表现以及病理特征

本病多见于年龄 31 岁以上的青年，发病低于 6 个月的，临床呈现高颅内压及头疼的症状，在原发肿瘤中占0.5%。1982 年由 Hassoun 首次报道，具有特殊的形态学及免疫组织学特征。

肿瘤来源于 Monro 孔之透明隔下端，呈现局部分叶状，边界清晰。多见有囊变灶和坏死。小量为富血管，伴随出血。肿瘤细胞分化良好，大小相同，类似于胞质不空的少枝胶质细胞，也与缺少典型之菊花团的室管膜瘤相似，存在无核纤维区域。通过电镜能看到有内分泌样的小体在细胞质内。有研究表明免疫组化显示神经元标记蛋白。

2.MR 影像表现

中枢神经细胞瘤位于侧脑室体部邻近莫氏孔，宽基附于侧室壁。在 T_1WI 呈不均匀等信号

团块,钙化和肿瘤血管呈现稍低信号或者流空;在 T_2WI,局部出现较高信号,局部呈现与皮质相同的信号,使用 Gd-DTPA 后,强化不均匀;可见脑积水。CT 显示丛集状、球状钙化。

3.鉴别诊断

包含室管膜瘤、室管膜下巨细胞星形细胞瘤、低级或间变星形细胞瘤、脑室内少枝胶质细胞瘤。

（四）小脑发育不良性神经节细胞瘤

1.临床表现以及病理特征

本病又称 LD 病（Lhermitte-Duclos Disease）,结构不良小脑神经节细胞瘤。为一种低级小脑新生物,小脑为主发部位,且多发于青年时期。临床表现有恶心、呕吐、头痛、共济障碍等。无异变小脑的结构为内层颗粒细胞层,中层浦肯野细胞层,外层则为分子层,但本病的小脑脑叶偏肥大,中央白质变少,外层出现奇怪的髓鞘,内层变厚有众多异常的大神经元,免疫组化染色分析发现多数异常的神经元并非出自中层的浦肯野细胞,而是内层的颗粒细胞。本病可单独存在,也可合并 Cowden 综合征、多指畸形、巨脑、异位症、局部肥大及皮肤血管瘤。

2.MR 影像表现

MR 影像显示小脑结构破坏和脑叶肿胀,边界清楚,无水肿。病变在 T_1WI 呈低信号,在 T_2WI 呈高信号,注射对比剂后无强化。脑叶结构存在,病灶呈条纹状（高低信号交替带）为本病特征。可有邻近颅骨变薄,梗阻性脑积水。

五、胚胎发育不良神经上皮肿瘤

（一）临床表现以及病理特征

胚胎发育不良神经上皮肿瘤（dysembryoplastic neuroepithelial tumor,DNET）多见于儿童和青少年,常于 20 岁之前发病。患者多表现为难治性癫痫,但无进行性神经功能缺陷。经手术切除 DNET 后,一般无须放疗或化疗,预后好。

（二）MR 影像表现

DNET 多位于幕上表浅部位,颞叶最常见,占 62%～80%,其次为额叶、顶叶和枕叶。外形多不规则,呈多结节融合脑回状,或局部脑回不同程度扩大,形成皂泡样隆起。MR 影像平扫,在 T_1WI 病灶常呈不均匀低信号,典型者可见多个小囊状更低信号区;在 T_2WI 大多数肿瘤呈均匀高信号,如有钙化则显示低信号。病灶边界清晰,占位效应轻微,水肿少见,是本病影像特点。 T_1WI 增强扫描时,DNET 表现多样,多数病变无明显强化,少数可见结节样或点状强化。

六、脑膜瘤

（一）临床表现以及病理特征

很多肿瘤在患病初期症状并不明显,在患者感觉到之前可潜伏很长时间,有的甚至达数年之久。当病变严重到一定程度后,会因颅内高压而导致喷射状呕吐、剧烈头痛、血压升高及眼底视盘水肿。

脑膜瘤起源于蛛网膜颗粒的内皮细胞和成纤维细胞,是颅内最常见非胶质原发脑肿瘤,占颅内肿瘤的 15%～20%。单发和偶发的现象都有,单发的概率大一些,如果肿瘤过大,可分叶。WHO 根据细胞形态和组织学特征,于 1989 年将脑肿瘤分为以下几种类型:过渡型、化生型脑膜瘤、乳头型、脑膜细胞型、成纤维细胞型、透明细胞型、脊索样脑膜瘤和富于淋巴浆细胞的脑膜瘤。

（二）MR 影像表现

常见脑膜瘤 T_1WI 表现为灰质等信号或略低信号，T_2WI 表现为等或略高信号，T_1WI 和 T_2WI 信号总体强度表现均匀，少数信号不均匀，在 T_1WI 可呈等信号、高信号、低信号。由于无血-脑屏障破坏，绝大多数患者在增强扫描时，T_1WI 表现强化均匀，由硬脑膜尾征特异性判断患脑膜瘤概率达 81%。MR 影像可以显示脑脊液/血管间隙，骨质增生或受压变薄膨隆，脑沟扩大，广基与硬膜相连，邻近脑池、静脉窦阻塞等脑外占位征象。

在脑膜瘤患者，约 15% 的影像显示症状不明显，主要是因为：①少数患者脑膜瘤发生整个瘤体弥漫性钙化，亦称沙粒型脑膜瘤。此状态增强扫描表现轻度钙化，T_1WI 和 T_2WI 信号低弱；②囊性脑膜瘤；③发生在上矢状窦旁、脑凸面、蝶骨嵴、大脑镰旁、鞍上及脑室内的多发性脑膜瘤。

（三）鉴别诊断

根据相应的诊断标准，常见部位的脑膜瘤很容易确诊，对于发生在少见部位的脑膜瘤在诊断鉴别时要防止与其他肿瘤弄混产生误判。

（1）颅骨致密骨肿瘤与位于大脑半球凸面、完全钙化的脑膜瘤症状相似，鉴别方法是通过增强 MR 影像显示强化，无强化者为颅骨致密骨肿瘤，有强化者为脑膜瘤。

（2）突入鞍上的垂体巨腺瘤与鞍上脑膜瘤症状相似，诊断标准是：脑膜瘤鞍结节有骨硬化表现，无蝶鞍扩大，通过 MR 影像检查，显示矢状面肿瘤中心位于鞍结节上方，鞍隔位置正常。若位于垂体腺上方，则可排除脑膜瘤，作垂体巨腺瘤进一步诊断。

（3）脉络丛乳头状瘤、室管膜瘤与侧脑室内脑膜瘤应症状相似，鉴别方法：首先从患者年龄上判断，在此部位儿童和少年患脑膜瘤的概率远小于成年人，可作侧脑室内脉络丛乳头状瘤和室管膜瘤的初步判断；因为脉络丛乳头状瘤会导致脑脊液分泌过多，会表现为脑室扩大范围较广，如果仅有同侧侧脑室颞角扩大，可以判断为脑膜瘤；从表现形状上看，脑膜瘤边缘较圆滑，而脉络丛乳头状瘤表面多为颗粒状；从强化上看，相对于室管膜瘤，脑膜瘤强化更为均匀。

七、脉络丛肿瘤

（一）临床表现以及病理特征

脉络丛肿瘤（CPT）是指起源于脉络丛上皮细胞的肿瘤，WHO 中枢神经系统肿瘤分类将其分为良性的脉络丛乳头状瘤、非典型脉络丛乳头状瘤和恶性的脉络丛癌三类，分属Ⅰ级、Ⅱ级和Ⅲ级肿瘤。绝大多数为良性，恶性仅占 10%～20%。CPT 好发部位与年龄有关，儿童多见于侧脑室，成人多见于第四脑室。脑室系统外发生时，最多见于桥小脑角区。CPT 的特征指向为脑积水，致病诱因如下。①梗阻性脑积水：肿瘤增大压迫脑脊液循环，致通路梗阻；②交通性脑积水：肿瘤发生干扰脑脊液功能，导致生成和吸收紊乱。CPT 发生的脑积水、颅内压增高及局限性神经功能障碍多为渐进性，但临床上部分患者急性发病，应引起重视。

（二）MR 影像表现

MR 影像检查多可见"菜花状"的特征性表现，肿瘤表面不光滑不平整，常呈粗糙颗粒状；而肿瘤信号无有异于其他的特征，信号 T_1WI 表现为低或等，T_2WI 高，强化特征明显。CT 平扫多表现为等或略高密度病灶，类圆形，部分呈分叶状，边界清楚，增强扫描呈显著均匀强化。

（三）鉴别诊断

1.与室管膜瘤鉴别

室管膜瘤囊变区多而广，常有散在点、团状钙化，增强扫描显示强化程度为中等均匀或不均匀；与发病年龄的关联是，年长者多发生于幕上，年幼者多发生于幕下。

2.与脑室内脑膜瘤鉴别

脑室内脑膜瘤与前者有共性特征，并多在侧脑室三角区呈现积水症状较轻，且患者成年女性居多。

八、髓母细胞瘤

(一)临床表现以及病理特征

髓母细胞瘤是一种高度恶性小细胞瘤，极易沿脑脊液通道转移。好发于小儿，特别是10岁左右儿童，约占儿童脑瘤的20%。本病起病急，病程短，多在3个月之内。多数患者有明显颅内压增高，致病原因是肿瘤推移与压迫第四脑室，导致梗阻性脑积水。

肿瘤起源于原始胚胎细胞残余，多发生于颅后窝小脑蚓部，少数位于小脑半球。大体病理检查可见肿瘤边界清楚，无包膜，出血，颜色为灰红色或粉红色，钙化及坏死少，柔软易碎。镜下观察肿瘤细胞大量密集，胞核大、胞质少且浓染，部分肿瘤细胞呈菊花团状排列。

(二)MR影像表现

MR影像对肿瘤诊断比较全面，可明确肿瘤大小、形态，观察其周围结构，易与其他肿瘤鉴别。MR影像检查时，肿瘤的实质部分多表现为长 T_1、长 T_2 信号，增强扫描时实质部分强化明显；第四脑室变形变窄，且被向前推移；合并幕上脑室扩张及脑积水较为多见。MR影像较CT有一定优势，能清楚显示肿瘤与周围结构及脑干的关系；矢状面或冠状面MR影像易显示沿脑脊液种植的病灶。

(三)鉴别诊断

本病需与星形细胞瘤、室管膜瘤、成血管细胞瘤及脑膜瘤相鉴别。

1.星形细胞瘤

多发生在儿童，常见颅内肿瘤病灶位于小脑半球，肿块边缘以不规则形态呈现，极少有幕上脑室扩大，信息呈 T_1WI 低、T_2WI 高状态，增强扫描强化程度不及髓母细胞瘤。

2.室管膜瘤

病灶部位位于第四脑室内，肿块被环形线状包绕，周围可见脑脊液，瘤体内囊变及钙化较多见，肿物信号常不均匀。

3.脑膜瘤

常发生于第四脑室内，信号表现为 T_1WI 等、T_2WI 高状态，增强扫描时均匀强化，可见脑膜尾征。

4.成血管细胞瘤

病灶常见于小脑半球，呈大囊小结节，囊壁强化较轻或无，但壁结节强化明显。

九、生殖细胞瘤

(一)临床表现以及病理特征

生殖细胞瘤多发于颅内中线，常见于松果体和鞍区，占颅内肿瘤的11.5%，以松果体区最多。发生在基底核和丘脑者占4%~10%。发生在鞍区及松果体区生殖细胞瘤，为胚胎时期神经管嘴侧部分的干细胞变异；发生在基底核及丘脑生殖细胞瘤，为第三脑室发育过程中的生殖细胞异位。

本病男性儿童多见,男女比例约 2.5∶1。好发年龄在 12~18 岁之间。早期无临床表现。肿瘤压迫周围组织时,出现相应神经症状。鞍区肿瘤主要出现视力下降、下丘脑综合征及尿崩症;松果体区出现上视不能、听力下降;基底核区出现偏瘫;垂体区出现垂体功能不全及视交叉、下丘脑受损表现。患者均可有头痛、恶心等高颅压表现。因松果体是一个神经内分泌器官,故肿瘤可能影响内分泌系统。性早熟与病变的部位和细胞种类相关。

(二)MR 影像表现

生殖细胞瘤的发生部位不同,MR 影像表现也不相同。

1.松果体区

瘤体多为实质性,质地均匀,圆形、类圆形或不规则形态,可呈分叶状或在胼胝体压部有切迹,边界清楚。一般呈等 T_1、等或稍长 T_2 信号。大多数瘤体显著强化,少数中度强化,强化多均匀。少数瘤体内有单个或多个囊腔,使强化不均匀。

2.鞍区

根据肿瘤具体部位,共分三类。Ⅰ类:成型于第三脑室内,或从第三脑室底向上长入第三脑室而成型,瘤体一般较大,常有出血、囊变和坏死。Ⅱ类:位于第三脑室底,仅累及视交叉、漏斗、垂体柄、视神经和视束,体积较小,形态多样。可沿漏斗垂体柄分布,呈长条状;或沿视交叉视束分布,呈椭圆形。一般无出血、囊变、坏死,MR 影像多呈等或稍长 T_1、稍长 T_2 信号,明显或中等程度均匀强化。Ⅲ类:仅位于蝶鞍内,MR 影像显示鞍内等 T_1、等或长 T_2 信号,明显或中度均匀强化。MR 影像信号无特征,与垂体微腺瘤无法区别。

3.丘脑及基底核区

肿瘤早期在 T_1WI 为低信号,T_2WI 信号均匀,显著均匀强化,无中线移位,边缘清晰。晚期易发生囊变、坏死和出血,MR 影像多呈混杂 T_1 和混杂长 T_2 信号,不均匀强化。肿瘤体积较大,但占位效应不明显,瘤周水肿轻微。肿瘤可沿神经纤维束向对侧基底核扩散,出现斑片状强化;同侧大脑半球可有萎缩。

4.鉴别诊断

发生在鞍区的生殖细胞瘤将影响到神经垂体、垂体柄和下丘脑。较大的瘤体与垂体瘤相似,易混淆。垂体瘤也表现为等 T_1、等 T_2 信号,但多为直立性生长,而生殖细胞瘤向后上生长,可资鉴别。若瘤体全部居于鞍内时,表现类似垂体微腺瘤,此时 MR 影像垂体饱满,后叶 T_1 高信号消失。若垂体腺瘤为腺垂体肿瘤,瘤体较小时仍存在后叶 T_1 高信号,可作为两者鉴别参考。另有以下两种情况可做生殖细胞瘤判断:强扫描下只见神经垂体区强化;瘤体有沿垂体柄生长趋势。

十、原发性中枢神经系统淋巴瘤

(一)临床表现以及病理特征

淋巴肉瘤、小胶质细胞瘤、网织细胞肉瘤、非霍奇金淋巴瘤(NHL)等都是中枢神经系统淋巴瘤的别名,有原发性和继发性之分。其中由淋巴细胞起源,且不存在中枢神经系统以外淋巴瘤病变称为原发性中枢神经系统淋巴瘤;原发于全身其他部位,后经播散累及中枢神经系统的肿瘤,称为继发性中枢神经系统淋巴瘤。现在根据免疫功能状态的不同,淋巴瘤又有免疫功能正常型、免疫功能低下型之分。其中免疫功能低下型多与器官移植后免疫抑制剂使用、人体免疫缺陷病毒(HIV)感染或先天遗传性免疫缺陷有关。

中枢神经系统淋巴瘤一生均可发病,发病年龄特征不明显,40～50岁居多。发病人群中,若存在免疫功能缺陷,发病年龄较早,男女发病比例为2:1。其中局灶性神经功能障碍临床症状表现为步态异常、感觉障碍、无力或癫痫发作。非局灶性神经功能障碍临床症状表现为由颅内压增高引起的视盘水肿、头痛、呕吐或认知功能进行性下降。

(二)MR影像表现

中枢神经系统淋巴瘤病灶多位于脑内幕上区,集中于深部白质,与脑室临近。病灶形态多为团块状,较典型表现如同"握拳"者。位于胼胝体压部的病灶沿纤维构形,形如蝴蝶,颇具特征。瘤周水肿呈高信号,说明该部位脑间质水分增加,且部分水分由肿瘤细胞沿血管周围间隙浸润播散所致。另一特征为肿瘤体积占位较大,周边水肿表现轻微,两者表现不一致。非免疫功能低下者发生淋巴瘤时,瘤体内囊变、坏死少见。本病也可发生在中枢神经系统的其他部位,脑外累及部位包括颅骨、颅底、脊髓等。

(三)鉴别诊断

以下疾病可通过中枢神经系统淋巴瘤的鉴别诊断得出。

1.转移癌

病灶常见于灰白质交界处,MR影像多为长T_1、长T_2信号,淋巴瘤信号呈T_1低或等、T_2等;注射对比剂后观察,可见转移癌呈结节状强化明显,较大病灶出现中心坏死,淋巴瘤无此特征;普遍存在转移癌周围水肿明显,有中枢神经系统以外肿瘤病史患者易发概率更高。

2.胶质瘤

MR影像浸润性生长特征明显,信号多为长T_1、长T_2,瘤体境界模糊,个别(如少枝胶质细胞瘤)瘤体出现钙化,中枢神经系统淋巴瘤几乎无钙化。胶质母细胞瘤呈环形或分枝状,强化不均匀,规则性差。

3.脑膜瘤

发病于脑表面靠近脑膜部位,类圆形,边界清晰,瘤体周围有灰质拥挤。发病于中枢神经系统的淋巴瘤很少有这种特征。CT高密度是脑膜瘤共性特征,MR影像等T_1、等T_2信号;注射对比剂后有脑膜增强"尾征",强化均匀。

4.感染性病变

发病年龄相对年轻,部分有发热病史。MR影像增强扫描时,细菌性感染病变特征为常见环状强化,而多发性硬化特征多表现为斑块状强化。HIV感染可导致免疫功能低下,因此,近年来由此引起的免疫功能低下型淋巴瘤增多,此淋巴瘤病灶常多发,环状强化多见,肿瘤中心坏死多见。

十一、垂体瘤

(一)临床表现以及病理特征

垂体瘤系颅内常见肿瘤,起源于脑腺垂体,约占颅内肿瘤的10%,是常见良性肿瘤。发病年龄,一般在20～70岁,高峰在40～50岁,10岁以下罕见。临床症状多为占位效应引起,表现为特异性头痛、视野障碍、头晕、视力下降等。亦可根据分泌紊乱程度来鉴别,如月经减少、闭经、泌乳等为PRL腺瘤常见症状;ACTH及TSH腺瘤可引起肾上腺功能不全及继发甲状腺功能低下,对垂体正常功能影响最大;GH腺瘤的明显特征表现是肢端肥大症。普遍情况下都可根据以上临床表现做出判断,亦有个别患者不表现如上临床症状,或症状不明显。

依据生物学行为,垂体腺瘤分为侵袭性垂体腺瘤和微腺瘤。垂体腺瘤生长、突破包膜,并侵犯邻近的硬脑膜、视神经、骨质等结构时称为侵袭性垂体腺瘤。后者的组织学形态属于良性,而生物学特征却似恶性肿瘤,且其细胞形态大部分与微腺瘤无法区别。直径小于 10 mm 者称为微腺瘤。

（二）MR 影像表现

肿块起自鞍内,T_1WI 多呈中等或低信号,当有囊变、出血时呈更低或高信号。T_2WI 多呈等或高信号,有囊变、出血时,T_1、T_2 信号更高且波动性大,增强扫描时肿瘤均有强化（囊变、出血、钙化区外）。

MR 影像显示对于检查和确诊垂体微腺瘤功能强大,诊断可同时结合患者的典型临床表现以及实验室对内分泌异常检测分析结果。依据有:高场强 3 mm 薄层核磁共振下,影像示以低、中信号为主的垂体内局限性信号异常;垂体柄位置偏移或易位、鞍底受压侵蚀;垂体高度异常,上缘呈局限性隆起,状态呈不对称性。依据病灶部位,可对各种微腺瘤进行功能诊断。腺垂体内有 5 种主要的内分泌细胞,基于功能的差异分别排列在相关位置:中间位置排列着分泌 TSH 和促性腺激素的细胞;两侧排列着分泌 PRL 和 GH 的细胞,分泌 ACTH 的细胞主要分布在中间偏后部位。垂体腺瘤的发生率与分泌细胞的这种位置解剖关系是一致的。注射 Gd-DTPA 后即刻扫描,微腺瘤的低信号与正常垂体组织对比明显,冠状面 T_1WI 显示更清晰。在增强扫描下,肿瘤信号早期低于正常垂体信号,晚期高于或等于正常垂体信号。

MR 影像可预测肿瘤侵袭与否。垂体腺瘤浸润性生长的指征包括:海绵窦边缘向外膨隆,异于正常形态,且两者分界模糊,在增强扫描下,早期常见海绵窦受侵表现,如肿瘤强化等;垂体腺瘤向蝶窦内突出,且已突破鞍底,斜坡骨质边缘不光整,且信号异常;颈内动脉因被包绕而致管径变窄或缩小,亦有颈内动脉分支受累等指征。

（三）鉴别诊断

绝大多数垂体大腺瘤具有典型 MR 影像表现,可明确诊断。但鞍内颅咽管瘤及鞍上脑膜瘤与巨大侵袭性生长的垂体腺瘤有时鉴别较难。

1.颅咽管瘤

鞍内颅咽管瘤,或对来源于鞍内、鞍上不甚明确时,以下征象有利于颅咽管瘤诊断:①MR 影像显示囊性信号区,囊壁相对较薄,伴有或不伴有实质性部分;②CT 显示半数以上囊壁伴蛋壳样钙化,或瘤内斑状钙化;③在 T_1WI 囊性部分呈现高信号,或含有高、低信号成分,而垂体腺瘤囊变部分为低信号区。

2.鞍上脑膜瘤

脑膜瘤在 MR 影像信号强度及强化表现方面颇似垂体瘤。少数鞍上脑膜瘤可向鞍内延伸,长入视交叉池,与垂体瘤难以区分。以下 MR 影像所见有利于脑膜瘤诊断:①显示平直状鞍隔,无"腰身征";②鞍结节或前床突有骨质改变;③肿瘤内存在流空信号,尤其是显示肿瘤内血管蒂,为脑膜瘤佐证。

十二、神经鞘瘤

（一）临床表现以及病理特征

神经鞘瘤来源于神经鞘膜的施万细胞,是可以发生于人体任何部位的良性肿瘤,25％～45％在头颈部。脑神经发生的肿瘤中,多为神经鞘瘤,其中发生在听神经和三叉神经的概率最大。由于Ⅳ～Ⅻ对脑神经起源以及脑神经出颅前必经颅后窝,故颅后窝是脑神经肿瘤多发区域。这些肿瘤的临床症状与相应脑神经的吻合性不高,肿瘤患者的表现症状常见其他脑神经和小脑异常,表现症状与某些病症雷同,不是唯一指证,若仅从临床表现来判断存在片面性。

神经鞘瘤的病理特征是肿瘤于神经干偏心生长,有完整包膜,瘤内组织黄色,质脆。生长过大时,瘤体可出现液化和囊变。瘤细胞主要是梭形 Schwan 细胞,按其排列方式分为 Antoni A 型和 Antoni B 型,以前者为主。

（二）MR 影像表现

MR 影像为颅后窝神经肿瘤检查的首选。核磁共振下,大多数神经鞘瘤影像提示脑实质外囊实性肿瘤,瘤体边界清楚,较易确诊。其 MR 影像信号的特点为:实性部分低或等 T_1WI 信号,囊性部分低 T_1WI 信号;实性部分稍高或高 T_2WI 信号,囊性部分信号更高于实性部分;增强扫描时强化程度不同,肿瘤整体多呈环状或不均匀强化,其中实性部分强化明显,囊性部分不强化。若神经鞘瘤＜1.5 cm 的可呈均匀实性改变,且与相应脑神经关系密切,有助于诊断。

（霍学军）

第四节　神经系统先天性疾病 MR 诊断

一、中枢神经系统畸形的分类方法

可按发育阶段分类,或以器官形成障碍、组织发生障碍及细胞发生障碍分类。各种类别互有交叉,各类畸形有时并存。

（一）按发育阶段分类

（1）妊娠 3～4 个周:无脑畸形、Chiari 畸形、脊髓裂。

（2）妊娠 4～8 个周:前脑无裂畸形。

（3）妊娠 2～4 个月:神经皮肤综合征。

（4）妊娠 3～6 个月:移行障碍。

（5）妊娠 6 个月至出生后:髓鞘形成障碍。

（二）按器官形成,组织及细胞发生障碍分类

（1）器官形成障碍:神经管闭合障碍、脑室及脑分裂障碍、脑沟及细胞移行障碍、体积大小异常、破坏性病变。

（2）组织发生障碍:结节性硬化、神经纤维瘤病、Sturge-Weber 综合征。

（3）细胞发生障碍:先天性代谢性异常、脑白质营养不良。

在各种中枢神经系统的畸形中,10%的颅内畸形由染色体异常所致,10%与有害的宫内环境（如感染）有关,20%与遗传有关,其余 60%原因不明。许多中枢神经系统畸形可通过神经影像学检查做出诊断,分述如下。

二、脑发育不全畸形

(一)脑沟、裂、回发育畸形

1.全前脑无裂畸形

属于前脑无裂畸形的最严重形式,与染色体 13、18 三倍体有关。MR 影像可见大脑呈小圆球形,中央为单一脑室,丘脑融合,正常中线结构(如脑镰、胼胝体)均缺失。约半数患者伴多处颅面畸形,周围脑组织数量少。鉴别诊断包括严重脑积水及积水性无脑畸形。前者脑镰和半球间裂存在,后者丘脑不融合,脑镰存在。

2.半叶前脑无裂畸形

基本病理改变与全前脑无裂畸形相同,畸形程度略轻。MR 影像可见中央单一脑室存在,但脑室颞角及枕角,后部半球间裂初步形成。前大脑半球及丘脑融合,并突入脑室。脑镰、胼胝体、透明隔仍缺失。

3.单叶前脑无裂畸形

前脑的分裂近乎完全,但前部半球间裂较浅,脑室系统形态良好,脑镰存在,透明隔仍阙如。

(二)透明隔发育畸形

可能是单叶前脑无裂畸形的轻度形式。半数患者合并脑裂畸形,透明隔是两侧侧脑室间的间隔,如在胚胎期融合不全,则形成潜在的透明隔间腔。透明隔发育畸形包括透明隔间腔,即第五脑室形成。如透明隔间腔积液过多,向外膨隆,称透明隔囊肿。如其向后扩展即形成 Vergae腔,或穹隆间腔,也称第六脑室。透明隔缺如时两侧侧脑室相通,MR 影像可见侧脑室额角在轴面像呈倒三角形,在冠状面像指向内侧。约 50% 患者在 MR 影像可见视神经及视交叉变细,视交叉位置异常,呈垂直状而非水平状。部分病例可见垂体柄增粗,2/3 有下丘脑垂体功能障碍。

(三)脑穿通畸形

为胚胎发育异常导致脑内形成囊腔。MR 影像显示脑实质内边界清晰的囊腔,其密度或信号与脑脊液相同。囊腔与脑室或蛛网膜下腔相通。

三、闭合不全畸形

(一)无脑畸形

无脑畸形为脑形成时发生破坏性疾病所致。中线结构(如大脑镰)存在,完整的基底核也可分辨。但几乎无皮质残留,或仅一层薄膜围绕巨大的液体囊腔。脑室结构不清。

(二)脑膨出

通过颅骨缺损,脑内结构(如脑膜、脑脊液、脑室、脑)单独或合并向外突出。在北美以枕叶膨出最多见,在亚洲地区以额叶经鼻腔膨出多见。脑膨出常合并下列畸形:胼胝体缺如、Chiari 畸形、灰质异位、移行异常、Dandy-Walker 综合征等。

(三)胼胝体阙如(胼胝体发育不全)

胼胝体形成于胎儿期的第 3~4 个月。通常从前向后形成,但胼胝体嘴最后形成。胼胝体发育不全可以是全部的,也可是部分性的。部分性胼胝体发育不全常表现为胼胝体压部和嘴部阙如,而胼胝体膝部存在。影像检查可见侧脑室额角和体部宽大,而且两侧侧脑室分离,额角与体部呈锐角。枕角扩大、不对称。由于内侧纵束伸长,侧脑室中部边缘凹陷。第三脑室轻度扩大并抬高,不同程度延伸至双侧侧脑室中间位置,室间孔常拉长。此外,由于胼胝体膝部阙如,大脑半球间裂似与第三脑室前部相连续,在冠状面MR影像,半球间裂向下扩展至双侧侧脑室之间,第三脑室顶部。在矢状面,正常扣带回缺失。旁中央回及旁中央回沟围绕第三脑室,呈放射状。部分病例可见海马联合增大,酷似胼胝体压部。

(四)胼胝体脂肪瘤

胼胝体脂肪瘤是在胎儿神经管闭合过程中,中胚层脂肪异常夹入所致。占颅内脂肪瘤的30%,约半数患者与胼胝体发育不全有关。有学者认为胼胝体脂肪瘤不是真正的肿瘤而是脑畸形,最常见的部位是胼胝体压部,或围绕胼胝体压部,也可累及整个胼胝体。颅内脂肪瘤几乎均发生在中线部位,亦可见于四叠体池,脚间池及鞍上等部位。在CT常见特定部位的极低密度,大的脂肪瘤壁可见线样钙化。MR影像显示脂肪瘤信号在T_2WI与脑组织类似,在T_1WI呈高信号,应用脂肪抑制技术可使T_1高信号明显减低。重要脑血管可穿过脂肪瘤。

(五)Chiari畸形

Chiari畸形又称小脑扁桃体延髓联合畸形。最早由Chiari描述。将菱脑畸形伴脑积水分为三种类型,而后将伴有严重小脑发育不全的被补充为第四种。Chiari Ⅰ型和Chiari Ⅱ型相对常见。Chiari Ⅲ型少见。Chiari Ⅳ型结构独特。

(1)Chiari Ⅰ型:在MR影像可见小脑扁桃体下疝,即小脑扁桃体变形、移位,向下疝出枕大孔,进入颈椎管上部。一般认为,小脑扁桃体低于枕大孔3 mm属于正常范围,低于枕大孔3～5 mm为界限性异常,低于枕大孔5 mm可确认下疝。Chiari Ⅰ型通常不伴有其他脑畸形。20%～25%患者伴有脊髓积水空洞症。有时可见颅颈交界畸形,包括扁平颅底,第一颈椎与枕骨融合等。

(2)Chiari Ⅱ型:是一种比较复杂的畸形,影响脊椎、颅骨硬膜和菱脑。与Chiari Ⅰ型相比,Chiari Ⅱ型伴随幕上畸形的发生率高,表现复杂多变。Chiari Ⅱ型几乎均伴有某种形式的神经管闭合不全,如脑膜膨出、脊髓脊膜膨出和脑积水等。颅骨和硬膜畸形包括颅骨缺损、枕大孔裂开、不同程度的脑镰发育不全、横窦及窦汇低位伴颅后窝浅小、小脑幕发育不全伴幕切迹增宽、小脑蚓部及半球向上膨出(小脑假瘤);中脑和小脑异常包括菱脑发育不全导致延髓小脑向下移位、延髓扭曲、小脑围绕脑干两侧向前内侧生长;脑室和脑池异常包括半球间裂锯齿状扩大,脑室扩大,透明隔阙如或开窗,导水管狭窄或闭塞,第四脑室拉长、变小,向尾侧移位;脑实质异常包括脑回小、灰质异位、胼胝体发育不全;脊柱和脊髓异常包括脊髓脊膜膨出(腰骶部占75%,颈胸部占25%)、脊髓积水空洞症、脊髓低位合并脂肪瘤、脊髓纵裂。

(3)Chiari Ⅲ型:表现为Chiari Ⅱ型伴下枕部或上颈部脑膨出,罕见。

(4)Chiari Ⅳ型:表现包括小脑缺失或发育不全、脑干细小、颅后窝大部被脑脊液腔占据。此型罕见,且不能单独存在。

(六)Dandy-Walker综合征

为菱脑先天畸形,第四脑室囊性扩大为其特点,伴有不同程度小脑蚓部发育不全。MR影像表现包括扩大的第四脑室及枕大池复合体内充满大量脑脊液,颅后窝增大,小脑蚓部及半球发育不全,第三脑室和双侧脑室不同程度扩大。约60%患者合并其他畸形,其中75%合并脑积水,20%～25%合并胼胝体发育不全,5%～10%合并多小脑回和灰质异位。有些学者认为,小脑后部的蛛网膜囊肿(小脑蚓部存在,第四脑室形成正常),以及大枕大池(小脑蚓部和小脑半球正常),可能为Dandy-Walker综合征的变异表现。

四、神经元移行障碍

（一）无脑回畸形与巨脑回畸形

在无脑回畸形，MR 影像显示大脑半球表面光滑，脑皮质增厚，白质减少，灰白质交界面异常平滑，脑回、脑沟消失，大脑裂增宽，岛叶顶盖缺失，脑室扩大，蛛网膜下腔增宽。在巨脑回畸形，MR 影像显示脑皮质增厚，白质变薄，脑回增宽且扁平。可伴有胼胝体发育不全，Dandy-Walker 畸形及脑干与小脑萎缩。

（二）多脑回

灰质增多呈葡萄状，深脑沟减少，白质内胶质增生。

（三）神经元灰质异位

灰质异位由胚胎发育过程中神经细胞没有及时移动到皮质表面引起。灰质异位可为局限性，也可为弥漫性。可位于脑室周围呈结节状，或突入侧脑室；也可位于脑深部或皮质下白质区，呈板层状，其信号与灰质信号一致。

五、脑体积异常

（一）小头畸形

大多数小头畸形继发于各种脑损害性因素，仅极少数是真正的发育性小头。CT 可见颅腔缩小，以前额部明显，颅板增厚，板障增宽，颅骨内板平坦光滑。MR 影像显示脑室系统扩大、蛛网膜下腔及脑沟裂池增宽、脑皮质光滑。可合并胼胝体发育不全、透明隔发育异常、脑室穿通畸形等异常。

（二）巨头畸形

大多数"大头"可能属于正常变异。影像检查显示颅腔增大，脑室轻度扩大，脑组织数量增多，但脑组织的信号及密度无明显异常。一种称作单侧巨脑的病症与一侧大脑半球的部分或全部错构样过度生长有关，典型表现包括半球及同侧脑室扩大，皮质广泛增厚，灰质变浅。严重者可伴有多发异位，偶见整个大脑半球发育不良，正常脑结构消失。

六、神经皮肤综合征

神经皮肤综合征包括神经纤维瘤病、Sturge-Weber 综合征、结节性硬化、遗传性斑痣性错构瘤及其他斑痣性错构瘤。

（一）神经纤维瘤病

神经纤维瘤病简称 NF，目前已描述了八种类型的 NF，但得到认可的只有 Von Recklinghausen 病（NFⅠ型）及双侧听神经瘤（NFⅡ型）。

（1）Von Recklinghausen 病：占 NF 的 90%。与神经元肿瘤、星形胶质瘤有关，属常染色体显性遗传疾病，为第 17 号染色体异常。NFⅠ型诊断应包括以下两项或两项以上表现：①有 6 处奶油咖啡斑，或奶油咖啡斑＞5 mm；②有一个丛状的神经纤维瘤，或两个以上任何类型的神经纤维瘤；③腋窝及腹股沟有雀斑；④两个或多个着色的虹膜错构瘤；⑤视神经胶质瘤；⑥低级胶质瘤；⑦特异性骨损伤（蝶骨大翼发育不全）。

NFⅠ型合并视神经胶质瘤时，病变可累及单侧或双侧视神经、视交叉、视束、外侧膝状体和视放射。发病平均年龄为 5 岁。大多数组织学表现相对良性。MR 影像显示病变在 T₁WI 呈等或稍低信号,在 T_2WI 呈中度至明显高信号。有时,在 T_2WI 可见基底核、大脑脚、小脑半球和其他部位存在无占位效应的高信号,T_1WI 呈轻度高信号,可能是错构瘤。如果这种信号在注射对比剂后强化,应考虑为新生物。此外,其他部位也可发生胶质瘤,但非 NFⅠ型神经纤维瘤的特点。常见部位包括顶盖导水管周围区及脑干,多为低级胶质瘤。

NFⅠ型神经纤维瘤还可伴有 Willis 环附近的血管发育不全或狭窄,颅骨改变如蝶骨大翼发育不全,合并颞叶向眼眶疝出,搏动性突眼。NFⅠ型合并的脊柱异常包括脊柱侧弯,椎体后部扇形变和椎弓根破坏,脊膜向侧方膨出等。

(2)NFⅡ型与脑膜及神经鞘细胞肿瘤有关,发生率少于 NFⅠ型。NFⅡ型也属于常染色体显性遗传疾病,为第 22 号染色体异常。无性别差异。有以下一项或多项表现,即可诊断:①双侧听神经肿物。②单侧听神经瘤伴有神经纤维瘤或脑膜瘤,单发或多发;或胶质瘤,脑内、髓内星形细胞瘤,髓内室管膜瘤;或其他脑神经神经鞘瘤,多发椎管内神经鞘瘤;或青少年晶状体浑浊。NFⅡ型较少伴有皮肤表现。

(二)Sturge-Weber 综合征(SWS)

SWS 又称脑三叉神经血管瘤病。血管痣发生在第Ⅴ脑神经分布区的部分或整个面部。神经系统影像的典型表现为血管瘤病畸形的后遗症,而非畸形本身。CT 可见沿脑回的曲线形钙化,在 SWS 钙化常见。常始于枕叶,逐渐向前发展。脑内钙化与面部表现多在同侧,部分为双侧钙化。钙化在 MR 影像呈低信号区。CT 及核磁共振均可见脑萎缩,常为单侧,与面部血管痣同侧,典型者位于枕叶,亦可累及整个大脑半球,脑沟增宽。注射对比剂后,灰质可轻度或明显强化。75%的患者同侧脉络丛显著增大及强化。在 T_2WI 可见脑白质内局灶性高信号,可能与反应性胶质增生有关。此外,髓静脉和室管膜下静脉迂曲扩张。DSA 检查显示动脉期正常,皮质静脉引流异常,血流淤滞和静脉引流延迟,呈现弥漫而均匀的毛细血管染色。髓静脉和室管膜下静脉扩张,形成侧支静脉引流。

(三)结节性硬化(TS)

TS 也称 Bourneville 病。为常染色体遗传性疾病。临床表现包括皮脂腺瘤、癫痫发作及智力低下。有时三者非同时出现。临床检查可发现多器官错构瘤。神经系统影像检查,约半数患者 CT 可见颅内钙化。CT 及 MR 影像显示室管膜下结节,以 MR 影像明显,结节信号强度与脑白质类似。皮质也可发现结节,可能与胶质增生或脱髓鞘有关,结节在 T_1WI 为等或低信号,在 T_2WI 为高信号,边缘有时不清楚。典型的肿瘤是室管膜下巨细胞星形细胞瘤,常位于莫氏孔附近,注射对比剂后有强化。其他部位室管膜下结节如出现强化,也应考虑为恶性病变,至少为组织学活跃病变,并有可能进展。

(四)Von-Hippal-Lindau 病(VHL)

VHL 为常染色体显性遗传性多系统病变(外显率约 100%),以中枢神经系统及腹腔囊变、血管瘤、新生物为特征。临床诊断 VHL 依据包括:①存在一个以上的中枢神经系统血管网织细胞瘤;②一个中枢神经系统血管网织细胞瘤,伴有一个内脏病变;③患者有阳性家族史,同时存在一种阳性病变。中枢神经系统血管网织细胞瘤多发生在小脑或延颈髓交界处,占所有颅后窝肿瘤的 7%~12%,半数患者伴发 VHL。实性血管网织细胞瘤占 20%左右,肿瘤呈囊性伴壁结节占 80%。囊内信号高于脑脊液。多发血管网织细胞瘤占 10%。壁结节为等密度或等信号,在 T_2WI 较大结节有时可见血管流空信号。注射对比剂后结节明显强化。幕上血管网织细胞瘤罕见,但在 T_2WI 有时可见白质内局灶性高信号区。可伴有眼部病变,注射对比剂后视网膜强化。

DSA 可显示一个或多个血管结节染色,囊性部分表现为大的无血管区。

七、先天性脑积水

　　脑积水通常指由于脑脊液流动受阻或脑脊液过剩所引起的动力学变化过程。从侧脑室到第四脑室出孔的任何部位,脑脊液流动受阻所致脑积水称非交通性脑积水;脑脊液吸收障碍所致脑积水称交通性脑积水。MR 影像检查有助于显示较小的脑脊液循环梗阻病变、精确描述脑室解剖、观察脑脊液流动。由室间孔闭塞所致脑积水多为继发性,先天性闭锁罕见。先天性中脑导水管狭窄为发育畸形,CT 或 MR 影像表现为侧脑室及第三脑室扩大而第四脑室形态正常。MR 影像矢状正中图像可清晰显示导水管狭窄及其形态。此外,侧脑室周围的长 T_1、长 T_2 信号与间质水肿有关。MR 影像检查可排除导水管周围、第三脑室后部或颅后窝病变所致脑积水。Chiari Ⅱ 型畸形及 Dandy-Walker 综合征可伴脑积水。正常脑室可生理性扩大,且随年龄增长而变化。早产儿常有轻度脑室扩大。

（霍学军）

第十三章

乳腺疾病MR诊断

第一节　乳腺脂肪坏死 MR 诊断

一、临床表现与病理特征

乳腺脂肪坏死常为外伤或医源性损伤导致局部脂肪细胞坏死液化后引起的非化脓性无菌性炎症反应。虽然乳腺内含有大量的脂肪组织,但发生脂肪坏死者并不多见。根据病因可将乳腺脂肪坏死分为原发性和继发性两种。绝大多数为原发性脂肪坏死,由外伤后引起,外伤多为钝器伤,尽管有些患者主诉无明显外伤史,但一些较轻的钝器伤如桌边等的碰撞也可使乳腺脂肪组织直接受到挤压而发生坏死。继发性乳腺脂肪坏死可由于导管内容物淤积并侵蚀导管上皮,使具有刺激性的导管内残屑溢出到周围的脂肪组织内,导致脂肪坏死,也可由于手术、炎症等原因引起。

脂肪坏死的病理变化随病期而异。最早表现为一局限出血区,脂肪组织稍变硬。镜下可见脂肪细胞浑浊及脂肪细胞坏死崩解,融合成较大的脂滴。3～4 周后形成一圆形硬结,表面呈黄灰色,并有散在暗红区,切面见油囊形成,囊大小不一,其中含油样液或暗褐色的血样液及坏死物质。后期纤维化,病变呈坚实灰黄色肿块,切面为放射状瘢痕样组织,内有含铁血黄素及钙盐沉积。

脂肪坏死多发生在巨大脂肪型乳腺患者。发病年龄可从 14～80 岁,但多数发生在中、老年。约半数患者有外伤史,病变常位于乳腺表浅部位的脂肪层内,少数可发生于乳腺任何部位。最初表现为病变处黄色或棕黄色瘀斑,随着病变的发展,局部出现肿块,界限多不清楚,质地硬韧,有压痛,与周围组织有轻度粘连。后期由于大量纤维组织增生,肿块纤维样变,使其边界较清楚。纤维化后可有牵拽征,如皮肤凹陷、乳头内陷等,应注意与乳腺癌鉴别。部分患者肿块最后可缩小、消失。少数患者由于炎症的刺激可伴有同侧腋窝淋巴结肿大。

二、MRI 表现

乳腺脂肪坏死表现典型者病变多位于皮下脂肪层表浅部位(图 13-1),当脂肪坏死发生在乳腺较深部位与腺体重叠而表现为边缘欠清的肿块性病变时易误诊为乳腺癌。病变早期,若皮肤有红肿、瘀斑,则可显示非特异性的皮肤局限增厚与皮下脂肪层致密浑浊。在 MRI 上较早期的脂肪坏死表现为形状不规则,边界不清楚,病变在 T_1WI 上表现为低信号,在 T_2WI 上表现为高信号,内部信号不均匀。

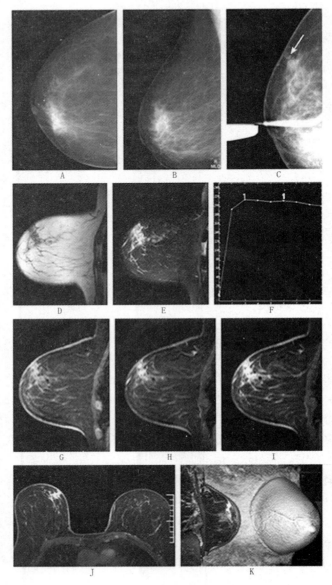

图 13-1　右乳脂肪坏死

63 岁,女,2 个月前右乳曾有自行车车把撞过外伤史;A.右乳 X 线头尾位片;B.右乳 X 线内外侧斜位片;C.右乳病变切线位局部加压片,显示右乳内上方皮下脂肪层及邻近腺体表层局限致密,边界不清,密度中等;D.右乳 MRI 平扫矢状面 T_1WI;E.右乳 MRI 平扫矢状面脂肪抑制 T_2WI;F.动态增强后病变时间-信号强度曲线图;G、H、I.分别为 MRI 平扫、动态增强后 1、8 min;J.增强后延迟时相横轴面 T_1WI;K.VR 图,显示右乳内上方皮下脂肪层及邻近腺体表层局限片状异常信号,边界欠清,于 T_1WI 呈较低信号,T_2WI 呈较高信号,动态增强后病变呈明显不均匀强化,时间-信号强度曲线呈平台型,局部皮肤增厚

动态增强检查病变可呈快速显著强化,与恶性肿瘤鉴别困难。病变后期纤维化后,动态增强检查有助于脂肪坏死的诊断,其强化方式缺乏典型恶性病变具有的快进快出特点。

三、鉴别诊断

本病应与乳腺癌鉴别。发生在皮下脂肪层表浅部位的乳腺脂肪坏死诊断不难。对于无明显外伤史,脂肪坏死又发生在乳腺较深部位且与腺体重叠时,与乳腺癌较难鉴别。通常乳腺癌的肿块呈渐进性增大,而脂肪坏死大多有缩小趋势。对于较早期的脂肪坏死,单纯依靠 MRI 动态增强后的曲线类型与乳腺癌鉴别困难。病变后期纤维化后,动态增强检查有助于脂肪坏死的诊断,其强化方式缺乏典型恶性病变具有的快进快出特点。

(沈 俊)

第二节 乳腺脓肿 MR 诊断

一、临床表现与病理特征

乳腺脓肿既可发生于产后哺乳期妇女,也可发生于非产后哺乳期妇女。乳腺脓肿可由乳腺炎形成,少数来自囊肿感染。而对于非产后哺乳期乳腺脓肿,则多数不是由急性乳腺炎迁延而来,临床表现不典型,常无急性过程,患者往往以乳腺肿块而就诊,因缺乏典型的乳腺炎病史或临床症状,更由于近年来乳腺癌的发病率上升,容易将其误诊为乳腺肿瘤。

二、MRI 表现

乳腺脓肿在 MRI 上比较具有特征性表现,MRI 平扫 T_1WI 上表现为低信号,T_2WI 呈中等或高信号,边界清晰或部分边界清晰,脓肿壁在 T_1WI 上表现为环状规则或不规则的等或略高信号,在 T_2WI 上表现为等或高信号,且壁较厚。当脓肿形成不成熟时,环状壁可厚薄不均匀或欠完整,外壁边缘较模糊;而脓肿成熟后,其壁厚薄均匀完整。脓肿中心坏死部分在 T_1WI 呈明显低信号、在 T_2WI 呈明显高信号。水肿呈片状或围绕脓肿壁的晕圈,在 T_1WI 上信号较脓肿壁更低、在 T_2WI 上信号较脓肿壁更高。

在增强 MRI,典型的脓肿壁呈厚薄均匀的环状强化,多数表现为中度、均匀、延迟强化。当脓肿处于成熟前的不同时期时,脓肿壁亦可表现为厚薄均匀或不均匀的环状强化,强化程度亦可不同。脓肿中心坏死部分及周围水肿区无强化。部分脓肿内可见分隔状强化。较小的脓肿可呈结节状强化。当慢性脓肿的脓肿壁大部分发生纤维化时,则强化较轻。如在脓肿周围出现子脓肿时对诊断帮助较大(图 13-2)。

三、鉴别诊断

(一)良性肿瘤和囊肿

乳腺脓肿在 MRI 上具有特征性表现,脓肿壁较厚,增强后呈环状强化,中心为无强化的低信号区。如行 DWI 检查,乳腺脓肿与良性肿瘤或囊肿表现不同,脓液 ADC 值较低。

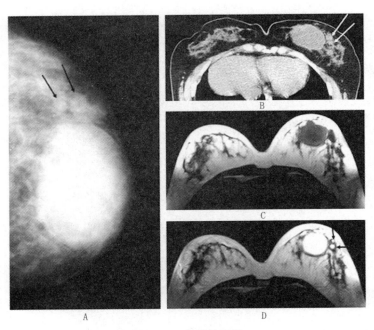

图 13-2　左乳腺脓肿

A.左乳 X 线头尾位片,显示左乳内上高密度肿物,肿物大部分边缘清晰、规则,部分后缘显示模糊,其内未见钙化,该肿物外侧尚可见两个小结节(黑箭),密度与腺体密度相近,边缘尚光滑;B.CT 平扫,显示左乳内侧肿物,边界清楚,其内部 CT 值为 11.4 Hu,肿物壁密度稍高且较厚,其外侧亦可见两个小结节(白箭),边界清楚;C.MRI 平扫横轴面 T_1WI;D.MRI 平扫横轴面 T_2WI,显示左乳内侧类圆形肿物,肿物于 T_1WI 呈低信号,T_2WI 呈高信号,表现为液体信号特征,边界清楚,肿物外周可见一厚度大致均匀的壁,内壁光滑整齐,该肿物外侧亦可见两个信号与之相同的小结节(黑箭),边界清楚

(二)肿块型乳腺癌

乳腺癌多表现为形态不规则,边缘毛刺,临床以无痛性肿块为主要表现。在动态增强 MRI,乳腺癌信号强度多为快速明显增高且快速减低,强化方式多由边缘向中心渗透,呈向心样强化。而脓肿呈环状强化,壁较厚,中心为无强化的低信号区。

(沈　俊)

第三节　乳腺纤维腺瘤 MR 诊断

一、临床表现与病理特征

乳腺纤维腺瘤是最常见的乳腺良性肿瘤,多发生在 40 岁以下妇女,可见于一侧或两侧,也可多发,多发者约占 15%。患者一般无自觉症状,多为偶然发现,少数可有轻度疼痛,为阵发性或偶发性,或在月经期明显。触诊时多为类圆形肿块,表面光滑,质地韧,活动,与皮肤无粘连。病理上,纤维腺瘤是由乳腺纤维组织和腺管两种成分增生共同构成的良性肿瘤。在组织学上,可表现为以腺上皮为主要成分,也可表现为以纤维组织为主要成分,按其比例不同,可称之为纤维腺瘤或腺纤维瘤,多数肿瘤以纤维组织增生为主要改变。其发生与乳腺组织对雌激素的反应过强有关。

二、MRI 表现

纤维腺瘤的 MRI 表现与其组织成分有关。在平扫 T_1WI,肿瘤多表现为低信号或中等信号,轮廓边界清晰,圆形或卵圆形,大小不一。在 T_2WI 上,依肿瘤内细胞、纤维成分及水的含量不同而表现为不同的信号强度:纤维成分含量多的纤维性纤维腺瘤信号强度低;而水及细胞含量多的黏液性及腺性纤维腺瘤信号强度高。发生退化、细胞少、胶原纤维成分多者在 T_2WI 上呈较低信号。约 64% 的纤维腺瘤内可有由胶原纤维形成的分隔,分隔在 T_2WI 上表现为低或中等信号强度(图 13-3~图 13-6)。通常发生在年轻妇女的纤维腺瘤细胞成分较多,而老年妇女的纤维腺瘤则含纤维成分较多。

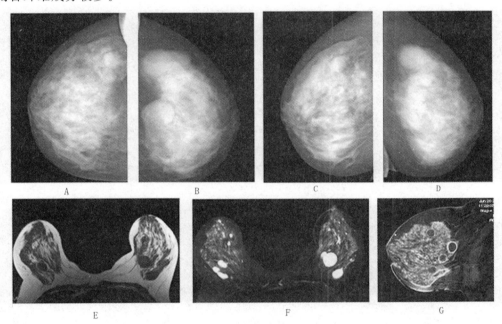

图 13-3　双侧乳腺囊性增生病

A、B.右、左乳 X 线头尾位片;C、D.右、左乳 X 线内外侧斜位片,显示双乳呈多量腺体型乳腺,其内可见多个大小不等圆形或卵圆形肿物,部分边缘清晰光滑,部分边缘与腺体重叠显示欠清,未见毛刺、浸润征象,肿物密度与腺体密度近似;E.MRI 平扫横轴面 T_1WI;F.MRI 平扫横轴面脂肪抑制 T_2WI,显示双乳腺内可见多发大小不等肿物,T_1WI 呈低信号,T_2WI 呈高信号,边缘清晰光滑,内部信号均匀;G.MRI 增强后矢状面 T_1WI,显示部分肿物未见强化,部分肿物边缘可见规则环形强化

动态增强 MRI 扫描,纤维腺瘤表现亦可各异,大多数表现为缓慢渐进性的均匀强化或由中心向外围扩散的离心样强化,少数者,如黏液性及腺性纤维腺瘤亦可呈快速显著强化,其强化类型有时难与乳腺癌鉴别,所以准确诊断除依据强化程度、时间-信号强度曲线类型外,还需结合病变形态学表现进行综合判断,必要时与 DWI 和 MRS 检查相结合,以减少误诊。

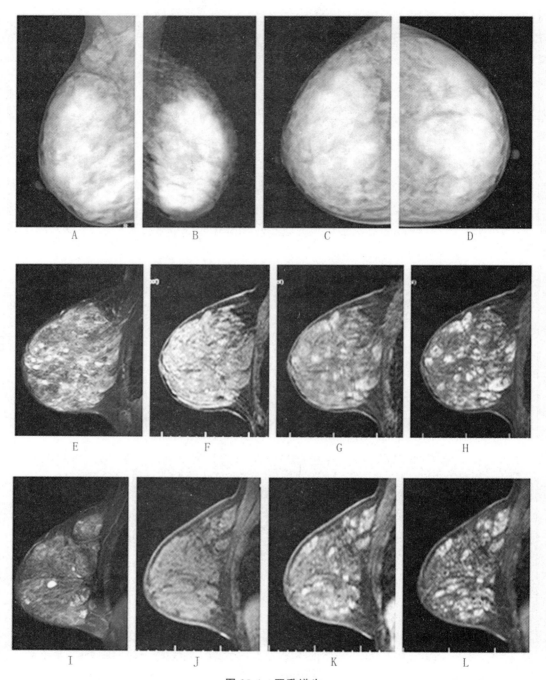

图 13-4　双乳增生

A、B.右、左乳 X 线内外侧斜位片;C、D.右、左乳 X 线头尾位片,显示双乳呈多量腺体型乳腺,其内可见多发斑片状及结节状影,与腺体密度近似;E.左乳 MRI 平扫矢状面脂肪抑制 T_2WI;F、G、H.分别为左乳 MRI 平扫、动态增强后 1、8 min;I.右乳 MRI 平扫矢状面脂肪抑制 T_2WI;J、K、L.分别为右乳 MRI 平扫、动态增强后 1、8 min,显示双乳呈多量腺体型乳腺,平扫 T_2WI 双乳腺内多发大小不等液体信号灶,动态增强后双乳腺内弥漫分布多发斑点状及斑片状渐进性强化,随时间的延长强化程度和强化范围逐渐增高和扩大

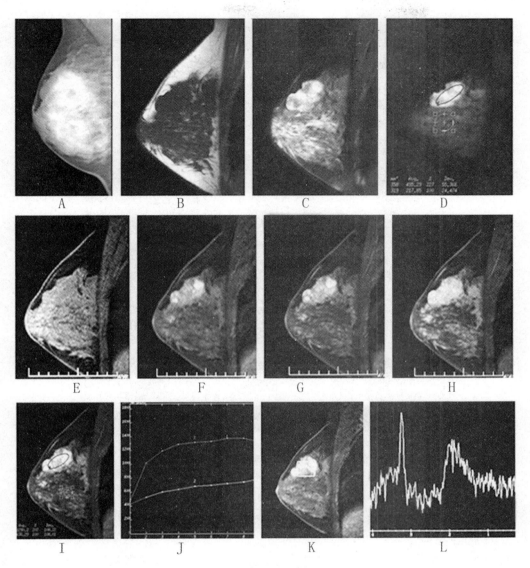

图 13-5 (右乳腺)腺泡型腺病

A.右乳 X 线内外侧斜位片,外上方腺体表面局限性突出,呈中等密度,所见边缘光滑,相邻皮下脂肪层及皮肤正常;B.MRI 平扫矢状面 T_1WI;C.MRI 平扫矢状面脂肪抑制 T_2WI,显示右乳外上方不规则形肿物,呈分叶状,T_1WI 呈较低信号,T_2WI 呈中等、高混杂信号,边界尚清楚;D.DWI 图,病变呈异常高信号,ADC 值略降低;E、F、G、H.分别为 MRI 平扫、动态增强后1、2、8 min;I、J.动态增强后病变和正常腺体感兴趣区测量及时间-信号强度曲线,显示动态增强后病变呈明显强化且随时间延迟信号强度呈逐渐升高趋势;K.病变区 MRS 定位像;L.MRS图,于病变区行 MRS 检查,在 3.2 ppm 处可见异常增高胆碱峰

三、鉴别诊断

(一)乳腺癌

患者多有临床症状。病变形态多不规则,边缘呈蟹足状。MRI 动态增强检查时,信号强度

趋于快速明显增高且快速减低,即时间-信号强度曲线呈流出型,强化方式由边缘向中心渗透,呈向心样强化趋势。ADC 值减低。少数纤维腺瘤(如黏液性及腺性纤维腺瘤)亦可呈快速显著强化,其强化类型有时难与乳腺癌鉴别,需结合形态表现综合判断,必要时结合 DWI 和 MRS 信息,以减少误诊。

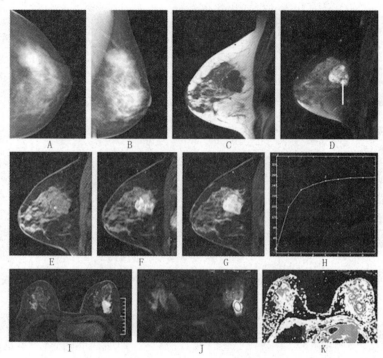

图 13-6　(左乳腺)纤维腺瘤伴黏液变性

A.左乳 X 线头尾位片;B.左乳 X 线内外侧斜位片,显示左乳外上方分叶状肿物,密度比正常腺体密度稍高,肿物部分边缘模糊,小部分边缘可见低密度透亮环;C.左乳 MRI 平扫矢状面 T_1WI;D.左乳 MRI 平扫矢状面脂肪抑制 T_2WI,显示左乳外上方分叶状肿物,内部信号不均匀,T_1WI 呈较低信号且其内可见小灶性高信号,T_2WI 呈混杂较高信号且其内可见多发低信号分隔(白箭),边界清楚;E、F、G.分别为 MRI 平扫、动态增强后 1、8 min;H.动态增强后病变区时间-信号强度曲线图;I.增强后延迟时相横轴面,显示动态增强后病变呈不均匀渐进性强化,时间-信号强度曲线呈渐增型;J.DWI 图;K.ADC 图,于 DWI 上病变呈高信号,ADC 值无降低(肿物 ADC 值为 $1.9 \times 10^{-3} \, \text{mm}^2/\text{s}$,正常乳腺组织 ADC 值为 $2.0 \times 10^{-3} \, \text{mm}^2/\text{s}$)

(二)乳腺脂肪瘤

脂肪瘤表现为脂肪信号特点,在 MRI T_1WI 和 T_2WI 上均呈高信号,在脂肪抑制序列上呈低信号。其内常有纤细的纤维分隔,而无正常的导管、腺体和血管结构。周围有较纤细而致密的包膜。

(三)乳腺错构瘤

为由正常乳腺组织异常排列组合而形成的一种瘤样病变。病变主要由脂肪组织(可占病变的 80%)构成,混杂不同比例的腺体和纤维组织。影像特征为肿瘤呈混杂密度或信号,具有明确的边界。

（四）乳腺积乳囊肿

比较少见，是由于泌乳期一支或多支乳导管发生阻塞、乳汁淤积形成，常发生在哺乳期或哺乳期后妇女。根据形成的时间及内容物成分不同，MRI表现亦不同：病变内水分含量较多时，积乳囊肿可呈典型液体信号，即在 T_1WI 呈低信号，在 T_2WI 呈高信号；如脂肪、蛋白或脂质含量较高，积乳囊肿在 T_1WI 和 T_2WI 均呈明显高信号，在脂肪抑制序列表现为低信号或仍呈较高信号；如病变内脂肪组织和水含量接近，在反相位 MRI 可见病变信号明显减低。在增强 MRI，囊壁可有轻至中度强化。临床病史也很重要，肿物多与哺乳有关。

（沈　俊）

第四节　乳腺脂肪瘤 MR 诊断

一、临床表现与病理特征

乳腺脂肪瘤不多见。患者多为中年以上的妇女，一般无症状。脂肪瘤生长缓慢，触诊时表现为柔软、光滑、可活动的肿块，界限清晰。在大体病理上，脂肪瘤与正常脂肪组织类似，但色泽更黄，周围有纤细的完整包膜。镜下观察脂肪瘤由分化成熟的脂肪细胞构成，其间有纤维组织分隔。

二、MRI 表现

脂肪瘤由脂肪组织和包膜组成，通常乳腺 X 线检查能够做出诊断，因此不需进行 MRI 检查，一般多由于其他原因行乳腺 MRI 检查而发现。脂肪瘤在 T_1WI 和 T_2WI 呈高信号，在脂肪抑制序列上呈低信号，其内无正常的导管、腺体和血管结构，有时可见肿瘤周围的低信号包膜。增强后脂肪瘤无强化（图 13-7）。

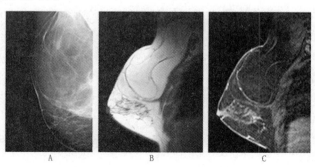

图 13-7　（右乳腺）巨大脂肪瘤

A.右乳 X 线内外侧斜位片，显示右乳腺上方巨大肿物，该肿物前下缘边界清晰，上及后缘未包括全，密度与脂肪组织相近，内部密度欠均匀，可见分隔；B.右乳 MRI 平扫矢状面 T_1WI；C.右乳 MRI 增强后矢状面脂肪抑制 T_1WI，显示右乳腺上方巨大肿物，于 T_1WI 和 T_2WI 均呈高信号，行脂肪抑制后呈低信号，肿物内部可见分隔，增强后肿物无强化表现

三、鉴别诊断

（一）错构瘤

脂肪瘤内不含纤维腺样组织,在高信号的脂肪组织内常可见纤细的纤维分隔;而错构瘤包括脂肪组织及纤维腺样组织,MRI特点为信号混杂。

（二）透亮型积乳囊肿

积乳囊肿常发生在哺乳期妇女,脂肪瘤多发生在中、老年妇女;X线上,脂肪瘤的体积常较积乳囊肿大;脂肪瘤的周围围有纤细而致密的包膜,形态可为分叶状,而积乳囊肿多为圆形,且囊壁较厚;脂肪瘤的透亮区内可见纤细的纤维分隔,而积乳囊肿则无;脂肪瘤为实质性低密度病变,而透亮型积乳囊肿为低密度囊性病变,超声检查有助于两者鉴别。积乳囊肿强化后其壁有强化,而脂肪瘤的壁无强化。

（三）正常乳腺内局限脂肪岛

X线上,脂肪瘤具有完整纤细而致密的包膜,而正常乳腺内局限脂肪岛在不同透照位置上观察缺乏完整边缘。

（沈　俊）

第五节　乳腺大导管乳头状瘤 MR 诊断

一、临床表现与病理特征

乳腺大导管乳头状瘤是发生于乳晕区大导管的良性肿瘤,乳腺导管上皮增生突入导管内并呈乳头样生长,因而称其为乳头状瘤。常为单发,少数也可同时累及几支大导管。本病常见于经产妇,以 40～50 岁多见。发病与雌激素过度刺激有关。乳腺导管造影是诊断导管内乳头状瘤的重要检查方法。主要临床症状为乳头溢液,可为自发性或挤压后出现,溢液性质可为浆液性或血性。约 2/3 患者可触及肿块,多位于乳晕附近或乳房中部,挤压肿块常可导致乳头溢液。

在大体病理上,病变大导管明显扩张,内含淡黄色或棕褐色液体,肿瘤起源于乳导管上皮,腔内壁有数量不等的乳头状物突向腔内,乳头一般直径为数毫米,大于 1 cm 者较少,偶有直径达 2.5 cm 者,乳头的蒂可粗可细,当乳头状瘤所在扩张导管的两端闭塞,形成明显的囊肿时,即称为囊内乳头状瘤或乳头状囊腺瘤。

二、MRI 表现

MRI 检查不是乳头溢液的首选检查方法。乳头状瘤在 MRI T_1WI 上多呈低或中等信号,T_2WI 上呈较高信号,边界规则,发生部位多在乳腺大导管处,增强扫描时纤维成分多、硬化性的乳头状瘤无明显强化,而细胞成分多、非硬化性的乳头状瘤可有明显强化,时间-信号强度曲线亦可呈流出型,而类似于恶性肿瘤的强化方式（图 13-8）。因此,单纯依靠增强后曲线类型有时难与乳腺癌鉴别。重 T_2WI 可使扩张积液的导管显影,所见类似乳腺导管造影。

三、鉴别诊断

（1）典型者根据临床表现（乳头溢液）、病变部位及乳腺导管造影的特征性表现，与其他良性肿瘤鉴别不难。

（2）本病的 MRI 形态学和 DWI 信号多呈良性特征，但动态增强后时间-信号强度曲线有时呈流出型，与恶性病变相似。故单纯依靠曲线类型鉴别良、恶性较为困难，需综合分析形态学和 DWI 表现。

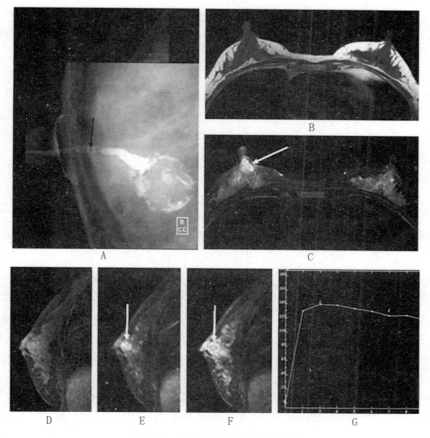

图 13-8　右乳腺大导管乳头状瘤

A.右乳导管造影局部放大片，显示乳头下大导管扩张，管腔内可见一 0.8 cm×1.0 cm 充盈缺损，充盈缺损区边缘和内部可见对比剂涂布，充盈缺损以远导管未见显影，扩张大导管腔内多发小的低密度影为气泡（黑箭）；B.MRI 平扫横断面 T_1WI；C.MRI 平扫横断面脂肪抑制 T_2WI，显示右乳头后方类圆形边界清楚肿物，T_1WI 呈中等信号，T_2WI 呈较高信号（白箭），内部信号欠均匀；D、E、F.分别为 MRI平扫和动态增强后 1、8 min（白箭）；G.动态增强后病变时间-信号强度曲线图，显示动态增强后病变呈明显不均匀强化，时间-信号强度曲线呈流出型，于延迟时相病变边缘强化较明显

（沈　俊）

第六节　乳腺癌 MR 诊断

乳腺恶性肿瘤中约 98% 为乳腺癌,我国乳腺癌发病率较欧美国家为低,但近年来在大城市中的发病率正呈逐渐上升趋势,已成为女性首位或第二位常见的恶性肿瘤。乳腺癌的五年生存率在原位癌为 100%,Ⅰ期为 84%～100%,Ⅱ期为 76%～87%,Ⅲ期为 38%～77%,表明乳腺癌早期发现、早期诊断和早期治疗是改善预后的重要因素。目前在乳腺癌一级预防尚无良策的阶段,乳腺癌的早期诊断具有举足轻重的作用,而影像检查更是早期检出、早期诊断的重中之重。

乳腺 X 线摄影和超声检查为乳腺癌的主要影像检查方法,尤其是乳腺 X 线摄影对显示钙化非常敏感。MRI 检查对致密型乳腺内瘤灶的观察、乳腺癌术后局部复发的观察、乳房假体后方乳腺组织内癌瘤的观察以及对多中心、多灶性病变的检出、对胸壁侵犯和胸骨后、纵隔、腋窝淋巴结转移的显示要优于其他方法,这对乳腺癌的诊断、术前分期及临床选择恰当的治疗方案非常有价值。此外,MRI 不仅可观察病变形态,还可通过动态增强检查了解血流灌注情况,有助于鉴别乳腺癌与其他病变,并间接评估肿瘤生物学行为及其预后。

一、临床表现与病理特征

乳腺癌好发于绝经期前后的 40～60 岁妇女,临床症状常为乳房肿块、伴或不伴疼痛,也可有乳头回缩、乳头溢血等。肿瘤广泛浸润时可出现整个乳腺质地坚硬、固定,腋窝及锁骨上触及肿大淋巴结。

乳腺癌常见的病理类型有浸润性导管癌、浸润性小叶癌、黏液腺癌、髓样癌以及导管原位癌等,其中以浸润性导管癌最为常见。WHO 新分类中的非特殊型浸润性导管癌包括了国内传统分类中的浸润性导管癌(肿瘤切片中以导管内癌成分为主,浸润性成分不超过癌组织半量者)、单纯癌(癌组织中主质与间质成分的比例近似)、硬癌(癌的主质少而间质多,间质成分占 2/3 以上)、腺癌(腺管样结构占半量以上)、髓样癌(癌主质多而间质少,主质成分占 2/3 以上,缺乏大量淋巴细胞浸润,国内又称为不典型髓样癌)。病理上根据腺管形成,细胞核大小、形状及染色质是否规则,以及染色质增多及核分裂象情况,将浸润性导管癌分成Ⅰ、Ⅱ、Ⅲ级。

二、MRI 表现

乳腺癌在 MRI 平扫 T_1WI 上表现为低信号,当其周围由高信号脂肪组织围绕时,则轮廓清楚;若病变周围为与之信号强度类似的腺体组织,则轮廓不清楚。肿块边缘多不规则,可见毛刺或呈蟹足状改变。在 T_2WI 上,其信号通常不均且信号强度取决于肿瘤内部成分,胶原纤维所占比例越大则信号强度越低,细胞和水含量高则信号强度亦高。MRI 对病变内钙化的显示不直观,特别是当钙化较小且数量较少时。

增强 MRI 检查是乳腺癌诊断及鉴别诊断必不可少的步骤,不仅使病灶显示较平扫更为清楚,且可发现平扫上未能检出的肿瘤。动态增强 MRI 检查,乳腺癌边缘多不规则呈蟹足状,信号强度趋于快速明显增高且快速减低即时间-信号强度曲线呈流出型(图 13-9),强化方式多由边缘强化向中心渗透呈向心样强化趋势。

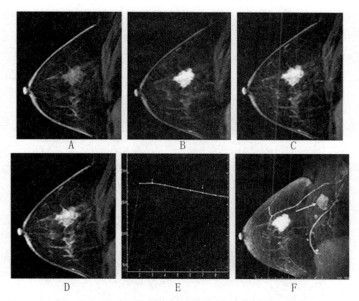

图 13-9 （右乳腺）非特殊型浸润性导管癌伴右腋下多发淋巴结转移

A.MRI 平扫；B、C、D.MRI 增强后 1、2、8 min；E.动态增强病变时间-信号强度曲线图；F.MIP 图，显
示右乳外上方不规则肿块，边缘分叶及蟹足状浸润，动态增强后肿块呈明显强化，病变时间-信号
强度曲线呈"快进快出"流出型，右腋下相当于胸外侧动脉周围可见多发淋巴结（白箭）

　　实际上 MRI 对比剂 Gd-DTPA 对乳腺肿瘤并无生物学特异性，其强化方式并不取决于良、恶性，而与微血管的数量及分布有关，因此，良、恶性病变在强化表现上亦存在一定的重叠，某些良性病变可表现为类似恶性肿瘤的强化方式，反之亦然。MRI 强化表现类似于恶性的良性病变常包括：①少数纤维腺瘤，特别是发生在年轻妇女的细胞及水分含量多的黏液性及腺性纤维腺瘤；②少数乳腺增生性病变，特别是严重的乳腺增生性病变的强化 MRI 表现可类似于乳腺恶性病变；③乳腺炎症；④手术后时间＜6 个月或放疗后时间＜9 个月的新鲜瘢痕组织，由于炎症和术后反应强化 MRI 表现可类似于乳腺癌；⑤新鲜的脂肪坏死；⑥部分导管乳头状瘤。MRI 强化表现类似于良性的恶性病变包括：部分以纤维成分为主的小叶癌及导管癌；部分缺乏血供的恶性病变；导管内及小叶内原位癌等。因此，对于强化表现存在一定重叠的少数不典型的乳腺良、恶性病变的 MRI 诊断须结合其相应形态学表现以及 DWI 和 MRS 进行综合分析，以提高对乳腺病变诊断的特异性。

　　乳腺癌通常在 DWI 上呈高信号，ADC 值降低，而乳腺良性病变症症变 ADC 值较高，良、恶性病变 ADC 值之间的差异具有统计学意义，根据病变 ADC 值鉴别乳腺肿瘤良、恶性具有较高的特异性。值得注意的是，部分乳腺病变于 DWI 上呈高信号，但所测得的 ADC 值较高，因此要考虑到在 DWI 上部分病变呈高信号为 T_2 透射效应所致，而并非扩散能力降低。在 ^{1}H-MRS 上乳腺癌在 3.2 ppm 处可出现胆碱峰，但目前 ^{1}H-MRS 成像技术仍受到诸多因素的制约和影响（如磁场均匀度和病变大小等）。

　　MRI 对导管原位癌的检测敏感性低于浸润性癌，仅 50% 的原位癌具恶性病变的快速明显、不规则灶性典型强化表现，另一部分则呈不典型的延迟缓慢强化表现。对乳腺良、恶性病变的诊断标准通常包括两方面，一方面依据病变形态学表现，另一方面依据病变动态增强后血流动力学表现特征,而对于非浸润性的导管内原位癌(DCIS)而言,由于其发生部位、少血供以及多发生钙化等特点,形态学评价的权重往往大于动态增强后血流动力学表现,如形态学表现为沿导管走行方向不连续的点、线状或段性强化,并伴有周围结构紊乱,即使动态增强曲线类型不呈恶性特征亦应考虑恶性可能(图 13-10)。

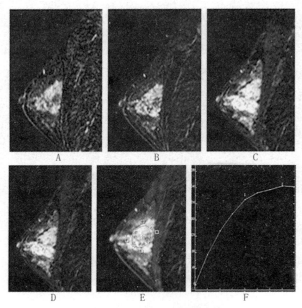

图 13-10　(左乳腺)导管原位癌

A、B、C、D.分别为 MRI 动态增强后 1、2、3、8 min 与增强前的减影图像;E、F.
病变兴趣区测量及动态增强时间-信号强度曲线图,显示左乳腺内局限段性
分布异常强化,尖端指向乳头,病变区时间-信号强度曲线呈渐增型

　　另外,浸润性癌如乳腺黏液腺癌,影像表现不同于乳腺最常见的非特殊型浸润性导管癌,颇具特殊性。黏液腺癌在 MRI 平扫 T_1WI 呈低信号,T_2WI 呈高或明显高信号,其形态学表现多无典型乳腺癌的毛刺及浸润征象。在动态增强 MRI 检查,黏液腺癌于动态增强早期时相多表现为边缘明显强化,而肿块内部结构呈渐进性强化,强化方式呈由边缘环状强化向中心渗透趋势,当测量感兴趣区放置于整个肿块时,时间-信号强度曲线多呈渐增型;部分黏液腺癌也可表现为不十分均匀的渐进性强化或轻微强化,对于表现为轻微强化的黏液腺癌,可因肿瘤周围腺体组织延迟强化病变反而显示不如平扫 T_2WI 和 DWI 明显。在 DWI 上,黏液腺癌呈明显高信号,但ADC 值不减低,反而较高,明显高于其他常见病理类型乳腺癌的 ADC 值,甚至高于正常腺体的ADC 值(图 13-11)。乳腺黏液腺癌在 T_2WI 上明显高信号以及在 DWI 上较高的 ADC 值表现与其本身特殊病理组织成分有关。

三、鉴别诊断

(一)影像表现为肿块性病变的乳腺癌需与纤维腺瘤鉴别

　　形态学上,纤维腺瘤表现为类圆形肿块,边缘光滑、锐利,有时可见粗颗粒状钙化;特征性MRI 表现是肿瘤在 T_2WI 可见低信号分隔;MRI 动态增强检查时,大多数纤维腺瘤呈渐进性强化,时间-信号强度曲线呈渐增型,强化方式有由中心向外围扩散的离心样强化趋势;ADC 值无

明显减低。少数纤维腺瘤(如黏液性及腺性纤维腺瘤)可快速显著强化,其强化类型与乳腺癌不易鉴别,诊断需结合病变形态表现,必要时结合 DWI 和 MRS 检查。

(二)影像表现为非肿块性强化的乳腺癌需与乳腺增生性病变鉴别

应观察强化分布、内部强化特征和两侧病变是否对称,如呈导管样或段性强化常提示恶性病变,尤其是 DCIS;区域性、多发区域性或弥漫性强化多提示良性增生性改变;多发的斑点状强化常提示正常乳腺实质或纤维囊性改变;而双侧乳腺对称性强化多提示良性。

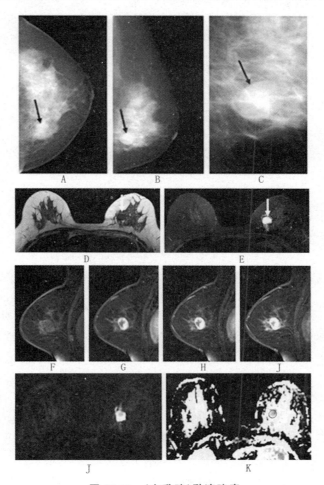

图 13-11 (左乳腺)黏液腺癌

A.左乳 X 线头尾位片;B.左乳 X 线内外侧斜位片;C.左乳肿物局部放大片,显示左乳内侧密度中等类圆形肿物,大部分边缘光滑,周围可见透亮环;D.MRI 平扫横轴面 T_1WI;E.MRI 平扫横轴面脂肪抑制 T_2WI;F.MRI 平扫;G、H、I.MRI 动态增强后 1、2、8 min;J.DWI 图;K.ADC 图,显示左乳类圆形肿物于 T_1WI 呈较低信号,T_2WI 呈高信号,边界清楚,动态增强后肿物呈明显不均匀强化,边缘带强化较明显,对应 DWI 图病变呈较高信号,ADC 值较高

(沈 俊)

第十四章

循环系统疾病MR诊断

第一节　胸主动脉疾病 MR 诊断

　　胸主动脉疾病并不少见,且逐年增多。这与人口老龄化,医学影像技术进步和临床医师对本病的认识提高有关。主要疾病包括主动脉夹层、胸主动脉瘤、主动脉壁间血肿、穿透性动脉硬化溃疡、胸主动脉外伤等。现就临床较为常见的前两种疾病加以讨论。

一、主动脉夹层

　　主动脉夹层(AD)是一类病情凶险、进展快、病死率高的急性胸主动脉疾病,其死亡率及进展风险随着时间的推移而逐步降低。急性 AD 指最初的临床症状出现 2 周以内,而慢性 AD 指症状出现 2 周或 2 周以上。国外报道,未经治疗的急性 Stanford A 型主动脉夹层,最初 48～72 h 每小时的死亡率为 1％～2％,即发病 2～3 天死亡约 50％,2 周内死亡 80％。

　　(一)临床表现与病理特征

　　胸部和背部剧烈疼痛且无法缓解是急性 AD 最常见的初发症状,心电图无 ST-T 改变。疼痛多位于胸部的正前后方,呈刺痛、撕裂痛或刀割样疼痛。常突然发作,很少放射到颈、肩及左上肢,这与冠心病心绞痛不同。患者常因剧痛出现休克貌,但血压不低或升高。部分患者疼痛不显著,可能与起病缓慢有关。随着病情发展,部分患者出现低血压,为心脏压塞、急性重度主动脉瓣反流、夹层破裂所致。大约 38％的患者两上肢血压及脉搏不一致,此为夹层累及或压迫无名动脉及左锁骨下动脉所造成的"假性低血压"。胸部 AD 体征无特征性,累及升主动脉时可闻及主动脉瓣关闭不全杂音,主动脉弓部分支血管受累可致相应动脉搏动减弱或消失,夹层破入心包腔引起心脏压塞时听诊闻及心包摩擦音。此外,AD 累及冠状动脉引发急性心肌梗死,夹层破裂入胸腔或内膜撕裂后主动脉壁通透性改变可造成单侧或双侧胸腔积液,累及肾动脉可造成血尿、无尿和急性肾衰竭,累及腹腔动脉、肠系膜上下动脉时出现急腹症及肠坏死。

　　典型 AD 始发于主动脉内膜和中层撕裂,主动脉腔内血液在脉压驱动下,经内膜撕裂口穿透病变中层,分离中层并形成夹层。由于管腔内压力不断推动,分离在主动脉壁内推进不同的长度。广泛者可自升主动脉至腹主动脉分叉部,并累及主动脉各分支血管,甚至闭塞分支血管。典型夹层为顺向分离,即自近端内膜撕裂口处向主动脉远端扩展,但有时从内膜撕裂口逆向进展。

主动脉壁分离层之间充盈血液,形成一个假腔,出现所谓"双腔主动脉"。剪切力导致内膜片(分离主动脉壁的内层部分)进一步撕裂,形成内膜再破口或出口。血液的持续充盈使假腔进一步扩张,内膜片则突入真腔,真腔可受压变窄或塌陷。内膜撕裂口多发生在主动脉内壁流体动力学压力最大处,即升主动脉(窦上数厘米处)外右侧壁,或降主动脉近端(左锁骨下动脉开口以远)动脉韧带处。少数发生在腹主动脉等处。

高血压和马方综合征是AD的主要诱因。有一组74例AD患者中,有高血压病史者44例(占59.5%),马方综合征者9例(占12.2%)。胸主动脉粥样硬化性病变是否为AD的诱因,目前存在争议。国外一组17例AD患者中,11例高血压者均有广泛而严重的主动脉粥样硬化。在这组74例AD患者中,16例有粥样硬化改变,其中13例有高血压病史,3例血压正常但均为高龄患者(67~78岁)。先天性心血管疾病,如主动脉瓣二叶畸形和主动脉缩窄,妊娠期内分泌变化等也与AD发生有关。

AD主要有两种分型。Debakey分型根据原发内破口起源位置及夹层累及范围:Debakey Ⅰ型,破口位于升主动脉,夹层范围广泛;Debakey Ⅱ型,破口位于升主动脉,夹层范围局限于升主动脉;Debakey Ⅲ型,升主动脉未受累,破口位于左锁骨下动脉远端,其中,夹层范围局限者为Ⅲ甲,广泛者为Ⅲ乙(图14-1)。Stanford分型仅依赖病变累及范围:凡夹层累及升主动脉者均为A型,余者为B型。

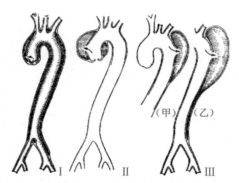

图14-1 胸主动脉夹层Debakey分型模式图

(二)MRI表现

MRI征象有以下几种表现。①内膜片:是AD的直接征象,在MRI呈线状结构,将主动脉分隔为真腔和假腔;内膜片沿主动脉长轴方向延伸,于横轴面显示清晰,与主动脉腔信号相比可呈低信号或高信号。②真腔和假腔:形成"双腔主动脉",是AD的另一直接征象;通常真腔小,假腔大;在升主动脉,假腔常位于右侧(即真腔外侧);在降主动脉,常位于左侧(同样是真腔外侧);在主动脉弓部,常位于真腔前上方;内膜片螺旋状撕裂时,假腔可位于任何方位;假腔可呈多种形态,如半月形、三角形、环形和多边形;根据MRI序列和血流速度不同,真假腔的信号强度可以相同,亦可不同。③内膜破口和再破口:在黑血和亮血MRI表现为内膜连续性中断;MRI电影可见破口处血流往返,或假腔内血流信号喷射征象;CE-MRA显示破口优于亮血与黑血序列。④主要分支血管受累:直接征象为内膜片延伸至血管开口或管腔内,引起受累血管狭窄和闭塞,间接征象为脏器或组织缺血、梗死或灌注减低;MPR是观察分支血管受累的最佳方法。⑤并发症和并存疾病:MRI可显示主动脉瓣关闭不全、左心功能不全、心包积液、胸腔积液、主动脉破裂或假性动脉瘤,以及假腔血栓形成等异常(图 14-2)。

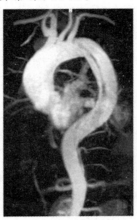

图 14-2　胸主动脉夹层 Debakey Ⅲ 型

CE-MRA 后 MIP 斜矢状面重组图像,主动脉自弓降部以远增宽,呈双腔主动脉,内膜片呈螺旋状撕裂

（三）鉴别诊断

综合运用各项 MRI 技术,可清晰显示该病的直接征象、间接征象及各类并发症,做出准确的定性诊断及分型诊断,不存在过多的鉴别诊断问题。

二、胸主动脉瘤

胸主动脉瘤是指局限性或弥漫性胸主动脉扩张,其管径大于正常主动脉 1.5 倍或以上。按病理解剖和瘤壁的组织结构分为真性和假性动脉瘤。前者是由于血管壁中层弹力纤维变性、失去原有坚韧性,形成局部薄弱区,在动脉内压力作用下,主动脉壁全层扩张或局限性向外膨突;后者是指因主动脉壁破裂或内膜及中层破裂,造成出血或外膜局限性向外膨突,瘤壁由血管周围结缔组织、血栓或血管外膜构成,常有狭窄的瘤颈。

（一）临床表现与病理特征

本病临床表现变化差异较大且复杂多样,主要取决于动脉瘤大小、部位、病因、压迫周围组织器官的程度及并发症。轻者无任何症状和体征。有时胸背部疼痛,可为持续性和阵发性的隐痛、闷胀痛或酸痛。突发性撕裂或刀割样疼痛类似于 AD 病变,常提示动脉瘤破裂,病程凶险。动脉瘤压迫周围结构可出现气短、咳嗽、呼吸困难、肺炎和咯血等呼吸道症状,也可有声音嘶哑、吞咽困难、呕血和胸壁静脉曲张。胸部体表可见搏动性膨突以及收缩期震颤,可闻及血管性杂音。如病变累及主动脉瓣,可有主动脉瓣关闭不全、左心功能不全的表现。

病因可分为动脉粥样硬化性、感染性、创伤性、先天性、大动脉炎性、梅毒性、马方综合征和白塞病等,以粥样硬化性主动脉瘤最常见。任何主动脉瘤均有进展、增大的自然过程,破裂是其最终后果。瘤体越大,张力越大,破裂可能性越大。主动脉瘤倍增时间缩短或形状改变,是破裂前的重要变化。

（二）MRI 表现

MRI 征象包括:①在 SE 序列,横轴面和冠状面 MRI 显示胸主动脉呈囊状或梭囊状扩张的低信号,以及动脉瘤内血栓、瘤壁增厚及瘤周出血;脂肪抑制 MRI 有助于区别脂肪组织与血肿或粥样硬化增厚;矢状面或斜矢状面可确定瘤体部位及累及范围。②亮血与黑血序列 MRI 的优点是成像速度快；图像分辨率和对比度高，伪影少。③对 CE MRA 原始图像重组，可形成 MIP 和 MPR 图像；MIP 类似于传统 X 线血管造影，可显示主动脉瘤形态、范围、动脉瘤与主要分支血管的关系；MPR 可多角度连续单层面显示主动脉瘤详细特征，包括瘤腔形态、瘤腔内血栓、瘤壁特征、瘤周出血或血肿、瘤周软组织结构，以及瘤腔与近端和远端主动脉及受累分支血管的关系（图 14-3）。

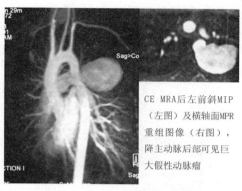

CE MRA后左前斜MIP（左图）及横轴面MPR重组图像（右图），降主动脉后部可见巨大假性动脉瘤

图 14-3　胸主动脉假性动脉瘤

（三）鉴别诊断

MRI 与多排螺旋 CT 同是显示胸主动脉瘤的无创性影像技术，诊断该病极为准确，不存在过多鉴别诊断问题。

（王文文）

第二节　心肌病 MR 诊断

心肌病是一类伴有特定的形态、功能、电生理等方面改变的心肌疾病。1980 年世界卫生组织及国际心脏病学会联合会心肌病定义分类委员会将心肌病定义为"原因不明的心肌疾病"，并将其分为扩张型、肥厚型及限制型 3 类。

一、扩张型心肌病

扩张型心肌病在心肌病中发病率最高，多见于 40 岁以下中青年，临床症状缺乏特异性。

（一）临床表现与病理特征

起病初期部分病例可有心悸气短，但大多数病例早期表现隐匿且发展缓慢。随着病程发展，临床表现为心脏收缩能力下降所致的充血性心力衰竭，各类心律失常，以及心腔内血栓引起的体动脉栓塞。听诊一般无病理性杂音。心电图可显示双侧心室肥厚、各类传导阻滞及异常 Q 波等。

病理改变为心室腔扩大，主要累及左心室，有时累及双侧心室。室壁通常正常，部分病例可出现与心腔扩张不相匹配的室壁增厚。心室肌小梁肥大，肉柱呈多层交织、隐窝深陷，常见附壁血栓。心腔扩大显著者，可造成房室瓣环扩大，导致房室瓣关闭不全。心肌细胞萎缩与代偿性心肌细胞肥大并存，可见小灶性液化性心肌溶解，或散在小灶性心肌细胞坏死，以及不同程度的间质纤维化。总体而言病理所见缺少特异性。

（二）MRI 表现

（1）心肌信号变化：本病于 SE 序列 T_1WI、T_2WI 心肌多表现为较均匀等信号，少数病例 T_2WI 可呈混杂信号。心腔内附壁血栓在 T_2WI 多呈高信号。

（2）心腔形态改变：以电影 MRI 短轴位及心腔长轴位观察，一般心室横径增大较长径明显；仅有左心室腔扩大者为左心室型，室间隔呈弧形凸向右心室；仅有右心室扩大者为右心室型，室间隔呈弧形凸向左心室；左右心室均扩大者为双室型。

（3）心室壁改变：部分病例早期受累心腔心室壁可稍增厚，晚期则变薄或室壁厚薄不均，左心室的肌小梁粗大。

（4）心脏功能改变：电影 MRI 显示左心室或双侧心室的心肌收缩功能普遍下降，收缩期室壁增厚率减低，呈弥漫性改变，EF 值多在 50% 以下（图 14-4）。

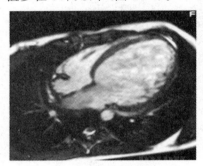

图 14-4　扩张型心肌病

真实稳态进动快速成像（True FISP）亮血序列四腔心层面见左心室腔扩大，左心室游离壁肌小梁肥厚

（三）鉴别诊断

本病有时需与晚期缺血性心脏病（心腔扩大时）相鉴别。缺血性心脏病有长期慢性的冠心病病史。在形态学方面，冠心病陈旧心肌梗死多呈节段性室壁变薄，病变区域左心室肌小梁稀少、心肌内壁光滑；而扩张型心肌病的室壁厚度改变广泛均一，左心室心肌小梁肥厚。

二、肥厚型心肌病

肥厚型心肌病好发于青壮年，心肌肥厚是其主要病变形态。病因可能与遗传有关。约半数患者为家族性发病，属常染色体显性遗传。

（一）临床表现与病理特征

男女发病率无明显差别。早期症状主要为心慌、气短，缺少特征。相当数量病例无症状或症状轻微，常在体检时发现。晚期可发生心力衰竭、晕厥甚至猝死。心前区可闻及收缩期杂音并可触及震颤。心电图表现为左心室肥厚（部分表现为双室肥厚）、传导阻滞等。

心肌肥厚可以累及心室任何区域，但以左心室的肌部室间隔最为常见，非对称性室间隔肥厚（即室间隔向左心室腔凸出明显，室间隔与左心室后壁厚度比≥1.5）为该病的特征性表现。功能改变为舒张期肥厚心肌的顺应性降低，收缩功能正常甚至增强。基底部和中部室间隔肥厚引起左心室流出道梗阻，根据压力阶差可分为梗阻性与非梗阻性肥厚型心肌病。病理改变包括心肌细胞肥大、变性、间质结缔组织增生等。有时见心肌细胞错综排列（细胞间联结紊乱、重叠、迂曲、交错和异常分支），正常的心肌细胞排列消失。心肌壁内小冠状动脉可发生管腔变窄、管壁肥厚等。

（二）MRI表现

MRI征象包括以下几种。

1.心肌信号变化

在SE序列T_1WI、T_2WI肥厚心肌一般呈等信号，与正常心肌相同。有时，肥厚心肌在T_2WI呈混杂信号，提示病变区域缺血纤维化。

2.心室壁肥厚

可累及两侧心室的任何部位，但以室间隔最常见，还可累及左心室游离壁、心尖、乳头肌等。病变部位心肌显著肥厚，常超过15 mm。测量室壁厚度应在短轴像心室舒张末期进行。本病几乎不累及左心室后壁，故以肥厚心肌/左心室后壁厚度≥1.5为诊断标准，其特异性达94%。

3.心腔形态改变

以垂直于室间隔长轴位及双口位（左心室流入道和流出道位于同一层面）和短轴位电影MRI观察，左心室腔窄小，室间隔肥厚时心室腔呈"倒锥形"，心尖肥厚时心室腔呈"铲形"。

4.心脏功能改变

病变部位肥厚心肌的收缩期增厚率减低，而正常部位收缩期增厚率正常或增强。心脏整体收缩功能正常或增强，EF值多正常或增加。晚期心功能不全时，EF值下降。室间隔部的肥厚心肌向左心室流出道凸出可造成左心室流出道梗阻，此时于双口位电影MRI可见收缩期二尖瓣前叶向室间隔的前向运动，即超声心动图检查中的"SAM征"，进一步加重流出道梗阻。收缩期于左心室流出道至主动脉腔内可见条带状低信号喷射血流，左心房内可见由二尖瓣反流引起的反流低信号。

5.心肌灌注及心肌活性检查

病变部位心肌纤维化并常伴局部小冠状动脉损害，可造成负荷心肌灌注减低，提示心肌缺血。心肌活性检查时，部分病变部位可出现点片状高信号，反映灶性纤维化（图14-5）。

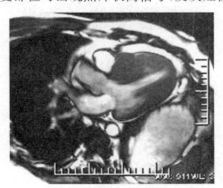

图14-5　肥厚型心肌病

电影MRI双口层面见室间隔肥厚并向左心室流出道突出

（三）鉴别诊断

本病需与高血压性心脏病引起的心肌肥厚相鉴别。高血压性心脏病的左心室肥厚均匀，无左心室流出道狭窄，无二尖瓣反向运动，收缩期室壁增厚率正常，不难鉴别。

三、限制型心肌病

限制型心肌病国内相当少见。因心肌顺应性降低，两侧心室或某一心室舒张期容积减小，致心室充盈功能受限。根据受累心室不同可分为右心室型、左心室型以及双室型，以右心室型最常见。

（一）临床表现与病理特征

轻者常无临床症状。右心房压升高时出现全身水肿、颈静脉怒张、肝淤血及腹水等右心功能不全的症状。左心房压升高时出现左心功能不全表现。有时表现为心悸、胸痛及栓塞症等。心电图表现无特征性，最常见异常 Q 波，心房颤动等心房异常。

病理表现缺乏特异性。可有病变区域结缔组织和弹力纤维增生，心肌细胞肥大，错综排列，心内膜增厚等。由于心室舒张功能受限及心室容积减少，心室舒张末期压力升高，进而导致受累心室心功能不全，甚至全心衰。

（二）MRI 表现

MRI 征象包括以下几种。①右心室型：黑血及亮血 MRI 显示横轴面右心室流入道缩短、变形，心尖部闭塞或圆隆，流出道扩张；心室壁厚薄不均，以心内膜增厚为主；心内膜面凹凸不平；右心房明显扩大，上下腔静脉扩张；电影 MRI 可见三尖瓣反流及右心室室壁运动幅度减低；SE 序列 MRI 常可见心包积液和（或）胸腔积液。②左心室型：表现为以心内膜增厚为主的心室壁不均匀增厚，左心室腔变形，心尖圆钝；心内膜面凹凸不平，有钙化时可见极低信号；左心房明显扩大；电影 MRI 可见二尖瓣反流。③双心室型：兼有上述两者的征象，一般右心室征象更明显（图 14-6）。

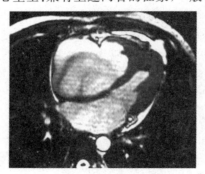

图 14-6　限制型心肌病

True FISP 亮血序列显示右心室心尖部闭塞并室壁增厚，心内膜面凹凸不平

（三）鉴别诊断

该病有时需与缩窄性心包炎、先天性心脏病三尖瓣下移畸形相鉴别。缩窄性心包炎时，MRI 显示心包局限或广泛性增厚。限制型心肌病可见特征性的心尖变形、闭塞及心室壁不均匀增厚，与其他疾病鉴别不难。

（王文文）

第三节　缺血性心脏病 MR 诊断

缺血性心脏病是指由于冠状动脉阻塞所造成的心肌缺血、心肌梗死以及由此导致的一系列心脏形态及功能改变。心脏 MRI 可对缺血性心脏病进行全面的检查，包括形态学、局部及整体心功能评价、心肌灌注成像、心肌活性检查，正在成为一项能够全面、准确地评价缺血性心脏病的现代影像技术。

一、心肌缺血

心脏的血液供应主要由冠状动脉提供,冠状动脉各支分布供应不同的心脏节段,前降支供应左心室前壁、室间隔中段和尖段,回旋支供应左心室后壁,右冠状动脉供应右心室及左心室下壁、室间隔基底段。左心室下壁尖段由前降支和右冠状动脉双重供血,左心室侧壁尖段由回旋支和前降支双重供血。冠状动脉阻塞是心肌缺血的根本原因。严重缺血时,心肌缺氧所造成的各类致痛因子如缓激肽、前列腺素等的释放将导致心绞痛。

(一)临床表现与病理特征

临床表现为心前区可波及左肩臂或至颈咽部的压迫或紧缩性疼痛,也可有烧灼感。其诱因常为剧烈体力活动或情绪激动,也可由寒冷、吸烟、心动过速等诱发。疼痛出现后逐步加重,一般于 5 min 内随着停止诱发症状的活动或服用硝酸甘油缓解逐步消失。根据临床特征的不同,心绞痛可分为稳定型心绞痛、变异型心绞痛及不稳定型心绞痛。但无论哪种类型的心绞痛,其疼痛强度均较心肌梗死轻,持续时间较短。

心肌缺血最常见的原因是由动脉粥样硬化斑块造成的冠状动脉狭窄,这类狭窄大多分布于心外膜下的大冠状动脉。动脉硬化斑块早期由血管内皮细胞受损、平滑肌细胞增殖内移发展而来,进而发生内皮下脂质沉积、纤维结缔组织增生。斑块阻塞面积在 40% 以下时,基本不影响心肌灌注,一般无临床症状。随着斑块阻塞面积的加大,在冠状动脉轻至中度狭窄(阻塞面积达到 50%~80%)时,静息状态下狭窄冠脉远端的阻力血管将发生不同程度的扩张以维持相当的心肌灌注,静息状态下无明显临床表现。重度的冠脉狭窄(阻塞面积 90% 左右)则静息时亦无法保证适当的心肌灌注,在静息时就可出现灌注异常,临床上出现静息痛。除冠状动脉粥样硬化外,心肌缺血还有以下病因:①冠状血管神经、代谢及体液调节紊乱导致的冠状动脉痉挛;②冠状动脉微血管内皮功能状态异常导致的心肌灌注下降;③冠状动脉炎症、先天发育畸形及栓子栓塞。

(二)MRI 表现

心肌缺血严重(即缺血性心肌病)时,可出现心肌内广泛或局灶性纤维结缔组织增生、局部或整体心肌变薄、心腔扩大等改变。MRI 可显示相应形态异常。但在大多数情况下,心肌缺血仅表现为功能性心肌灌注异常。根据缺血程度不同,MRI 心肌灌注可表现为:①静息状态各段心肌灌注正常,负荷状态心内膜下心肌或全层心肌透壁性灌注减低或缺损(图 14-7);②静息状态缺血心肌灌注减低或延迟,负荷状态灌注缺损(图 14-8);③静息状态缺血心肌灌注缺损(图 14-9)。灌注异常区域多数与冠脉供血区相吻合,与核素心肌灌注检查的符合率达 87%~100%,与目前仍作为冠心病诊断"金标准"的 X 线冠状动脉造影的诊断符合率达 79%~87.5%。此外,严重心肌缺血时(如长时间心肌严重缺血,心肌细胞结构完整但局部室壁减弱或消失,称心肌冬眠;短暂心肌严重缺血,心肌结构未损害但收缩功能需较长时间恢复,称心肌顿抑),MRI 心脏电影可发现心室壁运动异常,平行于室间隔长轴位、垂直于室间隔长轴位及无间隔连续左心室短轴位检查可准确判断运动异常的室壁范围。

(三)鉴别诊断

心肌缺血的 MRI 检查包括形态、灌注、运动功能等诸多方面。其他心脏疾病,如扩张型心肌病也表现为心腔扩大、心室壁变薄,肥厚型心肌病也会出现室壁运动减弱,甚至小范围的心肌灌注异常,但结合临床表现和综合 MRI 检查,与心肌缺血鉴别不难。

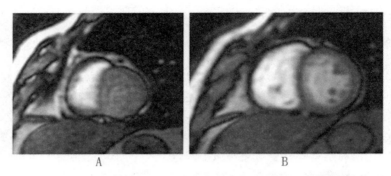

图 14-7　心脏短轴位左心室中部层面静息及负荷心肌灌注成像

A.静息灌注成像,显示心肌灌注均匀一致;B.腺苷负荷后心肌灌注成像,显示间隔壁心肌灌注减低

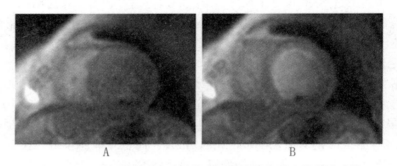

图 14-8　心脏短轴位左心室中部层面静息及负荷心肌灌注成像

A.静息灌注成像,显示下壁灌注减低;B.负荷后灌注成像,显示该区域灌注减低更为明显,为灌注缺损表现

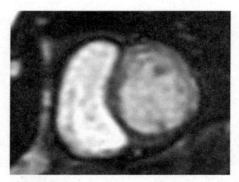

图 14-9　心脏短轴位左心室中部层面静息及负荷心肌灌注成像

静息时即可显示下间隔壁灌注缺损

（四）专家指点

MRI 诊断心肌缺血的核心是心肌灌注成像。MRI 心肌灌注的基础及相关临床研究始于20 世纪80 年代中期,至 90 年代中后期已取得相当的成绩。90 年代后期 MRI 设备在快速梯度序列多层面成像方面取得突破,一次注射对比剂后覆盖整个左心室的多层面首过灌注成像成为可能(虽然还存在扫描间隔),使 MRI 心肌灌注可用于临床诊断。近年来 MRI 心脏专用机进入临床,提高了成像速度(可完成无间隔的心脏成像)及时间、空间分辨率,有望成为诊断心肌缺血的"金标准"。

二、心肌梗死

继发于冠状动脉粥样硬化斑块破裂及血栓形成基础上的急性冠状动脉闭塞是心肌梗死最常见的原因。

（一）临床表现与病理特征

急性心肌梗死的主要症状是持久的胸骨后剧烈疼痛。典型者为胸骨后挤压性或压榨性疼痛，往往放射至颈部或左上肢。疼痛持续 15～30 min 或更长，与心绞痛比较，疼痛程度重且时间长为其特点。其他临床表现有呼吸短促、出汗、恶心、发热，白细胞计数、血清酶增高及心电图改变等。急性心肌梗死的并发症包括恶性心律失常、休克、左心室室壁瘤形成、室间隔穿孔、乳头肌断裂及心力衰竭等。病程＞6 周以上者为陈旧性心肌梗死，临床表现除可能继续存在的心肌缺血症状外，主要为急性心肌梗死并发症的相应表现。

当冠状动脉闭塞持续 20～40 min 后，随着缺血缺氧的进一步发展，细胞膜的完整性破坏，心肌酶漏出，心肌细胞发生不可逆性的损伤，即发生梗死。8～10 天后，坏死的心肌纤维逐渐被溶解，肉芽组织在梗死区边缘出现，血管和成纤维细胞继续向内生长，同时移除坏死的心肌细胞。到第 6 周梗死区通常已经成为牢固的结缔组织瘢痕，其间可散布未受损害的心肌纤维。心肌梗死一般首先发生在缺血区的心内膜下心肌，后逐渐向心外膜下及周边扩展。根据梗死范围，病理上分为 3 型：①透壁性心肌梗死，梗死范围累及心室壁全层；②心内膜下心肌梗死，仅累及心室壁心肌的内 1/3 层，并可波及乳头肌，严重者坏死灶扩大、融合，形成累及整个心内膜下心肌的坏死，称为环状梗死；③灶性心肌梗死，病灶较小，临床上多无异常表现，生前常难以发现，病理呈不规则分布的多发性小灶状坏死，分布常不限于某一支冠状动脉的供血范围。

（二）MRI 表现

1.心肌信号

在 SE 序列 MRI，心肌为类似骨骼肌信号强度的中等信号，有别于周围心外膜下脂肪的高信号和相邻心腔内血流呈"黑色"的低信号。急性心肌梗死时，坏死心肌及周围水肿使相应区域的 T_1 及 T_2 延长，在 T_2WI 呈高信号。急性心梗 24 h 内即可在 T_2WI 观察到信号强度增加，并可维持至第 10 天。但由于急性梗死灶周围存在水肿带，所以高信号范围大于真实的梗死区域。在亚急性期（心肌梗死发生 72 h 内）心肌信号异常范围与实际梗死区域大致相当。慢性期（梗死发生 6 周以上）由于梗死后瘢痕形成，水分含量较正常心肌组织降低，在 SE 序列呈低信号，T_2WI 较 T_1WI 明显。

2.心肌厚度

节段性室壁变薄是陈旧性心肌梗死的形态特征，坏死心肌吸收、纤维瘢痕形成是心肌变薄的病理基础，陈旧透壁性心肌梗死后室壁变薄更明显。前降支阻塞可造成左心室前、侧壁和（或）前间壁变薄，右冠状动脉阻塞则造成左心室后壁和（或）下壁变薄。MRI 可直接显示心肌组织，心外膜面和心内膜面边界清晰，可精确测量心肌变薄。电影 MRI 通过测量室壁厚度判断存在心肌梗死的标准为：病变区域室壁厚度小于或等于同一层面正常心肌节段室壁厚度的 65%；判断透壁性心肌梗死的标准为：病变区域舒张末期室壁厚度＜5.5 mm。

3.室壁运动功能改变

电影 MRI 是评价心脏整体及局部舒缩功能的最佳影像技术。通过无间隔连续左心室短轴位、平行于室间隔左心室长轴位及垂直于室间隔左心室长轴位电影 MRI，可精确评价急性及慢性心肌梗死的一系列功能变化,如整体或局部室壁运动状态、收缩期室壁增厚率、EF值、心腔容积等。

4.心肌灌注成像

可显示心肌梗死后的组织坏死或瘢痕形成所致的灌注减低及缺损。由于急性心肌梗死时常存在心肌的再灌注,灌注检查可无异常表现。因此,单纯心肌灌注成像无法准确诊断急性梗死心肌。

5.对比增强延迟扫描心肌活性检查

心肌梗死区域表现为高信号。MRI的高空间分辨率,使其可精确显示梗死透壁程度。后者分为以下3种类型。①透壁强化:表现为全层心肌高信号,多为均匀强化;②非透壁强化:为心内膜下心肌或心内膜下至中层心肌区域强化,而心外膜下至中层或心外膜下心肌信号正常(存活心肌);③混合性强化:同一心肌段内透壁和非透壁强化并存。

如果在大面积延迟强化区域内观察到信号减低区,就需与存活心肌鉴别。病理研究表明,这一位于延迟强化区域中心或紧贴心内膜下,被称为"无再灌注区"或"无复流区"的信号减低区,为继发于心肌梗死的严重微血管损伤,毛细血管内存在大量的红细胞、中性粒细胞及坏死心肌细胞,阻塞与充填使对比剂不能或晚于周围结构进入这一区域。它并非存活心肌,而是重度的不可恢复的心肌坏死。其与存活心肌的影像鉴别要点如下:①"无再灌注区"周围常有高强化区环绕且常位于心内膜下,在连续的短轴像可以观察这一征象;②在首过心肌灌注成像中,这一区域没有首过强化;③在上述表现不明显,仍难与存活心肌鉴别时,可在延长延迟时间后再次扫描,如延迟至30~40 min。此时由于组织间隙的渗透作用,"无再灌注区"将出现强度不等的延迟强化。

6.并发症MRI

(1)室壁瘤:分为假性室壁瘤和真性室壁瘤。前者常发生于左心室下壁及后壁,为透壁性梗死心肌穿孔后周围心包等包裹形成,瘤口径线小于瘤体直径为其主要特征,电影MRI可见瘤体通过一瘤颈与左心室腔相通,瘤内可见血流信号;后者为梗死心肌几乎完全被纤维瘢痕组织替代,丧失收缩能力,在心室收缩期和(或)舒张期均向心腔轮廓外膨出,常位于前壁及心尖附近,瘤壁菲薄(可至1 mm),瘤口径线大于瘤体直径。电影MRI显示左心室腔局部室壁明显变薄,收缩期矛盾运动,或收缩及舒张期均突出于左心室轮廓外的宽基底囊状结构。

(2)左心室附壁血栓:为附着于心室壁或充填于室壁瘤内的团片样充盈缺损(GRE序列)。SE序列血栓的信号强度随血栓形成的时间(即血栓的年龄)而异,亚急性血栓T_1WI常表现为中等至高信号,T_2WI呈高信号,而慢性血栓在T_1WI和T_2WI均呈低信号。

(3)室间隔穿孔:表现为肌部室间隔连续性中断,以横轴面及四腔位显示清晰,电影MRI可见心室水平异常血流信号。

(4)乳头肌断裂:平行于室间隔长轴位或垂直于室间隔长轴位电影MRI可显示继发于乳头肌断裂的二尖瓣关闭不全所致左心房反流信号。

(5)心功能不全:连续短轴像结合长轴位电影MRI可评价继发于心肌梗死的左心室局部及整体运动功能异常,测量各种心功能指数。

(王文文)

第十五章

运动系统疾病MR诊断

第一节　软组织与骨关节外伤 MR 诊断

一、软组织外伤

投身运动职业的人会出现各种各样的肌肉损伤,但是大部分病例具有自限性,加之磁共振检查的费用不菲,接受 MRI 检查的患者并不多。因此,磁共振检查主要用于一些没有明确外伤史而触及肿块的患者以及外伤后长期疼痛而不能缓解的患者。

（一）临床表现与发病机制

肌肉损伤好发于下肢。股直肌、股二头肌最常见,主要是因为这些肌肉位置表浅、含二型纤维多、离心性活动、跨过两个关节。半腱肌、内收肌群及比目鱼肌次之。

肌肉损伤可由直接钝性损伤引起,也可由于应力过大所造成的间接损伤造成。根据损伤部位和损伤机制的不同,肌肉损伤可分为三类:肌肉挫伤、肌肉肌腱拉伤、肌腱附着部位撕脱。肌肉挫伤是直接损伤,一般由钝性物体损伤所致,通常出现在深部肌群的肌腹,症状比拉伤轻。肌肉肌腱拉伤是一种间接损伤,通常由应力过大所引起的间接损伤造成。损伤多出现在肌肉肌腱连接的邻近部位,而非正好在肌肉肌腱连接处。因为在肌肉肌腱连接处细胞膜的皱褶很多,增加了肌肉肌腱的接触面积,使其接触面的应力减小,而肌肉肌腱连接处附近和肌腱附着处最薄弱,成为拉伤最好发部位。肌肉拉伤与下列因素有关,如二型纤维所占的比例、跨多个关节、离心活动、形状等。

临床上将肌肉拉伤分为三度,一度是挫伤,二度是部分断裂,三度是完全断裂。一度没有功能异常,二度轻度功能丧失,三度功能完全丧失。撕脱损伤通常由肌腱附着部位强有力的、失平衡的离心性收缩造成,临床症状主要是功能丧失和严重压痛。

（二）MRI 表现

在 MRI,肌肉损伤主要有两个方面的改变,即信号强度和肌肉形态。损伤的程度不同,MR信号与形态改变也不一样。

1.一度损伤

只有少量的纤维断裂。在肌束间和周围筋膜内可出现水肿和少量出血。在 T_1WI，MR 信号改变不明显，或只显示小片状高信号，代表亚急性出血；在 T_2WI 或压脂 T_2WI，可见水肿的稍高信号，外观呈沿肌肉纹理走行的羽毛状，但形态改变不明显，可能由于水肿肌肉较对侧饱满，只有通过双侧对比才能发现。

2.二度损伤

肌纤维部分断裂。其信号改变可类似一度损伤，但在肌纤维断裂处常出现血肿，局部呈长 T_1、长 T_2 信号，其内可见小片状短 T_1 信号。由于水肿、出血，肌肉形态可以膨大，有时在纤维断裂处形成血肿。

3.三度损伤

肌纤维完全断裂。断裂处组织被出血和液体代替，T_2WI 呈高信号。断端回缩，肌肉空虚。断端两侧肌肉体积膨大，类似肿块。

在亚急性和陈旧性肌肉损伤，瘢痕形成时，于 T_1WI 和 T_2WI 均可见低信号。同时，肌纤维萎缩，肌肉体积减小，脂肪填充。

肌肉内出血或血肿信号可随出血时间不同而改变。在急性期，T_1WI 呈等信号，T_2WI 呈低信号；在亚急性期，T_1WI 呈高信号，T_2WI 呈高信号，信号不均匀；在慢性期，血肿周边出现含铁血黄素，T_2WI 呈低信号。

（三）鉴别诊断

1.软组织肿瘤

对无明确外伤史而触及肿物的患者，MRI 显示血肿影像时，首先应排除肿瘤。鉴别要点如下：①信号特点，均匀一致的短 T_1、长 T_2 信号常提示血肿，而肿瘤一般为长 T_1、长 T_2 信号，肿瘤内部出血时，信号多不均匀；②病变周围是否出现羽毛状水肿信号，血肿周围往往出现，且范围大，肿瘤很少出现，除非很大的恶性肿瘤；③增强扫描时，一般血肿由于周边机化，形成假包膜，可在周边出现薄的环状强化，而肿瘤呈均匀或不均匀强化，即使出现边缘强化，厚薄常不均匀；④MRI 随访，血肿变小，肿瘤增大或不变。

2.软组织炎症

肌肉损伤的患者，在 MRI 有时仅见肌肉内羽毛状水肿表现，需与软组织的炎症鉴别。鉴别主要根据临床症状，炎症患者往往有红肿热痛及白细胞计数增高，而且病变肌肉内可能存在小脓肿。

二、半月板撕裂

MRI 是无创伤性检查，目前已广泛用于诊断膝关节半月板撕裂和退变，成为半月板损伤的首选检查方法。

（一）临床表现与病理特征

半月板损伤的常见临床症状为膝关节疼痛。有时表现为绞锁，这一临床症状常为桶柄状撕裂所致。半月板损伤后，边缘出现纤维蛋白凝块，形成半月板边缘毛细血管丛再生的支架。瘢痕组织转变为类似半月板组织的纤维软骨需要数月或数年。新形成的纤维软骨和成熟的纤维软骨的区别在于是否有细胞增加和血管增加。半月板内的软骨细胞也有愈合反应的能力，甚至在没有血管的区域。

（二）MRI表现

1.信号异常

正常半月板在所有MR序列都呈低信号。在比较年轻的患者中,有时显示半月板内中等信号影,这可能与此年龄段半月板内血管较多有关。随着年龄的增长,在短TE序列上半月板内可出现中等信号影,这与半月板内的黏液变性有关,但这种中等信号局限于半月板内。如果中等信号或高信号延伸到关节面就不再是单纯的退变,而是合并半月板撕裂。T_2WI显示游离的液体延伸到半月板撕裂处,是半月板新鲜撕裂的可靠证据。

2.形态异常

半月板撕裂常见其形态异常,如半月板边缘不规则,在关节面处出现小缺损,或发现半月板碎片。如显示的半月板比正常半月板小,应全面寻找移位的半月板碎片。

3.半月板损伤分级

Stoller根据不同程度半月板损伤的MRI表现(信号、形态及边缘改变),将半月板损伤分为Ⅰ~Ⅳ级。

Ⅰ级:半月板信号弥漫增高,信号模糊且界限不清;或半月板内出现较小的孤立高信号灶,未延伸至半月板各缘。半月板形态无变化,边缘光整,与关节软骨界限锐利。组织学上,此型表现与早期黏液样变性有关。这些病变虽无症状,但已代表半月板对机械应力和负重的反应,导致黏多糖产物增多。

Ⅱ级:半月板内异常高信号影(通常为水平线样),未到达关节面。组织学改变为广泛的条带状黏液样变。大多数学者认为Ⅱ级是Ⅰ级病变的进展。

Ⅲ级:半月板内异常高信号灶(通常为斜形,不规则线样)延伸至半月板关节面缘或游离缘。此级损伤可得到关节镜检查证实。

Ⅳ级:在Ⅲ级的基础上,半月板变形更为明显。

4.半月板损伤分型

一般分为三型,即垂直、斜行和水平撕裂。

(1)垂直撕裂:高信号的方向与胫骨平台垂直,通常由创伤引起。垂直撕裂又可分为放射状撕裂(与半月板长轴垂直)和纵行撕裂(与半月板长轴平行)。

(2)斜行撕裂:高信号的方向与胫骨平台成一定的角度,是最常见的撕裂方式。

(3)水平撕裂:高信号的方向与胫骨平台平行,内缘达关节囊,通常继发于退变。

5.几种特殊半月板损伤的MRI表现

(1)放射状撕裂:放射状撕裂沿与半月板长轴垂直的方向延伸,病变范围可是沿半月板游离缘的小损伤,也可是累及整个半月板的大撕裂。在矢状或冠状面MRI,仅累及半月板游离缘的小放射状撕裂表现为领结状半月板最内面小的局限性缺损。在显示大的放射状撕裂时,应根据损伤部位不同,选择不同的MR成像平面。放射状撕裂好发于半月板的内1/3,且以外侧半月板更多见。外侧半月板后角的撕裂可伴有前交叉韧带的损伤。

(2)纵向撕裂:纵向撕裂沿与半月板长轴的方向延伸,在半月板内可出现沿半月板长轴分布的线状异常信号。单纯的纵向撕裂,撕裂处到关节囊的距离在每个层面上相等。如果撕裂的范围非常大,内面的部分可能移位到髁间窝,形成所谓的桶柄状撕裂。这种类型的撕裂主要累及内侧半月板,如未能发现移位于髁间窝的半月板部分,可能出现漏诊。在矢状面MRI可见领结状结构减少和双后交叉韧带征,在冠状面MRI可见半月板体部截断,并直接看到移位于髁间窝的半月板部分。

（3）斜行撕裂：是一种既有放射状，又有纵行撕裂的撕裂形式，斜行经过半月板。典型者形成一个不稳定的皮瓣。

（4）水平撕裂：水平撕裂沿与胫骨平台平行的方向延伸，在半月板的上面或下面将半月板分离，又称水平劈开撕裂。这是合并半月板囊肿时最常见的一种撕裂方式。由于撕裂处的活瓣效应，撕裂处出现液体潴留，所形成的半月板囊肿，包括半月板内囊肿和半月板关节囊交界处囊肿。如发现半月板关节囊交界处的囊肿，应仔细观察半月板是否有潜在的撕裂。如果不修复潜在的撕裂，单纯切除囊肿后容易复发。

（5）复杂撕裂：同时存在以上两种或两种以上形态的撕裂。征象包括以下几种。①移位撕裂：如上述桶柄状撕裂。②翻转移位：如在其他部位发现多余的半月板组织，很可能是移位的半月板碎片；半月板的一部分损伤后，就会形成一个皮瓣，通过一个窄蒂与完整的半月板前角或后角相连，从而导致"翻转移位"，又称双前角或后角征；这种类型的撕裂常累及外侧半月板。③水平撕裂后，一部分半月板可能沿关节边缘突入滑膜囊内，最重要的是在 MRI 找到移位的碎片，因为关节镜检查很容易漏掉此型撕裂。④游离碎片：当一部分半月板没有显示时，除了寻找前述的移位性撕裂外，还应逐一观察膝关节的任何一个凹陷，包括髌上囊，寻找那些远处移位的游离碎片。⑤边缘撕裂：指撕裂发生在半月板的外 1/3，此部位半月板富血供，此类型撕裂经保守或手术治疗后可以治愈；如撕裂发生在内侧白区，需要清除或切除。

（三）鉴别诊断

误判原因多与解剖变异以及由血流、运动和软件问题产生的伪影有关。这些因素包括板股韧带、板板韧带、膝横韧带、肌腱、魔角效应、动脉搏动效应、患者移位、钙磷沉积病、关节腔内含铁血黄素沉着、关节真空等。

三、盘状半月板

盘状半月板（discoid meniscus，DM）是一种发育异常。由于在膝关节运动时，盘状半月板容易损伤，故在本节对其论述。

（一）临床表现

盘状半月板体积增大，似半月形。常双侧同时出现，但在外侧半月板最常见。外侧盘状半月板的发生率为 1.4%～15.5%，内侧盘状半月板的发生率约 0.3%。临床上，盘状半月板常无症状，或偶有关节疼痛，这与半月板变性及撕裂有关。

（二）MRI 表现

1. 盘状半月板的诊断标准

正常半月板的横径为 10～11 mm。在矢状面 MRI，层厚 4～5 mm 时，只有两个层面可显示连续的半月板。盘状半月板的横径增加。如果超过两层仍可看到连续的半月板，而没有出现前角、后角的领结样形态，即可诊断盘状半月板。冠状面 MRI 显示半月板延伸至关节内的真正范围，更有诊断意义。

2. 盘状半月板的分型

盘状半月板分为六型：Ⅰ型盘状半月板，半月板上下缘平行，呈厚板状；Ⅱ型，呈中心部分较厚的厚板状；Ⅲ型，盘状半月板比正常半月板大；Ⅳ型，半月板不对称，其前角比后角更深入关节；Ⅴ型，半月板界于正常和盘状之间；Ⅵ型，上述任一型合并半月板撕裂。

典型的盘状半月板呈较宽的盘状,延伸至关节深部,因此容易撕裂。半月板撕裂的表现见前文描述。

（三）鉴别诊断

1.膝关节真空现象

不应将真空现象导致的低信号影误认为盘状半月板。最好的鉴别方法是,观察 X 线平片,明确是否有气体密度影。

2.半月板桶柄状撕裂

桶柄状撕裂后,半月板内移。在冠状面 MRI,髁间窝处可见移位的半月板,勿误认为盘状半月板。鉴别要点是,冠状面 MRI 显示半月板断裂,断裂处被水的信号替代。矢状面 MRI 也有助于鉴别诊断。

四、前交叉韧带损伤

前交叉韧带（ACL）损伤在膝关节的韧带损伤中最常见。

（一）临床表现和损伤机制

ACL 损伤的临床诊断通常根据患者的病史、体检或 MRI 所见。关节镜检查是诊断 ACL 损伤的金标准。体检时,前抽屉试验及侧移试验可出现阳性,但 ACL 部分撕裂者体检很难发现。损伤机制:可由多种损伤引起,常常发生于膝关节强力外翻和外旋时。膝关节过伸后外旋、伸展内旋和胫骨前移也可造成 ACL 损伤。

（二）MRI 表现

1.原发征象

急性完全撕裂表现为韧带连续性中断,T_2WI 显示信号增高,韧带呈水平状或扁平状走行,或韧带完全消失伴关节腔积液,或韧带呈波浪状。急性不全撕裂时,韧带增宽,在 T_2WI 信号增高。慢性撕裂在 MRI 表现为信号正常或呈中等信号,典型病变常伴有韧带松弛和韧带增厚,也可表现为韧带萎缩和瘢痕形成。

2.继发征象

不完全撕裂的诊断较困难,继发征象可能有助于诊断。

（1）后交叉韧带（PCL）成角:PCL 夹角<105°时提示 ACL 损伤。表现为后交叉韧带走行异常,上部呈锐角,形似问号。

（2）胫骨前移:胫骨前移>7 mm 时提示 ACL 损伤。测量一般在股骨外侧髁的正中矢状面上进行。

（3）半月板裸露:又称半月板未覆盖征,即通过胫骨皮质后缘的垂直线与外侧半月板相交。

（4）骨挫伤:尤其是发生于股骨外侧髁和胫骨平台的损伤,可合并 ACL 损伤。

（5）深窝征:即股骨外侧髁髌骨沟的深度增加,超过 1.5 mm。

其他继发征象包括关节积液、Segond 骨折、MCL 撕裂、半月板撕裂等。

（三）鉴别诊断

1.ACL 黏液样变性

MRI 显示 ACL 弥漫性增粗,但无液体样高信号,仍能看到 ACL 完整的线状纤维束样结构,表现为条纹状芹菜杆样外观。本病易与 ACL 的间质性撕裂混淆,鉴别主要靠病史、体检时 Lachman 阴性以及没有 ACL 撕裂的继发征象。

2.ACL 腱鞘囊肿

表现为边界清晰的梭形囊样结构,位于 ACL 内或外。当囊肿较小时,容易误诊为 ACL 部分撕裂。

五、后交叉韧带撕裂

后交叉韧带撕裂占膝关节损伤的 3%～20%。因未能对很多急性损伤做出诊断,实际发生率可能更高。半数以上的 PCL 损伤出现在交通事故中,其他则为运动相关的损伤。单纯性 PCL 损伤少见,多合并其他损伤。合并 ACL 损伤最常见,其次是内侧副韧带(MCL)、内侧半月板、关节囊后部和侧副韧带(LCL)。

(一)临床表现和损伤机制

疼痛是最常见的临床症状,可以是弥漫的,或出现在胫骨或股骨的撕脱骨折部位。可有肿胀和关节积液。患者无法站立提示严重的外伤。有些患者发生单独 PCL 撕裂时,仍可继续活动。体检时,后抽屉试验可呈阳性。

膝关节过屈并受到高速度力的作用,是引起 PCL 撕裂最常见的原因。这种情况常见于摩托车交通事故和足球运动员,导致胫骨相对股骨向后移位。膝关节过伸时,关节囊后部撕裂,可以引起 PCL 撕裂,常伴 ACL 撕裂。外翻或外旋应力也是 PCL 撕裂的常见原因,常伴 MCL 和 ACL 撕裂。膝关节过屈内旋、足过屈或跖屈时,也可引起 PCL 撕裂。有时,ACL 前外侧束受到应力作用撕裂,而后内侧束仍然完整。

PCL 损伤的分类和分级:PCL 损伤分为单纯性损伤和复合伤。单纯性损伤又分为部分撕裂和完全撕裂。根据胫骨后移位的程度,可将 PCL 损伤分为三级:Ⅰ级,胫骨后移 1～5 mm;Ⅱ级,胫骨后移5～10 mm;Ⅲ级,胫骨后移＞10 mm。

(二)MRI 表现

1.PCL 韧带内撕裂

韧带内撕裂是间质撕裂,局限于韧带内。由于出血、水肿,在 T_2WI 可见信号增高,但异常信号局限于韧带内,导致韧带信号不均匀。这种损伤可累及韧带全长,导致韧带弥漫性增粗,其外形仍存在。

2.部分撕裂

韧带内偏心性信号增高。在高信号至韧带某一边的断裂之间,仍存在一些正常的韧带纤维。在残存的正常韧带纤维周围,可出现环状出血和水肿,称为晕征。

3.完全撕裂

韧带连续性中断,断端回缩迂曲。断端出现水肿和出血,边缘模糊。

4.PCL 撕脱损伤

撕脱骨折常常累及胫骨附着处。多伴随骨折碎片,PCL 从附着处回缩。骨折部位常出现骨髓水肿。韧带结构实际上正常。相关的表现包括:过度伸直时损伤出现胫骨平台和邻近的股骨髁挫伤;过度屈曲时损伤出现胫骨近端的挫伤。

5.慢性撕裂

撕裂的 PCL 在 T_2WI 呈中等信号,韧带走行迂曲,外形不规则,屈曲时韧带不能拉近。韧带连续性未见中断,但是被纤维瘢痕所代替。纤维瘢痕与韧带在 MRI 均呈低信号。PCL 虽然在解剖上完整,但功能受损。

（三）鉴别诊断

1.嗜酸样变性（eosinophilicdegeneration，EG）

EG类似于韧带内撕裂，在T_1WI可见韧带内局限性信号增加，在T_2WI信号减低，韧带的外形和轮廓正常。常见于老年人，无明确外伤史。

2.魔角效应

在短TE的MR图像，PCL上部信号增加，类似于撕裂。形成机制主要是韧带的解剖结构与主磁场方向的角度呈55°，可以通过延长TE而消除。

3.腱鞘囊肿

附着于PCL的腱鞘囊肿需与PCL损伤鉴别。囊肿为边界清晰的水样信号，PCL完整。

（四）半月板桶柄状撕裂

桶柄状撕裂形成的"双后交叉韧带征"需与PCL损伤鉴别。PCL走行正常，可见半月板撕裂的征象。

六、侧副韧带损伤

内、外侧副韧带（MCL、LCL）是韧带、深筋膜和肌腱附着处组成的复杂结构。因此，损伤可以是单纯内、外侧副韧带损伤，也可以合并其他多个结构损伤。另外，损伤可以是挫伤、部分撕裂或完全撕裂。MCL损伤很少单独出现，往往合并其他软组织损伤，如ACL和内侧半月板。完全MCL撕裂一般见于严重的膝关节外伤，通常伴有ACL撕裂，也可伴有半月板关节囊分离和骨挫伤。

（一）临床表现和损伤机制

MCL撕裂常为膝关节外侧受到直接暴力后发生，如果是间接损伤机制的话，临床医师应该怀疑伴有交叉韧带损伤。MCL撕裂可根据体检而分类：1级，膝关节没有松弛，仅有MCL部位的压痛；2级，外翻应力时有些松弛，但有明确的终点；3级，松弛明显增加，没有明确的终点。

单纯性LCL损伤一般不会听到爆裂声，过伸外翻应力是LCL损伤最常见的机制，过伸内旋也是其常见的损伤机制。患者出现膝关节不稳，处于过伸状态，后外侧疼痛。LCL是关节囊外的结构，因此单纯LCL损伤只有轻度肿胀，没有关节积液。与MCL比较，外侧副韧带损伤的机会较少。

（二）MRI表现

（1）MCL急性撕裂的MRI表现。根据损伤程度不同可有如下改变：1级，韧带厚度正常，连续性未见中断，周围可见不同程度的中等T_1、长T_2信号，提示水肿，韧带与附着处骨皮质仍紧密结合；2级，韧带增厚，纤维部分断裂，周围可见中等T_1、长T_2信号，提示水肿或出血；3级，韧带完全断裂，相应部位周围可见出血和水肿信号。

（2）慢性MCL撕裂时MRI显示韧带增厚，在T_1WI和T_2WI均呈低信号。有时，MCL骨化，在其近端可见骨髓信号。

（3）LCL撕裂与MCL不同，其MRI表现很少根据撕裂的程度描述。LCL为关节囊外结构，不会出现关节积液，不会如MCL撕裂一样在其周围出现长T_2信号。与MCL撕裂相比，急性LCL撕裂一般表现为韧带连续性中断或腓骨头撕脱骨折，韧带松弛、迂曲，而无明显的韧带增厚。如前文所述，LCL撕裂很少单独出现，多伴有交叉韧带损伤。

（4）内、外侧副韧带损伤的继发征象包括关节间隙增宽、积液、半月板损伤、交叉韧带撕裂和骨挫伤。

（三）鉴别诊断

1.2 级和 3 级 MCL 撕裂

鉴别非常困难。临床上根据外翻松弛有无终点鉴别 2 级和 3 级撕裂非常有帮助,伴有 ACL 撕裂也提示 MCL 完全撕裂。

2.鹅足滑膜炎/撕脱骨折

横断面 MR 图像可以清晰显示鹅足和 MCL 解剖。

七、肩袖损伤

肩关节疼痛是患者常见的主诉,其原因众多。40 岁以上的患者中,主要原因为肩关节撞击综合征和肩袖撕裂。MRI 作为一种无创伤性检查方法,在诊断肩袖病变方面的重要性日益增加,有助于指导手术。

（一）临床表现与损伤机制

肩袖疼痛的两个主要原因是机械性原因和生物原因。前者如肩峰下肌腱的撞击作用,后者如滑膜炎。尽管肩袖有神经支配,肩峰下滑囊的末梢神经敏感性是肩袖的 20 倍。肩峰下撞击综合征的患者,肩峰下滑囊积液是引起患者疼痛的主要原因。肩关节撞击综合征是一个临床诊断,体格检查很难判断与之相关的肩袖损伤的情况。因此,MRI 检查非常重要。

绝大多数肩袖撕裂表现为慢性病程,少数伴有急性外伤。典型的临床表现为慢性肩关节疼痛,疼痛在肩关节前上外侧,上臂前屈或外展时疼痛加重。因夜间疼痛而影响睡眠是困扰肩袖病变患者的常见问题。体格检查可发现肌力减弱和摩擦音。Neer 和 Hawkins/Jobe 试验可以确定肩袖撞击综合征,肩峰下滑囊注射利多卡因试验可用于诊断肩袖撞击综合征。

肩袖损伤有三个主要机制:肩袖的外压作用、肌腱内部退变、肌肉失平衡。Neer 首次提出肩袖损伤的理论,即肩峰前部、喙肩韧带和肩锁关节外压所致,三者组成喙肩弓。通常将肩袖病变分为三期:Ⅰ期,肩袖特别是冈上肌腱水肿和出血,或表现为肌腱炎或炎性病变,好发于小于 25 岁的青年人;Ⅱ期,炎症进展,形成更多纤维组织,好发于 25～45 岁;Ⅲ期,肩袖撕裂,多发于 45 岁以上。Ⅰ期异常改变是可逆的,故在此阶段发现病变有重要临床意义。肩袖撕裂常发生于冈上肌腱距大结节 1 cm 处,这个危险区域无血管分布,是肌腱撕裂的最常见部位。

（二）MRI 表现

肩袖损伤程度不同,MRI 表现不同,分述如下:0 级,MRI 表现正常,呈均匀一致的低信号;1 级,肩袖形态正常,其内可见弥漫性或线状高信号;2 级,肩袖变薄或不规则,局部信号增高,部分撕裂时在肌腱中可见水样信号,但仅累及部分肌腱;3 级,异常信号增高累及肌腱全层,肌腱全层撕裂时液体进入肌腱裂隙中,伴有不同程度的肌腱回缩。

肌腱全层撕裂的慢性患者可合并肌肉慢性萎缩。可将部分撕裂分为关节面侧、滑囊面侧和肌腱内部分撕裂。肌腱内部分撕裂可以造成肩关节疼痛,但关节镜检查阴性。关节面侧部分撕裂比滑囊面侧部分撕裂更常见。MRI 诊断部分撕裂比全层撕裂的准确性低。部分撕裂在 MRI 可仅表现为中等信号。

（三）鉴别诊断

1.钙化性肌腱炎

肌腱增厚,常伴有局部信号减低,X 线平片检查有助于鉴别诊断。

2.肌腱退变

常见于老年人,在 T_2WI 信号增高,边界不清。所有的肩袖结构均出现与年龄相关的退变。随年龄增大,肩袖内可能出现小的裂隙,MRI 显示水样信号。这些裂隙如果延伸到肩袖的表面,可能被误诊为撕裂。

3.肌腱病

肌腱病是组织学检查可以发现的更小的肩袖退变。肌腱病这一术语有时也被用于年龄相关的肩袖退变,但建议将这一术语用于诊断更为年轻的有症状患者。

八、踝关节损伤

踝关节韧带损伤是临床工作中的常见问题之一。其中,外侧副韧带损伤最常见,它包含距腓前韧带、跟腓韧带及距腓后韧带三个组成部分。

（一）临床表现与病理特征

踝关节扭伤多为内翻内旋性损伤,通常导致距腓前韧带和（或）跟腓韧带断裂。其中,单纯距腓前韧带断裂最多,距腓前韧带和跟腓韧带同时断裂次之,距腓后韧带受损则很少。踝部共有13 条肌腱通过,除跟腱外,其他所有肌腱均有腱鞘包绕。

（二）MRI 表现

足和踝关节的韧带撕裂与其他部位的韧带损伤表现类似。根据损伤程度,MRI 表现可分为:1 级,撕裂表现为韧带轻度增粗,其内可见小片状高信号,并常出现皮下水肿;2 级,韧带部分撕裂,韧带增粗更为明显,信号强度的变化更为显著;3 级,撕裂为韧带完全断裂,断端分离,断端间出现高信号。这些改变在常规 MRI T_2WI 均可显示。

MRI 诊断距腓前韧带损伤比较容易,而显示跟腓韧带损伤则相对困难。原因可能是,在现有扫描方式下,距腓前韧带通常可以完整地显示在单层横断面图像上,从而容易判断其有无连续性中断。跟腓韧带则不同,不管是横断面还是冠状面图像,通常都不能在单层图像完整显示,仅可断续显示在连续的数个层面。这样,MRI 就不易判断跟腓韧带的连续性是否完好,诊断能力下降。为此,MRI 检查时应尽可能在单一层面显示所要观察的组织结构,合理摆放患者体位和选择成像平面,或选用 3D 成像技术显示踝部韧带的复杂解剖。例如,足跖屈 40°～50°的横断面,或俯卧位横断面可使跟腓韧带更容易在单层图像完整显示;MRI 薄层三维体积成像,尤其是各向同性高分辨率三维扫描,可以获得沿跟腓韧带走行的高质量图像,提高跟腓韧带损伤的诊断可靠性。

（三）鉴别诊断

1.部分容积效应

在判断复杂韧带解剖、韧带呈扇形附着或多头韧带所致的信号变化时,部分容积效应可造成假象。采用多层面、多方位或薄层 3D 成像有助于解决这一问题。

2.魔角效应

小腿部肌腱经内、外踝转至足底时,经常出现"魔角现象"。即在短 TE 图像肌腱信号增高,但在长 TE 图像肌腱信号正常。

（付　强）

第二节　骨关节感染性疾病 MR 诊断

一、骨髓炎

骨髓炎是指细菌性骨感染引起的非特异性炎症,它涉及骨膜、骨密质、骨松质及骨髓组织,"骨髓炎"只是一个沿用的名称。本病较多见于 2～10 岁儿童,多侵犯长骨,病菌多为金黄色葡萄球菌。近年来抗生素广泛应用,骨髓炎的发病率显著降低,急性骨髓炎也可完全治愈,转为慢性者少见。

（一）临床表现与病理特征

急性期常突然发病,高热、寒战,儿童可有烦躁不安、呕吐与惊厥。重者出现昏迷和感染性休克。早期患肢剧痛,肢体半屈畸形。局部皮温升高,有压痛,肿胀并不明显。数天后出现水肿,压痛更为明显。脓肿穿破骨膜后成为软组织深部脓肿,此时疼痛可减轻,但局部红肿压痛更为明显,触之有波动感。血白细胞数增高。成人急性炎症表现可不明显,症状较轻,体温升高不明显,血白细胞可仅轻度升高。慢性骨髓炎时,如骨内病灶相对稳定,则全身症状轻微。身体抵抗力低下时可再次急性发作。病变可迁延数年,甚至数十年。

大量的菌栓停留在长骨的干骺端,阻塞小血管,迅速发生骨坏死,并有充血、渗出与白细胞浸润。白细胞释放蛋白溶解酶破坏细菌、坏死骨组织与邻近骨髓组织。渗出物与被破坏的碎屑形成小型脓肿并逐渐扩大,使容量不能扩大的骨髓腔内压力增高。其他血管亦受压迫而形成更多的坏死骨组织。脓肿不断扩大,并与邻近的脓肿融合成更大的脓肿。

腔内高压的脓液可以沿哈佛管蔓延至骨膜下间隙,将骨膜掀起,形成骨膜下脓肿。骨皮质外层 1/3 的血供来自骨膜,骨膜掀起剥夺了外层骨皮质的血供而形成死骨。骨膜掀起后脓液沿筋膜间隙流注,形成深部脓肿。脓液穿破皮肤,排出体外形成窦道。脓肿也可穿破干骺端的骨皮质,形成骨膜下骨脓肿,再经过骨小管进入骨髓腔。脓液还可沿着骨髓腔蔓延,破坏骨髓组织、松质骨、内层 2/3 密质骨的血液供应。病变严重时,骨密质的内外面都浸泡在脓液中而失去血液供应,形成大片的死骨。因骨骺板具有屏障作用,脓液进入邻近关节少见。成人骺板已经融合,脓肿可以直接进入关节腔,形成化脓性关节炎。小儿股骨头骨骺位于关节囊内,该处骨髓炎可以直接穿破干骺端骨密质,进入关节。

失去血供的骨组织,将因缺血而坏死。而后,在其周围形成肉芽组织,死骨的边缘逐渐被吸收,使死骨与主骨完全脱离。在死骨形成过程中,病灶周围的骨膜因炎性充血和脓液的刺激,产生新骨,包围在骨干外层,形成骨性包壳。包壳上有数个小孔与皮肤的窦道相通。包壳内有死骨、脓液和炎性肉芽组织,往往引流不畅,成为骨性无效腔。死骨内可存留细菌,抗生素不能进入其内,妨碍病变痊愈。小片死骨可以被肉芽组织吸收,或为吞噬细胞清除,或经皮肤窦道排出。大块死骨难以吸收和排出,可长期存留体内,使窦道经久不愈合,病变进入慢性阶段。

（二）MRI 表现

MRI 显示骨髓炎和软组织感染的作用优于 X 线和 CT 检查,易于区分髓腔内的炎性浸润与正常黄骨髓,可以确定骨破坏前的早期感染。

1.急性骨髓炎

骨髓腔内多发类圆形或迂曲不规则的更长 T_1、长 T_2 信号,边缘尚清晰,代表病变内脓肿形成;脓肿周围骨髓腔内可见边界不清的大片状长 T_1、长 T_2 信号,压脂 T_2WI 呈高信号,代表脓肿周围骨髓腔的水肿;病变区可出现死骨,在所有 MRI 序列均表现为低信号,其周围可见环状长 T_1、长 T_2 信号包绕,代表死骨周围的反应性肉芽组织,死骨的显示 CT 优于 MRI;骨膜反应呈与骨皮质平行的细线状高信号,外缘为骨膜化骨的低信号线;周围软组织内可见广泛的长 T_1、长 T_2 信号,为软组织的水肿(图 15-1);有时骨膜下及软组织出现不规则长 T_1、长 T_2 信号,边界清晰,代表骨膜下或软组织脓肿形成;在增强检查时,炎性肉芽肿及脓肿壁可有强化,液化坏死区不强化,因此出现环状强化,壁厚薄均匀。

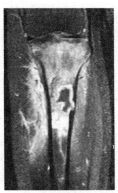

图 15-1　胫骨骨髓炎

脂肪抑制冠状面 T_2WI,胫骨中上段局限性骨质破坏,周围
可见环状高信号,髓内大片水肿,周围肌肉组织明显肿胀

2.慢性化脓性骨髓炎

典型的影像学特点为骨质增生、骨质破坏及死骨形成,MRI 显示这些病变不如 CT。只有在 X 线和 CT 检查无法与恶性肿瘤鉴别诊断时,MRI 可以提供一定的信息。例如,当 MRI 检查没有发现软组织肿块,而显示病变周围不规则片状长 T_1、长 T_2 水肿信号,病变内部可见多发类圆形长 T_1、长 T_2 信号,边缘强化,提示脓肿可能,对慢性骨髓炎的诊断有一定的帮助。

(三)鉴别诊断

1.骨肉瘤

骨肉瘤的骨质破坏与骨硬化可孤立或混杂出现,而骨髓炎的增生硬化在破坏区的周围。骨肉瘤在破坏区和软组织肿块内有瘤骨出现,周围骨膜反应不成熟,软组织肿块边界较清,局限于骨质破坏周围,而骨髓炎软组织肿胀范围比较广。

2.尤因肉瘤

尤因肉瘤亦可见局限的软组织肿块,无明确的急性病史,无死骨及骨质增生。MRI 有助于区分软组织肿胀与软组织肿块。

二、化脓性关节炎

化脓性关节炎是化脓性细菌侵犯关节面引起的急性炎症。大多由金黄色葡萄球菌引起,其次为白色葡萄球菌、肺炎球菌和肠道杆菌。多见于儿童,好发于髋、膝关节。常见的感染途径有血行感染、邻近化脓性病灶直接蔓延、开放性关节损伤感染。

（一）临床表现与病理特征

急性期多突然发病,高热、寒战,儿童可有烦躁不安、呕吐与惊厥。病变关节迅速出现疼痛与功能障碍。局部红、肿、热、疼明显。关节常处于屈曲位。

早期为滑膜充血水肿,有白细胞浸润和浆液性渗出物;关节软骨没有破坏,如治疗及时,可不遗留任何功能障碍。病变继续发展,关节液内可见多量的纤维蛋白渗出,其附着于关节软骨上,阻碍软骨的代谢。白细胞释出大量的酶,可以协同对软骨基质进行破坏,使软骨发生断裂、崩溃与塌陷。病变进一步发展,侵犯关节软骨下骨质,关节周围亦有蜂窝织炎。病变修复后关节重度粘连,甚至发生骨性或纤维性强直,遗留严重关节功能障碍。

（二）MRI 表现

在出现病变后 1～2 周,X 线没有显示骨质改变之前,MRI 就可显示骨髓的水肿,关节间隙均匀一致性变窄。关节腔内长 T_1、长 T_2 信号,代表关节积液。在 T_1WI,积液信号比其他原因造成的关节积液的信号稍高,原因是关节积脓内含大分子蛋白物质。关节周围骨髓腔内及软组织内可见范围很广的长 T_1、长 T_2 信号,代表骨髓及软组织水肿。关节囊滑膜增厚,MRI 增强扫描时明显强化。

（三）鉴别诊断

1.关节结核

关节结核进展慢,病程长,破坏从关节边缘开始。如果不合并感染,一般无增生硬化。关节间隙一般为非均匀性狭窄,晚期可出现纤维强直,很少出现骨性强直。

2.类风湿关节炎

多发生于手足小关节,多关节对称受累,关节周围软组织梭形肿胀。关节面下及关节边缘处出现穿凿样骨质破坏,边缘硬化不明显。

三、骨与关节结核

骨与关节结核是一种慢性炎性疾病,绝大多数是继发于体内其他部位的结核,尤其是肺结核。结核分枝杆菌多经血行到骨或关节,停留在血管丰富的骨松质和负重大、活动多的关节滑膜内。脊柱结核发病率最高,占一半以上,其次是四肢关节结核,其他部位结核很少见。本病好发于儿童和青少年。

（一）临床表现与病理特征

病变进程缓慢,临床症状较轻。全身症状有低热、盗汗、乏力、消瘦、食欲缺乏,红细胞沉降率增加。早期的局部症状有疼痛、肿胀、功能障碍,无明显的发红、发热。后期可有冷脓肿形成,穿破后形成窦道,并继发化脓性感染。长期发病可导致发育障碍、骨与关节的畸形和严重的功能障碍。

骨与关节结核的最初病理变化是单纯性滑膜结核或骨结核,以后者多见。在发病最初阶段,关节软骨面完好。如果在早期阶段,结核病变被有效控制,则关节功能不受影响。如病变进一步发展,结核病灶便会破向关节腔,不同程度地损坏关节软骨,称为全关节结核。全关节结核必将后遗各种关节功能障碍。如全关节结核不能被控制,便会出现继发感染,甚至破溃产生瘘管或窦道,此时关节完全毁损。

（二）MRI 表现

1.长骨干骺端及骨干结核

MRI 主要显示结核性脓肿征象。脓肿周边可见薄层环状低信号,代表薄层硬化边或包膜;

内层为等 T_1、稍长 T_2 的环状信号,增强扫描时有强化,代表脓肿肉芽组织壁;中心区信号根据病变的病理性质不同而不同,大部分呈长 T_1、长 T_2 信号,由于内部为干酪样坏死组织,其在 T_1WI 信号强度高于液体信号,在 T_2WI 信号往往不均匀,甚至出现低信号;周围骨髓腔内及软组织内可见长 T_1、长 T_2 信号,代表水肿;有时邻近关节的病变可导致关节积液。

2.脊柱结核

MRI目前已被公认是诊断脊椎结核最有效的检查方法。病变椎体在 T_1WI 呈低信号,在 T_2WI 呈高信号。MRI显示椎旁脓肿比较清楚,在 T_1WI 呈低信号,T_2WI 呈高信号。脓肿壁呈等 T_1、等 T_2 信号,增强扫描时内部脓液不强化,壁可强化(图15-2)。

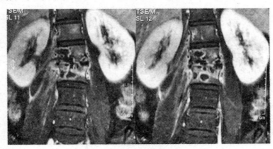

图 15-2　腰椎结核

脂肪抑制冠状面 T_1WI 增强扫描,椎体内多个低信号病灶,椎间隙破坏、狭窄,右侧腰大肌内可见较大结核性脓肿

(三)鉴别诊断

1.骨囊肿

好发于骨干干骺的中心,多为卵圆形透亮影,与骨干长轴一致,边缘清晰锐利,内无死骨。易并发病理性骨折。无骨折时常无骨膜反应。CT和MRI表现为典型的含液病变。

2.骨脓肿

硬化比较多,骨膜反应明显,发生于干骺端时极少累及骨骺,可形成窦道。

3.软骨母细胞瘤

骨骺为发病部位,可累及干骺端,但病变的主体在骨骺。可有软骨钙化,易与骨结核混淆,也可根据钙化的形态进行鉴别。病变呈等 T_1、混杂长 T_2 信号,增强扫描时病变呈实性强化。

4.脊柱感染

起病急,临床症状比较重,多为单个椎体受累,破坏进展快,骨修复明显。

5.脊柱转移瘤

转移瘤好发于椎弓根及椎体后部,椎间隙一般不变窄。可有软组织肿块,一般仅限于破坏椎体的水平,易向后突出压迫脊髓。MRI增强扫描有助于鉴别软组织肿块与椎旁脓肿。

（刘玉奇）

第三节　骨坏死 MR 诊断

骨坏死是指骨的活性成分(骨细胞、骨髓造血细胞及脂肪细胞)的病理死亡。在19世纪,骨坏死曾被误认为由感染引起。后来认识到骨坏死并非由细菌感染引起,故称无菌坏死;此后,人们认识到骨坏死与骨组织缺血有关,故改称无血管坏死,习惯称缺血坏死。根据其发生部位,通常把发生于骨端的坏死称为骨坏死,而发生于干骺端或骨干的坏死称为骨梗死。

一、临床表现与病理特征

病变发展比较缓慢,临床症状出现较晚。主要是关节疼痛肿胀、活动障碍、肌肉痉挛。最常见的发病部位是股骨头,好发于 30～60 岁的男性,可两侧同时或先后发病。患肢呈屈曲内收畸形,"4"字试验阳性。骨坏死最好发于股骨头,其次是股骨内外髁、胫骨平台、肱骨头、距骨、跟骨、舟骨。

骨自失去血供到坏死的时间不等,数天内可无变化,2～4 周内骨细胞不会完全死亡。骨坏死的病理改变为骨陷窝空虚,骨细胞消失。骨细胞坏死后,新生和增生的血管结缔组织或纤维细胞、巨噬细胞向坏死组织伸展,逐渐将其清除。结缔组织中新生的成骨细胞附着在骨小梁表面。软骨发生皱缩和裂缝,偶尔出现斑块状坏死。滑膜增厚,关节腔积液。病变晚期,坏死区骨结构重建,发生关节退变。

二、MRI 表现

(一)股骨头坏死

早期股骨头前上方出现异常信号,在 T_1WI 多为一条带状低信号(图 15-3), T_2WI 多呈内、外伴行的高信号带和低信号带,称之为双线征。偶尔出现三条高、低信号并行的带状异常信号,高信号居中,两边伴行低信号带,称之为三线征。条带状信号影包绕的股骨头前上部可见 5 种信号变化:正常骨髓信号,出现率最高,多见于早期病变;短 T_1、长 T_2 信号,罕见,出现于修复早期;长 T_1、长 T_2 信号,见于修复中期;长 T_1、短 T_2 信号,见于修复早期或晚期;混杂信号,以上信号混合出现,多见于病变中晚期。

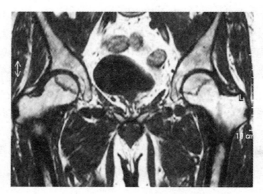

图 15-3　股骨头坏死
双髋关节 MRI,冠状面 T_1WI 显示双侧股骨头内线状低信号

(二)膝关节坏死

除病变部位和形状大小外,膝关节坏死 MRI 表现的信号特点与股骨头坏死相似。病变通常表现为膝关节面下大小不一的坏死区,线条样异常信号是反应带,常为三角形或楔形,在 T_1WI 呈低信号,而在反应带和关节面之间的坏死区仍表现为脂肪信号,即在 T_1WI 为高信号,在 T_2WI 呈现"双边征",内侧为线状高信号,代表新生肉芽组织,外侧为低信号带,代表反应性新生骨。

（三）肱骨头坏死

MRI 表现与股骨头坏死类似。

（四）跟骨坏死

信号改变与其他部位的缺血坏死无区别。常发生于跟骨后部，对称性发病比较常见。

（五）距骨坏死

分期和影像学表现与股骨头坏死相似。好发于距骨外上方之关节面下。

三、鉴别诊断

（一）一过性骨质疏松

MRI 虽可出现长 T_1、长 T_2 信号，但随诊观察时可恢复正常，不出现典型的双线征。

（二）滑膜疝

多发生于股骨颈前部，内为液体信号。

（三）骨岛

多为孤立的圆形硬化区，CT 密度较高，边缘较光滑。

（刘玉奇）

第四节　退行性骨关节病 MR 诊断

退行性骨关节病又称骨性关节炎，是关节软骨退变引起的慢性骨关节病，分原发和继发两种。前者是原因不明的关节软骨退变，多见于 40 岁以上的成年人，好发于承重关节，如脊柱、膝关节和髋关节等，常为多关节受累。后者多继发于外伤或感染，常累及单一部位，可发生于任何年龄，任何关节。

一、临床表现与病理特征

常见的症状是局部运动受限，疼痛，关节变形。病理改变早期表现为关节软骨退变，软骨表面不规则、变薄、出现裂隙，最后软骨完全消失，骨性关节面裸露。软骨下骨常发生相应变化，骨性关节面模糊、硬化、囊变，边缘骨赘形成。

二、MRI 表现

退行性骨关节病的首选检查方法为 X 线平片。MRI 可以早期发现关节软骨退变。在此重点讲述关节软骨退变的 MRI 表现。

在 T_2WI，关节软骨内出现灶状高信号是软骨变性的最早征象。软骨信号改变主要由于胶原纤维变性，含水量增多所致。软骨形态和厚度改变也见于退变的早期，主要是软骨体积减小。退变进一步发展，MRI 表现更为典型，软骨不同程度变薄，表面毛糙，灶性缺损、碎裂，甚至软骨下骨质裸露。相应部位的软骨下骨在 T_2WI 显示信号增高或减低，信号增高提示水肿或囊变，信号减低提示反应性纤维化或硬化。相关的其他 MRI 表现包括中心或边缘骨赘形成，关节积液及滑膜炎。

按照 Shahriaree 提出的关节软骨病变病理分级标准,可把软骨病变的 MRI 表现分级描述如下:0 级,正常;Ⅰ级,关节软骨内可见局灶性高信号,软骨表面光滑;Ⅱ级,软骨内高信号引起软骨表面不光滑,或软骨变薄、溃疡形成;Ⅲ级,软骨缺损,软骨下骨质裸露。

三、鉴别诊断

(一)软骨损伤

有明确的外伤史,可见局部软骨变薄或完全缺失。一般缺失的边界清晰锐利,有时发生软骨下骨折。在关节腔内可以找到损伤移位的软骨碎片或骨软骨碎片。

(二)感染性关节炎

在退行性变晚期,可出现骨髓水肿、关节积液及滑膜增厚等征象,需要与感染性关节炎鉴别。鉴别要点是明确有无感染的临床症状及化验结果;影像学上,感染性滑膜炎时滑膜增厚更明显,关节周围水肿及关节积液更明显,而退行性变时滑膜增厚、水肿及关节积液均相对较轻,但关节相对缘增生明显。

(刘玉奇)

第五节　骨肿瘤 MR 诊断

骨肿瘤的首选检查方法为 X 线平片。通过 X 线表现,结合典型的年龄和发病部位,大部分骨肿瘤可以正确诊断。有些病变在 X 线平片呈良性改变,且长期随访无进展,虽不能做出明确诊断,也仅仅需要 X 线平片随访观察。MRI 检查一般只用于侵袭性病变,且不能明确良恶性的患者,或用于已确诊的恶性病变,但需要明确病变的范围及其与周围血管神经的关系。骨肿瘤种类繁多,在此选择临床常见,且有 MRI 特征的几种骨肿瘤,描述如下。

一、软骨母细胞瘤

软骨母细胞瘤是一种软骨来源的良性肿瘤,发病率为 $1\%\sim3\%$,占良性肿瘤的 9%。软骨母细胞瘤好发于青少年或青壮年,发生于 $5\sim25$ 岁者占 90%,其中约 70% 发生于 20 岁左右。

(一)临床表现与病理特征

与大多数肿瘤一样,本病临床表现无特征。患者可无明显诱因出现疼痛、肿胀、活动受限或外伤后疼痛。

显微镜下病理观察,软骨母细胞瘤形态变化较大。瘤体由单核细胞及多核巨细胞混合组成,典型的单核瘤细胞界限清晰,胞质粉红色或透亮,核圆形、卵圆形,有纵向核沟。肿瘤内有嗜酸性软骨样基质,内有软骨母细胞,还可见不等量钙化,形成特征性的"窗格样钙化"。

(二)MRI 表现

软骨母细胞瘤多发生于长骨的骨骺内,可通过生长板累及干骺端,表现为分叶状的轻、中度膨胀性改变,边界清楚,有或无较轻的硬化边。在 MRI,肿瘤呈分叶状或无定形结构,内部信号多不均匀。这可能与软骨母细胞瘤含有较多的细胞软骨类基质和钙化以及病灶内的液体和(或)出血有关。病变在 T_1WI 多为中等和较低信号,在 T_2WI 呈低、中、高信号不均匀混杂,高信号主要由软骨母细胞瘤中含透明软骨基质造成(图 15-4)。周围骨髓及软组织内可见水肿是软骨母细胞瘤的一个特点。

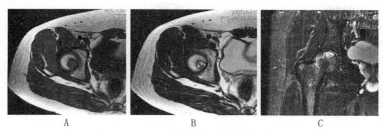

图 15-4 右股骨头软骨母细胞瘤

A.右髋关节轴面 T_1WI,右侧股骨头可见中等信号病灶,边界清晰,内部
信号均匀;B.右髋关节轴面 T_2WI,病灶内中、高信号混杂,高信号为透
明软骨基质;C.右髋关节冠状面压脂 T_2WI 可见周围髓腔少量水肿

(三)鉴别诊断

1.骨骺干骺端感染

结核好发于干骺端,由干骺端跨骺板累及骨骺,但病变的主体部分在干骺端,周围的硬化边在 T_1WI 和 T_2WI 呈低信号。骨脓肿好发于干骺端,一般不累及骨骺,在 T_1WI 囊肿壁呈中等信号,囊液呈低信号,可有窦道,MRI 表现也可类似骨结核。

2.骨巨细胞瘤

好发于 20~40 岁患者的骨端,根据年龄和部位两者不难鉴别。但是对发生于骨骺已闭合者的软骨母细胞瘤来说,有时易与骨巨细胞瘤混淆。鉴别要点是观察病变内是否有钙化。

3.动脉瘤样骨囊肿

软骨母细胞瘤继发动脉瘤样骨囊肿时,需与原发动脉瘤样骨囊肿鉴别。前者往往有钙化。

4.恶性骨肿瘤

发生于不规则骨的软骨母细胞瘤,生长活跃,有软组织肿块及骨膜反应时,需与恶性肿瘤鉴别。

二、动脉瘤样骨囊肿

动脉瘤样骨囊肿(ABC)约占所有骨肿瘤的 14%,好发于 30 岁以下的青年人,于长骨干骺端和脊柱多见,男女发病为 1.5:1。本病分为原发和继发两类。

(一)临床表现与病理特征

本病临床症状轻微,主要为局部肿胀疼痛,呈隐袭性发病。侵犯脊柱者,可引起局部疼痛,压迫神经时出现神经压迫症状。

组织学方面,ABC 似充满血液的海绵,由多个相互融合的海绵状囊腔组成,内部的囊性间隔由成纤维细胞、肌纤维母细胞、破骨细胞样巨细胞、类骨质和编织骨构成。

(二)MRI 表现

长骨干骺端多见,沿骨干长轴生长,病变膨胀明显,一般为偏心生长,边缘清晰,内部几乎为大小不等的囊腔样结构。尽管病变内各个囊腔的影像表现存在很大差异,但其内间隔和液-液平面仍能清晰显示(图 15-5)。ABC 内间隔和壁较薄,呈边缘清晰的低信号,这与其为纤维组织有关。囊腔内可见大小不等的液-液平面,在 T_1WI,液平上方的信号低于下方的信号;在 T_2WI,液平上方的信号高于下方的信号。

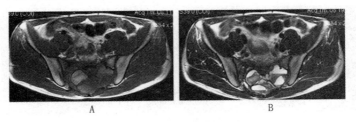

图 15-5　动脉瘤样骨囊肿

A.骶骨 MRI 轴面 T_1WI,骶骨可见多个囊腔,及数个大小不等的液-液平面,液平上方信号低于下方;B.横断面 T_2WI,液平面上方的信号高于下方信号

（三）鉴别诊断

1.骨囊肿

发病年龄和发病部位与 ABC 相似。但骨囊肿的膨胀没有 ABC 明显;内部常为均一的长 T_1、长 T_2 信号;除非合并病理骨折,否则内部不会有出血信号。ABC 内部为多发囊腔,常见多发液-液平面。

2.毛细血管扩张型骨肉瘤

肿瘤内部也可见大量的液-液平面,而且液-液平面占肿瘤体积的 90% 以上,因此需与 ABC 鉴别。鉴别要点是,X 线平片显示前者破坏更严重,进展快,MRI 清晰显示软组织肿块,如 X 线平片或 CT 显示瘤骨形成,提示毛细血管扩张型骨肉瘤可能性更大。

（王文文）

第六节　软组织肿瘤 MR 诊断

本节软组织定义为除淋巴造血组织、神经胶质、实质器官支持组织外的非上皮性骨外组织,包括纤维、脂肪、肌肉、脉管、滑膜和间皮等组织。它们均由中胚层衍生而来,故凡是源于上述组织的肿瘤均属于软组织肿瘤。软组织肿瘤的真正发病率不详,但良性软组织肿瘤至少是恶性软组织肿瘤的 10 倍。致病因素有基因、放疗、环境、感染、创伤等。

软组织肿瘤种类繁多,有些肿瘤虽不能确诊病变的病理学类型,但在鉴别良恶性方面有一定作用。主要的鉴别点包括肿瘤是否突破原有间隙的筋膜、肿瘤边界、肿瘤生长速度、肿瘤大小、肿瘤所在部位、肿瘤内部密度或信号的均匀程度（如有无液化坏死、出血、钙化、流空血管）等方面。部分软组织肿瘤有特征性 MRI 表现,诊断不难。在此主要列举一些 MRI 表现具有特征的软组织肿瘤。

一、脂肪瘤

脂肪瘤是源于原始间叶组织的肿瘤,是最常见的良性软组织肿瘤。

（一）临床表现与病理特征

脂肪瘤好发于 30～50 岁，女性多于男性，皮下表浅部位多见。临床常触及质软包块，一般无临床不适。病理方面，良性脂肪瘤几乎为成熟的脂肪组织，其内可有纤维性间隔，使肿瘤呈小叶状改变。瘤体内偶有灶状脂肪坏死、梗死、钙化。

（二）MRI 表现

瘤体边缘清晰，内部一般呈均匀的短 T_1、长 T_2 信号，在压脂图像呈低信号，与皮下脂肪信号改变相似。瘤内偶有薄的纤维间隔，呈线状低信号，其特点为间隔较薄，且厚薄均匀，没有壁结节（图 15-6）。增强扫描时病变无强化，间隔结构偶有轻度强化。

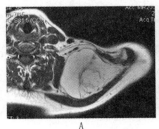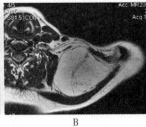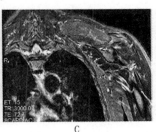

图 15-6　肩部脂肪瘤

A.左肩部横断面 T_1WI，可见边界清晰的高信号病灶，内部有薄的分隔；B.左肩部横断面 T_2WI，病变呈均匀高信号；C.左肩部冠状面压脂 T_2WI，病灶呈低信号，与周围脂肪信号改变类似

（三）鉴别诊断

脂肪瘤内存在纤维间隔时，需与高分化脂肪肉瘤鉴别。前者间隔较薄，厚薄均匀，无壁结节，增强扫描时无或仅有轻度强化；后者间隔较厚，厚薄不均，有壁结节，明显强化。

二、脂肪肉瘤

脂肪肉瘤是起源于脂肪组织的恶性肿瘤，是成人第二位常见的软组织恶性肿瘤。

（一）临床表现与病理特征

脂肪肉瘤多见于 50～60 岁的中老年人，男女比例约为 4：1，好发于大腿及腹膜后部位。临床上常触及肿块，边界不清，有压痛，活动度差，可有疼痛和功能障碍。显微镜下观察，脂肪肉瘤的共同形态学特征是存在脂肪母细胞，因胞质内含有一个或多个脂肪空泡，故瘤细胞呈印戒状或海绵状。大体病理观察，脂肪肉瘤边界清晰，但无包膜。

（二）MRI 表现

组织分化好的脂肪肉瘤以脂肪成分为主，在 T_1WI 及 T_2WI 均呈高信号，在压脂图像呈低信号。瘤体内部分隔较多、较厚，且厚薄不均，可有实性结节，增强扫描时可有强化。组织分化不良的脂肪肉瘤，其内含有不同程度的脂肪成分，对诊断脂肪肉瘤具有意义。如果病变不含脂肪成分，诊断脂肪肉瘤将很困难，因为肿瘤与其他软组织恶性肿瘤表现相似，呈长 T_1、长 T_2 信号，信号不均，内部可有更长 T_1、长 T_2 信号，代表病变内坏死区，瘤体边界不清晰，侵蚀邻近骨，增强扫描时病变明显强化，强化一般不均匀。

（三）鉴别诊断

1.良性脂肪瘤

分化良好的脂肪肉瘤需与脂肪瘤鉴别，鉴别要点见前文描述。

2.恶性纤维组织细胞瘤

分化不良的脂肪肉瘤,需要与恶性纤维组织细胞瘤鉴别。如 MRI 显示脂肪成分,可提示脂肪肉瘤诊断,如果未发现脂肪成分,则很难与恶性纤维组织细胞瘤鉴别,一般需要病理确诊。

三、神经源性肿瘤

神经源性肿瘤是外周神经常见的肿瘤之一,可单发或多发。多发者称为神经纤维瘤病,是一种复杂的疾病,同时累及神经外胚层及中胚层。

(一)临床表现与病理特征

神经鞘瘤可发生于任何年龄,以 20～50 岁常见,男女发病率差别不大,好发于四肢肌间。而神经纤维瘤以 20～30 岁多见,好发于皮下。外周神经源性肿瘤好发于四肢的屈侧和掌侧,下肢多于上肢。临床上常触及无痛性肿块,沿神经长轴分布。伴发神经纤维瘤病时,皮肤可有咖啡斑。

恶性神经源性肿瘤肿块往往较大,有疼痛及神经系统症状,如肌力减弱,感觉丧失等。肿瘤细胞排列成束,内部出血、坏死常见,异型性区域占 10%～15%,局部可出现成熟的软骨、骨、横纹肌、肉芽组织或上皮成分。大部分恶性神经源性肿瘤为高分化肉瘤。

神经鞘瘤呈梭形,位于神经的一侧,把神经挤压到另一侧,被神经鞘膜包绕。镜下分为Antoni A、B 两区,A 区瘤细胞丰富,梭形,呈栅栏状排列,或呈器官样结构,B 区以丰富的血管、高度水肿和囊变为特征,两者混杂于肿瘤中,两者的比例在不同患者中也有不同。肿瘤较大时常出现液化、坏死、钙化、纤维化等退行性改变。

神经纤维瘤呈梭形,位于神经鞘膜内,与正常神经混合成一块,无法分离。神经纤维瘤由交织成网状的、比较长的细胞组成,含有大量的胶原纤维,囊变区没有神经鞘瘤明显。

(二)MRI 表现

神经源性肿瘤主要沿神经走行,一般呈梭形。在 T_1WI,瘤体多为信号均匀或轻度不均匀,信号强度等于或稍低于肌肉。在 T_2WI,瘤体可为中度或明显高信号,轻度不均匀。良性神经源性肿瘤的信号不均匀(图 15-7),反映了肿瘤内细胞密集区与细胞稀疏区共存以及肿瘤内部囊变及出血改变。

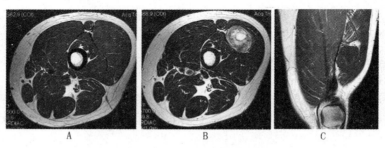

图 15-7　下肢神经源性肿瘤

A.横断面 T_1WI,瘤体信号强度接近肌肉信号,轻度不均匀;B.横断面 T_2WI,病变呈不均匀高信号,可见"靶征";C.冠状面 T_1WI,瘤体中心可见更低信号区

神经源性肿瘤有时可见相对特征性的 MRI 表现,即于 T_2WI 出现"靶征"。组织学上,靶缘区为结构较疏松的黏液样基质,在 T_2WI 呈高信号;靶心为肿瘤实质区,含有大量紧密排列的肿瘤细胞及少许纤维和脂肪,在 T_2WI 呈等信号;Gd-DTPA 增强扫描时,靶中心显著强化,信号强

度高于靶缘区。有时,中心出现不规则强化,而周边出现不规则环状未强化区,这种表现类似"靶征"。不同的是,中心肿瘤实质区不规则,不呈圆形。

肿瘤多发者可在神经周围簇状分布,或沿神经形成串珠样改变。另外,由于神经源性肿瘤起源于神经,在其两端可见增粗的神经与其相连。后者在压脂 T_2WI 呈高信号,增强扫描时出现中度强化,这种位于肿瘤两端且增粗的神经称为"鼠尾征"。

(三)鉴别诊断

(1)神经鞘瘤与神经纤维瘤:单凭 MRI 表现很难鉴别。如果发生于大的神经,可根据病变与神经的关系进行鉴别。神经鞘瘤在神经的一侧偏心生长,而神经纤维瘤与正常神经混杂在一块生长,无法分割。

(2)良性神经源性肿瘤与恶性神经源性肿瘤的鉴别:恶性神经鞘瘤体积更大(>5 cm),血供更丰富,强化更明显,中心坏死更明显,边界不清,可侵犯邻近骨质,生长迅速。

(3)恶性神经源性肿瘤与其他恶性肿瘤的鉴别主要根据肿瘤与神经的位置关系鉴别。

四、血管瘤和血管畸形

血管瘤和血管畸形是软组织常见的良性血管疾病,占软组织良性占位病变的 7% 左右。两者发病机制不清。

(一)临床表现与病理特征

实际上在儿童时期病变已存在。临床表现可为局限性疼痛或压痛,体检见暗青色软组织肿块,触之柔软如海绵状,压之可褪色和缩小。大体病理组织见色灰红、质韧,有小叶状突起,表面光滑,境界清楚,无包膜,切面呈实质状,压迫后不退缩。光镜下可见增殖期血管内皮细胞肥大,不同程度的增生,在增生活跃处血管腔不明显,在增生不活跃处可以看到小的血管腔。它们被纤细的纤维组织分隔,形成小叶状结构。

(二)MRI 表现

局部血管畸形或血管瘤一般位于比较表浅的部位。但也可累及深部结构,如骨骼肌肉系统,深部血管瘤通常位于肌肉内。病灶可单发或多发,呈结节状或弥漫性生长,绝大多数无包膜。在 T_2WI,血管瘤呈葡萄状高信号,这是由于海绵状或囊状血管间隙含静止的血液;间隙内也可出现液-液平面;内部可见斑点状或网状低信号,代表纤维组织、快流速的血流或局灶性钙化;血栓区可呈环状低信号,类似静脉石。在 T_1WI,血管瘤呈中等信号,有些血管瘤周边可见高信号,代表病变内脂肪(图 15-8)。

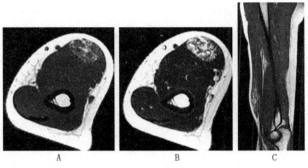

图 15-8 上肢血管瘤

A.右肘关节横断面 T_1WI,皮下软组织内可见中等信号病灶,其内混杂脂肪高信号;B.右肘关节横断面 T_2WI,病灶呈不均匀高信号;C.右肘关节冠状面增强扫描 T_1WI,病灶呈不均匀中等程度强化

在增强扫描时,血管畸形表现为强弱不等的不均匀强化;血管瘤则强化明显,呈被线状低信号分隔的分块状、片状强化。

（三）鉴别诊断

1.脂肪瘤

血管瘤或血管畸形中可存在脂肪组织,因此需与脂肪瘤鉴别。脂肪瘤形态多规则,圆形或卵圆形,有包膜,在 T_1WI、T_2WI 均呈边界清晰的高信号,其内可有分隔,增强扫描无强化;压脂像呈低信号,与皮下脂肪同步变化。血管瘤形态多不规则或弥漫生长,无明确分界,脂肪组织弥散分布于病变内。

2.血管脂肪瘤

好发于青少年,位于皮下,大部分多发,体积比较小,有包膜,边界清晰,内含脂肪组织及小的毛细血管。因此,MRI 信号不均匀,呈短 T_1、长 T_2 信号,内含中等 T_1、长 T_2 信号结构,代表血管成分,这些区域在压脂 MR 图像呈高信号。

（王文文）

第十六章

肝胆疾病超声诊断

第一节　肝囊性病变超声诊断

一、肝囊肿

(一)病理与临床表现

非寄生虫性肝囊肿发病率为 1.4%～5.3%，女性发病多于男性，分为先天性和后天性两类。一般所指的肝囊肿为先天性肝囊肿，又称真性囊肿。其发病原因多数学者认为在胚胎发育期，肝内局部胆管或淋巴管因炎症上皮增生阻塞导致管腔分泌物潴留，逐步形成囊肿；或因肝内迷走胆管与淋巴管在胚胎期的发育障碍所致。

肝囊肿的病理类型分为：血肿和退行性囊肿、皮样囊肿、淋巴囊肿、内皮细胞囊肿、潴留性囊肿和囊性肿瘤。囊肿呈卵圆形、壁光滑，囊腔为单房或多房性。体积大小相差悬殊，小者囊液仅数毫升，大者含液量可达 1 000 mL 以上。囊液清亮，呈中性或碱性，有的可含有胆汁。囊肿周围的肝实质常见压迫性萎缩。其并发症包括感染、坏死、钙化和出血。

临床表现：囊肿较小者可长期甚至终生无症状。随着囊肿的逐渐增大，可出现邻近脏器的压迫症状，上腹部不适、饱胀，甚至隐痛、恶心与呕吐。亦可出现上腹部包块，肝大、腹痛和黄疸。囊肿破裂、出血、感染时出现相应的症状体征。

(二)超声影像学表现

(1)典型肝囊肿声像图特点：肝实质内圆形或卵圆形无回声区；包膜光整，壁薄光滑，呈高回声，与周围肝组织边界清晰；侧壁回声失落，后壁及后方回声增高(图 16-1)。

(2)多房性者表现为囊腔内纤细的条状分隔；体积较大囊肿合并感染出血时，囊腔内出现弥漫性点状弱回声，亦可分层分布，变动体位时回声旋动，囊壁可增厚，边缘不规则。

(3)囊肿较小者肝脏形态大小及内部结构无明显改变。较大者可引起肝轮廓增大，局部形态改变，肝组织受压萎缩，周边血管及胆管可呈压迫征象，囊肿巨大时可造成相邻器官的推挤征象。

(4)CDFI：囊肿内部无血流信号显示，囊肿较大周边血管受压时可出现彩色血流，速度增快。

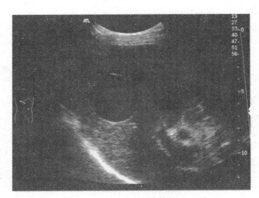

图 16-1　肝囊肿

（三）鉴别诊断

1.正常血管横断面

正常血管横断面虽呈圆形无回声区，但后方增高效应不明显，变换扫查角度则表现为管状结构，CDFI 显示彩色血流，即可与囊肿区别。

2.肝癌液化

具有分泌功能的腺癌肝转移及原发性肝癌液化，可为单个液区，亦可为不规则状无回声区，其中常有组织碎片和细胞沉渣产生的斑点状回声，外周为厚而不规则的实质性结构，可与肝囊肿鉴别。

3.肝包虫病

肝包虫病单纯囊型与肝囊肿单凭声像图区别有一定困难，除前者立体感较强，壁较单纯性囊肿为厚外，还应结合患者有疫区居住史，包虫病皮试或间接荧光抗体试验（IFAT）鉴别。

4.腹部囊性肿块

巨大孤立性肝囊肿应注意与肠系膜囊肿、先天性胆总管囊肿、胆囊积水、胰腺囊肿、肾囊肿、右侧肾积水及卵巢囊肿等相鉴别。

二、多囊肝

（一）病理与临床表现

多囊肝是一种先天性肝脏囊性病变，具家族性和遗传性。由于胚胎时期发育过剩的群集小胆管的扩张所致。常并发肾、脾、胰等内脏器官多囊性改变。囊肿在肝内弥漫分布、大小不一，直径仅数毫米至十几厘米，绝大多数累及全肝，有的可仅累及某一肝叶。囊壁菲薄，囊液清亮或微黄，囊肿之间的肝组织可以正常。

临床表现：多数患者无症状，可在 35～50 岁出现体征，部分患者可伴肝区痛及黄疸，肝大及扪及右上腹包块。

（二）超声影像学表现

（1）肝脏体积普遍增大，形态不规则，肝包膜凹凸不平似波浪状。

（2）肝实质内布满大小不等的圆形或类圆形无回声区，其大小相差悬殊，较大者囊壁薄而光滑，后方回声增强，囊肿之间互不连通。实质内微小囊肿壁则呈"等号"状高回声。严重者肝内正常管道结构及肝实质显示不清（图 16-2）。

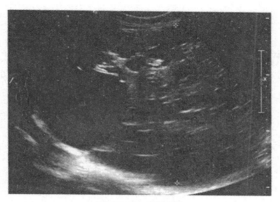

图 16-2 多囊肝

（3）轻型多囊肝，显示肝内有较多数目的囊肿回声，直径大小以 2～5 cm 多见，肝脏轻至中度肿大，形态无明显改变，肝内管道结构可以辨认，囊肿间可有正常肝组织显示。

（4）肾脏或脾脏可有相应的多囊性声像图表现。

（三）鉴别诊断

1.多发性肝囊肿

多发性肝囊肿与较轻的多囊肝不易区别，可试从以下几点鉴别：①多发性肝囊肿为单个散在分布，数目较少；②肝大不如多囊肝明显，囊肿之间为正常肝组织；③不合并其他脏器的多囊性病变。

2.先天性肝内胆管囊状扩张症（Caroli 病）

为节段性肝内胆管囊状扩张，显示肝区内大小不等的圆形或梭形无回声区，与多囊肝的鉴别点：①扩张的肝内胆管呈囊状或柱状，追踪扫查可见无回声区相互沟通；②无回声区与肝外胆管交通，且常伴胆总管的梭形扩张；③多有右上腹痛、发热及黄疸病史；④必要时超声导向穿刺及造影检查可以确诊。

3.先天性肝纤维化

先天性肝纤维化多见于婴幼儿，有家族遗传倾向，可合并肝内胆管扩张和多发性囊肿。声像图显示肝脏除囊性无回声区外，其余部分肝实质呈肝硬化表现；脾大及门静脉高压表现。

三、肝脓肿

（一）病理与临床表现

肝脓肿可分为细菌性肝脓肿和阿米巴肝脓肿两大类。

1.细菌性肝脓肿

最常见的病原菌是大肠埃希菌和金黄色葡萄球菌，其次为链球菌，有些则为多种细菌的混合感染。主要感染途径为：①胆管系统梗阻和炎症；②门静脉系统感染；③败血症后细菌经肝动脉进入肝脏；④肝脏周围邻近部位和脏器的化脓性感染，细菌经淋巴系统入肝；⑤肝外伤后感染；⑥隐源性感染，约 30% 的患者找不到原发灶，可能为肝内隐匿性病变，当机体抵抗力减弱时发病，有报道此类患者中约 25% 伴有糖尿病。

化脓性细菌侵入肝脏后，引起炎性反应，可形成散在的多发性小脓肿；如炎症进一步蔓延扩散，肝组织破坏，可融合成较大的脓肿。血源性感染者常为多发性，病变以右肝为主或累及全肝；感染来自胆管系统的脓肿多与胆管相通，为多发性，很少出现较大的脓肿或脓肿穿破现象；肝外伤后血肿感染和隐源性脓肿多为单发性。如肝脓肿未得到有效控制,可向膈下、腹腔、胸腔穿破。

2.阿米巴性肝脓肿

由溶组织阿米巴原虫引起,是阿米巴疾病中最常见的肠外并发症之一。阿米巴原虫多经门静脉进入肝脏,于门静脉分支内发生栓塞,引起局部组织缺血、坏死,同时产生溶组织酶,造成局部肝细胞的溶解破坏,形成多个小脓肿,进而相互融合形成较大的脓肿。病变大多数为单发性,90%以上发生于肝右叶,并以肝顶部为多。脓肿可向横膈、胸膜腔、气管内浸润,破溃而造成膈下、胸腔及肺脓肿。

临床表现:多见于青壮年男性,患者出现发热、寒战,呈弛张热型,肝区疼痛及胃肠道反应症状。体质虚弱、贫血,部分患者出现黄疸、肝大、右侧胸壁饱满、肋间隙增宽、触痛等。

(二)超声影像学表现

肝脓肿的病理演变过程,反映在声像图上可有以下表现。

(1)肝脓肿早期:病灶区呈炎性反应,充血水肿、组织变性坏死尚未液化。肝实质内显示一个或多个类圆形或不规则状低回声或回声增高团块;与周围组织境界清楚,亦可模糊不清;肝内血管分布可以无明显变化;CDFI可显示内部有点状或条状搏动性彩色血流,脉冲多普勒呈动脉血流,阻力指数≤0.55(图16-3)。

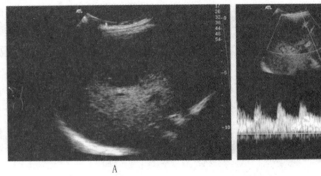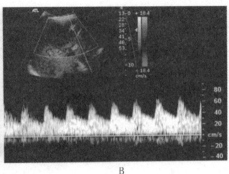

图 16-3　细菌性肝脓肿

A.肝右叶低回声不均质团块;B.CDFI 显示条状血流,PD 测及动脉血流频谱,RI=0.55

(2)脓肿形成期:坏死组织液化、脓肿形成,显示肝实质内囊性肿块。壁厚而不均,内壁粗糙如虫蚀状;脓液稀薄时呈无回声,伴有稀疏细小点状强回声;较大脓腔未完全融合时,有不规则间隔;脓液黏稠含有坏死组织碎片的无回声区内出现密集细小点状强回声,其中散在不规则斑片状或索带状回声,并随体位改变旋动,伴有产气杆菌感染时,脓腔前壁后方有气体高回声;脓肿后方回声增高。

(3)慢性肝脓肿壁显著增厚,内壁肉芽组织增生,无回声区缩小,脓腔内坏死组织积聚,表现为类似实质性的杂乱高回声。脓肿壁钙化时,呈弧形强回声,后伴声影。

(4)伴随征象:肝脏局部肿大或形态改变,脓肿靠近膈面时,可致膈肌局限性抬高,活动受限;或出现右侧胸腔积液;脓肿周围管状结构受压移位;感染源自胆管者可发现胆管阻塞和感染的相应表现。

(三)鉴别诊断

1.不同类型肝脓肿的鉴别

细菌性肝脓肿与阿米巴肝脓肿的治疗原则不同,两者应予鉴别,阿米巴肝脓肿起病常较缓

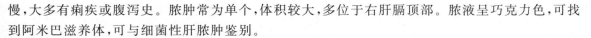

慢,大多有痢疾或腹泻史。脓肿常为单个,体积较大,多位于右肝膈顶部。脓液呈巧克力色,可找到阿米巴滋养体,可与细菌性肝脓肿鉴别。

2.肝癌

肝脓肿早期未液化时呈实质性回声,与肝细胞癌的表现类似。但后者外周可有完整的低回声晕环绕,CDFI检出动脉血流。肝脓肿形成后应与转移性肝肿瘤相区别,腺癌肝脏转移灶多呈"牛眼"征,液化区后方回声不增高或出现衰减。同时应结合临床资料,并在短期内随访观察做出鉴别,必要时应做超声导向穿刺细胞学及组织学检查。

肝内透声较强的转移性肿瘤,如淋巴瘤、平滑肌肉瘤等可与脓肿混淆。鉴别主要依靠病史、实验室检查和诊断性穿刺。

3.其他肝脏占位病变

肝脓肿液化完全、脓液稀薄者需与肝囊肿鉴别。肝囊肿壁薄光滑,侧壁回声失落;肝包虫囊肿内有条状分隔及子囊,边缘可见钙化的强回声及声影;肝脓肿壁较厚,内壁不整,声束散射回声无方向依赖,囊壁显示清晰。同时病史亦完全不同。

4.胰腺假性囊肿

较大的胰腺假性囊肿可使肝左叶向上移位,易误为肝脓肿。应多切面扫查,判断囊肿与周围脏器的关系,并让患者配合深呼吸时根据肝脏与囊肿运动不一致的特点做出鉴别。

(张远媛)

第二节　肝弥漫性病变超声诊断

肝脏弥漫性病变为一笼统的概念,是指多种病因所致的肝脏实质弥漫性损害。常见病因有病毒性肝炎、药物性肝炎、化学物质中毒、血吸虫病、肝脏淤血、淤胆、代谢性疾病、遗传性疾病、自身免疫性肝炎等。上述病因均可引起肝细胞变性、坏死,肝脏充血、水肿、炎症细胞浸润,单核吞噬细胞系统及纤维结缔组织增生等病理变化,导致肝功能损害和组织形态学变化。肝脏弥漫性病变的声像图表现,可在一定程度上反映其病理形态学变化,但是对于诊断而言,大多数肝脏弥漫性病变声像图表现缺乏特异性,鉴别诊断较为困难,需结合临床资料及相关检查结果进行综合分析。

一、病毒性肝炎

(一)病理与临床概要

病毒性肝炎是由不同类型肝炎病毒引起,以肝细胞的变性、坏死为主要病变的传染性疾病。按病原学分类,目前已确定的病毒性肝炎有甲型、乙型、丙型、丁型、戊型肝炎5种,通过实验诊断排除上述类型肝炎者称非甲至戊型肝炎。各型病毒性肝炎临床表现相似,主要表现为乏力、食欲减退、恶心、厌油、肝区不适、肝脾大、肝功能异常等,部分患者可有黄疸和发热。甲型和戊型多表现为急性感染,患者大多在6个月内恢复;乙型、丙型和丁型肝炎大多呈慢性感染,少数病例可发展为肝硬化或肝细胞癌,极少数呈重症经过。因临床表现相似,需依靠病原学诊断才能确定病因。

病毒性肝炎的临床分型:①急性肝炎;②慢性肝炎;③重型肝炎;④淤胆型肝炎;⑤肝炎后肝硬化。

病毒性肝炎的基本病理改变包括肝细胞变性、坏死,炎症细胞浸润,肝细胞再生,纤维组织增生等。其中,急性肝炎主要表现为弥漫性肝细胞变性、坏死,汇管区可见炎症细胞浸润,纤维组织增生不明显;慢性肝炎除炎症坏死外,还有不同程度的纤维化;重型肝炎可出现大块或亚大块坏死;肝硬化则出现典型的假小叶改变。

(二)超声表现

1.急性病毒性肝炎

(1)二维超声。①肝脏:肝脏不同程度增大,肝缘角变钝;肝实质回声均匀,呈密集细点状回声(图16-4A);肝门静脉管壁、胆管壁回声增强。②脾:脾大小正常或轻度增大。③胆囊:胆囊壁增厚、毛糙,或水肿呈"双边征",胆汁透声性差,胆囊腔内可见细弱回声;部分病例胆囊腔缩小,或胆囊暗区消失呈类实性改变(图16-4A)。④其他:肝门部或胆囊颈周围可见轻度肿大淋巴结(图16-4B)。

(2)彩色多普勒超声:有研究报道,肝动脉收缩期、舒张期血流速度可较正常高。

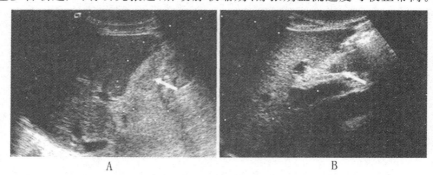

图16-4　急性病毒性肝炎

二维超声显示肝实质回声均匀,呈密集细点状回声,胆囊缩小,胆囊壁增厚,
胆囊腔暗区消失呈类实性改变(A,↑);肝门部淋巴结轻度肿大(B,↓)

2.慢性病毒性肝炎

(1)二维超声。①肝脏:随肝脏炎症及纤维化程度不同,可有不同表现,轻者声像图表现类似正常肝脏,重者声像图表现与肝硬化接近,肝脏大小多无明显变化;肝脏炎症及纤维化较明显时,肝实质回声增粗、增强,呈短条状或小结节状,分布不均匀,肝表面不光滑(图16-5A);肝静脉及肝门静脉肝内分支变细及管壁不平整。②脾脏:脾可正常或增大(图16-5B),增大程度常不及肝硬化,脾静脉直径可随脾增大而增宽。③胆囊:胆囊壁可增厚、毛糙,回声增强,容易合并胆囊结石、息肉样病变等。

(2)彩色多普勒超声:随着肝脏损害程度加重,特别是肝纤维化程度加重,肝门静脉主干直径逐渐增宽,血流速度随之减慢;肝静脉变细,频谱波形趋于平坦;脾动、静脉血流量明显增加。

3.重型病毒性肝炎

(1)二维超声。①肝脏:急性重型病毒性肝炎,肝细胞坏死明显时,肝脏体积可缩小,形态失常,表面欠光滑或不光滑(图16-6A),实质回声紊乱,分布不均匀,肝静脉逐渐变细甚至消失;亚急性重型病毒性肝炎,如肝细胞增生多于坏死,则肝脏缩小不明显;慢性重型病毒性肝炎的声像表现类似慢性肝炎,如在肝硬化基础上发生重症肝炎,则声像图具有肝硬化的特点。②胆囊:胆囊可增大,胆囊壁水肿增厚,胆汁透声性差,可见类实性回声(图 16-6A)。③脾脏:可增大或不大。④腹水(图 16-6A)。

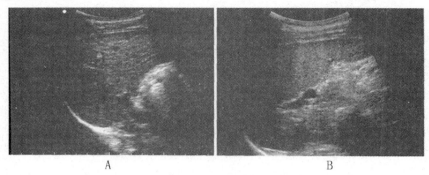

图 16-5　慢性病毒性肝炎

二维超声显示肝表面不光滑,肝实质回声增粗呈短条状,分布不均匀,
肝内血管显示欠佳(A);脾增大,下缘角变钝,脾实质回声均匀(B)。肝
穿刺活检病理:慢性乙型肝炎 G3/S3(炎症 3 级/纤维化 3 期)

(2)彩色多普勒超声:重型病毒性肝炎患者较易出现肝门静脉高压表现,如附脐静脉重新开放(图 16-6B),肝门静脉血流速度明显减低或反向等。

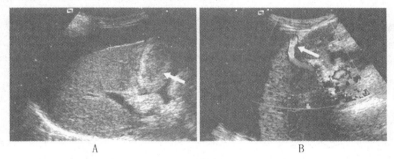

图 16-6　重型病毒性肝炎

二维超声显示肝脏形态失常,右肝缩小,肝表面欠光滑,肝实质回声增粗,分布
均匀,胆囊壁增厚,不光滑,胆囊腔内充满类实性回声(A↑),后方无声影,肝前
间隙见液性暗区(A);CDFI 显示附脐静脉重开,可见出肝血流显示(B↑)

4.其他

淤胆型肝炎声像图表现无特异性。肝炎后肝硬化超声表现见肝硬化。

(三)诊断与鉴别诊断

病毒性肝炎主要需与下列疾病鉴别。

(1)淤血肝:继发于右心功能不全,声像图显示肝大,肝静脉及下腔静脉扩张,搏动消失,血流速度变慢或有收缩期反流,肝门静脉一般不扩张。急、慢性肝炎肝脏可增大,肝静脉及下腔静脉无扩张表现,且慢性肝炎及肝炎后肝硬化者多数肝静脉变细。

(2)脂肪肝:肝大,肝缘角变钝,肝实质回声弥漫性增强,但光点细密,并伴有不同程度的回声衰减,肝内管道结构显示模糊,肝门静脉不扩张。

(3)血吸虫性肝病:患者有流行区疫水接触史,声像图显示肝实质回声增强、增粗,分布不均匀,以汇管区回声增强较明显,呈较具特征性的网格状或地图样改变。

(4)药物中毒性肝炎:由于毒物影响肝细胞代谢和肝血流量,导致肝细胞变性、坏死。声像图显示肝脏增大,肝实质回声增粗、增强,分布欠均匀,与慢性病毒性肝炎类似,鉴别诊断需结合临床病史及相关实验室检查结果综合分析。

(5)酒精性肝炎:声像图表现可与病毒性肝炎类似,诊断需结合临床病史特别是饮酒史。

二、肝硬化

(一)病理与临床概要

肝硬化是一种常见的由不同原因引起的肝脏慢性、进行性、弥漫性病变。肝细胞变性、坏死,炎症细胞浸润,继而出现肝细胞结节状再生及纤维组织增生,致肝小叶结构和血液循环途径被破坏、改建,形成假小叶,使整个肝脏变形、变硬而形成肝硬化。

根据病因及临床表现的不同有多种临床分型。我国最常见为门脉性肝硬化,其次为坏死后性肝硬化以及胆汁性、淤血性肝硬化等。肝硬化按病理形态又可分为小结节型、大结节型、大小结节混合型。门脉性肝硬化主要病因有慢性肝炎、酒精中毒、营养缺乏和毒物中毒等,主要属小结节型肝硬化,结节最大直径一般不超过 1 cm。坏死后性肝硬化多由亚急性重型肝炎、坏死严重的慢性活动性肝炎、严重的药物中毒发展而来,属于大结节及大小结节混合型肝硬化,结节大小悬殊,直径为 0.5～1 cm,最大结节直径可达6 cm。坏死后性肝硬化病程短,发展快,肝功能障碍明显,癌变率高。

肝硬化的主要临床表现:代偿期多数患者无明显不适或有食欲减退、乏力、右上腹隐痛、腹泻等非特异性症状,肝脏不同程度增大,硬度增加,脾轻度增大或正常。失代偿期上述症状更明显,并出现腹水、脾增大、食管-胃底静脉曲张等较为特征性表现,晚期有进行性黄疸、食管静脉曲张破裂出血、肝性脑病等。

(二)超声表现

1.肝脏大小、形态

肝硬化早期肝脏可正常或轻度增大。晚期肝形态失常,肝脏各叶比例失调,肝脏缩小,以右叶为著(图 16-7);左肝和尾状叶相对增大,严重者肝门右移。右叶下缘角或左叶外侧缘角变钝。肝脏活动时的顺应性及柔软性降低。

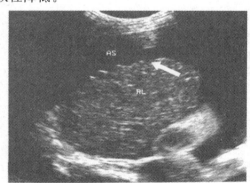

图 16-7　肝硬化

二维超声显示右肝(RL)缩小,形态失常,肝表面呈锯齿状(↑),肝实质回声增粗,
分布不均匀,肝内血管显示不清,肝静脉变细;肝前间隙见液性暗区(AS)

2.肝表面

肝表面不光滑,凹凸不平,呈细波浪、锯齿状(图 16-7)、大波浪状或凸峰状。用 5 MHz 或 7.5 MHz高频探头检查,显示肝表面更清晰,甚至可见细小的结节。有腹水衬托时,肝表面改变亦更清晰。

3.肝实质回声

肝实质回声弥漫性增粗、增强,分布不均匀,部分患者可见低回声或等回声结节(图 16-8)。

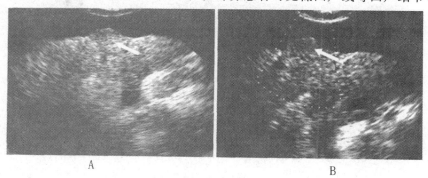

图 16-8　肝硬化结节

二维超声显示肝缩小,肝表面凹凸不平,右肝前叶肝包膜下一稍低回声结节,向肝外突出,结节边界不清,内部回声均匀(A↑);CDFI 显示等回声结节内部无明显血流显示(B↑)

4.肝静脉

早期肝硬化肝内管道结构无明显变化。后期由于肝内纤维结缔组织增生、肝细胞结节状再生和肝小叶重建挤压管壁较薄的肝静脉,致肝静脉形态失常,管径变细或粗细不均,走行迂曲,管壁不光滑,末梢显示不清。CDFI 显示心房收缩间歇期肝静脉回心血流消失,多普勒频谱可呈二相波或单相波,频谱低平,可能与肝静脉周围肝实质纤维化和脂肪变性使静脉的顺应性减低有关。

5.肝门静脉改变及门静脉高压征象

(1)肝门静脉系统内径增宽,主干内径>1.3 cm,随呼吸内径变化幅度小或无变化,CDFI 显示肝门静脉呈双向血流或反向血流,肝门静脉主干血流反向是肝门静脉高压的特征性表现之一。肝门静脉血流速度减慢,血流频谱平坦,其频谱形态及血流速度随心动周期、呼吸、运动和体位的变化减弱或消失。

(2)侧支循环形成:也是肝门静脉高压的特征性表现之一。

附脐静脉开放:肝圆韧带内或其旁出现无回声的管状结构,自肝门静脉左支矢状部向前、向下延至脐,部分附脐静脉走行可迂曲(图 16-9A),CDFI 显示为出肝血流(图 16-9B),多普勒频谱表现为肝门静脉样连续带状血流。

胃冠状静脉(胃左静脉)扩张、迂曲,内径>0.5 cm。肝左叶和腹主动脉之间纵向或横向扫查显示为迂曲的管状暗区或不规则囊状结构,CDFI 显示其内有不同方向的血流信号充填(图 16-10),为肝门静脉样血流频谱。胃冠状静脉是肝门静脉主干的第 1 个分支,肝门静脉压力的变化最先引起胃冠状静脉压力变化,故胃冠状静脉扩张与肝门静脉高压严重程度密切相关。

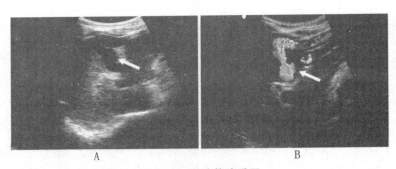

图 16-9　附脐静脉重开

二维超声显示附脐静脉迂曲扩张,自肝门静脉左支矢状
部行至肝外腹壁下(A↑);CDFI 显示为出肝血流(B↑)

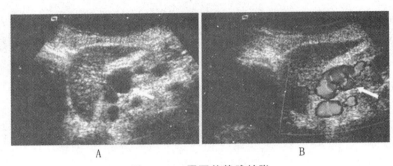

图 16-10　胃冠状静脉扩张

二维超声显示胃冠状静脉呈囊状扩张,边界清晰(A↑);CDFI
显示暗区内红蓝相间不同方向的彩色血流信号(B↑)

　　脾肾侧支循环形成:脾脏与肾脏之间出现曲管状或蜂窝状液性暗区,可出现在脾静脉与肾静脉之间、脾静脉与肾包膜之间或脾包膜与肾包膜之间,呈肝门静脉样血流频谱。

　　脾胃侧支循环形成:脾静脉与胃短静脉之间的交通支,表现为脾上极内侧迂曲管状暗区或蜂窝状暗区(图 16-11),内可探及门静脉样血流频谱。

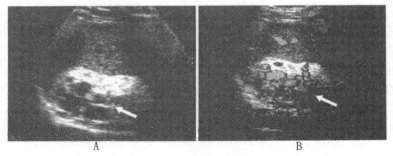

图 16-11　胃底静脉扩张

二维超声显示脾上极内侧相当于胃底部蜂窝状暗区(A↑);CDFI 显示暗区内充满血流信号(B↑)

　　(3)脾脏增大,长度>11 cm,厚度>4 cm(男性)、>3.5 cm(女性),脾实质回声正常或增高。如有副脾者亦随之增大。脾静脉迂曲、扩张,内径>0.8 cm(图 16-12)。

　　(4)肠系膜上静脉扩张,内径>0.7 cm,部分可呈囊状扩张。

　　(5)腹水:多表现为透声性好的无回声区。少量腹水多见于肝周或盆腔;大量腹水则可在肝周、肝肾隐窝、两侧腹部、盆腔见大片液性暗区,肠管漂浮其中。如合并感染,液性暗区内可见细弱回声漂浮或纤细光带回声。

(6)肝门静脉血栓及肝门静脉海绵样变。

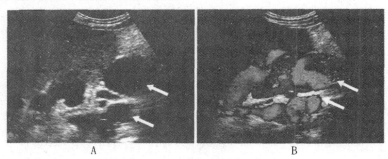

图 16-12　脾静脉瘤样扩张

二维超声显示脾门区血管迂曲扩张,部分呈囊状改变(A↑);

CDFI 显示扩张管腔内充满彩色血流信号(B↑)

6.胆囊

胆囊壁增厚、毛糙,回声增强。肝门静脉高压时,胆囊静脉或淋巴回流受阻,胆囊壁可明显增厚呈"双边"征。

(三)不同类型肝硬化特点及超声表现

1.门脉性肝硬化及坏死后性肝硬化

以上述超声表现为主。

2.胆汁性肝硬化

胆汁性肝硬化的发生与肝内胆汁淤积和肝外胆管长期梗阻有关。前者多由肝内细小胆管疾病引起胆汁淤积所致,其中与自身免疫有关者,称原发性胆汁性肝硬化,较少见。后者多继发于炎症、结石、肿瘤等病变引起肝外胆管阻塞,称为继发性胆汁性肝硬化,较多见。主要病理表现为肝大,呈深绿色,边缘钝,硬度增加,表面光滑或略有不平。主要临床表现为慢性梗阻性黄疸和肝脾大,皮肤瘙痒,血清总胆固醇及 ALP、GGT 显著增高。晚期可出现肝门静脉高压和肝衰竭。

二维超声:肝脏大小正常或轻度增大,原发性胆汁性肝硬化则进行性增大。肝表面可平滑或不平整,呈细颗粒状或水纹状。肝实质回声增多、增粗,分布不均匀。肝内胆管壁增厚、回声增强,或轻度扩张。如为肝外胆管阻塞可观察到胆管系统扩张及原发病变声像。

3.淤血性肝硬化

慢性充血性心力衰竭,尤其是右心衰竭使肝脏淤血增大。长期淤血、缺氧,使肝小叶中央区肝细胞萎缩变性甚至消失,继之纤维化并逐渐扩大,与汇管区结缔组织相连,引起肝小叶结构改建,形成肝硬化。淤血性肝硬化肝脏可缩小,肝表面光滑或呈细小颗粒状,断面呈红黄相间斑点,状如槟榔,红色为肝小叶中央淤血所致,黄色为肝小叶周边部的脂肪浸润。临床以右心衰竭及肝硬化的表现为主。

二维超声:早期肝脏增大,晚期缩小,肝表面光滑或稍不平整,肝实质回声增粗、增强,分布尚均匀。下腔静脉、肝静脉扩张,下腔静脉内径达 3 cm,肝静脉内径可达 1 cm 以上,下腔静脉管径随呼吸及心动周期变化减弱或消失(图 16-13A)。彩色多普勒超声显示收缩期流速减低,或成反向血流,舒张期血流速度增加(图 16-13B)。肝门静脉扩张,脾增大,腹水。

（四）诊断与鉴别诊断

典型肝硬化,特别是失代偿期肝硬化,其声像图表现具有一定的特点,诊断并不困难,但不能从声像图上区分门静脉性、坏死后性、原发性胆汁性肝硬化等肝硬化类型。早期肝硬化超声表现可与慢性肝炎类似,超声诊断较困难,需肝穿刺活检病理确定。继发性胆汁性肝硬化、淤血性肝硬化则需结合病史及原发病变表现以及肝脏声像改变、脾脏大小、有无肝门静脉高压等表现,综合判断分析。肝硬化需与下列疾病鉴别。

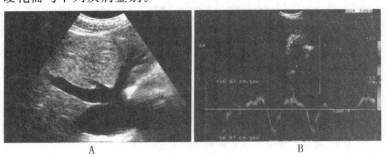

图 16-13　淤血肝

二维超声显示肝静脉、下腔静脉管径增宽（A）;频谱多普勒显示肝静脉
（B）及下腔静脉频谱呈三尖瓣反流波形,V波、D波波幅较高,S波降低

1.弥漫型肝癌

多在肝硬化基础上发生,肿瘤弥漫分布,与肝硬化鉴别有一定难度,鉴别诊断要点见表16-1。

表 16-1　弥漫型肝癌与肝硬化鉴别

项目	弥漫性肝癌	肝硬化
肝脏大小、形态	肝脏增大,形态失常,肝表面凹凸不平	肝脏缩小(以右叶明显),形态失常
肝内管道系统	显示不清	可显示,特别是较大分支显示清楚,但形态及走行失常,末梢显示不清
肝门静脉栓子	肝门静脉管径增宽、管壁模糊或局部中断,管腔内充满实性回声,其内可探及动脉血流信号,超声造影栓子在动脉期有增强(癌栓)	无或有,后者表现肝门静脉较大分支内实性回声,其内部无血流信号,超声造影无增强(血栓)。肝门静脉管壁连续,与肝门静脉内栓子分界较清
CDFI	肝内血流信号增多、紊乱,可探及高速高阻或高速低阻动脉血流信号	肝内无增多、紊乱的异常血流信号
临床表现	常有消瘦、乏力、黄疸等恶病质表现。AFP可持续升高	无或较左侧所述表现轻

2.肝硬化结节与小肝癌的鉴别

部分肝硬化再生结节呈圆形、椭圆形,球体感强,需要与小肝癌鉴别。肝硬化再生结节声像表现与周围肝实质相似,周边无"声晕"(图 16-14A);而小肝癌内部回声相对均匀,部分周边可见"声晕"。CDFI:前者内部血流信号不丰富(图 16-14B)或以静脉血流信号为主,若探及动脉血流信号则为中等阻力;后者内部以动脉血流信号为主,若探及高速高阻或高速低阻动脉血流信号更具诊断价值。超声造影时,肝硬化结节与肝实质呈等增强或稍低增强;而典型小肝癌动脉期表现为高增强,门静脉期及延迟期表现为低增强。动态观察肝硬化结节生长缓慢,小肝癌生长速度相对较快。

3.慢性肝炎及其他弥漫性肝实质病变

早期肝硬化与慢性肝炎及其他弥漫性肝实质病变声像图表现可相似,鉴别诊断主要通过肝穿刺活检。

三、酒精性肝病

(一)病理与临床概要

酒精性肝病(ALD)是由于长期大量饮酒导致的中毒性肝损害,主要包括酒精性脂肪肝、酒精性肝炎、酒精性肝硬化。ALD是西方国家肝硬化的主要病因(占80%～90%)。在我国ALD有增多趋势,成为肝硬化的第二大病因,仅次于病毒性肝炎。

酒精性脂肪肝、酒精性肝炎及酒精性肝硬化是酒精性肝病发展不同阶段的主要病理变化,病理特点如下。

1.酒精性脂肪肝

肝小叶内＞30%的肝细胞发生脂肪变,以大泡性脂肪变性为主,可伴或不伴有小坏死灶及肝窦周纤维化。戒酒2～4周后轻度脂肪变可消失。

2.酒精性肝炎

肝细胞气球样变、透明样变,炎症坏死灶内有中性粒细胞浸润。可伴有不同程度的脂肪变性及纤维化。

3.酒精性肝硬化

典型者为小结节性肝硬化,结节直径为1～3 mm;晚期再生结节增大,结节直径可达3～5 mm,甚至更大。结节内有时可见肝细胞脂肪变或铁颗粒沉积,可伴有或不伴有活动性炎症。

(二)超声表现

1.酒精性脂肪肝

声像图表现类似脂肪肝,肝脏增大,肝实质回声较粗、较高、较密集,深部回声逐渐衰减,膈肌回声显示欠清,肝内管道结构模糊。由于声波衰减,CDFI显示肝门静脉、肝静脉血流充盈不饱满。脾无明显增大。

2.酒精性肝炎

肝脏增大,肝实质回声增粗、增强,分布均匀或欠均匀,回声衰减不明显,肝内管道结构及膈肌显示清楚。肝门静脉、肝静脉血流充盈饱满。

3.酒精性肝硬化

声像图表现与门脉性肝硬化相似。早期肝脏增大,晚期缩小。肝表面不光滑,肝实质回声增粗,分布不均匀,肝门静脉增宽,脾大。晚期可出现腹水、肝门静脉高压表现。

(三)诊断与鉴别诊断

酒精性肝病超声表现无特异性,诊断需结合病史,特别是酗酒史。而准确诊断不同类型酒精性肝病,则需通过肝穿刺活检病理诊断。需要与下列疾病鉴别。

(1)脂肪肝:声像图表现与酒精性脂肪肝相似,病因诊断需结合病史。

(2)病毒性肝炎:不同病程阶段病毒性肝炎声像图表现不一,部分表现与酒精性肝炎相似,病因诊断需结合病史及相关实验室检查。

(3)淤血肝:声像图显示肝大,肝静脉及下腔静脉扩张,搏动消失,收缩期血流速度变慢或有收缩期反流,肝门静脉不扩张;而酒精性肝炎则无肝静脉及下腔静脉扩张和相应血流改变。

四、脂肪肝

(一)病理与临床概要

随着生活水平的不断提高,脂肪肝的发病率也正在逐渐上升。脂肪肝是一种获得性、可逆性代谢疾病,当肝内脂肪含量超过肝重量的5%时可称为脂肪肝。早期或轻度脂肪肝经治疗后可以逆转为正常。引起脂肪肝的主要原因有肥胖、过度的酒精摄入、高脂血症、糖尿病、长期营养不良、内源性或外源性的皮质类固醇增多症、怀孕、长期服用药物(肼类、磺胺类药物、部分化疗药物等)、化学品中毒(四氯化碳、磷、砷等)等。此外,重症肝炎、糖原沉积病、囊性纤维病、胃肠外营养等也可引起脂肪肝。肝内脂肪含量增高时,肝细胞会出现脂肪变性,以大泡性肝细胞脂肪变性为主,偶可见点状、灶状坏死,并可伴轻度纤维组织增生。脂肪肝进一步发展会转变为肝纤维化,甚至肝硬化,导致肝功能明显下降。脂肪肝一般以弥漫浸润多见,也可表现为局部浸润,导致局限性脂肪肝。脂肪肝一般无特征性临床症状,可有疲乏、食欲缺乏、嗳气、右上腹胀痛等症状,可伴有肝脏增大体征,血脂增高或正常,肝功能可轻度异常。

(二)超声表现

脂肪肝的声像图表现与肝脏脂肪沉积的量及形式有关,可分为弥漫浸润型脂肪肝及非均匀性脂肪肝两大类。

1.弥漫浸润型脂肪肝

弥漫浸润型脂肪肝是脂肪肝常见的类型,其声像图特点如下。

(1)肝实质前段回声增强,光点密集、明亮,呈云雾状,故有"亮肝"之称;肝实质后段回声随着深度增加而逐渐减弱,即回声衰减,且与前段增强回声无明显分界。膈肌因回声衰减可显示不清。

(2)肝脏内部管道结构显示欠清,较难显示肝门静脉及肝静脉的较小分支,管道壁回声亦相对减弱。因回声衰减,CDFI显示肝内肝门静脉及肝静脉血流充盈不饱满或欠佳(图16-14A),适当降低频率有助于更清楚地显示肝门静脉血流(图16-14B)。

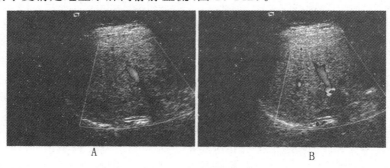

图16-14　脂肪肝

因脂肪肝后方回声衰减,CDFI显示肝内门静脉及肝静脉血流充盈不饱满,适
当降低频率有助于更清楚显示肝门静脉血流(A为3 MHz,B为1.75 MHz)

(3)肝肾对比征阳性(图16-15)。正常情况下肝脏回声略高于肾实质。脂肪肝时,肝脏回声与肾实质回声对比,增强更加明显。轻度脂肪肝肝脏内部回声改变不明显时,可通过此征象进行判断。

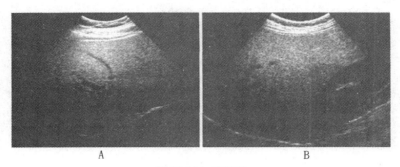

图 16-15 脂肪肝

二维超声显示肝实质前段回声增强,光点密集、明亮,呈"亮肝"改变,后段回声衰减(A);肝脏回声与肾实质回声对比明显增强,即肝肾对比征阳性(B)

(4)脂肪肝明显时,可伴有肝脏弥漫性增大,肝形态饱满,边缘变钝。文献报道可根据肝实质回声、肝内管道及膈肌显示情况,将弥漫性脂肪肝分为轻度、中度和重度 3 型(表 16-2)。但超声判断中度及重度脂肪肝往往容易出现误差,而分辨中度及重度脂肪肝的临床意义不大,故可参考上述标准,只对轻度及中、重度脂肪肝进行区分。

表 16-2 脂肪肝程度的超声分型

分型	肝脏前段回声	肝脏后段回声	肝内管道及膈肌显示情况
轻度	稍增强	稍衰减	正常显示
中度	增强	衰减	显示欠佳,提高增益可显示
重度	明显增强	明显衰减	显示不清

2.非均匀性脂肪肝

非均匀性脂肪肝是由于肝脏内局限性脂肪浸润,或脂肪肝内出现局灶性脂肪沉积缺失区,该区域为正常肝组织。非均匀性脂肪肝可表现为局灶性高或低回声区,容易误认为肝脏肿瘤。

(1)二维超声可表现为以下类型。①弥漫非均匀浸润型(图 16-16):或称肝脏局灶性脂肪缺失,即肝脏绝大部分区域脂肪变,残存小片正常肝组织;声像图表现为背景肝呈脂肪肝声像,肝内出现局灶性低回声区,好发于肝脏左内叶及右前叶近胆囊区域或肝门静脉左、右支前方,也可见于尾状叶以及肝右叶包膜下区域;可单发或多发,其范围不大,形态多样,多呈类圆形或不规则长条形,一般边界清晰,无包膜回声,内部回声尚均匀。②叶段浸润型(图 16-17):脂肪浸润沿叶段分布,声像表现为部分叶段呈脂肪肝表现,回声密集、增强;而另一部分叶段呈相对低回声,两者间分界明显,有"阴阳肝"之称,分界线与相应间裂吻合,线条平直,边界清楚。③局限浸润型及多灶浸润型:肝内局限性脂肪浸润,前者单发或 2~3 个,后者弥漫分布,呈局灶性致密的高回声,形态圆形或不规则,部分后方回声衰减;背景肝实质相对正常,表现为相对较低的回声区,部分局限脂肪浸润声像随时间变化较快,可在短期内消失。

(2)彩色多普勒超声:病变区域内部及周边可见正常走行肝门静脉或肝静脉分支,无明显异常血流信号(图 16-16B,图 16-17B、C)。

当肝脏出现以下脂肪肝典型表现:肝实质回声弥漫增强,肝肾回声对比增强,伴深部回声衰减;肝内血管壁回声减弱,显示欠清,则脂肪肝诊断较容易,其诊断敏感性可达 85% 以上,特异性达 95%。

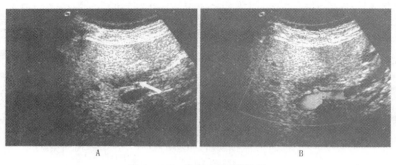

图 16-16　非均匀性脂肪肝

二维超声显示左肝内叶实质内肝门静脉左支前方局限性片状低回声区,边界尚清,内部回声尚均匀(A↑);CDFI 显示低回声区内部无血流信号(B),为弥漫非均匀浸润型脂肪肝

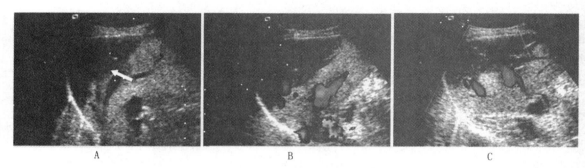

图 16-17　非均匀性脂肪肝

二维超声显示肝内部分叶段呈脂肪肝表现,回声密集、增强,而另一部分叶段呈相对低回声,两者间分界明显(A↑),呈"阴阳肝"改变;CDFI 显示肝内血管走形正常,血流充盈饱满(B,C),为叶段浸润型脂肪肝

（三）诊断与鉴别诊断

（1）弥漫性脂肪肝应与表现为强回声的肝脏弥漫性病变鉴别,如慢性肝炎、肝硬化。肝硬化也可出现肝后段回声衰减,但回声多呈不均匀增粗,或呈结节状低回声,且出现肝门静脉高压表现,如肝门静脉扩张、侧支循环、脾脏增大、腹水等。

（2）体型肥胖者因腹壁皮下脂肪较厚,可出现回声衰减,需与脂肪肝鉴别,但其衰减对肝、肾均有影响,故肝肾对比不明显;而脂肪肝则肝肾对比征阳性。

（3）非均匀性脂肪肝与肝脏肿瘤的鉴别:①表现为局灶性低回声区时（弥漫非均匀浸润型）需与肝癌鉴别;②表现为局灶性高回声区时（局限浸润型）需与高回声型血管瘤及肝癌鉴别;③表现为弥漫分布高回声区时（多灶浸润型）需与肝转移瘤鉴别。

非均匀性脂肪肝无占位效应,无包膜,病变靠近肝包膜时无向肝表面局部膨出的表现;穿行于病变区域的肝门静脉或肝静脉走行正常,无移位或变形,内部及周边未见明显异常血流信号;另外,在两个相互垂直的切面测量病变范围时,径线差别较大,表明不均匀脂肪变呈不规则片状浸润。而血管瘤边缘清晰,多呈圆形或椭圆形,内部回声呈筛网状改变,周边可见线状高回声,较大者内部可见少许低阻动脉血流信号。肝癌及转移瘤均有明显占位效应,边界较清楚,部分可见声晕,周边及内部可见较丰富高阻动脉血流信号,周边血管移位、变形、中断,肝转移瘤可出现"靶环征"等特征性改变。鉴别时应注意肝脏整体回声改变,非均匀性脂肪肝往往有脂肪肝背景,另外需要结合临床检验 AFP 结果来分析,必要时行超声造影检查,有利于明确诊断。

五、肝血吸虫病

（一）病理与临床概要

血吸虫病是由血吸虫寄生于人体引起的寄生虫病。日本血吸虫病在我国主要流行于长江流域及其以南地区。主要病理改变是由于虫卵沉积在肝脏及结肠壁组织，引起肉芽肿和纤维化等病变。在肝脏，虫卵随肝门静脉血流达肝门静脉小分支，在汇管区形成急性虫卵结节，汇管区可见以嗜酸性粒细胞为主的细胞浸润。晚期肝门静脉分支管腔内血栓形成及肝门静脉周围大量纤维组织增生致管壁增厚，增生的纤维组织沿肝门静脉分支呈树枝状分布，形成特征性的血吸虫病性干线型肝纤维化。由于肝内肝门静脉分支阻塞及周围纤维化最终导致窦前性肝门静脉高压。此外，肝门静脉阻塞还可致肝营养不良和萎缩，肝脏体积缩小，但左叶常增大。严重者可形成粗大突起的结节（直径可在 2~5 cm），表面凸凹不平。肝细胞坏死与再生现象不显著。

临床表现因虫卵沉积部位、人体免疫应答水平、病期及感染度不同而有差异。一般可分为急性、慢性、晚期 3 种类型。急性期主要表现为发热、肝大与压痛、腹痛、腹泻、便血等，血嗜酸性粒细胞显著增多。慢性期无症状者常于粪便普查或因其他疾病就医时发现；有症状者以肝脾大或慢性腹泻为主要表现。晚期主要为肝门静脉高压的表现，如腹水、巨脾、食管静脉曲张等。

（二）超声表现

1.急性血吸虫病

（1）肝脏超声表现无明显特异性，主要表现为肝脏轻度增大，肝缘角圆钝。肝实质回声稍增高、增密，分布欠均匀。病情较重者可在汇管区旁见边界模糊的小片状低回声区。肝内管道结构清晰，走向正常，肝门静脉管壁可增厚，欠光滑。

（2）脾脏增大。

2.慢性期血吸虫病及血吸虫性肝硬化

（1）肝形态正常或失常。可见肝右叶萎缩，左叶增大，肝缘角圆钝。

（2）肝表面呈锯齿状或凸凹不平。

（3）肝实质回声根据肝门静脉主干及其分支周围纤维组织增生程度不同而异，二维超声表现为：①鳞片状回声，肝内弥漫分布纤细稍高回声带，将肝实质分割形成小鳞片状，境界不清楚，范围为 3~5 cm；②斑点状强回声，在肝实质内弥漫分布大小不一的斑点状强回声，可伴声影，多为虫卵钙化所致；③网格状回声（图 16-18），肝实质内见纤细或增粗的高回声带，形成大小不一的网格状回声，网格内部肝实质呈低至中等回声，范围 2~5 cm，网格境界较模糊，也可境界清楚，形成近似圆形的低回声，易误诊为肝肿瘤。网格回声的高低及宽窄，反映了肝纤维化程度。

（4）肝门静脉管壁增厚、毛糙，回声增强。肝静脉末梢变细、回声模糊或不易显示。

（5）脾脏增大，脾静脉增宽，内径超过 0.8 cm，脾实质回声均匀。

（6）腹水，病变晚期，腹腔内可探及大片液性暗区。

（7）彩色多普勒超声，肝门静脉高压时，肝门静脉、脾静脉及肠系膜上静脉不同程度扩张，血流速度减慢，侧支循环形成。

（三）诊断与鉴别诊断

1.肝炎后肝硬化

肝炎后肝硬化多为病毒性肝炎等引起，肝脏弥漫性纤维组织增生，肝细胞再生结节形成，直径多在 1 cm 以内，肝内回声增粗、增强，分布不均匀，可见散在分布的小结节状低回声团，边界模糊,但无血吸虫病肝纤维化时出现的"网格状回声"或"鳞片状回声",脾大程度不及血吸虫性肝硬化;而血吸虫病由血吸虫卵的损伤引起,主要累及肝内肝门静脉分支,其周围纤维组织增生,肝实质损害轻、肝内出现粗大龟壳样纹理,呈"网格状",脾大明显。

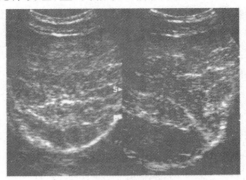

图 16-18　肝血吸虫病

二维超声显示肝脏大小、形态基本正常,肝表面欠光滑,肝实质回声增粗、
分布不均匀,肝内弥漫分布条索状高回声呈网格状,肝内血管显示不清

2.肝细胞癌

血吸虫性肝硬化,肝内出现较粗大的网格状高回声,分割包绕肝实质,形成低或中等回声团,可类似肝癌声像,但其病变为弥漫分布,改变扫查切面时无球体感,是假性占位病变;而结节型肝癌病灶数目可单个或多个,肿块周围常有"声晕",球体感明显,可有肝门静脉癌栓、肝门部淋巴结肿大,结合肝炎病史及甲胎蛋白检查不难鉴别。

六、肝吸虫病

(一)病理与临床概要

肝吸虫病又称华支睾吸虫病,是华支睾吸虫寄生在人体胆管系统内引起的一种疾病。此病多发生在亚洲,在我国主要流行于华南地区。因进食未煮熟的鱼虾而感染,盐腌鱼干不能杀死虫卵也可引起本病。

1.病理变化

由于虫体和虫卵的机械刺激和代谢排泄物毒性作用,造成胆管上皮细胞脱落,并发生腺瘤样增生,管壁增厚,管腔逐渐狭窄。虫体和虫卵阻塞引起胆汁淤积,胆管发生囊状或柱状扩张。肝细胞脂肪变性、萎缩、坏死。肝脏病变以左肝为著。胆管阻塞常继发细菌感染,导致胆管炎、胆囊炎、胆管源性肝脓肿。死虫碎片、虫卵、脱落胆管上皮细胞还可成为胆石的核心。长期机械刺激及毒性产物作用,可造成胆管上皮腺瘤样增生,有可能演变成胆管细胞癌。

2.临床表现

本病症状及病程变化差异较大。轻度感染者可无症状;中度感染者可出现食欲缺乏、消化不良、疲乏无力、肝大、肝区不适;重度感染者有腹泻、营养不良、贫血、水肿、消瘦等症,晚期可出现肝硬化、腹水,胆管细胞癌。粪便及十二指肠引流液中可发现虫卵,免疫学试验有助于本病诊断。

(二)超声表现

(1)肝脏轻度增大,以左肝为著,可能左肝管较平直,虫卵更易入侵所致。肝包膜尚光滑,重症者肝包膜可增厚并凸凹不平。

（2）肝实质回声增粗、增强，分布不均匀，可见模糊的小片状中等回声沿胆管分布（图 16-19）。

（3）肝内胆管不同程度扩张，其腔内有强弱不一的点状回声，胆管壁增厚、回声增强，肝内小胆管扩张呈间断的等号状强回声。较多的虫体局限聚集于某一处呈较大光团回声。

（4）肝外胆管扩张、胆囊增大，扩张胆管腔及胆囊腔内可见点状及斑状弱回声，后方无声影，随体位改变可出现漂浮，胆囊壁增厚、不光滑。

（5）晚期可导致肝硬化，有脾大、腹水等表现。

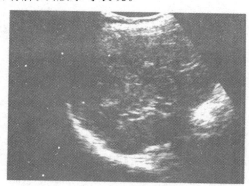

图 16-19　肝吸虫病
二维超声显示肝实质回声粗乱，肝内见多个小片状稍高回声，沿胆管走行分布，胆管壁增厚、回声增强，肝内血管显示欠清

（三）诊断与鉴别诊断

1.肝血吸虫病

两者声像图均表现为肝内回声增粗、增多及网格状回声改变，但血吸虫肝病一般不会有肝内小胆管间断的等号状扩张以及胆囊及扩张的胆总管内成虫的细管状高回声。结合流行病学、临床表现及实验室检查，一般不难鉴别。

2.病毒性肝炎

病毒性肝炎与肝吸虫病临床表现相似，但前者消化道症状如食欲缺乏、厌油、恶心、腹胀等均较后者明显。急性肝炎可表现为肝脏增大、肝实质回声减低，肝内管道结构回声增强，胆囊壁水肿、增厚，胆囊腔缩小，但无肝吸虫病肝内胆管的等号状扩张及胆囊腔内成虫的细管状高回声。

3.肝硬化

肝吸虫病晚期可引起肝硬化，其表现与胆汁淤积性肝硬化相同，主要依靠病史及实验室检查加以鉴别。

七、肝豆状核变性

（一）病理与临床概要

肝豆状核变性又称 Wilson 病，是一种常染色体隐性遗传性疾病，铜代谢障碍引起过多的铜沉积在脑、肝脏、角膜、肾等部位，引起肝硬化、脑变性病变等。主要表现为进行性加剧的肢体震颤、肌强直、构音障碍、精神症状、肝硬化及角膜色素环等。多数在儿童、青少年或青年起病。本病起病隐匿，病程进展缓慢。以肝脏为首发表现者，可有急性或慢性肝炎、肝脾大、肝硬化、脾亢、腹水等表现，易误诊为其他肝病。铜过多沉积在肝脏，早期引起肝脏脂肪浸润，铜颗粒沉着呈不规则分布的岛状及溶酶体改变,继而发生肝实质坏死、软化及纤维组织增生,导致结节性肝硬化。

实验室检查的特征性改变为尿铜量增多和血清铜蓝蛋白降低,肝组织含铜量异常增高,血清铜氧化酶活性降低。

（二）超声表现

(1)早期肝脏大小、形态正常,包膜光滑,随疾病进展肝脏缩小,包膜增厚、不光滑。

(2)早期肝实质回声增粗、增强,分布不均匀,可呈强弱不等短线状或密布弧线状、树枝状回声。

(3)晚期为结节性肝硬化表现,肝实质回声不均,呈结节状改变,肝内血管显示不清,肝静脉变细、走行失常(图 16-20),门静脉频谱形态异常,肝门静脉、脾静脉扩张,血流速度减慢,肝门静脉高压声像(如附脐静脉重开)、腹水等。

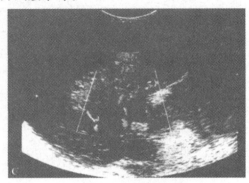

图 16-20　肝豆状核变性

二维超声显示右肝萎缩,肝表面凹凸不平,肝实质回声增粗,分布不均匀,可见散在分布等回声小结节,部分向肝外突出,边界不清,肝内血管显示不清,肝前间隙见大片液性暗区;CDFI 显示结节边缘可见短条状血流,内部无明显血流信号

（三）诊断与鉴别诊断

本病主要与急慢性肝炎、肝炎后肝硬化鉴别,主要依靠病史及实验室检查。

八、肝糖原累积病

肝糖原累积病是一组罕见的隐性遗传性疾病。本病特点为糖中间代谢紊乱,由于肝脏、肌肉、脑等组织中某些糖原分解和合成酶的缺乏致糖原沉积在肝脏、肌肉、心肌、肾等组织内,引起肝脾大、血糖偏低、血脂过高等症状,多发生于幼儿和儿童期。病理:光镜下见肝细胞弥漫性疏松变性,汇管区炎症细胞浸润,少量枯否细胞增生肥大;电镜下肝细胞胞质内见大量糖原堆积及大小不等的脂滴,线粒体有浓聚现象,内质网等细胞器数量减少且有边聚现象。临床上可触及增大的肝脏表面平滑,质地较硬而无压痛。

超声表现:肝脏明显增大,表面光滑,肝实质回声增密、增强,后方无明显衰减。由于声像图表现无特异性,诊断时需结合临床,确诊依靠肝穿刺活检。

九、肝淀粉样变性

淀粉样变性是一种由淀粉样物质在组织细胞中沉积引起的代谢性疾病,主要累及心、肝、肾及胃肠道等器官。该病常见于中老年人,症状、体征缺乏特异性,临床上较少见而易被误诊。确诊后也常因无特异治疗方法,患者最终死于继发感染或心、肾衰竭。

肝脏受累者表现为淀粉样蛋白物质在肝窦周围间隙、间质或肝小叶中央及汇管区大量沉积,肝细胞受压萎缩。肝质地坚韧而有弹性,切面呈半透明蜡样光泽。临床表现:肝脏明显增大,表面光滑,压痛不明显。肝功能除碱性磷酸酶明显升高外,其余受损较轻。

超声表现:肝脏明显增大,表面光滑,肝脏回声密实,分布均匀(图16-21)或不均匀,脾脏亦可增大。本病声像图无特异性改变,唯一确诊方法为肝穿刺活检。

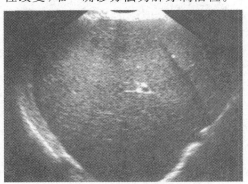

图16-21 肝淀粉样变

二维超声显示肝明显增大,肝实质回声密集,分布均匀,后段回声无明显衰减

(张远媛)

第三节 胆囊炎超声诊断

一、急性胆囊炎

(一)病理与临床

胆囊受细菌或病毒感染引起的胆囊肿大,胆囊壁增厚、水肿。急性胆囊炎是常见的急腹症之一,细菌感染、胆石梗阻、缺血和胰液反流是本病的主要病因。临床症状主要是右上腹部持续性疼痛,伴阵发性加剧,并有右上腹压痛和肌紧张,深压胆囊区同时让患者深吸气,可有触痛反应,即墨菲(Murphy)征阳性。右肋缘下可扪及肿大的胆囊,重症感染时可有轻度黄疸。

(二)声像图表现

胆囊体积增大,横径>4 cm,张力高,胆囊壁增厚> 3 mm,呈"双边征"(图16-22);胆囊腔内常探及结石回声,结石可于胆囊颈部或胆囊管处;胆囊内可见胆汁淤积形成的弥漫细点状低回声。胆囊收缩功能差或丧失。发生胆囊穿孔时可显示胆囊壁的局部膨出或缺损及周围的局限性积液。

(三)鉴别诊断

对于胆囊炎,首先应寻找产生胆囊炎的原因,超声可以帮助检查是否有胆囊结石、胆囊梗阻、胆管梗阻、胆总管囊状扩张症等,以明确病因,便于诊断。胆囊增大也可见于脱水、长期禁食或低脂饮食、静脉高营养等患者,根据病史,必要时行脂餐试验可鉴别。此外,有肝硬化低蛋白血症和某些急性肝炎、肾功能不全、心功能不全等全身性疾病患者,也有胆囊壁均匀性增厚,但无胆囊增大,超声墨菲征阴性,结合病史与临床表现易与急性胆囊炎相鉴别。

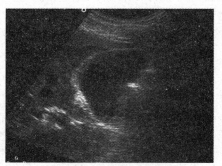

图 16-22　急性胆囊炎声像图
超声显示胆囊肿大,胆囊壁增厚

二、慢性胆囊炎

（一）病理与临床

临床症状包括右上腹不适、消化不良、厌油腻,也可无自觉症状。慢性胆囊炎的临床表现多不典型,亦不明显,但大多数患者有胆绞痛史,可有腹胀、嗳气和厌食油腻等消化不良症状。有的常感右肩胛下、右季肋或右腰等处隐痛。患者右上腹肋缘下有轻压痛或压之不适感。十二指肠引流检查,胆囊胆汁内可有脓细胞。口服或静脉胆囊造影不显影或收缩功能差,或伴有结石影。

（二）声像图表现

慢性胆囊炎的早期,胆囊的大小、形态和收缩功能多无明显异常,有时可见胆囊壁稍增厚,欠光滑,超声一般不作出诊断。慢性胆囊炎后期胆囊腔可明显缩小（图 16-23）,病情较重时胆囊壁毛糙增厚,不光滑;严重者胆囊萎缩,胆囊无回声囊腔完全消失。胆囊萎缩不合并结石者难以与周围肠管等结构相区别,导致胆囊定位困难;合并结石者仅见强回声伴后方声影。胆囊功能受损严重时,胆总管可轻度扩张。

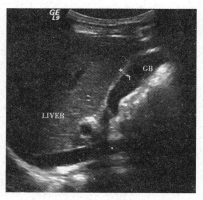

图 16-23　慢性胆囊炎声像图
胆囊体积小,壁增厚毛糙

（三）鉴别诊断

胆囊明显萎缩时需与先天性无胆囊相鉴别:慢性胆囊炎致无回声囊腔完全消失,特别是不合并胆囊结石或结石声影不明显时,易与周围肠管内气体形成的强回声混淆,以致难以辨认出胆囊的轮廓。因此先天性无胆囊患者可能被误诊为慢性胆囊炎,此时应结合病史和临床表现,多切面探查,或动态观察等方法仔细加以鉴别,减少误诊率。

(张远媛)

第四节　胆囊结石超声诊断

一、病理与临床

胆囊结石有胆固醇结石、胆色素结石和混合性结石,在我国胆囊结石患者中以胆固醇结石最多见。胆囊结石可合并胆囊炎,且两者互为因果,部分患者最终导致胆囊缩小,囊壁增厚,腔内可充满结石。

胆囊结石患者可有右上腹不适、厌油腻等症状。结石嵌顿于胆囊管内时,可导致右上腹绞痛、发热等症状。胆绞痛是胆囊结石的典型症状,可突然发作又突然消失,疼痛开始于右上腹部,放射至后背和右肩胛下角,每次发作可持续数分钟或数小时。部分患者疼痛发作伴高热和轻度黄疸。疼痛间歇期有厌油食、腹胀、消化不良、上腹部烧灼感、呕吐等症状。查体可见右上腹部有压痛,有时可打到充满结石的胆囊。胆囊结石超声显示率90%以上,诊断价值较大,是首选的检查方法。

二、声像图表现

胆囊内可见一个或多个团块状强回声,后方伴有声影,可随体位变化而移位。当结石较大时,常只能显示结石表面形成的弧形强回声,内部结构难以显示。多个结石紧密堆积时,有时不能明确显示结石数量及每个结石的具体大小(图16-24)。特殊类型的胆囊结石如下。

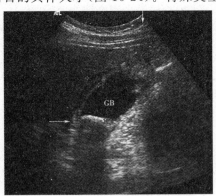

图16-24　胆囊结石声像图

超声显示胆囊腔内见弧形强回声,后方伴声影。箭头:胆囊结石,GB:胆囊

（一）泥沙样结石

可见多个细小强回声堆积,形成沉积于胆囊后壁的带状强回声,后方伴有声影,随体位改变

而移动。

（二）充满型结石

胆囊内呈弧形强回声带，后伴声影，无回声囊腔不显示，强回声带前方有时可显示胆囊壁，后方结构则完全被声影所掩盖（图 16-25）。

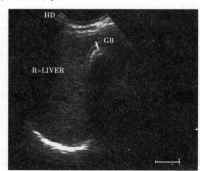

图 16-25　胆囊结石声像图
超声显示胆囊腔的无回声，可见弧形强回声，后方伴
声影，箭头：胆囊结石，GB：胆囊，R-LIVER：右肝

三、鉴别诊断

典型的胆囊结石超声诊断一般不困难。对于胆囊颈部的结石，由于缺少胆汁的衬托，使其结石强回声不明显，仅表现为胆囊肿大或颈部声影，超声必须认真仔细地检查，变换体位，如坐立位、胸膝位等，才能发现结石，并进行正确诊断。

（一）泥沙样结石需与浓缩淤积的胆汁或炎性沉积物相鉴别

泥沙样结石回声强，声影明显，随体位移动速度较快。

（二）充满型结石需与肠腔内积气相鉴别

结石后方为明显声影而非气体后方的彗星尾征，且肠腔内气体形态随时间而变化。

（张远媛）

第十七章

妊娠期超声诊断

第一节 孕早期超声诊断

一、妊娠囊

妊娠囊(gestational sac,GS)是超声首先观察到的妊娠标志。随着超声仪性能的不断提高,从早先经腹壁超声最早观察到妊娠囊约在末次月经后 6 周,至现在经阴道超声最早在末次月经的 4 周 2 天就能观察到 1~2 mm 的妊娠囊。宫内妊娠最初的声像图表现为在增厚的子宫蜕膜内见到一无回声结构,即妊娠囊(图 17-1~图 17-3)。妊娠囊的一侧为宫腔,此时,内膜的回声也较强(图 17-4,图 17-5)。早期妊娠囊的重要特征是双环征(图 17-6),与其他宫腔内囊性改变不同。其他宫腔内囊性改变如出血或宫外孕时,被描述为假妊娠囊的蜕膜样反应,一般表现为单个回声增强环状囊性结构,位于宫腔中央,有时可能会误诊为宫内妊娠。

妊娠囊双环征的成因,有学者认为,可能是迅速增长的内层细胞滋养层和外层合体滋养层,也有学者认为,内环绝大多数由强回声的球形绒毛组成,包绕妊娠囊外层的那个低回声环,则可能是周围的蜕膜组织。随着妊娠周数的延长,妊娠囊的增大,内层强回声环的厚薄开始变得不均匀,通常在底蜕膜处出现渐渐增厚改变,形成最早期的胎盘。强回声环的其余部分则逐渐变薄,以后形成胎膜的一部分(外层平滑绒毛膜)(图 17-7)。

最初妊娠囊的形态都为圆形,以后可以为椭圆形、腰豆形或不规则形。早期可以看到的宫腔,随着妊娠囊的增大,包蜕膜和真蜕膜紧密相贴,宫腔不能再被观察到。

同时,一侧的卵巢内可见妊娠黄体(图 17-8,图 17-9)。

二、卵黄囊

卵黄囊的特点是一个亮回声环状结构,中间为无回声区,位于妊娠囊内(图 17-10~图 17-12)。从末次月经第一天算起,5~6 周时经阴道超声可以获得显示,约 12 周时开始不明显,14 周后完全消失。卵黄囊大小为 3~8 mm,最大尺寸是在妊娠 7 周,平均 5 mm。最初的卵黄囊大于胚胎本身,经阴道观察时好像胚胎"贴"在卵黄囊上。以后卵黄囊以一条细带与胎儿脐部相连,而本身则游离于胚外体腔(亦称绒毛膜腔)内。如前所述,早期胚胎发育过程中,卵黄囊是属于胚胎组成复合体的一部分(胚盘、羊膜囊、卵黄囊),卵黄囊位于羊膜囊外,并通过卵黄管与胎儿相连。

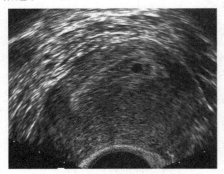

图 17-1　早期妊娠囊(1)

妊娠 4+ 周,子宫内膜内见较小的妊娠囊,呈圆形无回声区。子宫内膜及宫腔线清晰可见

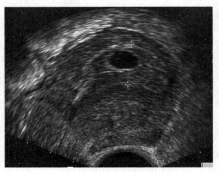

图 17-2　早期妊娠囊(2)

妊娠 5+ 周,妊娠囊位于子宫前壁内膜内,内膜较厚(测量键)

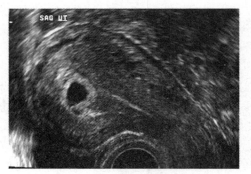

图 17-3　早期妊娠囊(3)

妊娠 5+ 周,妊娠囊近宫底部。妊娠囊呈强回声环,其外缘与内膜相接触处回声偏低,呈"双环征"

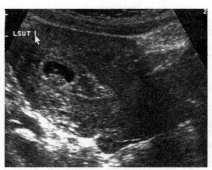

图 17-4　早期妊娠囊(4)

妊娠 5+ 周,妊娠囊位于近宫底部的内膜内,内膜较厚,回声偏强

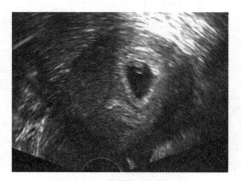

图 17-5　早期妊娠囊(5)

妊娠 6+ 周,妊娠囊的"双环征"清晰可见,内圈呈强回声环,外圈呈低回声环。宫腔内膜回声也偏强

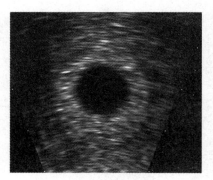

图 17-6　早期妊娠囊(6)

妊娠 6 周,典型的妊娠囊"双环征",内圈呈强回声环,外圈呈低回声环

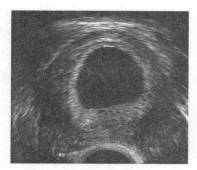

图 17-7　早期妊娠囊(7)

妊娠 7 周,妊娠囊强回声环的一侧明显增厚(下方),
而对侧则较薄(上方)。增厚部分为早期胎盘

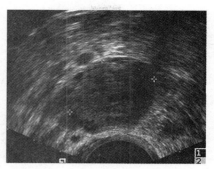

图 17-8　妊娠黄体

妊娠 7 周,一侧卵巢内见妊娠黄体,
呈中低回声结构(测量键所示)

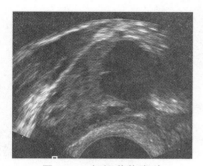

图 17-9　妊娠黄体囊肿

妊娠 6$^+$ 周,一侧卵巢内见黄体囊肿,呈无回声囊性结构

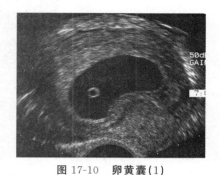

图 17-10　卵黄囊(1)

妊娠 8$^+$ 周,卵黄囊呈一小强回声圆环,位于妊娠囊中

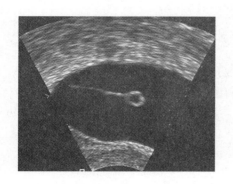

图 17-11　卵黄囊(2)

妊娠 8$^+$ 周,妊娠囊内见卵黄囊以及卵黄蒂

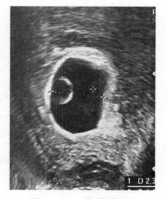

图 17-12　卵黄囊(3)

妊娠 5$^+$ 周,经阴道超声。卵黄囊清晰可见

　　卵黄囊是宫内妊娠的标志,它的出现可以排除宫外妊娠时宫内的假妊娠囊。在自然妊娠的情况下,宫内妊娠同时合并宫外妊娠的可能性极小(发生率为 1/30 000)。有报道,正常妊娠 6～10 周卵黄囊的显现率为 100％,妊娠囊>20 mm 而未见卵黄囊或胎儿,可能是受精卵枯萎,属于难免流产。系列超声始终不见卵黄囊或胚胎,提示预后差。

　　在此,总结卵黄囊的特点有:①首次被发现时为妊娠 5 周,6～10 周一定能见到;②肯定为宫内妊娠;③大小介于 3～8 mm,平均 5 mm;④14 周消失;⑤正常妊娠时,妊娠囊径线 20 mm 或以上时，总能见到卵黄囊；⑥卵黄囊消失、不规则或太大（≥10 mm）与预后不良有关。

三、胚芽

胚芽径线在 2 mm 时常能见到原始心管的搏动，而此时的胚芽在声像图上表现为卵黄囊一侧的增厚部分，就像贴在卵黄囊上（图 17-13）。

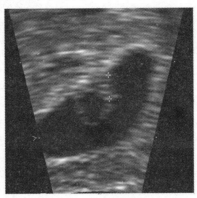

图 17-13　早期胚胎(1)

妊娠 6 周，胚芽"贴附"在卵黄囊上（测量键所示）

6 周左右时，胚芽头臀长（crown-rumplength，CRL）约与卵黄囊径线相等（图 17-14），以后胚芽头臀长超过卵黄囊（图 17-15）。声像图上的胚胎也越来越清晰，7 周的胚芽已与卵黄囊分开，多能分出头尾，矢状切面上胎体由原来的平直变为向腹侧弯曲（图 17-16），8 周时肢芽冒出。随着妊娠的延续，胚胎增长，声像图上的胚胎初具人形（图 17-17、图 17-18）。

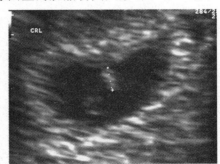

图 17-14　早期胚胎(2)

妊娠 6 周，胚芽头臀长（测量键）约与卵黄囊径线相等。胚芽左下方见卵黄囊

妊娠 8～11 周，胎儿腹壁的脐带附着处可见少量肠管样结构，位于腹腔外，为生理性腹壁缺损，称生理性中肠疝。

早在 1972 年 Robinson 就报道了超声观察胎心搏动。从末次月经算起，最早在妊娠 6 周 2 天就能观察到。自从有了阴道探头后，超声发现胎心搏动的时间又被提前了一些。正常妊娠 6 周2 天，胚芽头臀长 5～6 mm 时，总能见到胎心搏动。并且，常在胚芽 2～3 mm 时就能见到（5 周末）原始心管搏动。有学者报道，95％的妊娠在末次月经后 54 天（7 周 5 天）可经腹壁超声见胎心搏动；而经阴道超声，胎心搏动的观察比经腹壁超声提前 5～7 天。

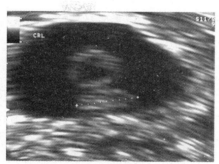

图 17-15 胚胎(1)

妊娠 6$^+$ 周,胚胎清晰可见(测量键),头臀长超过卵黄囊

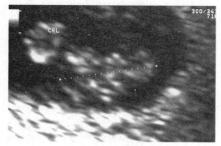

图 17-16 胚胎(2)

妊娠 7 周,胚胎(测量键)已能分出头尾,左侧为头端,右侧为尾端。卵黄囊位于胚芽左上方

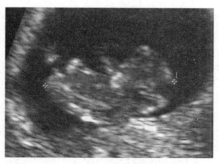

图 17-17 胚胎(3)

妊娠 9 周,胚胎初具人形,向腹侧自然弯曲

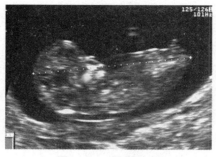

图 17-18 早期胎儿

妊娠 11$^+$ 周,胎儿侧面轮廓清晰,向腹侧自然弯曲

　　通过 M 型超声或多普勒超声可测得胎心搏动率。妊娠 6 周时约 100 次/分钟,8～9 周时约 140 次/分钟。

四、羊膜囊

　　羊膜囊也是妊娠囊内的一个结构,胎儿位于其中。最初,羊膜囊比卵黄囊小,以后超过卵黄囊。但羊膜囊不如卵黄囊容易观察,可能是其壁薄的缘故,经腹壁超声很少能在一个切面上见到壁薄、完整的羊膜囊。羊膜囊内部为羊膜腔,亦即胚胎所在之处。其外侧为胚外体腔,亦称绒毛膜腔,卵黄囊位于胚外体腔(图 17-19～图 17-20)。羊膜囊渐渐增大,渐渐与绒毛膜靠近并融合,胚外体腔消失。这一过程一直延续到妊娠 14 周。

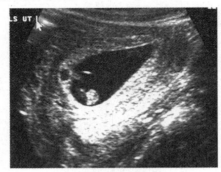

图 17-19　羊膜囊(1)

妊娠 8⁺ 周,妊娠囊内左侧见壁薄的羊膜囊,胚胎位于羊膜囊中

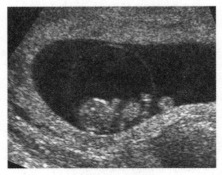

图 17-20　羊膜囊(2)

妊娠 9⁺ 周,妊娠囊内见完整的圆形羊膜囊,胚胎位于羊膜囊中,卵黄囊位于羊膜囊外(羊膜囊右侧)

五、胎盘

　　当胚泡植入子宫内膜后,胚泡周围的滋养层细胞侵入子宫内膜。参与这个过程的绒毛累及整个胚泡的表面,被侵蚀的内膜包括包蜕膜和底蜕膜。随后,植入底部(即底蜕膜处)的妊娠囊滋养层越来越增生,称为致密绒毛膜。以后,形成早期胎盘(placenta,PL)。而近宫腔处(包蜕膜)的绒毛渐渐稀疏变薄,成为平滑绒毛膜。

　　声像图上,最早见到的是妊娠囊周围的绒毛膜环,即双环征的内环,其回声较强。开始时,内环周壁的厚度差不多,因为绒毛膜囊四周都有绒毛。8 周后部分表面的绒毛(包蜕膜处)开始退化,强回声环变薄,而其余部分则出现增厚改变。到 10～12 周,超声就能显示较明显的胎盘声像图了,呈均匀的回声较强的新月形结构。

此外,早孕期超声还能发现双胎或多胎妊娠;鉴别绒毛膜性;观察双胎或多胎妊娠的转归;诊断异位妊娠及葡萄胎;早期发现某些胎儿异常和观察卵巢情况等等。

(高红梅)

第二节　孕中、晚期超声诊断

一、中、晚孕期超声检查的适应证

孕妇在中晚孕期应常规地进行产前超声检查,当具有下列情况时,产前超声检查更为必要。

(1)不确定胎儿孕龄时帮助估计胎儿孕龄。

(2)评价胎儿生长发育状况及评估胎盘成熟度。

(3)孕期出现不明原因阴道流血或流液。

(4)怀疑胎死宫内。

(5)临床体检时发现子宫大小所对应孕周与孕妇自述孕周出现明显差异时。比如,孕妇孕前月经不规律、羊水过多、羊水过少、多胎、胎儿生长受限以及某些胎儿畸形等。

(6)随访观察和确认胎儿畸形。

(7)判断母体盆腔肿物的位置和性质。

(8)母体血清 AFP 值异常。

(9)辅助特殊操作,如宫颈功能不全时辅助进行宫颈环扎术、指导羊水穿刺及脐血穿刺等。

(10)判定胎方位。

(11)观察产程。

(12)对既往有先天性异常胎儿生育史的高危孕妇进行评价。母体高危因素可能增加出生先天异常胎儿的风险性。具体包括孕妇年龄、孕妇疾病如糖尿病、系统性红斑狼疮等。其他高危因素还包括既往产过染色体异常的胎儿,或者有服用已知的致畸药物或有导致胎儿缺陷因素的接触史等。

二、中、晚孕期超声的局限性

在每次检查之前,妇产科医师及超声科医师均应对孕妇及家属进行告知:超声是一种影像学检查方法,超声诊断意见仅供临床参考,不能作为最终结论。无论多么高档的超声仪器均有其局限性,不可能显示胎儿所有器官及其功能。而且超声检查还可能受孕妇体形、孕妇腹壁瘢痕、多胎妊娠、胎儿过大、胎儿过小、胎儿体位、骨骼回声及羊水量多少等影响而显示不清。还有些胎儿异常是动态变化的,在没有发展到一定程度时,超声检查是无法发现的。所以美国妇产科医师协会有警告说:"不管使用哪种方法,亦不管妊娠在哪一阶段,即使让最有名的专家进行彻底的检查,期望能够将所有的胎儿畸形均能被检测出是不现实也是不合情理的。"

三、中、晚孕期超声检查标准切面

中晚孕期超声检查时,应按一定的顺序扫查,比如可以遵循胎儿颅脑→颜面→脊柱→胸部→腹部→四肢→胎盘→脐带→羊水的顺序扫查,以免遗漏。

（一）胎儿头颅

观察胎儿头颅时,一系列横切面是较易获得的,对诊断也是最有帮助的。只需将探头置于胎头左侧或右侧,声束平面垂直于脑中线,从颅顶至颅底平行移动扫查即可。在这一系列横切面中,最重要的有丘脑水平横切面、侧脑室水平横切面和小脑水平横切面。

1.丘脑水平横切面

丘脑水平横切面也称双顶径与头围测量切面,是最重要的颅脑切面。在此切面上进行双顶径及头围测量。标准的丘脑水平横切面应看到:颅骨呈类椭圆形环形强回声,左右对称,脑中线居中,不连续。脑中线中前约 1/3 处可见类长方形的液性暗区,为透明隔腔,其宽度不应超过 10 mm。在丘脑水平横切面的标志性结构是脑中线两侧对称的椭圆形低回声团,即丘脑,其周围可看到低回声的大脑。两丘脑之间为裂隙样的第三脑室,其宽度不应超过 2 mm。在丘脑水平横切面上,远场结构应清楚显示,近场结构因颅骨骨化可显示不清,注意此切面上不应显示小脑半球横断面。测量双顶径时,光标应从近侧颅骨的外缘移至远侧颅骨的内缘,测量与脑中线垂直的最大径(图 17-21)。测量头围时,光标应围绕颅骨强回声外缘,不包括头皮软组织(图 17-22)。

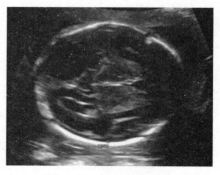

图 17-21　双顶径测量图

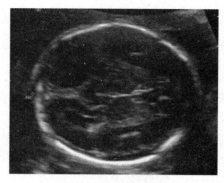

图 17-22　头围测量图

该切面可能检查出的异常:无脑畸形、露脑畸形、前脑无裂畸形、脑裂、Galen 静脉瘤、胼胝体发育不良、小头畸形、蛛网膜囊肿、脑膜脑膨出、畸胎瘤等。

2.侧脑室水平横切面

在此切面上测量侧脑室体部及后角宽度,为诊断侧脑室扩张及脑积水提供依据。标准的侧脑室水平横切面应看到:颅骨呈类椭圆形环形强回声,左右对称,脑中线居中,不连续。脑中线中前约1/3处可见类长方形的透明膈腔,在侧脑室水平横切面上最引人注意的标志性结构是颅脑偏后方的远场液性暗区,即侧脑室,其内可见高回声团,为脉络丛。测量侧脑室体部宽度时,光标应分别放置在远场脉络丛后端水平的侧脑室内壁处,垂直于脑室壁进行测量(图17-23)。颅骨正常骨化的胎儿在此切面应看不清近场侧脑室,若想看清近场侧脑室,需等待胎儿变换体位至目前的近场侧脑室移至远场(即在宫内旋转180°)才能准确测量。一般来说,侧脑室体部和后角测值相近,在整个孕期均<10 mm。当测值≥10 mm而<15 mm时,称为侧脑室扩张。当测值>15 mm时,则称为脑积水。诊断侧脑室扩张及脑积水时,一定注意测量的方法要正确,否则可能有假阳性结果出现。

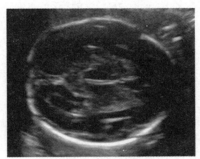

图17-23 侧脑室测量图

该切面可能检查出的异常:侧脑室扩张、脑积水、脑出血等。

3.小脑水平横切面

侧脑室水平横切面显示后,将探头后移,可以获得小脑水平横切面。在这个切面上,颅骨呈类椭圆形环形回声,左右对称,脑中线居中,不连续,脑中线中前约1/3处可以看到类长方形的透明膈腔。这个平面最引人注意的是颅内后部的小脑,小脑半球左右对称,中孕期呈低回声,晚孕期可见较多高回声条。两小脑半球之间为高回声的蚓部。蚓部前方的液性暗区为第四脑室,后方的液性暗区为小脑延髓池(图17-24)。测量小脑横径时,光标应分别放置于左右小脑半球最外缘,其连线应垂直于脑中线。测量小脑延髓池时,光标应分别放置于脑中线上小脑蚓部后缘及枕部颅骨强回声环内缘,在整个孕期,小脑延髓池的前后径测量值应在2~10 mm。颈褶(nuchal fold,NF)厚度的测量是从枕部颅骨强回声环外缘至皮肤强回声线外缘,为脑中线的延长线。

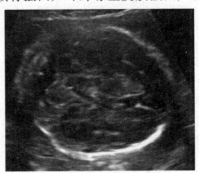

图17-24 小脑水平横切面

该切面可能检查出的异常：Dandy-Walker 综合征、小脑发育不良等。

（二）胎儿颜面部

胎儿颅脑检查后，探头可向胎儿前部移动，观察胎儿颜面部。有三个重要切面：双眼球水平横切面（图 17-25）、鼻唇冠状切面（图 17-26）及颜面部正中矢状切面（图 17-27）。

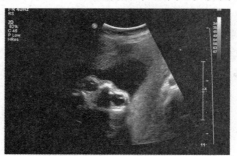

图 17-25　双眼球水平横切面

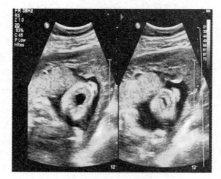

图 17-26　鼻唇冠状切面

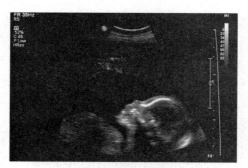

图 17-27　颜面部正中矢状切面

1.双眼球水平横切面

声束从胎儿面部前方向后方扫查，双眼球应同时显示，左右对称，大小相等，并应观察到双眼球内对称的晶体。在该切面上可测量眼内距、眼外距和眼眶横径。眼内距是指双眼眼眶内侧壁间的距离，眼外距是指双眼眼眶外侧壁之间的距离，眼眶横径是指眼球最大横径（左右径）。20 周以上的胎儿的眼内距应与眼眶横径测值相近。该切面还是进行胎儿颜面部横断扫查的基准切面。

该切面可能检查出的异常：无眼畸形、独眼畸形、小眼畸形、眼距过近和眼距过远等。

2.鼻唇冠状切面

显示双眼球水平横切面之后,探头旋转大约90°,使得声束平面与胎儿面部平行,然后前后调整,观察鼻、上下唇及颏部。标准的鼻唇冠状切面应显示双侧鼻孔、鼻中隔、人中、上唇、下唇及颏部,双侧嘴角应显示完整。这个平面是唇裂的筛查切面。超声可以诊断Ⅱ度以上唇裂。

该切面可能检查出的异常:唇裂、单鼻孔、喙鼻、面斜裂、口腔畸胎瘤等。

3.颜面部正中矢状切面

显示双眼球水平横切面之后,探头旋转大约90°,使得声束平面与胎儿面部垂直,声束通过胎儿鼻尖处做矢状切面扫查,观察胎儿额部、鼻、上唇、下唇、下颌等。该平面不应显示鼻孔、眼球等结构。

该切面可能检查出的异常:鼻骨缺如、口腔畸胎瘤、小下颌等。

(三)胎儿脊柱

应从矢状面、冠状面和横断面三个方面全面观察胎儿脊柱。观察骨骼的连续性、弯曲度、骨化程度及其表面皮肤的完整性。胎儿脊柱的观察受体位影响较大,比如胎儿仰卧位时脊柱不易观察,臀位时骶尾部也较难显示,此时应在报告中如实描述。

当羊水量足够时,胎儿脊柱矢状切面应显示脊柱骨骼的全长及其表面软组织覆盖情况。正常脊柱从颈段至腰段呈两条串珠状平行光带,骶尾部融合并略后翘。

该切面可能检查出的异常:脊柱裂、脊柱后凸等。

(四)胎儿胸部

检查胎儿胸部可从矢状面、冠状面和横断面三个方面全面观察。胎儿胸部检查的重点是肺脏、心脏和双侧膈肌。

1.左右膈肌矢状切面

显示脊柱矢状切面之后,探头向胎儿身体两侧分别移动,可分别观察双侧肺脏及膈肌。当然也可以在显示脊柱矢状切面之后,探头移向胎儿身体一侧,声束向另一侧呈冠状切面扫查胎儿肺脏和膈肌。连续扫查时,双侧膈肌低回声带应连续完整,双侧肺脏呈均匀高回声。心脏应位于双侧肺脏之间、膈肌上方,胃泡无回声区应位于膈肌下方。观察时应注意胸腹腔比例,有无胸腔异常塌陷或腹部异常膨隆。

该切面可能检查出的异常:膈疝、膈膨升、肺囊腺瘤、隔离肺、胸腔积液等。

2.四腔心切面

四腔心切面是在观察心脏的一系列切面中最重要的切面。四腔心切面是在胎儿胸部水平的一个横切面,应看到一根完整的肋骨和心脏的左右房室腔。正常心脏应主要位于左侧胸腔内,心尖指向左前方,心轴(即从胎儿心底部沿房间隔与室间隔长轴方向的连线和胎儿脊柱与向胸骨正中连线之间的夹角)偏左(45°±20°)。四腔心面积与同水平胸廓面积之比为1:4~1:3。于脊柱前方可看到一个小类圆形无回声区,动态观察时可看到其搏动,此为降主动脉横断面。其前方离脊柱最近的心腔为左心房,左心房靠近脊柱一侧经常可以看到两条管状无回声区与之相通,此为肺静脉。左心房内可以看到卵圆瓣随心动周期运动,卵圆瓣附着于房间隔上近卵圆孔处。卵圆孔另一侧为右心房,右心房前方为右心室,左心房前方为左心室,左右心房之间为房间隔,左右心室之间为室间隔。室间隔回声应连续完整,厚度与心室壁相近。20~26周时,左心房与右心房大小相近、左心室与右心室大小相近。孕28周以后至胎儿出生前,正常胎儿右心室较左心室略大。左心室略呈椭圆形,右心房略呈三角形,右心室内可见节制索,也叫调节束,为一中等回声带,一端附着于室间隔的中下 1/3 处,一端附着于右心室心尖部。左心房与左心室之间为二尖瓣,右心房与右心室之间为三尖瓣,实时超声下可看到心室的收缩、舒张运动及二、三尖瓣的开放、关闭运动,二、三尖瓣应同时向心室侧开放,开放幅度基本相等。二、三尖瓣关闭时与房、室间隔在心脏中央形成"十"字交叉,但二、三尖瓣在室间隔的附着位置不在同一水平,三尖瓣更近心尖,而二尖瓣更近心底,两者之间距离不应＞2 mm。彩色多普勒检测时,应观察房室瓣血流方向及宽度,观察室间隔水平有无分流。若彩色多普勒观察到异常,应行频谱多普勒进一步检测。

该切面可能检查出的异常有单心室、单心房、心室发育不良、完全型心内膜垫缺损、三尖瓣下移畸形、房室瓣闭锁、大型室间隔缺损、心肌肥厚、心包积液和心脏肿瘤等。

3.左心室流出道切面

显示四腔心切面之后,将探头略向胎儿头侧方向旋转,即可获得左心室流出道切面(图 17-28)。在这个切面应看到主动脉自左心室发出,升主动脉前壁与室间隔相连续,后壁与二尖瓣前叶相连续。

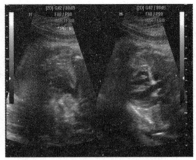

图 17-28　左、右心室流出道切面
RVOT:右心室流出道;LVOT:左心室流出道

4.右心室流出道切面

显示左心室流出道切面之后,将探头继续向胎儿头侧方向旋转,即可获得右心室流出道切面。在这个切面应看到肺动脉与自右心室发出,动态观察可看到主肺动脉发出后主干很短,随即分为动脉导管、左肺动脉、右肺动脉三支。

探头从左心室流出道切面向右心室流出道切面旋转的过程中,还应注意观察左、右心室流出道在心底水平是否交叉,主肺动脉内径是否略宽于主动脉内径。多普勒检测时,应注意主动脉及肺动脉内血流的方向和速度,有无湍流。

左、右心室流出道切面可能检查出的异常:大动脉转位、心室双出口、肺动脉瓣狭窄或闭锁、主动脉瓣狭窄或闭锁、主动脉骑跨、永存动脉干等。

(五)胎儿腹部

胎儿腹部主要观察的内容有肝脏、胃泡、肾脏、肠管、膀胱、前腹壁,以及腹腔有无积液。正常胃泡和脾脏位于左侧腹腔,大部分肝脏位于右侧腹腔,少部分位于左侧腹腔,胆囊位于肝脏下方,下腔静脉位于脊柱右前方,腹主动脉位于脊柱左前方。

1.腹围测量切面

该切面显示腹部呈圆形或椭圆形(图 17-29),脊柱为横切面,胎儿胃泡及胎儿肝内脐静脉1/3段同时显示,胎儿肝脏为均匀中等回声,胎儿胃泡为无回声椭圆形或牛角形结构,其大小与形状与吞咽的羊水量有关。腹围应沿胎儿腹壁皮肤外缘测量。

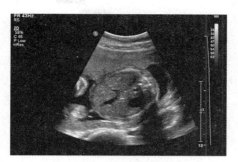

图 17-29　腹围测量切面

该切面可能检查出的异常：十二指肠闭锁、食管闭锁、胆总管囊肿等。

2.双肾切面

在显示腹围水平横切面之后，探头向胎儿尾侧平行移动，可获得双肾水平横切面，在这个切面上于脊柱两侧分别可以看到一圆形肾脏横断面，测量肾积水时应在此切面上测量肾盂分离的前后径。双肾和脊柱前方可见肠管回声。在显示双肾水平横切面后，将探头旋转90°，使声束与脊柱长轴平行，向左右分别摆动探头可获得双肾纵切面或冠状切面，在双肾纵切面上可以看到双肾呈椭圆形，中心部为高回声肾窦，其周可见弱回声髓质和低回声的皮质。在双肾冠状切面上可见双肾同时显示，位于脊柱两侧，呈蚕豆形。两侧肾上腺包绕着肾脏上极，左侧肾上腺呈半月形，右侧肾上腺呈三角形。

双肾切面可能检查出的异常有肾积水、肾不显示、多囊肾、多囊性肾发育不良和肠管扩张等。

3.脐带腹壁入口腹部横切面

在显示双肾水平横切面之后，探头向胎儿尾侧平行移动，可获得脐带腹壁入口腹部横切面（图 17-30）。在这个切面上应看到脐带自胎儿腹前壁正中发出，周围无包块，羊膜腔内无游离肠管。此切面还是观察胎儿腹腔内肠管的主要切面。中期妊娠时，肠道一般呈管壁回声略强、内含小无回声暗区的蜂窝状结构，肠管回声低于脊柱回声。

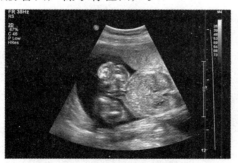

图 17-30　脐带腹壁入口腹部横切面

该切面可能检查出的异常：脐膨出、腹裂畸形和肠管扩张等。

4.脐动脉水平膀胱横切面

在显示脐带出口切面后，探头向胎儿尾侧旋转，可获得脐动脉膀胱水平切面。在这个切面上可以看到胎儿下腹部中央为无回声的膀胱，CDFI检测应于膀胱两侧各见一根脐动脉，在胎儿脐部汇合。在中孕期，该切面是诊断单脐动脉的筛查切面。但晚孕期最好在脐带游离段短轴切面诊断，以免出现假阳性。

该切面可能检查出的异常：包括后尿道闭锁和单脐动脉等。

（六）胎儿四肢

检查胎儿四肢时，应遵循连续顺序追踪扫查法，自近心端向远心端分节段扫查。观察内容：双侧肱骨、尺骨、桡骨、股骨、胫骨及腓骨的骨干形态、长度及双手和双足姿势。

1.胎儿上肢

于胎儿肩部水平横切，可看到胎儿双侧肩胛骨，旋转探头，可追踪到胎儿上臂及其内的肱骨（图 17-31），显示肱骨长轴后冻结图像，测量肱骨长度，测量时应将光标放置在肱骨两端的中点处，然后再从肱骨远端向远心端追踪，横切胎儿前臂，确认前臂有尺、桡两根长骨之后，将探头旋转 90°，得到前臂长轴图像。尺骨和桡骨可能是平行的，也可能是交叉的，尺骨较桡骨稍长，与肱骨长度相近，尺骨近端粗、远端细，桡骨近端细、远端粗。探头继续向远心端移动，可见到胎儿双手，中孕早期一般胎儿双手展开，18 周之后一般都自然呈握拳状，所以如果想检查胎儿手指数目，最好在十四五周方便一些。

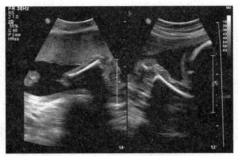

图 17-31　双侧肱骨长轴切面

2.胎儿下肢

于胎儿髂骨水平横切，可看到胎儿双侧髂骨，旋转探头，可追踪到胎儿大腿及其内的股骨，显示股骨长轴后冻结图像（图 17-32），测量股骨长度，测量时应将光标放置在股骨两端的中点处，然后再从股骨远端向远心端追踪，横切胎儿小腿，确认小腿有胫、腓两根长骨之后，将探头旋转 90°，得到小腿长轴图像。胫骨和腓骨一定是平行的，胫骨较腓骨稍长，且与股骨长度相近。探头继续向远心端移动，可见到胎儿双足，胎儿小腿矢状切面上不应看到足底影像，应看到小腿与足底为相互垂直关系。一般胎儿足长与股骨长相等。

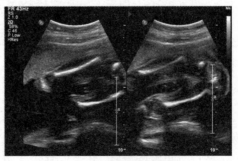

图 17-32　双侧股骨长轴切面

胎儿肢体切面可能检查出的异常：致死性短肢畸形、肢体缺如等。

（七）其他切面

1.宫颈内口矢状切面

孕妇适当充盈膀胱,探头于盆腔纵切,观察孕妇宫颈及其周围组织(图17-33)。

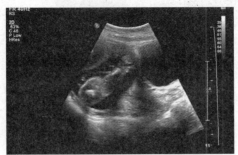

图17-33 宫颈内口矢状切面

该切面可能检查出的异常:前置胎盘、血管前置、宫颈功能不全等。

2.脐动脉频谱

在脐动脉游离段行频谱多普勒检测,调节声束方向与该处脐动脉尽可能平行,可得到胎儿心率、S/D等数据。

3.胎盘

全面观察胎盘实质、基膜和胎盘胎儿面,在胎盘实质最厚处测量胎盘厚度,尽可能寻找胎盘脐带入口。注意观察胎盘下缘位置。

4.羊水

于宫腔内垂直于水平面(注意不是垂直于孕妇腹壁)测量羊水最深处,测量时应避开胎儿肢体和脐带。羊水测量深度≥8 cm为羊水过多,≤2 cm为羊水过少。羊水指数:以孕妇肚脐为中心,将腹部分为四个象限,分别测量四个象限的羊水深度,相加得到羊水指数。羊水指数≥25 cm为羊水过多,≤5 cm为羊水过少。

该切面可能检查出的异常:羊水过多、羊水过少等。

（高红梅）

第十八章

介入放射技术

第一节　经导管血管栓塞术

经导管血管栓塞术(transcatheter arterial embolization，TAE)是介入放射学的基本技术之一，是指在 X 线电视透视下经导管向靶血管内注入或送入某种栓塞物质，使之闭塞，从而达到预期治疗目的的一项技术，急诊介入主要用于治疗血管性出血及肿瘤、实体器官的破裂出血。TAE 在介入放射学中的作用与结扎术和切除术在外科学中的角色类似。因本术具有微创性、全程影像引导和选择性靶血管插管技术而使得栓塞的准确性和可控性大大提高，成为一项崭新的革命性的临床治疗方法。

Lussenhop 等在 20 世纪 60 年代试用冻干牛心包碎片经导管注入脊髓动脉，治疗无法手术的脊髓 AVM，此后 TAE 逐步在临床推广应用。20 世纪 70 年代至 80 年代初，分别出现 TAE 用于治疗胃十二指肠和鼻出血，治疗以肾癌为代表的恶性肿瘤和以脑膜瘤为代表的富血性良性肿瘤以及脾功能亢进、脑动脉瘤和 AVM 等。其间多种栓塞物质被研究开发，经受考验的常用的有吸收性明胶海绵、聚乙烯醇、组织黏合剂、弹簧钢圈、可脱离球囊、无水乙醇等，这为 TAE 技术的发展奠定了基础。特别是电解可脱性铂金圈、可脱性钢圈和房间隔封堵器的应用，使 TAE 在栓塞动脉瘤、巨大的异常血管通道(如动静脉瘘、动脉导管未闭、房间隔缺损)等方面的安全性、准确性和疗效显著提高。

一、治疗机制

栓塞物质经导管注入靶血管内，使血管发生栓塞，进而对靶血管、靶器官和局部血流动力学造成不同程度的影响：阻塞或破坏异常血管床、腔隙和通道使血流动力学恢复正常；阻塞血管使之远端压力下降或直接从血管内封堵破裂的血管以利于止血；使肿瘤或靶器官造成缺血坏死。

（一）对靶血管的影响

栓塞的目标血管称为靶血管，它通常包括主干、小动脉和外周三大部分。栓塞物质可分别使毛细血管床、小动脉和主干，或三者同时被栓塞。栓塞物质对靶血管的影响与其性质有关。一般同体栓塞剂进入靶血管后，在与其直径相同的血管内停留下来，形成机械性栓塞，在此基础上栓子周围及被栓血管的远端和近端常可并发血栓形成,造成局部血流中断。一般固体栓子对血管壁的结构不产生破坏。栓塞后早期镜下观察血管壁的内皮、肌层和外层保持完整。栓子周围可见异物反应。随着时间的延长,部分可吸收的栓塞剂被吸收后,可观察到血管的机化和血管的再通。未再通者血管萎缩变细,结构模糊,甚至消失,局部纤维化,血管永久性闭塞。液体栓塞剂如无水乙醇,多通过化学破坏作用损伤血管内皮,并使血液有形成分凝固破坏成泥状,从而淤塞毛细血管床,并引起小动脉继发血栓形成。栓塞后早期镜下即可见小动脉及毛细血管广泛血栓形成,血管内皮细胞肿胀、脱落。栓塞后一个月左右,镜下可见血栓机化,较少有再通现象,血管结构破坏,甚至仅轮廓残存。

栓塞后血管是否再通的影响因素很多,主要有:①栓塞物质是否可被吸收,不能被吸收的固体栓塞物质,如医用胶类、不锈钢圈、PVA 颗粒等,造成的局部血管栓塞多不再通;可被吸收的栓塞物质如自体血凝块、明胶海绵等,则较易再通,但靶血管被可吸收物质长段充填,再通亦十分困难。②能对靶血管造成严重伤害的栓塞剂如无水乙醇等,栓塞后血管较难再通,即使部分再通,血管亦明显变细。③栓塞的靶血管为终末血管,缺乏侧支循环,栓塞后不易再通,反之易再通。④靶器官栓塞后大部坏死,则血管难再通,少或无坏死者多可再通。

(二)对靶器官的影响

被栓塞血管的供应器官、肿瘤或血管本身统称为靶器官。栓塞靶器官供血动脉的直接后果是造成局部不同程度缺血,进而根据不同靶器官对缺血的耐受性和不同栓塞程度以及栓塞方式而产生不同的影响。①重度缺血坏死,栓塞使大部分组织器官缺血坏死,并伴随功能丧失和随后的萎缩吸收或液化坏死,多发生在缺少侧支血供的器官如肾、脾。使用液态栓塞物质易造成大范围坏死,因其作用强烈通常可造成大范围的靶血管栓塞,侧支循环不易建立。②中度缺血坏死,靶器官部分缺血坏死,通常发生在栓塞程度较轻、小动脉栓塞或靶器官存在较丰富的侧支循环等情况下,可伴有器官功能的部分丧失,如脑动脉栓塞,部分性脾、肾动脉栓塞;使用微粒和液态栓塞物质作某动脉分支的栓塞,亦可造成局部坏死,而同样情况下使用其他较大颗粒栓塞物质则不造成坏死。③轻度缺血坏死,靶器官缺血,但不产生坏死,且缺血可通过侧支循环血供代偿而恢复,因此,对器官的功能影响为一过性,多无严重的后遗症,此影响多产生存有丰富血供的器官,如胃、十二指肠、头面部和盆腔,双重血供的器官如肝脏、肺脏,用较大的栓塞物栓塞动脉主干如脾动脉主干栓塞。

(三)栓塞水平和栓塞程度

栓塞水平是指栓塞剂到达或闭塞血管的位置,可分为毛细血管、小动脉、动脉主干和广泛水平栓塞几种(图18-1)。毛细血管水平栓塞常使靶器官产生严重坏死。小动脉栓塞,栓塞后侧支循环较易建立,除靶器官缺乏侧支血供的情况外,多不造成靶器官的严重坏死。主干栓塞后其分支血压迅速下降,侧支循环极易建立,除心、脑对缺血、缺氧极为敏感的器官外,极少造成靶器官坏死。广泛水平血管栓塞是指以上三者均被同时或相继栓塞,可产生严重的靶器官坏死。

栓塞程度是指靶血管和(或)所属分支闭塞的比例,或可理解为栓塞后靶血管血流减少的程度,可造成相应程度的靶器官坏死。如一个靶器官有数条供应的动脉,仅栓塞50%以下的供血动脉可称为部分栓塞,50%～90%的栓塞称为大部栓塞,90%以上的栓塞可称为完全性栓塞。栓塞程度越高,靶器官坏死的范围越大。

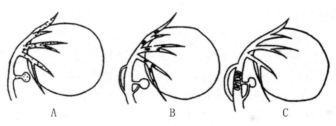

图 18-1　不同水平的栓塞

A.毛细血管;B.小动脉;C.动脉主干

（四）对局部血流动力学的影响

血管一旦被栓塞,局部血流动力学会发生改变,从而实现栓塞的治疗作用。

(1)局部血供中断或明显减少,潜在的侧支通路开放对靶器官供血。此情况常出现于动脉主干及小动脉水平的栓塞,由于远端的毛细血管床尚未严重受累,且呈低压状态,侧支循环易于建立。若对毛细血管床进行完全性栓塞,则侧支循环不易建立。

(2)栓塞后血液发生重分布,对于双重血供的器官如头面部、胃十二指肠、盆腔等,对其一支或一侧动脉主干的栓塞,很快可由另一支或对侧动脉代偿供血。虽然血供不一定能恢复到先前的状态,但在一般情况下不致产生缺血症状,且随着时间的延长,局部供血量可恢复至接近栓塞前水平。

(3)恰当的栓塞可使异常循环所致的盗血、分流、涡流等得到纠正或解除,如治疗各种动静脉畸形、动静脉瘘、动脉瘤和静脉曲张等。

(4)栓塞术通过直接用栓塞物质堵塞破裂的血管,或将出血动脉近端栓塞,使之压力下降并继发局部血管痉挛性收缩或继发性血栓形成而达到止血的目的。

二、使用器材及操作方法

（一）器材

用于栓塞术的器材主要为常用的导管和导丝,在此仅介绍较新的特殊器材。

1.导管

除普通导管外,现常采用超滑导管,其外层涂有亲水膜,遇水十分光滑,易于随导丝跟进靶血管。再就是应用微导管,一般外径为 2.8~3 F(1F=0.33 mm),配有 0.025 in(0.635 mm)的微导丝,可由内径 0.038 in(0.9652 mm)的导管送入,用于超选择插入迂曲的或细小的靶动脉。

2.导丝

为了超选择性插管,目前超滑导丝和超硬导丝亦较常用,前者主要用于进入迂曲的血管,同时可减少血管损伤。超硬导丝可起到良好的支撑力,可引导导管进入成角较大的血管。

（二）操作技术

血管栓塞的操作技术并不十分复杂,正确合理的操作有赖于对血管影像和血流动力学改变的正确诊断。准确的靶血管插管、选择适当的栓塞物质、把握栓塞剂的释放方法、随时监测栓塞程度和控制栓塞范围。所以,对术者的综合知识、手眼协调能力、操作的灵巧性、对器材的感知和临床经验等有相当高的要求。

栓塞术前的血管造影检查是十分必要的,是栓塞的基础。没有清晰的血管造影图像和对其正确的认识,栓塞术即是盲目的。

1.血管造影的目的

包括:①明确病变的诊断,即使已有其他影像学甚至病理学资料,亦应对病变从血管造影诊断方面加以研究,主要包括对病变部位和性质的确定,了解血管本身的解剖位置和变异情况;②明确靶动脉的血流动力学改变,主要包括血管的走行、直径、动静脉显影的时间和顺序、血流速度、侧支循环,以及病变的显影程度和造影剂排空时间等,术后造影则是对栓塞程度和范围评估的重要手段。

选择或超选择性靶血管插管水平可影响栓塞术的疗效和并发症的发生率,原则上要求导管应插入欲被栓塞的血管,而尽量避开非靶血管。对于走行迂曲、复杂的靶血管超选择性插管往往很困难,可采用改变插管入路,选用不同形状的超滑导管和超滑、超硬导丝,甚至微导管等,提高超选择性插管的成功率。

栓塞物质的选择是栓塞术的重要一环。选择适当的栓塞物质可提高疗效,减少并发症。

2.选择的原则

包括:①根据靶血管的直径选择适当大小的栓塞物质;②根据治疗目的选择作用不同性质的栓塞物质,如肿瘤的姑息性治疗选用携带化疗药物的微囊、碘油、吸收性明胶海绵等,AVM、动静脉瘘和动脉瘤等的根治性治疗,则选用永久性栓塞物质,出血或肿瘤术前栓塞则可选用中短期栓塞物质。

栓塞物质经导管注入靶血管的过程是完成栓塞术的关键步骤,栓塞过程中术者需始终注视动态影像,手眼动作协调,以控制栓塞剂的准确释放。

3.常用释放栓塞剂的方法

包括:①低压流控法,即导管插入靶血管但并不阻断其血流,以低压注入栓塞物质,由血流将栓塞剂带到血管远端而形成栓塞的方法,常用于颗粒性和液态栓塞物质的释放,其技术关键是在透视监视下低压注入栓塞物质,边注射边观察造影剂流速和流向,一旦流速减慢或明显减慢即意味着靶动脉前端部分或大部分栓塞,造影物质停滞或反流时证实前方血管已近全部堵塞;②阻控法,即以导管端部嵌入靶学管或以球囊导管阻断其血流,然后再注入栓塞物质的方法,多用于液态栓塞物质的释放,有助于减少血流对液态栓塞物质的稀释,亦防止其反流,本技术并不常用;③定位法,即导管准确插入靶动脉的欲被栓塞的部位,然后送出栓塞物质,完成局部栓塞,常用于大型栓塞物质的释放,技术关键是定位准确,选用栓塞物质较被栓血管直径稍大或与动脉瘤腔大小相近,透视下将栓塞物质经导管送入被栓塞的部位,经注入造影剂证实位置正确,方可释放栓塞物质。

(三)栓塞程度的监测和控制

根据病情选择所需的栓塞程度,以取得较好疗效,且对减轻不良反应和并发症也十分重要的。栓塞不足则疗效欠佳,过度栓塞可造成严重并发症。目前对术中栓塞程度和范围的监测,仍主要依靠术者的经验,缺乏实时量化监测的有效手段。术者根据注入造影物质显示靶血管的血流速度判断栓塞程度。一般认为可见流速变慢时栓塞程度达 30%~50%,明显减慢时达 60%~90%,造影剂呈蠕动样前进或停滞则栓塞程度达 90% 以上。此种监测方法易受术者经验和血管痉挛等因素影响。分次少量注入造影剂并不断造影复查了解栓塞程度是较好的控制方法。术者必须有一个十分明确的概念,即栓塞剂一旦进入血管是难以取出的,所以宁可注入偏少再追加,而不可过量。

三、临床应用

（一）适应证

（1）止血：特别是动脉性出血，如外伤性盆腔和内脏出血、泌尿系统出血、消化道出血、产科大出血、严重鼻出血和颌面部出血、大咯血、手术后所发生的内出血等（图 18-2）。静脉性出血，主要为保守治疗无效的食管静脉曲张出血，可通过经皮肝穿门脉插管入曲张的胃冠状静脉栓塞止血（图 18-3）。

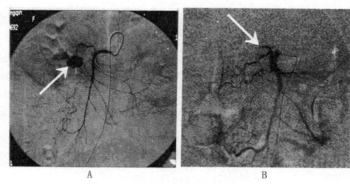

图 18-2　消化道大出血栓塞治疗

A.肠系膜上动脉造影示胰十二指肠下动脉出血（箭头所示）；B.栓塞后造影示造影剂不再溢出（箭头所示）

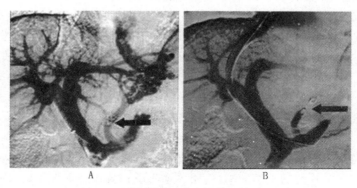

图 18-3　食管静脉曲张大出血栓塞治疗

A.TIPPS 术中造影显示胃冠状静脉及其增粗扩张；B.弹簧圈栓塞后造影

显示冠状静脉主干阻塞，其分支消失（箭头所示），消化道出血得以控制

（2）异常血流动力学的纠正或恢复，如 AVM、动静脉瘘、静脉曲张、动脉瘤。

（3）治疗肿瘤，原则上富血管性实体瘤有明确的供血动脉并可插管到位者，均可通过栓塞其供血动脉，使肿瘤缺血坏死，达到缩小肿瘤体积，减轻或消除由其引起的症状，改善患者生存质量和延长生存期；或减少术中出血、获得二期手术切除机会。某些肿瘤可通过栓塞得以根治（图 18-4）。

（4）内科性器官切除，如脾功能亢进和巨脾、异位妊娠的栓塞治疗。

（二）禁忌证

（1）难以恢复的肝、肾衰竭和恶病质患者。

（2）导管未能深入靶动脉，在栓塞过程中随时有退出的可能。

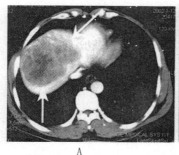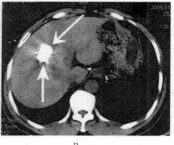

图 18-4 肿瘤栓塞治疗

A.肝右叶实质性肿块,临床诊断为原发性肝癌(箭头所示);

B.多次 TACE 治疗后肿瘤明显固缩,患者存活近 4 年(箭头所示)

（3）导管端部前方有重要的非靶血管不能避开,可能发生严重并发症者。

四、栓塞反应及并发症

血管栓塞术既是介入治疗的一个重要手段,又是一个创伤过程。任何组织、器官的栓塞都或多或少地会引起患者的生理反应和病理变化。但若术前准备充分,介入操作规范,术后处理恰当,则可减轻术后反应的程度,降低并发症,并使患者术后早日康复。

（一）栓塞反应

栓塞反应是指靶器官栓塞后出现的、预料中的症状和体征,多为自然过程,对症处理后可康复。其表现及程度与使用栓塞物质的种类、栓塞水平和程度、不同靶器官有关,轻者可无明显症状和体征,重者可出现栓塞后综合征:①疼痛,栓塞后靶器官缺血损伤,释放致痛物质或局部肿胀刺激包膜引起,疼痛可持续1～10 天,并逐渐缓解,但疼痛剧烈者需用镇痛剂,疼痛较严重且持续时间较长者,应注意排除发生并发症的可能;②发热,好发于实质脏器栓塞后和使用吸收性明胶海绵较多者,可能与坏死组织释放的致热物质和坏死组织、明胶等的吸收热有关,体温常在 38 ℃左右,脾栓塞时体温可高达 39.5 ℃左右,一般坏死组织越多,体温越高,持续时间亦越长,此种反应性发热患者的精神状态常较好,除难以忍受的高热外,在38 ℃以下时,可不予以积极处理,以利于坏死组织的吸收,应注意排除合并感染引起的发热;③消化道反应,主要有恶心、呕吐、食欲下降和腹胀等,多发生于腹部脏器的栓塞治疗后,常持续 1～3 天,并逐渐好转,仅严重者需对症处理。

（二）并发症

并发症是指术后出现的不期望发生的症状和体征。轻者可通过适当的治疗好转,严重者可致残或致死,应引起重视,尽量避免其发生。

（1）过度栓塞引起的并发症,是指栓塞程度和范围过大,尤其是在使用液态栓塞剂和过量使用颗粒或微小栓塞物质时,其后果是造成大范围组织坏死,引起相应的肝功能衰竭,胃肠、胆管坏死及穿孔,胆汁湖,皮肤坏死,脾液化等。

（2）误栓,是指非靶血管或器官的意外栓塞。其后果与被误栓器官的重要性和误栓程度有关。提高操作技术水平和在有经验的医师指导下进行栓塞可减少或避免其发生。

（3）感染,可发生于所用器材和栓塞剂污染及手术场所消毒不严的情况下,栓塞后大量组织坏死时亦可为感染埋下伏笔。感染常发生在实质性器官,如肝和脾。

五、其他栓塞技术

除用栓塞剂栓塞血管外,还有其他理化方法用于栓塞技术。

(一)电凝法

国外最早由 Philips 于 1973 年研究。电源多采用直流恒流电源,阳极用不锈钢导丝,也有人用铂金材料,阴极多用外科电刀设备上的接地板。其机制较复杂,一般认为是多种因素综合作用的结果。正常血管壁内、外存在着内负外正的电位差,而血小板、血细胞及蛋白质为负电荷,当使血管壁成内正外负的电压时,电位差倒转,吸附上述负电荷物质沉积而凝血。此外,离子因素、平滑肌收缩与高温因素也可能有关系。

1.电凝法的优点

(1)定位精确。

(2)栓塞永久。

(3)无反流性误栓。

(4)不引入异物。

(5)可用于血小板减少或肝素化等。

2.电凝法的缺点

(1)阳极导丝易被腐蚀而断裂。

(2)所需通电时间难以预计。

(3)不锈钢微粒可能脱落。

(4)耗时。

(5)需特殊设备与阳极导丝。

(二)热造影剂注入法

热造影剂注入法即将加热到 100 ℃ 的造影剂通过导管注入靶血管内,引起血管壁损伤,注入后 1~5 天有血栓形成,2 周后出现机化,引起血管永久性闭塞。也可用等渗盐水、葡萄糖液加热后注入,应用造影剂的好处是可在透视监视下注入,避免过量。

(刘玉奇)

第二节　经皮腔内血管成形术

一、历史和发展

经皮腔内血管成形术(percutaneous transluminal angioplasty,PTA)是经皮穿刺血管,置入导丝、球囊导管、支架等器械,再通动脉粥样硬化或其他原因所致的血管狭窄或闭塞性病变的介入治疗技术。

1964 年,Dotter 和 Judkins 采用 12 F 同轴导管系统,经预先穿过病变的导丝的引导,通过了动脉阻塞性和狭窄性病变,在阻塞的部位产生了一个开放的动脉内腔,从而里程碑式地宣告了经皮腔内血管成形术(PTA)的诞生。1974 年,Andreas Gruntzig 发明了聚氯乙烯制成的双腔球囊导管,它以小剖面的球囊导管带入较大剖面的球囊,借助球囊的均匀径向张力将狭窄的管腔扩开,随着这一技术的日趋成熟,PTA 技术在治疗血管阻塞和狭窄性疾病的应用越来越广泛。

在 20 世纪 80 年代后又陆续出现了几种新的血管成形技术,主要是粥样斑切除术、激光血管成形术、血管内支撑器及超声血管成形术等。一些日新月异的新血管影像技术,如血管镜、血管内超声和 CTA、MRA 等对于 PTA 的发展也起到越来越重要的指导和评价作用。现在 PTA 技术可用于全身动脉、静脉、人造或移植血管狭窄闭塞性疾病的治疗,成为此类病变治疗中不可或缺的重要治疗手段(图 18-5,图 18-6)。

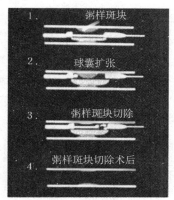

图 18-5 定向冠状动脉粥样斑块切除术

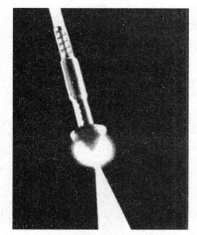

图 18-6 激光血管成形术

二、临床要点

PTA 的机制:充胀的球囊压力造成了狭窄区血管壁内、中膜局限性撕裂,血管壁中膜过度伸展以及动脉粥样斑断裂,从而导致血管壁张力减退和腔径的扩大。激光血管成形术、粥样斑切除术等是利用激光的汽化消融或者机械性内膜切除、吸收设备清除引起血管狭窄的斑块从而治疗血管狭窄、闭塞。PTA 的优点在于对患者创伤小,并发症少,见效快,操作较简便,一旦发生再狭窄可以重复 PTA 治疗。

三、适应症与禁忌症

PTA 原来主要用于肢体血管，以后扩展至内脏动脉，如肾动脉、冠状动脉，并且由动脉发展至静脉，如扩张治疗腔静脉狭窄；治疗人造血管、移植血管的狭窄或闭塞。在疾病的急诊介入治疗中，PTA 主要应用于各种原因所致的急性心血管、脑血管、主动脉、颈部血管、肢体血管、肾血管狭窄闭塞所致的急症治疗。

（一）适应证

（1）中等大小血管或大血管局限、孤立性狭窄。

（2）多发、分散的短段狭窄和闭塞：①动脉粥样硬化及大动脉炎引起的有血流动力学意义的血管狭窄或闭塞。②血管搭桥术后吻合口狭窄及移植血管狭窄。③血管肌纤维不良所致的局限性狭窄。④肾动脉狭窄所致的继发性高血压。⑤原发性下腔静脉膜性狭窄或节段性不完全梗阻。⑥血管移植术前病变血管扩张的辅助措施；或因缺血造成截肢，术前试行挽救肢体或降低截肢的水平。

（二）禁忌证

（1）碘过敏（对碘过敏患者，目前已可用 CO_2 行 DSA 造影）。

（2）严重心律失常，心功能不全。

（3）肝、肾功能不全，或凝血机制异常，凝血功能障碍和治疗后的凝血酶原时间＜40％。

（4）长段狭窄或闭塞、小血管病变、溃疡性狭窄或已有钙化的狭窄或闭塞病变。对肢体动脉而言，闭塞段血管长度超过 10 cm，或为钙化性狭窄，或伴外周小血管病变；对冠状动脉而言，多支病变，或血管腔内有 3 个月以内新鲜血栓，或溃疡性血管狭窄等。

（5）大动脉炎活动期。

四、器械要求和术前准备

（一）器械要求

PTA 技术主要使用各式各样的血管球囊成形导管。包括同轴球囊导管（双腔球囊导管）、快速交换球囊导管、切割球囊导管、激光、热球囊导管等。在 PTA 治疗过程中，能否顺利地操作并达到预期的治疗效果，选择合适的球囊导管至关重要。理想的球囊导管应具有良好顺应性，较小的直径有较大的球囊；球囊膨胀后其顺应性很低，有较强的径向张力及较快的充盈与排空速度。球囊导管可有不同的长度和直径，应根据病变的长度和管腔的直径选用，一般长度应超过狭窄段5～10 mm，直径为正常管腔的110％左右。球囊段有 2～3 个金属标记，表示球囊有效段的两端和中点，常用的球囊膨胀时可耐受404～1 010 kPa。多数血管成形导管为 5 F，球囊直径为 4～8 mm，双腔型，中孔可通过导丝及注入造影剂，侧孔与球囊相通，可注入造影剂将其膨胀。冠脉与外周小血管的球囊成形导管一般为 3 F，球囊直径2～6 mm（图 18-7）。

（二）术前准备

介入治疗前应进行全面的体格检查，应进行包括超声、CT、MRI 等详尽的影像学检查，术前的血管造影检查能够提供更为详尽的病变血管解剖，因而是十分必要的。术前的实验室检查包括凝血参数、血小板计数、凝血酶原时间、部分凝血酶原时间和血清肌酐水平。当计划施行肾动脉和髂动脉的 PTA 时，因为存在血管破裂的危险性，推荐进行血型检查。

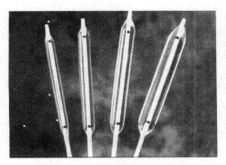

图 18-7 不同直径的球囊

为了减少并发症和预防再狭窄,从术前 3～5 天开始应用抗血小板聚集药物,如阿司匹林 100～300 mg(1 次/天)、噻氯匹定 250 mg(2 次/天)或氯吡格雷 75 mg(1 次/天)。

在 PTA 治疗之前,患者应禁食 8 h。如果对肾动脉或下肢动脉施行 PTA 术,可在介入治疗之前口服的钙通道阻滞剂(硝苯地平 10 mg)防止动脉痉挛。

五、操作技术和注意事项

(一)操作技术

血管造影确定病变位、程度和侧支供血情况以及狭窄上下方的血压、血流动力学改变后,将造影导管换成球囊导管。将球囊置于狭窄区,球囊的中点应与狭窄的中点相吻合,用压力泵或手推稀释的造影剂充胀球囊。充胀的球囊作用于狭窄的血管,使之发生扩张。透视下显示狭窄段对球囊的压迹(蜂腰征),如压迹在球囊的有效扩张段,可继续加压注入,使压迹消失,一般每次扩张 15～30 s,必要时可重复 2～3 次,将球囊用注射器抽瘪后,退出。扩张结束后,要复查血管造影,了解血管扩张情况,同时再次测量原狭窄区上下方的血压差以确定扩张治疗的效果。

(二)注意事项

导丝通过狭窄段为 PTA 治疗的关键。对完全性闭塞者,需先打通血管。所选球囊直径与狭窄段两端正常管径相当或稍大 1～2 mm,球囊长度应超过狭窄长度 1～2 cm。术中经导管注入 3 000～5 000 U 肝素行全身肝素化,同时术中给予 1 000 U/h 静脉滴注。治疗术中,在通过狭窄段时,动作轻柔,防止粗暴操作致使血管痉挛、夹层、穿孔、闭塞,导致 PTA 失败。

六、术后处理和疗效判断

(一)术后处理

一般处理同经血管介入治疗。因术中要用肝素抗凝,术后压迫止血时间应足够(15 min),无出血后方可加压包扎。术后继续全身肝素化 24～48 h,现多使用低分子肝素,如速避凝 0.3～0.4 mL,2 次/天,皮下注射,注意检测出凝血时间,使 INR 值在正常的 1.5～2.5 倍,3 天后改服用阿司匹林、氯吡格雷、双嘧达莫等抗血小板药物 3～6 个月。以上处理供参考,应根据患者具体情况,个体化处理。

(二)疗效判断

疗效的评价包括血流动力学评估及临床治疗效果评价。成功的 PTA 治疗应是血流动力学、形态影像学得到改善及临床症状得到缓解。PTA 的近期和远期疗效均较好,髂、肾动脉的 PTA 成功率在 90% 以上,五年平均血管开放率在 70% 以上,冠状动脉单支病变 PTA 成功率在

90%以上。影响疗效的因素中，除病变部位外，病变性质、病变的解剖与病理学特征、患者全身状况、设备情况以及术者经验等也是重要因素。例如，在肾动脉狭窄中，以纤维肌发育不良的疗效最好，扩张成功率在 90%～95%，临床上高血压治愈和改善率达 93%；其次为动脉粥样硬化症；而多发性大动脉炎的疗效较差。

七、并发症处理原则和预防

PTA 的并发症较少，发生率为 0.76%～3.3%，常见的有以下几种。

（一）穿刺部位血肿形成、出血

这是最常见的并发症，主要原因是术中使用肝素量较大，球囊导管的外径较粗，压迫止血不易充分。为预防该并发症发生，压迫止血必须充分，适当延长压迫时间；或留置导管鞘 24 h，既可减少穿刺部位发生血肿的概率，又可以为术后急性血管闭塞的处理提供方便。出现小的血肿不需特殊处理，可自行吸收，较大的血肿影响肢体血液循环，则需外科行血肿清除及动脉穿刺口缝合。

（二）动脉痉挛

动脉痉挛在 PTA 操作过程中较常见，主要由于操作过程中导丝、导管对血管的刺激，尤其是在操作粗暴、选用器械不当的情况下会增加这种可能。动脉痉挛处理不当可导致血管闭塞，治疗无法完成，因此，在通过迂曲狭窄的血管段时，要求动作轻柔，避免暴力推送；出现动脉血管痉挛，可注入利多卡因 2～3 mL 或罂粟碱15～30 mg解除痉挛、扩张血管，如疑有血栓形成，可注入尿激酶溶栓。

（三）血管内膜损伤

因为球囊扩张本身就是一个对动脉的损伤的过程，所以，在 PTA 的操作过程中对血管内膜的损伤是难免的，尤其在动脉硬化的患者。严重的内膜损伤会导致内膜掀起形成夹层，严重的影响血流，甚至导致血管的穿孔。发生夹层或穿孔时，应立即将球囊扩张导管置病变处，充盈膨胀，然后置入血管内支架固定掀起的内膜或急诊外科手术修补治疗。

（四）球囊破裂

球囊破裂可造成动脉切割或急性血栓形成，甚至导致血管破裂，而需急诊手术治疗。术前需了解球囊导管的最大承受压力，术中扩张时最好使用压力表。球囊破裂如为纵向破裂，退管一般是安全的；如为横向破裂，破裂的远端球囊退出时可能折返，推出会有阻力，退出困难需用大血管鞘套取，退出时边退边旋转导管，使破裂顺一个方向有序地套入鞘内后取出。

（五）异位栓塞、远侧端血管闭塞

在 PTA 操作过程中，穿刺、血管扩张、导丝及导管对血管壁的损伤均可继发血栓形成，操作或经高压注射器造影可致血栓脱落，导致急性的血管闭塞。如出现急性的血管闭塞，可将导管头尽量靠近血栓形成部位灌注溶栓、抗凝药物：尿激酶 100 万～200 万单位；同时给予肝素抗凝；局部溶栓无效，远端肢体可能由此产生缺血坏死。

（六）术后再狭窄

术后再狭窄是 PTA 治疗后存在的主要问题，PTA 术后再狭窄多发生在 PTA 后数月至 1 年之内，平均发生率约为 30%。主要原因：①PTA 是一种损伤血管壁成分的机械治疗方法，术后必然会引起一系列修复反应，球囊扩张的结局具有两重性，内、中膜局限性撕裂造成了血管腔的扩大，血流灌注得以恢复；同时内、中膜撕裂也引起纤维组织增生导致再狭窄。②血管壁的弹性回缩和原有病变的进展导致再狭窄。

为了减少再狭窄,可采取三种措施。

1.改进设备

已研制成新型材料的球囊,可减少对血管的损伤。

2.药物治疗

减少、预防和治疗 PTA 进程中和 PTA 后出现的血管痉挛、血小板黏附、血栓形成和内膜纤维细胞增生。常用药物为阿司匹林、肝素、硝苯地平(心痛定)、硝酸甘油以及正在试用的前列腺环素、血栓素合成酶抑制剂等。

3.新技术的应用

经皮血管内支架植入术、超声血管成形术、激光血管成形术等。

八、结语

球囊血管成形术具有微创、并发症少、收效快、操作较简便、可重复性强等优点,在治疗血管阻塞和狭窄性疾病方面有着广泛的应用,但由于其术后再狭窄率较高,正逐渐被以血管内支架成形术、激光血管成形术、粥样斑切除术等为代表的新的血管成形技术所取代,现在更多的是作为血管内支架植入的前期准备和治疗得到应用。

(付　强)

第三节　经皮穿刺活检术

一、基本原理

经皮穿刺活检术是指在医学影像设备的导向下,利用穿刺针,经皮穿刺器官或组织后取得组织学或组织学标本进行细胞学或病理学诊断的方法。经皮穿刺活检是一种简便、安全、有效的诊断手段,现已广泛应用于全身各个部位。

二、器材与药物

主要器材有活检针。根据穿刺针头的形态和抽取组织细胞的方式不同,可分为细胞抽吸针和组织切割针两大类。

(一)细胞抽吸针

细胞抽吸针包括 Chiba 针与 Turner 针,多为细针,用于获取细胞学与细菌学材料。

(二)组织切割针

有粗有细,取材较多,可供组织学检查,按其针构造又分为两类。一类是具有切割作用的针尖,包括 Madayag 针和 Greene 针等;另一类是远端具有一活检窗,如 Westcott 针。近年来最常用的是自动或弹射式活检枪,属于切割针范畴。该活检枪有弹射装置,在激发扳机后,切割针弹射进入病变部位获取组织材料。

另一类特殊的活检针是锯齿状的旋切针,由套管针和锯齿状切割针组成,可以进行组织环钻和旋切,为骨活检术中最常用、最有效的活检针。直径在 6～12 G,常用的旋切针有 Faranseen 针、Otto 针及 Rotex 针。活检针如图 18-8 所示。

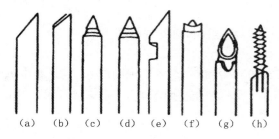

图 18-8　活检针的形状与大小

(a)Chiba 抽吸针 20 G,21 G;(b)Turner 抽吸针 16～22 G;(c)Madayag 抽吸针 22 G;(d)Greene 抽吸针 22 G,23 G;(e)Westcott 切割针 20 G,22 G;(f)Faranseen 旋切针 18～22 G;(g)Otto 旋切针 18～21 G;(h)Rotex 环钻针 22 G

三、操作技术

(一)穿刺前的准备

1.医师的准备

全面了解或复习病史,复核影像学图像和资料,特别注意有无凝血机制障碍、高血压、冠心病等。术前应与患者及家属谈话,办理术前签字手续,交代注意事项,以取得患者的配合。

2.患者的准备

对于穿刺有紧张、焦虑情绪的患者,穿刺前给以镇静剂。对拟行胸部穿刺而有咳嗽者,应给予止咳药,待咳嗽停止后再行穿刺。拟行腹部脏器穿刺而且穿刺针需经胃肠道者,穿刺前应禁食。对盆腔脏器穿刺时,嘱患者排空大小便。

3.穿刺器械和监视仪器的准备

穿刺器械应严格消毒后使用,对重复使用的穿刺针等器械在使用前应检查其可靠性。在患者进入监视仪器检查台之前,应检查机器是否处于正常运转状态。

4.急救药物的准备

急救药物包括升压药、呼吸兴奋剂、强心剂、高渗糖、地塞米松、止血药、镇痛药、氧气等。

(二)导向手段

经皮穿刺活检是在影像技术导向下进行,不同于开放式和盲目活检。常用的导向手段有电视透视、USG、CT 和 MRI。

1.电视透视

简便、经济、操作灵活和定位快。可直接观察进针方向与深度,尤其适用于胸部和四肢骨骼的穿刺活检。

2.USG

USG 简便灵活、不受体位限制、无放射性损伤,还可准确了解病灶的大小、深度和周围组织结构情况。适用于腹部病变。

3.CT

CT 具有良好的密度分辨率和层面空间分辨率。能清晰显示病变及周围组织结构的关系,定位准确,并发症少,使用范围广。倾斜穿刺有困难、操作时间长、费用高是其缺点。

4.MRI

MRI 实时透视、无 X 线损伤并能变轴面成像为其优点。但顺磁性介入材料贵是其主要缺点。

(三)技术及方法

所有穿刺活检均在无菌状态下进行,对穿刺器械应严格消毒,选定穿刺点,对穿刺点及其周围皮肤进行消毒并铺巾。用 1%～2% 利多卡因作穿刺点局部麻醉。进针前,根据穿刺针粗细,用手术刀片在皮肤作小切口,或用一稍粗针头在皮肤上刺一针眼,以利穿刺针穿过皮肤。定位与穿刺均在影像监视下进行。

1.抽吸活检术

将抽吸活检针穿刺进入病灶中,并进一步核实针头的位置,确保其位于病灶内。退出针芯,连上10 mL或20 mL注射器,在负压状态下将穿刺针小幅度推进和退后数次,以利于病变组织或细胞吸入针芯内,抽吸物送活检(图 18-9)。抽吸结束的拔针过程中,只需保持注射器与针内腔的负压,不能再继续抽拉注射器。在针尖即将退出皮肤、皮下组织的瞬间,应停止抽吸负压,这样可防止针内腔的标本吸入注射器筒内,以免造成涂片困难。如抽出的是血性液体,则可能已穿至血管,应将针拔出重新穿刺。穿刺针退出后,轻轻推注注射器,将针内腔的标本物质推注在载玻片上,然后推片、固定。若取材较多,可涂几张玻片。最后将其送病理检验室进行细胞学检查。在穿刺针退出的即刻,使用无菌纱布覆盖穿刺点并局部压迫数分钟,以防止穿刺点出血。

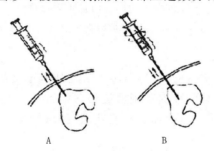

图 18-9 抽取活检术

A.负压下推进穿刺针;B.负压下退针并旋转

2.切割活检术

切割术的目的是获取组织标本,以能对病变进行组织学检查,其诊断敏感性与特异性均明显高于细胞学诊断。由于肿瘤较大时其中心常发生坏死,肿瘤边缘部分为生长活跃区,故取材时应选择在肿瘤边缘部分(图 18-10)。

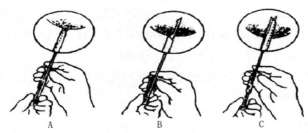

图 18-10 切割活检术

A.穿刺针达病灶缘;B.推进切割针针芯;C.推进切割针针套,取得组织

　　将切割穿刺针整体经皮穿向病灶,针头进入病灶边缘即可,向前推进切割针芯,然后保持针芯不动,再向前推进切割针针套。套管前进中,即将针芯沟槽的组织切下,封存于套管与针芯槽口内,然后将切割针整体退出。

　　自动活检枪切割组织的原理与此类似。进入病灶边缘时按动枪栓,将针套快速弹射出并切取组织,最后退出(图 18-11)。切割针退出后将针芯推出,取出组织条,将其放入 10％福尔马林或无水乙醇中,送病理检查。

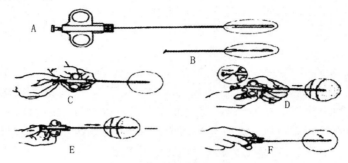

图 18-11　自动活检枪及使用示意图

A.正面;B.侧面;C.后拉枪栓,听到"咔嗒"声,说明针弹簧已被锁住,针处于准备状态;D.后拉活栓,使内针芯后退入切割外套管内并使针整体进入靶区;E.固定针整体不动,用拇指推进活塞,内针芯进入病变区,此时标本槽口外露,正位于病变内,此时扣动扳机,切割外套被弹射入病变区,组织被切割与槽口内;F.整体拔出活检针

　　3.旋切(环钻)活检术

　　旋切活检术主要用于骨骼病变的活检,基本方法与切割术类似。由于骨骼组织较坚硬,所使用的活检针不同。将旋切针的套针准确穿刺抵达病变区骨面,穿过骨皮质,拔出针芯,从套针内置入旋切或环钻针至病变,在同一方向加压拧旋几次,切取标本。最后将获取的标本固定,并送病理检查。

四、注意事项

　　(1)穿刺活检时应在无菌状态下进行,对穿刺器械应严格消毒。

　　(2)麻醉药物到达深度与定位深度基本一致。

　　(3)肿瘤较大时,取材应选择在肿瘤边缘部分的生长活跃区或采取多方向取材。

　　(4)在保证标本数量的前提下,应尽量减少穿刺次数。

　　(5)抽吸活检术时,负压抽吸过程中应小幅度推进与退出数次,以利病变组织或细胞抽吸入针芯内;针尖退出皮肤时应及时停止抽吸,以免将抽吸病灶抽入注射器筒。

　　(6)穿刺活检术中一定要避开血管,尤其是切割活检术时。

　　(7)对施行胸腹部脏器穿刺活检的患者,穿刺活检结束后,应观察患者 1～2 h,患者无不适或无并发症发生后方可离开检查室。

五、并发症及处理

　　各种类型的穿刺活检方法所表现出的并发症类似,发生率与穿刺针的直径和类型有着密切的关系,包括疼痛、出血、感染、气胸和诱发转移等。

（一）疼痛

疼痛较轻时无须处理,1～2天内可自行消失。剧烈疼痛时应考虑损伤血管或神经,除给予镇痛药外,还应给予止血与消炎等处理。

（二）出血

少量伤口出血时,采取按压止血,多可自行停止。出现血压快速下降或持续性、进行性下降时,应考虑大血管破裂,除了给予对症处理外,应立即寻找原因,必要时立即行外科手术修补或介入止血治疗。

（三）感染

穿刺活检后感染多与穿刺器械或皮肤消毒不严有关,应加强无菌观念,一旦出现感染症状,应及时给予抗感染治疗。

（四）气胸

气胸多在肺部穿刺后即刻发生,少量气胸可自行吸收,中、大量气胸应及时采取抽气或负压引流的方法治疗。

（五）诱发转移

恶性肿瘤穿刺活检时可能出现肿瘤通过针道转移、种植,为了防止诱发转移,应尽量减少穿刺次数。

六、应用范围

经皮穿刺抽吸活检在肿瘤的鉴别诊断中已被公认为是并发症少,敏感性和特异性高的方法之一。占位性病变是经皮穿刺活检的主要适应证,用于鉴别肿瘤与非肿瘤、肿瘤良恶性、原发性与转移性,以及明确肿瘤的组织学类型,以便确定治疗方案。肺、肝、肾等实体器官的慢性浸润性病变也值得活检进行分型。

（一）肺活检术

肺部经皮活检是肺部非血管介入技术中的重要内容。一些影像学难以明确性质的病变,通过活检取得细胞学、组织学资料,可做出定性诊断和鉴别诊断,对于治疗方案的选择、制定以及治疗后随访、预测预后等均有重要作用。

（二）肝活检术

影像学导向下经皮穿刺肝肿块活检术已被广泛采用。以往,几乎所有活检都用细针（21～22 G）,虽然安全,但只能得到细胞学的诊断,即只能诊断是否为恶性肿瘤,却不了解特殊的组织类型。近年来人们已趋向于使用能取得组织块的切割针（16～20 G）。同时,由于活检样本的病理技术也有了改进,准确率可达90%,安全程度依旧。

（三）骨活检术

骨骼病变的穿刺,基本方法与腹部脏器类似。骨骼病变具有多样性,如囊性病变、炎性病变、溶骨性肿瘤、成骨性肿瘤、代谢性病变、骨性病变浸润软组织等,随着病变性质的不同,病变处骨骼的硬度差异较大,穿刺时应根据病变骨骼的密度与部位选择不同类型的活检针。

（付　强）

参考文献

[1] 刘俊峰,杨贺,刘伟亮.超声波影像学[M].长春:吉林科学技术出版社,2019.

[2] 于广会,肖成明.医学影像诊断学[M].北京:中国医药科技出版社,2020.

[3] 孙医学,张顺花.医学超声影像学实验指导[M].合肥:中国科学技术大学出版社,2019.

[4] 陆勇,严福华.肌肉骨骼影像学[M].上海:上海科学技术出版社,2018.

[5] 周兆欣.实用影像学鉴别与诊断[M].开封:河南大学出版社,2019.

[6] 鲁统德,张利华,周晨曦,等.医学影像学临床应用[M].北京:科学技术文献出版社,2018.

[7] 于晶,韩绍磊.人体断层与影像解剖学[M].北京:中国医药科技出版社,2020.

[8] 张志强.当代影像诊断学[M].长春:吉林科学技术出版社,2019.

[9] 王延梅.影像学诊断与临床[M].长春:吉林科学技术出版社,2018.

[10] 杨敏.超声影像学临床应用[M].长春:吉林科学技术出版社,2019.

[11] 王彩环.新编医学影像学[M].天津:天津科学技术出版社,2018.

[12] 马彦高.影像学基础与诊断应用[M].北京:科学技术文献出版社,2018.

[13] 伍建林,王云华,吴宁.肺癌综合影像诊断学[M].北京:科学出版社,2019.

[14] 刘美兰.妇产科与影像学诊断[M].天津:天津科学技术出版社,2018.

[15] 王翔,张树桐.临床影像学诊断指南[M].郑州:河南科学技术出版社,2020.

[16] 于春水,马林,张伟国.颅脑影像诊断学[M].北京:人民卫生出版社,2019.

[17] 甘甜.影像学基础与临床诊断要点[M].北京:科学技术文献出版社,2018.

[18] 江洁,董道波,曾庆娟.实用临床影像诊断学[M].汕头:汕头大学出版社,2019.

[19] 仲捷.实用常见临床疾病影像学研究[M].北京:科学技术文献出版社,2018.

[20] 涂朝霞.现代医学影像学[M].天津:天津科学技术出版社,2019.

[21] 曹厚.现代医学影像技术学[M].上海:上海科学技术出版社,2018.

[22] 褚华鲁.现代常见疾病影像诊断技术[M].西安:陕西科学技术出版社,2020.

[23] 崔凤荣.临床超声影像诊断学[M].长春:吉林科学技术出版社,2018.

[24] 梁靖.新编临床疾病影像诊断学[M].汕头:汕头大学出版社,2019.

[25] 王之民.实用影像检查技术与诊断学[M].西安:西安交通大学出版社,2018.

[26] 吕德勇.实用医学影像学[M].汕头:汕头大学出版社,2019.

[27] 徐克,龚启勇,韩萍.医学影像学[M].北京:人民卫生出版社,2018.

［28］谢强.临床医学影像学［M］.昆明：云南科学技术出版社，2020.

［29］唐忠仁.临床影像学诊断与技术［M］.北京：科学技术文献出版社，2019.

［30］李艳，陈靖，翟方兵，等.临床影像学诊断技术［M］.西安：西安交通大学出版社，2018.

［31］卞磊.临床医学影像学［M］.北京：中国大百科全书出版社，2020.

［32］杨宁.实用影像学与核医学［M］.天津：天津科学技术出版社，2019.

［33］王姝，张宗仁，王金珠.实用影像诊断学［M］.天津：天津科学技术出版社，2018.

［34］温齐平，吕廷勇，丁正强.医学影像临床应用学［M］.天津：天津科学技术出版社，2018.

［35］缪文捷.医学影像学基础与诊断实践［M］.长春：吉林科学技术出版社，2019.

［36］高菲，陈亮，刘雷雷.食管壁内夹层影像诊断分析一例［J］.中华放射学杂志，2018，52（10）：797.

［37］田娟，董江华，王慧芳.MRI弥散加权成像在肿瘤影像诊断中的应用价值探讨［J］.中华肿瘤防治杂志，2018（S1）：163-164.

［38］严福华.重视钆对比剂的安全性应用，不断提高影像诊断水平［J］.中华放射学杂志，2019，53（7）：537-538.

［39］檀韬，喻秉斌，吴山东.医学影像诊断及介入式手术的人工智能应用［J］.放射学实践，2018，33（10）：1002-1005.

［40］方瑞，陶雪敏，赵绍宏.支气管黏液栓塞的影像诊断与鉴别［J］.中华放射学杂志，2019，53（5）：435-440.